国家卫生健康委员会"十三五"规划教材

全国高职高专学校教材

供口腔医学专业用

口腔内科学

第 4 版

主　编　顾长明　李晓军

副主编　马清璇　倪成励　刘　学

编　委（以姓氏拼音为序）

鲍冰鹏	浙江大学医学院附属口腔医院	倪成励	安徽医学高等专科学校
邓　辉	温州医科大学附属口腔医院	戚刚刚	浙江大学医学院附属口腔医院
杜　宁	河北医科大学附属河北省儿童医院	陶　冶	安徽医学高等专科学校
杜秋红	开封大学医学部	王压冲	华中科技大学协和深圳医院
顾长明	唐山职业技术学院	王玉芳	华北理工大学附属医院
韩灿灿	唐山职业技术学院	熊均平	漯河医学高等专科学校
李晓军	浙江大学口腔医学院	闫　闯	黑龙江护理高等专科学校
刘　学	华中科技大学协和深圳医院	姚　华	浙江大学医学院附属第一医院
吕长海	昆明医科大学附属口腔医院	郑　沛	浙江中医药大学
马清璇	福建卫生职业技术学院	邹慧儒	南开大学口腔医院

编写秘书　韩灿灿

U0208127

人民卫生出版社

·北京·

图书在版编目（CIP）数据

口腔内科学 / 顾长明, 李晓军主编. —4 版. —北京: 人民卫生出版社, 2021.11（2024.4 重印）
"十三五"全国高职高专口腔医学和口腔医学技术专业规划教材

ISBN 978-7-117-29259-7

Ⅰ.①口⋯　Ⅱ.①顾⋯②李⋯　Ⅲ.①口腔科学－内科学－高等职业教育－教材　Ⅳ.①R781

中国版本图书馆 CIP 数据核字（2019）第 252133 号

人卫智网	**www.ipmph.com**	医学教育、学术、考试、健康，购书智慧智能综合服务平台
人卫官网	**www.pmph.com**	人卫官方资讯发布平台

口腔内科学
Kouqiang Neikexue
第 4 版

主　　编：顾长明　李晓军

出版发行：人民卫生出版社（中继线 010-59780011）

地　　址：北京市朝阳区潘家园南里 19 号

邮　　编：100021

E - mail：pmph @ pmph.com

购书热线：010-59787592　010-59787584　010-65264830

印　　刷：三河市潮河印业有限公司

经　　销：新华书店

开　　本：787 × 1092　1/16　　印张：29　　插页：4

字　　数：706 千字

版　　次：2003 年 8 月第 1 版　　2021 年 11 月第 4 版

印　　次：2024 年 4 月第 6 次印刷

标准书号：ISBN 978-7-117-29259-7

定　　价：80.00 元

打击盗版举报电话：**010-59787491**　　**E-mail：WQ @ pmph.com**

质量问题联系电话：**010-59787234**　　**E-mail：zhiliang @ pmph.com**

出 版 说 明

为了培养合格的口腔医学和口腔医学技术专业人才,人民卫生出版社在卫生部(现国家卫生健康委员会)、教育部的领导支持下,在全国高职高专口腔医学和口腔医学技术专业教材建设评审委员会的指导组织下,2003年出版了第一轮全国高职高专口腔医学和口腔医学技术专业教材,并于2009年、2015年分别推出第二轮、第三轮本套教材,现隆重推出第四轮全国高职高专口腔医学和口腔医学技术专业教材。

本套教材出版近20年来,在我国几代具有丰富临床和教学经验、有高度责任感和敬业精神的专家学者与人民卫生出版社的共同努力下,我国高职高专口腔医学和口腔医学技术专业教材实现了从无到有、从有到精和传承创新,教材品种不断丰富,内容结构不断优化,纸数融合不断创新,形成了遵循职教规律、代表职教水平、体现职教特色、符合培养目标的立体化教材体系,在我国高职高专口腔医学和口腔医学技术专业教育中得到了广泛使用和高度认可,为人才培养做出了巨大贡献,并通过教材的创新建设和高质量发展,推动了我国高职高专口腔医学和口腔医学技术教育的改革和发展。本套教材第三轮的13种教材中有6种被评为教育部“十二五”职业教育国家规划立项教材,全套13种为国家卫生和计划生育委员会“十二五”规划教材,成为我国职业教育重要的精品教材之一。

教材建设是事关未来的战略工程、基础工程,教材体现了党和国家的意志。人民卫生出版社紧紧抓住深化医教协同全面推动医学教育综合改革的历史发展机遇期,以规划教材创新建设,全面推进国家级规划教材建设工作,服务于医改和教改。为贯彻落实《医药卫生中长期人才发展规划(2011—2020年)》《国务院关于加快发展现代职业教育的决定》等文件精神要求,人民卫生出版社于2018年就开始启动第四轮高职高专口腔医学和口腔医学技术专业教材的修订工作,通过近1年的全国范围调研、论证和研讨,形成了第四轮教材修订共识,组织了来自全国25个省(自治区、直辖市)共计52所院校及义齿加工相关企业的200余位专家于2020年完成了第四轮全国高职高专口腔医学和口腔医学技术专业教材的编写和出版工作。

本套教材在坚持教育部职业教育“五个对接”的基础上,进一步突出口腔医学和口腔医学技术专业教育和医学教育的“五个对接”:和人对接,体现以人为本;和社会对接;和临床过程对接,实现“早临床、多临床、反复临床”;和先进技术与手段对接;和行业准入对接。注重提高学生的职业素养和实际工作能力,使学生毕业后能独立、正确处理与专业相关的临床常见实际问题。

本套教材修订特点：

1. 国家规划 教材编写修订工作是在国家卫生健康委员会、教育部的领导和支持下，由全国高等医药教材建设研究学组规划，全国高职高专口腔医学和口腔医学技术专业教材建设评审委员会审定，全国高职高专口腔医学和口腔医学技术专业教学一线的专家学者编写，人民卫生出版社高质量出版。

2. 课程优化 教材编写修订工作着力健全课程体系、完善课程结构、优化教材门类，本轮修订首次将口腔医学专业教材和口腔医学技术专业教材分两个体系进行规划编写，并新增了《口腔基础医学概要》《口腔修复工艺材料学》《口腔疾病概要》3 种教材，全套教材品种增至 17 种，进一步提高了教材的思想性、科学性、先进性、启发性、适用性（"五性"）。本轮 2 套教材目录详见附件一。

3. 体现特色 随着我国医药卫生事业和卫生职业教育事业的快速发展，高职高专医学生的培养目标、方法和内容有了新的变化，修订紧紧围绕专业培养目标，结合我国专业特点，吸收新内容，突出专业特色，注重整体优化，以"三基"（基础理论、基本知识、基本技能）为基础强调技能培养，以"五性"为重点突出适用性，以岗位为导向、以就业为目标、以技能为核心、以服务为宗旨，充分体现职业教育特色。

4. 符合规律 在教材编写体裁上注重职业教育学生的特点，内容与形式简洁、活泼；与职业岗位需求对接，鼓励教学创新和改革；兼顾我国多数地区的需求，扩大参编院校范围，推进产教融合、校企合作、工学结合，努力打造有广泛影响力的高职高专口腔医学和口腔医学技术专业精品教材，推动职业教育的发展。

5. 创新融合 为满足教学资源的多样化，实现教材系列化、立体化建设，本套教材以融合教材形式出版，纸质教材中包含实训教程。同时，将更多图片、PPT 以及大量动画、习题、视频等多媒体资源，以二维码形式印在纸质教材中，扫描二维码后，老师及学生可随时在手机或电脑端观看优质的配套网络资源，紧追"互联网 +"时代特点。

6. 职教精品 为体现口腔医学和口腔医学技术实践和动手特色，激发学生学习和操作兴趣，本套教材将双色线条图、流程图或彩色病例照片以活泼的版面形式精美印刷。

为进一步提高教材质量，请各位读者将您对教材的宝贵意见和建议**发至"人卫口腔"微信公众号（具体方法见附件二）**，以便我们及时勘误，同时为下一轮教材修订奠定基础。衷心感谢您对我国口腔医学高职高专教育工作的关心和支持。

人民卫生出版社

2020 年 5 月

附件一 本轮口腔医学和口腔医学技术专业 2 套教材目录

口腔医学专业用教材（共 10 种）	口腔医学技术专业用教材（共 9 种）
《口腔设备学》（第 2 版）	《口腔设备学》（第 2 版）
《口腔医学美学》（第 4 版）	《口腔医学美学》（第 4 版）
《口腔解剖生理学》（第 4 版）	《口腔基础医学概要》
《口腔组织病理学》（第 4 版）	《口腔修复工艺材料学》
《口腔预防医学》（第 4 版）	《口腔疾病概要》
《口腔内科学》（第 4 版）	《口腔固定修复工艺技术》（第 4 版）
《口腔颌面外科学》（第 4 版）	《可摘局部义齿修复工艺技术》（第 4 版）
《口腔修复学》（第 4 版）	《全口义齿工艺技术》（第 4 版）
《口腔正畸学》（第 4 版）	《口腔工艺管理》（第 2 版）
《口腔材料学》（第 4 版）	

附件二 "人卫口腔"微信公众号

"人卫口腔"是人民卫生出版社口腔专业出版的官方公众号，将及时推出人卫口腔专培、住培、研究生、本科、高职、中职近百种规划教材、配套教材、创新教材和 200 余种学术专著、指南、诊疗常规等最新出版信息。

1. 打开微信，扫描右侧"人卫口腔"二维码并关注"人卫口腔"微信公众号。
2. 请留言反馈您的宝贵意见和建议。

注意：留言请标注"口腔教材反馈 + 教材名称 + 版次"，谢谢您的支持！

第三届全国高职高专口腔医学和口腔医学技术专业教材建设评审委员会名单

主任委员　马　莉　唐山职业技术学院

副主任委员　于海洋　四川大学　　　　　　　　　　胡砚平　厦门医学院

口腔医学组

组　　　长　胡砚平　厦门医学院

委　　　员（以姓氏笔画为序）

马永臻　山东医学高等专科学校　　　李水根　厦门医学院
马惠萍　开封大学　　　　　　　　　李晓军　浙江大学
王　荃　昆明医科大学　　　　　　　宋晓陵　南京医科大学
左艳萍　河北医科大学　　　　　　　张清彬　广州医科大学
吕俊峰　苏州卫生职业技术学院　　　赵信义　空军军医大学
杜礼安　唐山职业技术学院　　　　　顾长明　唐山职业技术学院
李　月　深圳职业技术学院　　　　　麻健丰　温州医科大学

口腔医学技术组

组　　　长　于海洋　四川大学

委　　　员（以姓氏笔画为序）

马玉宏　黑龙江护理高等专科学校　　项　涛　四川大学
吕广辉　赤峰学院　　　　　　　　　赵　军　日进齿科材料（昆山）
任　旭　黑龙江护理高等专科学校　　　　　　有限公司
杜士民　开封大学　　　　　　　　　胡荣党　温州医科大学
李长义　天津医科大学　　　　　　　葛秋云　河南护理职业学院
李新春　开封大学　　　　　　　　　蒋　菁　唐山职业技术学院
陈凤贞　上海医学高等专科学校　　　潘　灏　苏州卫生职业技术学院
岳　莉　四川大学

秘　书　长　刘红霞　人民卫生出版社

秘　　　书　方　毅　人民卫生出版社　　　　　　查彬煦　人民卫生出版社

前　言

第 3 版《口腔内科学》自 2015 年出版以来已经使用 5 年。该版教材在得到师生广泛认可的同时，在使用过程中也收到了宝贵意见和建议。近年来，伴随自然科学的飞速发展，医学技术、医学手段和相关知识也发生着日新月异的变化。在这种背景下，为适应快速发展的口腔医学对口腔医学专业专科人才培养目标的要求，在第 3 版《口腔内科学》的基础上进行本次修订。

2018 年 11 月，人民卫生出版社在唐山召开了主编人会议，启动了第四轮全国高职高专口腔医学和口腔医学技术专业教育部、国家卫生健康委员会"十三五"规划教材编写工作。主编人会议明确了本轮规划教材整体规划与编写指导思想，并确定了必须坚持的编写原则：①体现"三基、五性、三特定"原则；②符合高职高专口腔医学和口腔医学技术专业的培养目标和要求；③体现口腔医学专业的学科特点；④把握修订与新编的区别；⑤整体优化；⑥凸显课程个性；⑦编写过程的包容性；⑧编写要以学生为主体。

本版教材沿用了第 3 版知识模块分类模式，将口腔内科学主要知识点仍分为了六个部分进行编写：①口腔内科检查及医疗文件书写；②牙体牙髓病；③牙周病；④儿童牙病和老年牙病；⑤口腔黏膜病；⑥实训教程。

本版教材的特点是：①本版教材仅供高职高专口腔医学专业使用，区别于第 3 版口腔医学专业与口腔医学技术专业共用。②结合临床需求和口腔助理执业医师资格考试大纲，对部分内容进行了重新整合，有删减、增加或更新。例如：在保持知识完整性的前提下，对疾病的病因、病理部分内容进行了删减。减少内容主要为本套教材中与《口腔解剖生理学》《口腔预防医学》《口腔组织病理学》知识点重复的内容；在口腔检查前的准备中增加了"消毒与灭菌"；增加了儿童牙病部分内容占比等。③以数字化形式拓展了内容，便于师生进一步的学习和总结。

通过全体编委的通力合作和大胆探索，本版教材实施了上述尝试性改革。但相对于第 1、2、3 版教材，参与本版教材编写的编者变动较大。教材的修订有内容的更新和对前 3 版教材内容的继承。在此我们谨向参与过本教材前 3 版编写工作的编者致以真诚的感谢。同时对参与本版教材编写的各院校及广大口腔医务工作者的大力支持一并致谢。

由于水平有限，本教材中的缺点和错误在所难免。诚望广大师生和口腔医务工作者批评指正。

顾长明　李晓军

2021 年 10 月

目 录

第一篇　口腔内科检查及医疗文件书写

第二篇　牙体牙髓病

第三篇　牙　周　病

第四篇　儿童牙病和老年牙病

第五篇　口腔黏膜病

绪　论

一、口腔内科学的定义、任务

口腔内科学是一门口腔医学的临床综合学科。是以牙体牙髓、牙周、口腔黏膜等组织常见疾病的病因、临床病理、临床表现、诊断、治疗和预防为主要研究内容的一门学科。

我国自 1996 年始，正式将传统的口腔内科学分化为牙体牙髓病学、牙周病学、口腔黏膜病学三个学科。加之以前已分化出去的儿童口腔医学和口腔预防医学，我国已经实现了在保持自身特色基础之上与现代国际口腔医学教育体系的基本接轨。高职高专口腔医学专业教材由于课程设置原因，其教材仍然沿用涵盖了牙体牙髓病、牙周疾病、口腔黏膜疾病、儿童牙病和老年牙病等主要内容的综合《口腔内科学》。

口腔内科学与其他口腔临床学科关系非常密切。伴随专业学科细化及现代化技术在口腔医学领域的应用，与之相对应的是治疗技术与治疗手段的跨学科综合化趋势。口腔内科疾病在治疗方法上也常常采用手术治疗和修复治疗等跨学科的综合治疗方法。尤其是与口腔颌面外科学、口腔修复学、口腔正畸学等学科，有许多知识点的交汇和应用技术的交叉。

二、口腔内科学发展简史

人类最常见的口腔疾病就是龋病和牙周病，这两大口腔疾病也是口腔内科学研究的主要疾病。回顾历史，自有文字以来就有关于龋病的记载。我国公元前 14 世纪殷墟甲骨文中，已发现将龋病以象形文字的"虫"字和"齿"字合并组成的记录。约最终成书于西汉时期的《黄帝内经》中记载有用针灸治疗牙痛的方法。3 世纪初，汉代张仲景所著《金匮要略》中有用雄黄治疗小儿龋齿的论述。220 年—265 年三国时期魏·嵇康写的《养生论》中就有齿居晋发黄的描述，这是我国古代对氟牙症较早的记载资料。659 年唐代《本草》，已记载用银汞合金补牙。我国古代医学著作中记载有许多口腔保健方法，如鼓漱、叩齿及睡前刷牙等仍沿用至今。

（一）国外口腔内科学发展简史

国外口腔医学的发展也是从口腔内科学开始的。公元前 6 世纪，古印度医学家 Susruta 的著作中就有牙科病理、牙科治疗等篇章，也有牙齿松动、牙痛、虫牙等病命名。18 世纪法国医师 Fauchard 将牙科学的知识加以系统化，对牙槽溢脓、充填、矫正及修复技术都有著述。1889 年美国牙医 W.D.Miller 对龋病、牙周病的细菌病因做了影响深远的研究工作，提

出了龋病的化学细菌病因学说，并指出牙周病是非特异的口腔菌群混合感染所致。1962 年
Keyes 及 Newbrun 提出龋病发病的四联因素理论。

（二）我国口腔内科学发展简史

东汉张仲景著有《口齿论》一卷，这是我国现知最早的口腔专科著作，可惜已经失传。
7 世纪，唐太医署已设有耳目口齿专科。

19 世纪，随着近代西方医学的传入，近代口腔医学也传入我国。1840 年—1845 年间，
英美法等国教会派大批传教士医师相继在厦门、宁波、上海、福州等地设立西医院，有些医
院设立了牙科。1870 年前后，煜堃斋、关元昌等中国口腔医生已在广州、上海等处开设近代
口腔临床治疗诊室。清末年代，我国口腔医学发展虽比较缓慢，但临床上治疗的病种已涉
及牙体病、牙髓病、牙周病、口腔黏膜病、口腔炎症、口腔肿瘤、颜面神经疾患以及涎腺与颞
颌关节疾病等。

1950 年，在毛燮均教授等推动下，我国高等医学院校的牙科系均改称为口腔医学系。
1954 年卫生部与高等教育部共同召开了高等医学会议，这次会议上通过了将我国口腔医学
专业划分口腔内科学、口腔外科学和口腔修复学三部分的专业教学计划，确定了我国口腔
医学专业的培养目标是："培养具有全面系统的现代医学基本理论知识口腔专业知识，掌握
现代口腔医学基本医疗技术，能独立担任常见口腔疾病的预防诊断，治疗以及修复工作，并
具有初步研究能力的口腔医师"。1989 年，全国牙病防治指导组成立；在 1989 年确定每年
9 月 20 日为全国爱牙日，每年这一天进行全民性健齿宣传活动。1996 年中华口腔医学会成
立，首任会长为张震康教授。

三、如何学好口腔内科学

在学习口腔内科学时，应注意：

1. 树立整体医疗观　口腔医学是医学不可分割的一部分，口腔医学专业的学生首先是
医学生，然后是口腔医学生。口腔医学生和医学生一样应该学习医学基础课和临床医学课。
培养目标体现在教育程序内容上是三段式教学模式即先是医学基础课，然后进行临床医学
课，最后是口腔医学专业课。在这些课程中包含了大医学的基础理论和基础知识，也包含
了大医学的临床医学的理论知识和技能训练。

2. 进一步加强人文与自然科学、生物学等方面的学习，为口腔医学专业理论、技术技能
的学习和将来口腔临床医疗工作奠定坚实的基础。

3. 学好医学基础知识　医学基础知识是临床医学的基础，可以科学指导临床医疗诊
断、治疗及疾病预防工作。也是口腔医师专业水平提升的重要支撑。

4. 口腔内科学与其他口腔临床学科紧密联系、相互交叉密不可分　很多口腔疾病需要
跨学科的多学科合作综合诊治。所以，在学好口腔内科学的同时，也要学好其他口腔临床
学科，并能够融会贯通用于临床实践。

5. 熟练掌握与培养目标相关的专业技术和实践技能　三年制的大专口腔医学教育主
要培养相关高等口腔医学人才，即高等职业技术人才。如口腔临床医师（临床治疗师）、口
腔护师、口腔修复工艺技师。口腔临床医师面向基层医疗机构和社区，需具备对于口腔常
见疾病的常规诊疗和预防能力。

近年来，随着科学技术的不断进步和口腔医学研究的不断深入，口腔科的设备在不断

更新,新材料在不断问世,这些变革有力推动了口腔医学治疗技术的快速发展和创新,提升了临床口腔内科疾病的治疗和预防的水平,为口腔疾病患者提供更多可供选择的现代化的口腔医疗服务奠定了基础。所以,在口腔医学迅猛发展的背景下,作为口腔医师,只有真正掌握了口腔医学相关基础与临床的知识和技能,并学会自主获取新知识新技能的能力,才能与时俱进,成为合格的口腔医师并很好地服务社会。

（顾长明　李晓军）

第一篇

口腔内科检查及医疗文件书写

第一章 口腔检查

 学习目标

1. 掌握：口腔检查的基本内容。
2. 熟悉：牙髓活力测试和X线检查在口腔内科疾病诊疗中的重要意义。
3. 了解：实验室检查内容。

第一节 口腔检查前的准备

口腔检查是口腔疾病诊断的主要手段，通过口腔检查所获得的资料，是口腔疾病诊断和制订治疗计划的重要依据。口腔检查的内容包括病史采集和各种口腔检查方法。口腔医师通过病史采集，可以获得疾病的初步情况，结合具体病情，可以进一步有重点地对牙体、牙周组织、口腔黏膜、口腔颌面部组织等进行检查，然后将病史和检查结果加以综合、分析和判断，作出正确诊断并制订出合理的治疗计划。

口腔疾病常与全身性疾病关系密切，因此，对于口腔疾病的检查与诊断过程中应有整体观念，关注患者全身状况，必要时应请相关科室会诊。

口腔检查前的准备包括消毒与灭菌、工作环境（诊室）的准备、检查器械的准备、椅位和光源的调节及医师本身的各项准备等。

一、消毒与灭菌

口腔诊疗时常伴有出血、黏膜破溃损伤等情况，使得患者容易发生感染，口腔器械内部结构复杂、腔隙多、治疗后器械易受污染，不易清洗消毒及灭菌，并且部分器械存在回吸，容易造成病原体在患者间、患者与医护间的交叉感染。如果口腔机构未能严格按照相关标准规范进行处理，一些经血液传播的疾病如乙型肝炎、梅毒、艾滋病等，可能通过沾有患者血液、唾液的口腔器械、设备以及医务人员双手等传播而造成严重的医院感染。

（一）消毒与灭菌的基本概念

清洁（cleaning）：去除物体表面有机物、无机物和可见污染物的过程。

清洗（washing）：去除诊疗器械、器具和物品上污物的全过程，流程包括冲洗、洗涤、漂洗和终末漂洗。

消毒（disinfection）：清除或杀灭传播媒介上病原微生物，使其达到无害化的处理。

灭菌（sterilization）：杀灭或清除医疗器械、器具和物品上一切微生物的处理。

高度危险口腔器械（critical dental instruments）：穿透软组织、接触骨、进入或接触血液或其他无菌组织的口腔器械。

中度危险口腔器械（semicritical dental instruments）：与完整黏膜相接触，而不进入人体无菌组织、器官和血流，也不接触破损皮肤、破损黏膜的口腔器械。

低度危险口腔器械（noncritical dental instruments）：不接触患者口腔或间接接触患者口腔，参与口腔诊疗服务，虽有微生物污染，但在一般情况下无害，只有受到一定量的病原微生物污染时才造成危害的口腔器械。

（二）作用机制与影响因素

消毒或灭菌因子主要通过改变细胞的通透性、使菌体蛋白质变性或凝固、破坏细菌的核酸等破坏细菌的代谢及功能结构以达到杀灭的效果。

消毒与灭菌效果受处理剂量、微生物污染程度、温度、湿度、pH、穿透力、拮抗物质等多种因素的影响，应根据医疗器械的性质、污染后情况、使用所致感染的危险性大小等选择消毒或灭菌方式。

（三）效果评价依据

合格的清洁、清洗、消毒与灭菌程序需要经过有效的效果评价，效果评价应遵循 WS/T 313-2009《医务人员手卫生规范》、WS/T 367-2012《医疗机构消毒技术规范》、GB 50333-2013《医院洁净手术部建筑技术规范》、WS 506-2016《口腔器械消毒灭菌技术操作规范》等相关标准规范的要求。

（四）消毒灭菌方法的选择原则

1. 根据物品污染后导致感染的风险高低选择相应的消毒或灭菌方法。

高度危险性物品，应采用灭菌方法处理；

中度危险性物品，应达到中水平消毒以上的消毒方法；

低度危险性物品，宜采用低水平消毒方法或清洁处理；

遇有病原微生物污染时，针对病原微生物的种类选择有效的消毒方法。

2. 根据物品上污染微生物的种类、数量选择消毒或灭菌方法。

对受到致病菌芽孢、真菌孢子、分枝杆菌和经血液传播病原体（乙型肝炎病毒、丙型肝炎病毒、艾滋病病毒等）污染的物品，应采用高水平消毒或灭菌。

对受到真菌、亲水病毒、螺旋体、支原体、衣原体等病原微生物污染的物品，应采用中水平以上的消毒方法。

对受到一般细菌和亲脂病毒等污染的物品，应采用中水平或低水平的消毒方法。

杀灭被有机物保护的微生物时，应加大消毒药剂的使用剂量和 / 或延长消毒时间。

消毒物品上微生物污染特别严重时，应加大消毒药剂的使用剂量和 / 或延长消毒时间。

3. 根据消毒物品的性质选择消毒或灭菌方法。

耐高温、耐湿的诊疗器械和物品，应首选高压蒸汽灭菌；耐热的油剂类和干粉类等应采用干热灭菌。

不耐热、不耐湿的物品，宜采用低温灭菌方法，如环氧乙烷灭菌、过氧化氢低温等离子体灭菌或低温甲醛蒸气灭菌等。

物体表面消毒，应考虑表面性质，光滑表面宜选择合适的消毒剂擦拭或紫外线消毒器近距离照射；多孔材料表面宜采用浸泡或喷雾消毒法。

（五）常见的消毒灭菌方法

消毒灭菌方法常可分为三类：利用物理因子作用于病原微生物的物理消毒法，主要有热力（干热和湿热）、电离辐射、非电离辐射（微波、红外线、紫外线）、超声波、等离子体、过滤等；利用化学因子杀灭病原微生物的化学消毒法，主要有含碘类、含氯类、过氧化物类、醇类、酚类、季铵盐类等消毒剂；利用动物、植物、微生物及其代谢产物杀灭或去除外环境中的病原微生物的生物消毒法。

口腔诊疗时涉及重复使用的诊疗器械设备的清洁、消毒与灭菌，一次性诊疗用具的规范使用，诊疗环境的清洁消毒，医护人员及患者的消毒与防护。口腔器械常用高压蒸汽灭菌、干热灭菌，诊疗环境常用紫外线消毒、含氯消毒剂擦拭消毒，一次性物品常用辐射灭菌，医护人员手常采用醇类消毒剂，患者皮肤黏膜常采用含碘类、双胍类消毒剂。

（六）口腔器械消毒与灭菌

口腔器械的具体清洗、清洁、消毒与灭菌操作见 WS 506-2016《口腔器械消毒灭菌技术操作规范》。

二、诊室环境准备

诊室环境应自然采光充分，光线明亮；要保持清洁整齐，物品摆放有序，要严格区分无菌区、清洁区、污染区；诊室要有良好通风以保持空气清新，必要时应安装空气过滤装置；检查环境要安静、舒适，以利于缓解患者的紧张、焦虑情绪。诊疗室应定期用紫外线照射消毒。

三、检查器械准备

（一）口腔检查的基本器械

有口镜、探针和镊子（图 1-1）。用前应经过灭菌消毒，消毒与未消毒器械须分开放置。为避免交叉感染，现有一次性口腔检查器械，内装一次性使用的口镜、镊子和探针。

1. **口镜**　由口镜头与柄组成。镜面分平面和凹面两种，平面镜反映影像真实，临床上常用；凹面镜可以放大影像，医师根据需要选用。检查时左手执口镜，用口镜牵引或推压唇、颊、舌等软组织，以利于检查和治疗；或用口镜反射并聚

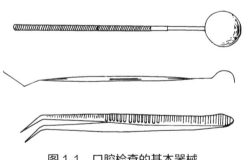

图 1-1　口腔检查的基本器械

集光线于被检查部位，增加局部光度；不能直视的部位（如磨牙远中面）可借助口镜反射来观察被检查部位的影像，有些治疗也需要借助口镜反射协助操作；口镜柄还可作叩诊使用。

2. **探针**　有尖头和钝头两种。尖头探针两端弯曲形状不同，均有锐利的尖端，用于检查牙面点隙、裂沟及邻面有无龋坏；检查牙本质暴露区的敏感性；粗略探查牙周袋位置及牙周袋内牙石的数量和分布；也可检查充填体有无悬突、与牙体组织的密合度。钝头探针为牙周探针，探针末端为球形，有刻度，用于探测牙周袋深度，避免刺伤袋底。

3. 镊子 口腔镊子为反角形,尖端闭合严密。用于夹持棉球、敷料、诊疗用小型物品等。如:拭净窝洞或手术区;夹持药物涂擦患处;夹取腐败组织和异物,使患处和手术区清洁;根管治疗时夹持根管内小型器械和牙胶尖等。也可用于牙齿松动度的检查。镊子柄端还可用于叩诊。

此外,口腔检查时,还有一些辅助器材,如挖匙,用于除去龋洞食物残渣和龋坏牙本质;水冲用于冲洗窝洞;气冲用于吹干牙面或窝洞;蜡片和咬合纸用于检查咬合关系;牙线用于检查牙邻接关系和清除嵌塞的食物等。

(二)口腔特殊检查用器械

用于牙髓活力测试的器械及物品,有牙髓活力测试仪、冰棒、冷热水、牙胶棒等;用于根管长度测量的根管长度测量仪。

四、椅位准备

口腔检查时,医师坐在治疗椅的右前方或右后方。为了便于检查,口腔检查前应先调节椅位。目前医院多使用综合治疗台,卧式手术椅为电动开关,易于操作。一般患者应保持其头、颈、背处于一条直线。

医师操作时常有助手配合,即四手操作法(图1-2)。医师和助手均采用坐姿,其位置以时钟钟点表示,医师位于9:30至12:30点间;助手位于12:30至2:30点间。

检查上颌牙时,椅背稍后仰,使上颌牙列与地面成45°角;检查下颌牙时,椅背稍直立,使下颌牙平面与地面基本平行。

口腔检查应光线充足,最好采用自然光。若自然光不足,可用灯光辅助,宜用冷光源。检查时将光线集中投射至口腔检查部位,避免灯光直射患者眼睛。有条件可用带灯口镜、光导纤维照明器来增加照明。

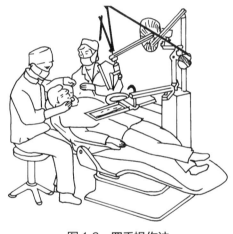

图1-2 四手操作法

五、人员准备

口腔检查前除做好上述准备外,患者可用3%过氧化氢溶液含漱。

医师、助手及护士需穿工作服,戴工作帽和口罩,修剪指甲,并洗手消毒,戴消毒手套。检查有艾滋病、乙型肝炎、甲型肝炎等传染病患者时,应戴双层手套,所用物品、器械检查后按有关规定特殊处理。检查过程中,医师要注意坐姿,充分利用口镜检查无法直视部位,尽量减少低头歪头、身体前屈、弯腰的动作。

第二节 口腔检查内容与方法

口腔检查包括一般检查法和特殊检查法。一般检查是用常规器械即可完成的检查,特殊检查是要借助特殊器械、设备和方法才能完成的检查。

　　口腔检查过程既是病史采集过程，也是医患交流的过程。医师在病史采集时要思想集中，细心热情，以医患平等的姿态做好解释工作。口腔检查时应有爱伤观念、无菌观念和整体观念，操作要轻柔，避免给患者增加痛苦和造成医源性损伤。

一、一般检查法

　　一般检查法是指医师通过询问、观察及借助常规器械进行的检查。包括问诊、视诊、探诊、叩诊、扪诊、咬诊和牙松动度检查等。检查时应首先检查主诉部位，然后按一定顺序依次进行检查，以免遗漏。

（一）问诊

　　问诊的方式、方法和内容要围绕口腔疾病诊疗这一核心需要进行。不询问与患者疾病无关的个人隐私，涉及与疾病相关的个人隐私的，要明确告知患者，所有询问只是基于疾病的诊疗需要，医师有责任和义务为患者保守秘密。

　　问诊内容包括主诉、现病史、既往史、家族史、主观症状及患者需求等。

　　通过询问，可了解疾病发生的原因、时间和部位以及主要症状特征，明确患者主诉；可了解疾病的发展和治疗经过，明确病史。可了解患者主要临床症状、一般临床症状及症状的特性等临床表现，为疾病的鉴别诊断与诊断提供依据；可了解患者的需求，尤其是患者的主要需求，为治疗手段的选择提供依据。

　　问诊不单纯只是为了疾病的诊断。问诊的过程也是医患沟通的重要阶段。通过医患交流，让患者了解自身疾病的基本信息（什么疾病、严重程度、治疗方法及程序、预后情况等），以取得患者对治疗的全面配合。医患之间不能良好沟通，有些疾病真相就可能被掩盖而导致疾病的诊断困难甚至误诊；医患之间不能良好沟通，就无从建立医患之间的信任，往往造成医患关系不协调，导致医患在疾病诊治过程中不能很好地相互配合，影响治疗效果，甚至可能会引发医患纠纷。

　　问诊时，医师态度要真诚和蔼，条理清楚。用通俗易懂、简明扼要的语言进行询问。以严谨仔细的工作取得患者和家属的信任。站在患者和家属的角度，注意患者和家属的心情因素、状态，了解其心态，如焦虑、获知欲、期望值、预后承受力等。切忌暗示或诱导，以免影响获取资料的真实性。

　　1. 主诉　　主诉是患者就诊的主要原因，也是患者最明显、最痛苦的主观感觉。询问内容包括主要症状、部位及患病时间。因特殊需求而就诊者，要仔细询问其就诊目的及最终需求标准。

　　2. 现病史　　现病史是病史的主体部分，是反映疾病发生、发展过程的重要依据。问诊时应围绕患者的主诉进行，应仔细询问症状发生的部位、发病时间，诱发、加重及缓解因素，病情发展、演变治疗经过、目前情况等。牙痛是口腔内科患者就诊最常见的原因，问诊时可围绕疼痛部位、疼痛性质（自发痛或刺激痛）、疼痛程度、疼痛时间、有无放散痛等内容进行。

　　3. 既往史　　重点询问与主诉有关疾病的既往史。包括外伤史、手术史、过敏史等。

　　4. 系统回顾　　有些口腔疾病与全身情况密切相关。如对多发性牙周脓肿患者，应询问有无糖尿病病史；对自发性牙龈出血患者，应询问有无血液病史、维生素缺乏等。

　　5. 家族史　　询问家族中有无类似疾病的患者。有些遗传性疾病可有明显的家族史。

牙周炎、口腔溃疡性疾病等也可有明显的家族高患病率倾向。对氟牙症患者，要询问幼年时的居住地及当地氟牙症流行情况。

6. 患者需求 询问患者诊治需求。如解除病痛、恢复功能、美容及服务需求等。

现代医学的发展可以满足患者更多的个性化需求。同一疾病可有多种治疗手段及服务可供选择，其医疗及服务价格差异也较大。医师在医疗诊治过程中，在治疗方法和服务的选择上不能代替患者做决定，必须征得患者的同意（除非紧急状况下，可先行救治生命而随后告知）。

知识拓展

如何进行涉及患者隐私的问诊

在问诊中，可能会遇到患者有意识的隐瞒某些病因的情况，此时，医师不必强硬追问。给患者一个思索、权衡利弊的时间，让病人从思索中体会到"自己的隐私已经得到了尊重""这种交流只是医患之间的事，不会为外人所知""医师只是在治病救人"。从而积极主动配合治疗。

可婉转说明，如果患有某种疾病（如艾滋病等性传播疾病）或有某些不良习惯（如吸毒）以及家庭暴力、酗酒、斗殴引起的损伤会有哪些症状和征兆，会有哪些严重危害，弄清病因对有效治疗的重要意义等。

此时医师应努力使患者明白，医师仅关注致病原因，而不涉及其他方面的评判，医师面对的仅仅是病人，追求的是弄清致病原因，从而更好地治病。这样就不会在言行方面对患者形成压力，而仅仅是医者对患者关怀和同情，绝对不是怜悯。

（二）视诊

视诊是医师用视觉观察对患者进行检查。应按一定顺序进行，先检查主诉部位，再全面检查其他部位。

1. 颌面部 观察患者神智（清醒或昏迷）、表情（自然、痛苦或呆滞）及颌面部发育是否正常；观察患者双侧颌面部是否对称，有无肿胀、肿物及窦道。必要时，嘱患者作闭目、皱眉、吹口哨等动作，观察眼睑能否闭合，鼻唇沟是否消失，口角有无歪斜，以检查面神经功能。嘱患者作开闭口运动、下颌前伸及侧向运动，观察开口度及开口型。

2. 牙齿

（1）牙体：首先应检查与主诉有关的牙齿，兼顾其他牙齿。着重观察牙齿的形态、牙体的色泽、透明度、龋洞、缺损、畸形、隐裂及磨损等。

（2）牙齿数目、有无缺失牙或多生牙、牙列是否完整及义齿修复情况等。

（3）观察牙齿的排列、咬合与接触关系。

通常情况下，死髓牙呈暗黑色，氟斑牙为白垩色或黄褐色，四环素牙呈黄色或灰褐色，牙内吸收牙呈粉红色。

3. 牙周组织 观察牙龈的色、形、质有无改变。

正常牙龈呈粉红色，龈缘薄，沿牙颈部呈连续弧形，龈乳头充满牙间隙，质地坚韧，表面有点彩。

当牙龈发生炎症时，牙龈色变鲜红或暗红，龈缘及龈乳头肿胀变圆钝，点彩消失。

贫血时牙龈色苍白。慢性汞、铅、铋中毒时,牙龈缘组织内有色素沉着线。必要时应做血液检查以确诊。

此外,还应观察附着龈宽度,唇、颊系带情况;观察牙龈有无增生或退缩,有无溃疡、坏死、溢脓、窦道;有无牙周袋及袋内分泌物情况;有无龈上结石等。

4. 口腔黏膜　重点观察口腔黏膜色泽、外形、完整性和功能改变。

应观察口腔黏膜有无伤口、溃疡、糜烂、疱疹、瘢痕、肿物,有无特殊的白色斑块或线纹状损害等。

某些人在颊黏膜后部及下唇内侧,有许多针尖大小的黄色斑点或小颗粒,为皮脂腺异位,称为迷脂症。

口腔黏膜病变可能与全身性疾病有关,如白血病或血小板减少性紫癜患者,口腔黏膜可见出血点、瘀斑及牙龈出血。麻疹患儿颊黏膜处出现 Koplik 斑。猩红热患儿口周出现苍白圈和杨梅舌。对口腔黏膜溃疡,视诊时应注意其部位、大小、形态、数目、边缘和基底。

5. 舌　应注意舌质和舌苔的颜色、厚薄,舌面有无裂纹、溃疡;舌乳头有无消失、肿胀;舌体有无畸形;舌缘有无齿痕;运动、感觉和味觉功能是否正常等。

舌是许多疾病出现口腔内表征的部位,如核黄素缺乏、贫血可引起舌乳头萎缩;舌缘创伤性溃疡、结核、白斑、血管瘤、上皮癌等。

（三）探诊

探诊是利用探查器械(探针)进行检查的检查方法。探诊时应有支点,动作轻柔,防止损伤口腔黏膜和牙周软组织,避免触痛牙髓产生剧痛。探诊着重探查龋齿、牙周袋、窦道等病变的部位、范围并观察探诊反应情况。

1. 牙体　牙体的探诊检查主要探查牙体各类缺损、光滑度、硬度、敏感部位、修复体边缘密合度等。探查龋洞时,选用尖锐探针,通过探查确定其部位、范围、深度、敏感性、洞底软硬度及有无露髓;对于邻面颈部龋需仔细探查,以防遗漏。龋洞已行充填者,除应检查充填物边缘密合度外,还应检查有无悬突和继发龋。

2. 牙周　探查牙龈表面质地是否坚韧或松软;用牙周探针对牙周袋进行探查,探查牙周袋的范围、深度、牙周附着及袋内牙石情况。应按牙的颊(唇)、舌(腭)面牙颈部近中、中、远中三点作测量。注意角度正确、力量适中、支点稳固、无遗漏,检查并记录龈缘到袋底深度及探诊出血情况等。

3. 窦道　用圆钝质软的窦道探针探查窦道的方向、深度及来源,以确定患牙。探测时应缓慢顺势推进,避免穿破窦道壁。必要时可在窦道内插入诊断丝(钝头探针或牙胶尖等)并结合 X 线检查。

（四）叩诊

用镊子或口镜柄端叩击牙冠,根据患者的反应和叩击声音来判断患牙根尖部及牙根侧方牙周膜的反应。叩诊方法分为垂直叩诊和侧向叩诊。

垂直叩诊的叩击方向与牙长轴一致,主要检查根尖周牙周膜反应;侧向叩诊的叩击方向和牙长轴垂直,用于检查根侧牙周膜的反应。

叩诊时应以健康的对侧同名牙或邻牙作为对照牙,先叩对照牙,再叩患牙。先轻轻叩击,如无反应再逐渐加力。叩诊力度要适中,以对照牙叩诊不痛的最大力度为上限。

正常牙叩诊时无疼痛反应;根尖周及牙周膜有炎症时,叩诊可诱发程度不同的疼痛。

如急性根尖周炎患牙，轻叩即可引起疼痛，叩诊时应避免重叩，以免增加患者痛苦。

根据叩诊时有无疼痛及疼痛的轻重程度分别记录为：叩痛（−）代表叩诊无痛；叩痛（±）代表叩诊有可疑疼痛或不适感；叩痛（+）代表叩诊有轻度疼痛；叩痛（++）代表叩诊有中度疼痛；叩痛（+++）代表叩诊有重度疼痛。

叩诊力度要适中，以健康的同名牙或邻牙叩诊无痛的最大力度为上限。

（五）扪诊

也称触诊，是利用医师手指的触觉和患者对触压的反应来进行诊断。借助扪诊，可了解病变的部位、大小、范围、形状、活动度、有无扪痛、有无波动感等。扪诊时操作应轻柔，以免给患者增加不必要的痛苦。

1. 根尖部检查 用示指或棉球扪压可疑患牙根尖部，根据有无压痛、波动感或脓性分泌物等情况来判断根尖周组织炎症情况。

2. 淋巴结检查 与口腔疾病关系密切的有下颌下淋巴结、颏淋巴结下和颈部的浅表淋巴结等。注意其大小、数目、硬度、压痛、有无粘连。检查时，嘱患者头部略向下低，使组织松弛，以利检查。

正常淋巴结体积小、左右对称、质软、无压痛、可移动。

口腔颌面部炎症患者，下颌下、颏下淋巴结明显肿大、触痛、质软。肿瘤转移的淋巴结为渐进性增大、质硬、固定、无压痛。淋巴结核患者淋巴结肿大、有黏连、呈串珠状。

3. 口内、口外联合扪诊 可了解肿物或肿胀的大小、范围、硬度、有无触痛、波动感和动度。此方法多用于唇、颊、舌及口底检查。

4. 颞下颌关节检查 医师站在患者前方，用双手示指和中指置于患者耳屏前，嘱患者做开闭口、前伸和侧向运动，检查髁突运动是否协调，有无运动受限，并触压关节及其周围组织，了解有无压痛。同时要观察患者开口度和开口型。

（六）牙齿松动度检查

用镊子夹住前牙切端或用闭合的镊尖抵住后牙𬌗面窝沟，轻轻向颊（唇）舌（腭）向或近远中向摇动，判断牙齿的松动度。常用的牙松动度记录方法为：

1. 以牙冠松动方向计算

Ⅰ度松动：只有颊（唇）舌（腭）方向松动。

Ⅱ度松动：颊（唇）舌（腭）方向松动，伴有近远中方向松动。

Ⅲ度松动：颊（唇）舌（腭）方向松动，伴有近远中方向松动和垂直向松动。

2. 以松动幅度计算

Ⅰ度松动：松动幅度小于 1mm。

Ⅱ度松动：松动幅度为 1～2mm。

Ⅲ度松动：松动幅度大于 2mm。

（七）咬诊

咬诊用于检查患牙有无早接触和咬合创伤。常用的方法有：

1. 空咬法 嘱患者咬紧上下颌牙或做前伸、侧向咀嚼运动，询问患者有无疼痛，同时观察牙齿动度和牙龈颜色的改变。

医师将手指置于可疑患牙龈缘处，嘱患者作叩齿和咬合运动，手感震动较大时提示有创伤性咬合关系存在。

2. 咬实物法 嘱患者咬棉签或其他实物，询问有无疼痛。如发生疼痛，表明根尖周组织或牙周组织有病变，或存在牙隐裂。有时牙本质敏感者，咬实物时也可有酸痛感。

3. 咬脱色纸法 将咬合纸置于上、下颌牙间，嘱患者做正中、前伸和侧向咬合运动，从牙面上所染色迹确定早接触部位。

4. 咬蜡片法 将蜡片烤软，置于患牙咬合面，嘱患者做正中咬合，待蜡片冷却后取出，蜡片最薄或穿孔处即为早接触部位。

（八）嗅诊

通过嗅觉协助诊断。牙髓坏疽和坏死性龈口炎均有腐败性恶臭；感染根管有时亦有恶臭；牙周溢脓及多龋者口臭较明显；糖尿病酮症酸中毒患者，口腔有丙酮味；某些消化道和呼吸道疾病，口腔内均可发出异样臭味。嗅诊仅作为辅助诊断方法。

（九）染色法

染色法常用以检查牙隐裂。操作时先行隔湿、吹干牙面，用碘酊涂于可疑隐裂处，片刻后再用 75% 酒精棉球擦洗脱碘，如有隐裂，可因染料渗入而显色；菌斑显示剂、龋蚀检知液可以检查菌斑、龋齿，详见《口腔预防医学》。

二、特殊检查法

（一）牙髓活力测试

此种检查方法在临床上用于需了解牙髓状况的各种牙体牙髓病。

正常牙髓组织对温度和电流刺激有一定的耐受量，当牙髓有病变时，刺激阈会发生改变，此时牙髓对外界刺激可产生不同程度的感觉反应。因此，利用温度和电流刺激检查牙髓的反应，可帮助诊断牙髓病变性质和确定患牙部位。

1. 温度测试法 是根据患牙对冷或热刺激的反应来检查牙髓状态的一种诊断方法。正常牙髓对 20～50℃ 的温度刺激有一定的耐受性，不会引起牙痛，10～20℃ 冷水和 50～60℃ 热水的刺激一般也不引起牙痛。因此，温度测试常用低于 10℃ 的冷刺激和高于 60℃ 的热刺激测试牙髓反应，以判断牙髓情况。牙髓炎症时，对温度的耐受性降低，较为敏感；牙髓变性或坏死时，则对温度刺激反应迟钝或消失。由于存在个体差异，测试时需与对照牙（对侧 1～2 颗正常的同名牙或邻牙）进行对比测试。温度测试法诱导患牙出现激发痛且延续时，才有明确的诊断意义。

（1）冷诊法：选用低于 10℃ 的冷刺激源作用于牙面，观察患者的反应。

刺激源为小冰棒、无水酒精、氯乙烷时，测试时应吹干测试牙并隔湿，将冷刺激物置于测试牙的唇颊面中 1/3 区。

刺激源为冷水时，测试时应先调节椅位，使患者张口时，后牙处于最低位。冷水喷注时，由低位牙开始缓慢向高位牙喷注，同时观察喷注部位和患者反应。

（2）热诊法：刺激源可选用热牙胶、热水或热金属器械等，作用于牙面，进行牙髓活力测试。

热诊测试时，先隔离唾液，擦干被试牙面后涂一薄层凡士林，将牙胶条的一端在酒精灯上加热变软，以不冒烟为准（约 60℃），立即置于被测试牙的唇颊面颈 1/3 区并观察患者反应。测试区的牙体组织要完整。

（3）冷热诊测试结果和临床意义：①正常：冷热诊测试有反应，反应程度同对照牙，表示牙髓活力正常；②敏感：比对照牙反应强烈。冷热诊出现疼痛反应，刺激去除后疼痛即刻消失，表示存在牙髓充血；冷刺激引起剧痛，刺激去除后疼痛仍持续一段时间，表示处于牙髓炎浆液期；而化脓性牙髓炎，则热刺激引起疼痛，冷刺激反可缓解疼痛；③迟钝：有反应，但比对照牙反应弱。冷热刺激需持续一段时间才会出现弱于对照牙的反应；④无反应：冷热诊如无反应，表示牙髓已坏死。⑤迟缓性痛：刺激去除后一会儿患牙才逐渐出现疼痛反应，并持续一段时间。对牙髓坏疽的患牙进行热诊测试时，可出现迟缓性痛。

临床记录应写明测试的具体情况。根据测试结果分别记录为"冷热诊反应正常""冷热诊激发痛""冷热诊无反应"或"冷热诊反应迟钝""冷诊疼痛缓解，热诊激发痛"等。

2．牙髓活力电测试法　是通过观察牙齿对不同强度电流刺激的耐受程度对牙髓状态进行判断的方法。

原理与温度测试相似，只是测试的刺激源不同。检查时，有活力的牙髓在不同强度电流刺激下，患者可感觉到牙齿有刺麻感。

不同的个体，牙齿对电流刺激强度的耐受程度存在一定差异，为防止这种差异的干扰，应先测试健康的对照牙，后测试可疑牙。将测试结果进行比较，推断患牙牙髓的活力。

电活力测试器种类很多，使用时应先阅读产品说明书，熟悉仪器性能及具体操作方法。操作前向患者说明检查目的，嘱患者有"刺麻感"时举手示意。操作时先隔离唾液，擦干被试牙面。在探头上涂以薄层牙膏或用小棉球蘸生理盐水放置于被测牙面上作为电流导体，将牙髓活力电测仪的工作端放于测试牙齿唇（颊）面颈1/3处，逐渐加大电流强度，当患者有感觉时，将工作端移离牙面并记录读数。一般重复2～3次，取平均值。

测试结果判读：①测试电流强度与对照牙相同，表示牙髓活力正常；②测试电流强度低于对照牙，牙髓敏感，则牙髓感受性增强；③测试电流强度高于对照牙，牙髓反应迟钝，表示牙髓有变性改变；④若测试电流强度达最高读数仍无反应，表示牙髓无感觉，牙髓已经坏死。临床记录分别为："电测试反应正常""电测试反应敏感""电测试反应迟钝""电测试无反应"。

一般认为，牙髓活力电测试在判断牙髓是死髓还是活髓时，较为可靠。

3．注意事项　在临床上进行牙髓活力测试时，要注意以下几点：

（1）患者在检查前不能使用麻醉剂、止痛剂或酒精饮料。

（2）伤后的牙在6周以内或更长时间（12周以内），牙髓神经可呈暂时休克状态，可出现假阴性结果。

（3）根尖未发育完全的年轻恒牙，牙髓活力测试无意义。

（4）温度测试刺激源及电测仪探头或电极不能接触到大面积金属修复体或牙龈。

（5）热测试时要避免损伤牙周和黏膜组织。

（6）因牙髓电测仪会干扰心脏起搏器的工作而诱发心律失常，安装心脏起搏器者禁用。

牙髓活力测试不能作为诊断的唯一依据，因为牙髓活力测试可能会出现假阳性或假阴性结果，诊断时还需结合病史和其他检查结果，进行全面分析。

（二）诊断性备洞

当临床上难以准确判断牙髓状况时，可采用此诊断方法。有活力的牙髓，对备洞时钻磨牙本质的刺激会产生酸痛感，越接近髓腔疼痛越明显。牙髓坏死时，则无反应。此方法诊断结果还应结合其他检查方法进行进一步诊断。

（三）局部麻醉法

急性牙髓炎产生放散性疼痛，当无法确定患牙位于上颌还是下颌时，临床上难以定位三叉神经痛的神经支时，也可用分支麻醉法鉴别。可行三叉神经某一支的阻滞麻醉。依据疼痛停止与否，则可判断患牙所在神经支配位置。

（四）激光龋齿探测仪

激光龋齿探测仪是近年来出现的一种便携式龋齿探测仪。原理是用激光激发荧光诊断龋齿。可将龋损程度数值化，故有助于对早期无洞型龋损的诊断。

（五）X线检查

X线检查是一项重要的辅助检查方法，口腔内科常用口内片、全口牙位曲面体层片（全景片）及锥形束CT（CBCT）。

口内片分为根尖片、咬合翼片和咬合片。根尖片可同时检查牙冠和牙根，应用最广。

咬合翼片可同时观察上、下颌牙冠，用于检查邻面龋和修复物，但不能检查牙根。

咬合片有上颌前部𬌗片、上颌后部𬌗片及口底片。可用于检查上颌骨、下颌骨病变；埋伏牙定位及下颌下腺导管结石等。

全景片可观察和了解全口牙和牙槽骨的状况。

X线片存在影像重叠，变形失真等问题，且组织破坏到一定程度才能在X线片上反映出来。因此，必须结合其他临床检查才能得出确切诊断。

CBCT可用于牙体、牙根、根管系统、根尖周、牙槽骨及颌骨等组织的结构检查。CBCT解决了影像重叠，提高了清晰度。必要时可作为进一步检查的手段选择。

X线检查可应用于：

1. 辅助诊断　在牙体牙髓病、根尖周病、牙周病及颌面外科疾病等诊断时，为辅助诊断的重要检查手段之一。

（1）牙体牙髓病：发现龋病病变和确定其部位及范围，如邻面龋、根面龋、继发龋、潜行龋、隐匿龋等在临床上难以发现的龋病。发现牙体发育异常如畸形中央尖、畸形舌侧窝等。了解髓腔的状况如髓腔大小、根管数目、形态、长度、根管弯曲情况、髓石、牙内吸收及根管长度测定等。

辅助诊断有无髓腔穿通和根管内器械的折断。检查根管充填的效果。

（2）根尖周病：根尖发育情况、各种根尖周病变如根尖周肉芽肿、根尖周脓肿、根尖周囊肿等。也可观察根尖周病的恢复情况。

（3）牙周病：了解牙槽骨破坏的程度和类型。

（4）颌面外科疾病：阻生牙、埋伏牙、先天性多生牙或缺牙、牙萌出状态、颌骨结构及病变等。

2. 指导治疗　治疗前后及时复查X线片，有助于指导治疗、评估治疗质量、疗效追踪等。X线资料也是病历资料的重要部分之一。

目前临床上已使用X线直视摄影机（RVG）检查。RVG拍摄后能将信号传入计算机内进行图像转换处理，在荧光屏上显示牙体和牙周组织的影像，可根据需要，对检查区进行放大、伪彩色等处理，以便清楚地了解病变，并可将影像打印出来。RVG更新了传统牙片投照的观念，其成像速度快，无须使用胶片和化学冲洗，减少了环境污染，同时也拓宽了诊断范围，减少了患者所吸收的X线剂量。

（六）实验室检查

实验室检查包括血液检查、口腔微生物涂片和培养、活体组织检查、脱落细胞学检查等。但对一般门诊患者,这些检查不列入常规检查项目,在临床上可根据病情选择相关项目进行检查,协助诊断和治疗。

1. 血液检查　常用血常规检查、凝血系列检查、生化检查等。

急性化脓性炎症、较严重的口腔黏膜溃疡,应作血常规检查,包括白细胞计数及分类计数,以了解炎症状态及机体对炎症的反应,指导全身用药。

牙龈出血、口腔黏膜或皮肤上有出血点、瘀斑,应作血常规、出凝血时间、血小板计数检查,以排除其他血液系统疾病。

根尖外科手术前常需进行血常规及凝血系列检查,出现不宜手术指标,如:中性粒细胞计数和百分比增高、血小板减少、凝血时间异常等,则不能或暂缓手术治疗。

对可疑有传染病患者,应做相应的检查。如疑为乙型肝炎患者,检查还应包括乙肝两对半定量的检查、乙肝病毒DNA定量的检查等;疑似为艾滋病患者,检查还应包括HIV检测等。

2. 脱落细胞学检查　从病损表面刮取少许组织,做涂片固定染色后,观察表面脱落细胞的形态进行病理学诊断。此法简便,损伤小,能在短时间内初步确定疾病为良性还是恶性。但此检查方法亦有漏诊可能,即使未发现癌细胞,也不能排除癌瘤的存在,仍需进行活体组织检查。

3. 活体组织检查　从病变部位取具有代表性的一小块组织制成切片,镜下观察细胞形态及结构,进行病理学诊断,必要时手术中也可采用冷冻切片检查。

适应证:

(1)判断肿瘤性质、浸润情况。

(2)判断口腔黏膜疾病是否为癌前病变者,有无恶变倾向。

(3)确定是否为特殊感染,如梅毒、结核等。

(4)术后对手术切除标本检查,以进一步明确诊断,指导治疗。

取材方法为:用75%乙醇消毒病损表面,局麻下在病损最典型处或恶变的可疑处作梭形切除,注意必须避开已坏死组织和重要的组织结构,注意术中出血。切下的组织立即固定在10%甲醛液中,并填写病理检查申请表送病理科检验。病变小、有蒂和包膜完整的病变应全部切除。

4. 细菌学检查　包括涂片、细菌培养、药敏试验等。

有些口腔黏膜病变需作细菌学检查确定诊断。例如口腔黏膜和牙龈出现糜烂、溃疡、假膜、坏死时,可行细菌涂片和培养检查,明确诊断,同时作药物敏感试验,以便选用有效药物提高疗效。

在治疗难治性根尖周炎时,可以根据感染根管细菌学检查结果指导用药。

(七)光纤透照检查法

此检查方法是用光导纤维透明光源透照牙齿,对牙隐裂、直视不易发现的龋坏及牙髓坏死引起的髓腔着色有较高的诊断意义。检查应在暗室内进行,透照前牙时光源置于牙的舌侧,透照后牙时光源置于牙的颊侧。此法有助于牙隐裂和早期龋的诊断。牙隐裂患牙因强光不能透过,故光源侧牙体组织发亮,远离光源侧牙体组织发暗(图1-3)。

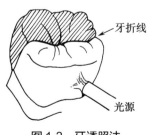

牙折线

光源

图1-3　牙透照法

（八）穿刺检查法

穿刺可了解肿块或肿胀组织内容物的性质，是诊断和鉴别诊断的一种方法。穿刺方法如下：

1. 向患者解释，消除其顾虑，取得患者合作。

2. 常规消毒皮肤和黏膜，铺无菌巾。

3. 局麻下，用左手示指和中指固定穿刺部位，右手持针管（8～9号注射针），刺入肿胀部位一定深度，回抽液体。

4. 拔出针头，压迫止血，包扎纱布。

5. 肉眼观察抽吸液体性状。可初步判断为囊液、脓液、血液等。含血囊液为暗红或棕红色。

6. 镜下观察，囊液有胆固醇结晶和少量炎症细胞。如为脓液，急性炎症以中性粒细胞为主，慢性炎症以淋巴细胞为主。如为血液，主要是红细胞。

（九）口腔内镜检查

口腔内镜又称口腔内摄像系统，是用于口腔科的视频影像系统。通过逼真的影像显示口腔内牙体、牙周组织和口腔黏膜的病变和治疗过程。多数口腔内镜可与X线数字图像系统配套使用，将图像在荧光屏上显示。主要用于临床教学、医患间的交流、沟通、进行口腔健康教育等。

小　结

伴随现代医学技术的快速发展，口腔检查手段也越来越多、越来越先进；有些检查结果从原来的定性指标逐渐的发展为定量指标，使检查结果也越来越准确。但任何检查都要由人来操作；任何检查结果都要由人来判读，因此，只有掌握好各种口腔检查方法并熟悉各类口腔疾病的相关知识，才能对相关疾病进行正确的诊治。

（顾长明　韩灿灿　王玉芳）

思考题

1. 通过问诊可以获取哪些病历资料？

2. 如何在问诊过程中与患者进行有效沟通？

3. 如何正确进行叩诊检查？检查目的是什么？

4. 牙髓活力测试目的是什么？注意事项有哪些？

5. 口腔X线检查的应用范围有哪些？

第二章　口腔内科医疗文件书写

学习目标

1. 掌握：口腔内科病历基本内容和正确书写方法，掌握牙记录格式的符号法和FDI记录法。
2. 熟悉：知情同意书应包括的主要内容及签署程序和重要性。
3. 了解：牙记录的其他方法。

第一节　病历记录项目

所有医疗文件均可以归纳为病历。病历是医疗工作的档案，它既是疾病检查、诊断和治疗的记录，也是检查医疗质量的重要依据。在一定情况下还具法律效力，可作为判断医疗纠纷的原始资料。病历是临床经验和实践的总结，可用于探索疾病的发生和发展的规律，也是科学研究的原始记录，可作为各种医学统计的参考。因此，医师必须严肃认真地书写病历，记录内容务求准确、清晰、完整、简明、扼要、重点突出。禁止涂改、伪造。

口腔内科病历以门诊病历为主，住院患者的病历，按住院病历书写规范要求书写。口腔内科病历基本内容和书写要求如下：

一、一般项目

一般项目包括姓名、性别、年龄、民族、职业、工作单位、婚否、住址和电话号码、门诊号以及药物过敏史等。这些项目与疾病的发病率，职业病、流行病的发生有一定的关系，要准确记录在病历首页上。

二、主诉

主诉是指患者就诊时的主要症状、发生部位及发生的时间，要简单扼要记录。以患者的角度，用一句话来描述本次就诊的主要原因。例如：左下后牙疼痛2天。

三、病史

1. 现病史　是根据主诉，按症状发生的时间顺序，记录本次疾病的发生、发展的过程；疼痛性质、部位、变化、加重或缓解因素；曾做过的治疗及疗效等。有意义的阴性结果也应记录。要求文字简洁，有逻辑性。

2. 既往史和家族史　既往史和家族史记录内容，是指与现有口腔疾病的诊断和治疗有关的既往史和家族史。如个别前牙变色，要了解有无外伤史；氟牙症要记录生活史，牙颌畸形要记录家族史等。此外，还应记录有无药物过敏史、传染病史、严重心脑血管疾病史、特殊用药史、出血史等。

四、口腔检查记录

在全面检查的基础上，重点记录主诉和现病史所反映的体征。按顺序记录口腔检查的结果，注意常见病和多发病。记录顺序为先颌面，后口腔；先牙体后牙周、黏膜。记录主诉牙应先记录牙位，再记录一般检查结果，如视诊、探诊、叩诊、扪诊、咬诊、松动度的情况；然后再记录特殊检查结果，如牙髓活力测试及 X 线片的表现。结合病史也应记录有意义的阴性所见。

五、诊断

将主诉牙的牙位和疾病名称记录在病历右下方。疾病名称要以全国科学技术名词审定委员会公布的医学名词为准，不可将患者的主诉或症状，如牙痛、龋洞、出血等作为诊断名称记录。

如果患者存在多种口腔疾病，要把与主诉相关的疾病列为第一诊断写在最前，其他诊断根据严重程度顺序排列写在其后。如第一次不能确诊时，可暂写初步诊断或印象，并根据需要做进一步检查、观察或会诊，确定诊断后重新记录。

六、会诊记录

目前，医学领域中，学科日趋分化，也产生了许多新学科。医学科学与相关学科相互渗透，医学认识手段的现代化，使对疾病的认识也趋向于社会化。在一定程度上摆脱了对个体经验的过分依赖，加强了分工协作。不同专业共同参与对疾病的考察，以及他们之间实现认识上的互补，为多学科参与医学实践、为心理学家和社会学家参与医学认识与实践均提供了可能。

当患者所患疾病超出某一专科范围时，就需与其他专科合作进行会诊。请他科会诊时，要书面写明患者所患疾病，本科检查结果和治疗情况，提出会诊目的和要求。会诊结果记录在病历上，以便诊治时参考。

七、治疗计划

明确诊断后，根据病情及患者需求制订治疗计划。先解决主诉问题，再解决功能、美观及其他问题。初步治疗计划是依据现有病情及患者需求所制订，但病情是发展变化的，患者的需求也可能发生变化。因此，在整个治疗过程中，还应对治疗计划进行适时修改。

八、知情同意书

随着社会生产力的发展与生活水平的提高，人们的健康需求也日益多样化，已不再仅仅满足于对疾病的防治，而是积极地要求提高健康水平和生活质量，还要求和谐的人际关系和社会心理氛围。

现代医学模式为生物—心理—社会医学模式，其内涵将医患关系定位为平等的医患关系。患者在医疗过程中的主体平等地位和知情同意权已被写入很多法律。

医患双方共同参与医疗全过程。要保证患方的知情同意权、自主选择、个人隐私权、人格尊严权等权利不受侵犯。此外，医疗过程中也存在各种风险，这种风险也应该由医患双方来共同承担。为保障医患双方权利，由此催生了医疗活动的知情同意书，来约束双方履行约定的或法定的义务。

需要明确的是，在发生医疗意外、医疗差错或医疗事故时，知情同意书的签署并不能使医疗机构或医疗人员完全免责。

知情同意书签署前，要进行充分的医患交流。医患关系是平等的，医师有责任和义务让患者及家属了解患者病情现状、治疗需求、可选择的治疗方案、价格、预期治疗效果等，以取得患者的配合治疗。

不同情况、不同治疗方法其知情同意书内容各异。知情同意书除包括患者一般资料外，还应包括如下主要内容：

1. 病情状况　明确告知患者本人或家属疾病的基本信息（什么疾病、严重程度、治疗方法及程序、预后情况等）。表述言语、文字要科学、规范，不夸大，不轻描淡写。说明事实，及时沟通（因为病情是随时变化的）。

2. 检查　需要做哪些检查、为什么检查、有何风险等，所做的一切让患者知道、感觉到、看到、得到。

3. 治疗　现代医学的发展为疾病的治疗提供了多方面的选择。包括治疗手段、服务、材料等。向患者提供可供选择的治疗方案，并说明其利弊与风险。

4. 预后　要客观、科学地向患者交代预后。尤其是治疗后对功能、美观等方面的影响是患者最关心的问题，要向患者或家属客观、科学地解释清楚。

5. 费用　医疗费用包括多个方面。直接费用如手术费用、消耗材料、加工费等。还包括选择性特殊医疗及服务费用等。其他费用还包括如设计费、会诊费、选择性特殊医疗费及服务费用等。

6. 可能出现的非意愿状况　要在治疗开始前，向患者或家属交代清楚在治疗过程中及治疗后，可能发生的一些非意愿状况。一旦出现非意愿状况，可采用的挽救措施及可能发生的后续费用等。表述一定要客观、准确。轻描淡写，不能够引起患者重视；说的过于严重，会增加患者心理负担和恐惧，导致患者失去治疗信心。过于强调或被患者认为医师在推卸责任，引起患者不满而导致不能很好地配合治疗。

7. 特殊需求　有些患者会有某些特殊医疗需求，如医师的选择、特殊材料的选择、特殊医疗环境的选择、时间的选择等医疗服务方面的；还有功能、美观、保健等方面的特殊需求。如有特殊需求，应在知情同意书中写明。

以往口腔门诊多采用口头告知形式，一旦发生医疗纠纷则很难说清楚。所以，现在多采用书面告知形式，即签署知情同意书。对知情同意书的内容，都要逐条解释，语言通俗，表达清楚。不要误导患者或家属。

知情同意书填写要完善，要有"以上内容本人已全部理解"。最后，患者或家属要在"同意配合治疗"或"不同意继续治疗"一栏签字。

附示例：

根管治疗同意书

姓名：**　　　　性别：*　　　　年龄：**

诊断：********

1. 对于牙髓炎或牙髓已坏死导致根尖周病变的牙齿，目前国际上普遍采用的治疗方法是根管治疗，其过程较为复杂，费用较高。（　）

2. 根管治疗是一种较为复杂的牙髓治疗方法，需要经过根管预备、封药、充填和拍摄多张X线片（一般两到三张）才能完成整个疗程。（　）

3. 由于牙埋在颌骨中，术前医师只能根据X线片或根尖定位仪对根管系统进行大致了解，遇复杂根管，如弯曲、细窄、钙化阻塞或其他特殊情况，偶尔可能发生器械折断在根管内的情况，对于取不出的器械而无症状的患牙，不要求强行取出器械，其可以作为根管充填材料的一部分留在根管中，不会对机体健康产生影响。（　）

4. 根管预备或根管充填后一周内可能会出现疼痛反应，多数是正常反应。如果疼痛严重、伴有局部肿胀和全身反应，应及时复诊，进一步治疗。（　）

5. 牙髓治疗完成后，机体有一个修复过程，在相当一段时间内（少则数周，多则数月），有些患者会感到患牙不适。如果情况不是逐渐加重，可采取观察的方法。但应遵医嘱及时复查。（　）

6. 对常规根管治疗术无法治疗或治疗失败的病例，可采用根尖手术的方法继续治疗。（　）

7. 牙髓治疗后的牙齿抗折断能力降低，易劈裂，治疗后请避免使用患牙咀嚼硬物，或遵医嘱及时行全冠或桩核冠修复。（　）

8. 医学学科在相当程度上是一个实践的学科，治疗效果个体差异较大。对于治疗效果不佳的病例，医患双方应认真分析原因，共同面对。（　）

9. 上述内容医师已向我详细解释，我已完全理解。（　）

（1）我愿意承担治疗可能出现的风险并遵从医嘱，配合医师完成全部治疗并同意支付所需全部费用。（　）

（2）我不同意继续治疗。（　）

患者签字：　　　　　　　　　　　　　医师签字：

受委托人/法定监护人签字：

受委托人与患者关系：

年　　　月　　　日

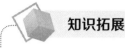

知识拓展

如何签署患者知情同意书

医患之间签署知情同意书，目的是在医疗过程中有效保护双方权益。患者有知情权，作为医师，也有责任和义务向患者或家属说明相关情况。知情同意书的签署不是简单地让患者或家属签字，而是要让患者或家属在"明白"的情况下签署，以达到积极配合治疗的目的。如何能够使患者或家属真正"明白"是关键。

九、治疗记录

治疗记录是重要的病历资料，应记录诊疗过程中的关键步骤及其所见、下次复诊时间及拟行治疗方法等。

龋病治疗应记录去除腐质的情况（腐质的量、干湿状况、达到深度、敏感程度、有无露髓）、所用材料及所做治疗等。

牙髓病应记录是否麻醉、开髓情况、出血情况（有无、出血量及颜色）、取出牙髓外观、根管情况（数目、通畅度、根管预备情况）等。

牙周病应记录治疗方法、操作过程中的出血情况及患者反应、治疗中所见的其他情况等。

口腔黏膜病应记录治疗方法或药物、注意事项等。

复诊治疗记录项目应包括日期、牙位、前次治疗的反应、病情变化及检查结果，本次治疗的措施、所用药物和剂量、下次复诊的时间和拟采用的治疗方法。

每次治疗记录都是后续治疗的重要参考依据。因此，记录要完整清楚，内容应简明扼要。

十、医师签名

所有病历资料均须有诊治医师签字，医师应字迹清楚地签署全名。实习和进修医师书写的病历记录必须有指导医师签名，以示负责。

第二节　牙记录格式

在病历中，牙位记录要使用统一符号。常用的牙位记录法有以下符号法；通用法及国际牙科联合会记录法等。

一、符号法

符号法也称 Palmer 符号法或 Palmer-Zsigmondy 记录法。我国在临床上常用的牙位记录方法之一。

以符号"＋"将全口牙按象限分为四组，1、2、3、4 象限区分别代表右上、左上、左下、右下。

1. 恒牙式　象限区内的各个恒牙用阿拉伯数字 1 到 8 表示。1 为中切牙；2 为侧切牙；3 为尖牙；4、5 分别为第一、第二前磨牙；6 为第一恒磨牙；7 为第二恒磨牙；8 为第三恒磨牙。记录时需要先写出符号"＋"再在相应的象限区写上相应的阿拉伯数字。如右侧上颌

中切牙记录为 1|；左侧下颌第一磨牙记录为 |6。

右上　　　　　　　　　　　　　左上

8	7	6	5	4	3	2	1	1	2	3	4	5	6	7	8
8	7	6	5	4	3	2	1	1	2	3	4	5	6	7	8

右下　　　　　　　　　　　　　左下

2. 乳牙式　象限区内的各个乳牙用罗马数字 I 到 V 或英文 A 到 E 表示，I 或 A 代表乳中切牙；II 或 B 为乳侧切牙；III 或 C 为乳尖牙；IV 或 D 为第一乳磨牙；V 或 E 代表第二乳磨牙。记录时需要先写出符号"+"再在相应的象限区写上相应的罗马数字或英文字母。如右侧上颌中切牙记 I|；左侧下颌第一磨牙记录为 |IV。

V	IV	III	II	I	I	II	III	IV	V
V	IV	III	II	I	I	II	III	IV	V

E	D	C	B	A	A	B	C	D	E
E	D	C	B	A	A	B	C	D	E

3. 优缺点　数字和字母数目少，一目了然，尤其是同名牙的相似性表现很好。缺点是打字和排版不方便。

二、通用法

通用法（universal system）也称通用数字法（the universal numbering system）。在美国等国家应用较普遍。

也是以符号"+"将全口牙按象限分为四组。

1. 恒牙　象限区内各牙从右上颌第三磨牙起，顺时针方向旋转至右下颌第三磨牙止，分别用阿拉伯数字 1～32 表示。

1	2	3	4	5	6	7	8	9	10	11	12	13	14	15	16
32	31	30	29	28	27	26	25	24	23	22	21	20	19	18	17

牙位记录时不再书写符号"+"，直接用阿拉伯数字表示。如右侧上颌中切牙记录为"8"；左侧下颌第一磨牙记录为"19"。

2. 乳牙　象限区内各牙从右上颌第二乳磨牙起，顺时针方向旋转至右下颌第二乳磨牙止，分别用大写英文字母表示。

A	B	C	D	E	F	G	H	I	J
T	S	R	Q	P	O	N	M	L	K

牙位记录时直接用英文字母表示。如右上颌第一乳磨牙记录为"B"；左下颌第一乳磨牙记录为"L"。

3. 优缺点　优点是记录时取消了符号"+"，方便书写与排版，各个牙齿均为特定数字或字母表示，不易混淆。但未能够显示同名牙相似性特点。

三、国际牙科联合会记录法

国际牙科联合会或 FDI 公式记录法,是目前世界卫生组织推荐的牙位记录方法。该方法获 ISO 认可(1903950),也得到世界卫生组织(WHO)批准。

该方法采用的是二位数牙位标志法,即每个牙齿都用两个数字表示,第一位数字(十位数)代表象限区,第二位数字(个位数)代表牙齿的名称。

1. 恒牙　恒牙的象限区编号为 1 到 4,从右上象限区为 1 开始,按顺时针依次为 2,3,4 象限区。恒牙的各个牙,由中切牙依次向后编号为 1 至 8,由中线向后为序。

18 17 16 15 14 13 12 11	21 22 23 24 25 26 27 28
48 47 46 45 44 43 42 41	31 32 33 34 35 36 37 38

牙位记录时只需记录代表相应牙位的阿拉伯数字即可。如右侧上颌中切牙记录为"11";左侧下颌第一磨牙记录为"36"。

2. 乳牙　乳牙的象限区编号为 5 到 8,从右上象限区开始按顺时针依次为 5,6,7,8 四个象限区。乳牙的各个牙由乳中切牙依次向后为 1 至 5,由中线向后为序。

55 54 53 52 51	61 62 63 64 65
85 84 83 82 81	71 72 73 74 75

牙位记录时只需记录代表相应牙位的阿拉伯数字即可。如右上颌第一乳磨牙记录为"54";左下颌第一乳磨牙记录为"74"。

3. 优缺点　优点是既方便打字排版,也能够很好地体现同名牙的相似性特点。缺点是其直观性较符号法稍差。

课堂互动

分组相互进行口腔检查,分别用符号法和 FDI 记录法记录口内检查的结果。
展示并分析典型口腔内科门诊病历。

小　结

口腔内科的病历书写以门诊病历为主。注意初诊病历项目要填写齐全,各种检查结果记录要简明扼要。诊断结果要与记录的检查结果相符合,诊断用词要规范。知情同意书的签署必须是在充分的医患交流基础之上,于开始治疗前完成。

（顾长明　韩灿灿）

思考题

1. 为什么要书写病历？
2. 病历记录应记录哪些项目？
3. 为何要填写患者知情同意书？
4. 符号记录法与FDI记录法各自的优缺点？

第二篇

牙体牙髓病

第三章 龋 病

学习目标

1. 掌握：龋病的临床表现；龋病诊断的方法和鉴别诊断；窝洞的分类、结构和各部分名称；窝洞制备的基本原则和步骤；牙体非手术治疗方法；牙体缺损复合树脂粘接修复的方法；掌握深龋治疗的特点及治疗方法、材料的选择。

2. 熟悉：龋病的发病因素及关系密切的微生物；龋病的临床分类；银汞合金充填修复的方法；根面龋的特点和治疗方法。

3. 了解：龋病的概念；菌斑的形成过程；龋病治疗的并发症及处理；牙体修复材料复合树脂、玻璃离子及复合体的性能。

第一节 概 述

龋病是人类古老的疾病之一，据考古研究发现，目前可以整理出来的龋病流行病学资料可追溯至新石器时代，即公元前 12000 年—公元前 3000 年。龋病是可以预防的疾病，我国古代对龋病的防治也有一定经验。人类早期就有用茶水含漱，咀嚼核桃仁，大蒜等预防龋齿的记载。司马迁的著作《史记》中就有关于针刺和苦参汤含漱治疗龋齿疼痛的记载；唐朝和宋朝医书中也记载有用银膏填补龋洞的方法，这与后来采用银合金与汞调和充填龋洞极为相似。

从文艺复兴时期起，欧洲关于龋病的研究有了较大发展。19 世纪末，W.D.Miller 在德国进行了一系列细菌学研究，提出了解释龋病病因的化学细菌学说，大大推动了龋病的研究发展，指导了龋病临床实践，至今仍有重要意义。美国的 G.V.Black 也就龋病病理及临床问题做了系列研究，提出的龋洞分类标准一直沿用至今。20 世纪 60 年代，Keyes 提出的龋病三联因素概念，以及随后发展的四联因素学说，都丰富了化学细菌学说的内容。随着免疫学、生物化学、分子生物学等学科的发展，对龋病的认识还在不断深化。

我国的龋病研究工作也取得长足发展，目前已形成完整的龋病流行病学资料，并建立了防治网点和研究机构。

一、龋病的定义和特征

龋病（dental caries or tooth decay）是一种以细菌为主的多种因素影响下，牙体硬组织发生慢性进行性破坏的疾病。世界卫生组织（WHO）于 20 世纪 60 年代初将龋病列为继心血管疾病和肿瘤后危害人类第三大疾病之一，受到全世界的关注。

龋病的临床特征是牙体硬组织在色、形、质各方面均发生变化。其发病过程缓慢，自发生开始到肉眼能发现病损或能感觉到不适一般需一年以上时间。初期时，牙龋坏部位的硬组织发生脱矿，牙釉质呈白垩色；继续发展，病变部位出现色素沉着，局部呈黄褐色或棕褐色；随着无机成分脱矿、有机成分溶解，牙体硬组织疏松软化而形成龋洞。龋洞一旦形成，无法自身修复。

龋病是常见病、多发病，其发病率位居各种疾病的前列，虽不危及患者生命，但若未及时治疗，病变向深部发展，可引起牙髓病、根尖周病、颌骨炎症等一系列的并发症，也可引起全身的感染性疾病。牙体组织的不断破坏，可造成牙冠缺损，成为残根，直至牙体缺失，破坏咀嚼器官的完整性，影响咀嚼功能，不仅影响消化功能，还可能影响牙颌系统的发育，从而影响人体健康。龋病及其并发症作为一个病灶，引起远隔脏器疾病的案例也时有报道。

龋病是可以预防的疾病。人类早期就有用茶水含漱，咀嚼核桃仁，大蒜等预防龋齿的记载。龋病的现代预防方法始于 20 世纪 30 年代，氟化物的发现及各种氟制剂的运用为龋病预防提供了有效的原材料和方法。

二、龋病的流行病学

（一）好发牙和好发牙面

1. 好发牙 恒牙列中，下颌第一磨牙患龋频率最高，其次是下颌第二磨牙，以后依次为上颌第一磨牙、上颌第二磨牙、前磨牙、第三磨牙、上颌前牙、下颌前牙（图 3-1）。乳牙列中，患龋率最高的是下颌第二乳磨牙，其次是上颌第二乳磨牙，以后依次是第一乳磨牙、上颌乳前牙、下颌乳前牙（图 3-2）。

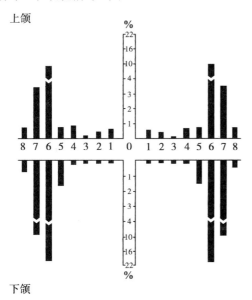

图 3-1 恒牙列各牙龋病发生率

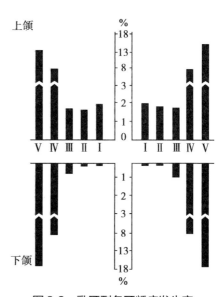

图 3-2 乳牙列各牙龋病发生率

上述规律是根据大量调查资料统计分析的结果,恒牙下颌前牙患龋率最低,但下颌乳前牙发生龋病却较多。

2. 好发牙面　龋损的好发牙面中,咬合面最多,其次为邻面,再次是颊面。

（二）龋病流行情况

龋病是人类最常见的口腔疾病,现已成为世界性问题,其发病不分种族、性别、年龄和地区。但龋病是可预防的,随着防治工作的不断开展,患病率会发生变化。

三、发病因素和病因学说

随着 20 世纪 50—60 年代口腔微生物学的发展,人们对龋病的发生发展有了更多的认识。此期重要的发现是:细菌在龋病发病中的作用被肯定;糖类在龋病发病中的作用得到充分的证实;揭示了菌斑的性质、结构和其中的代谢活动;宿主因素在龋病发病中的作用得到进一步明确。

（一）龋病的发病因素

1. 菌斑

菌斑是由细菌、各种有机物、无机物和水组成的斑块样物质。菌斑是附着在牙面菌斑的总称。

（1）菌斑结构:菌斑根据所在部位分为龈上菌斑和龈下菌斑。菌斑结构复杂,随形成的部位,发育形成的时间、饮食和口腔卫生不同而有差异。临床上,牙面少量菌斑不能用肉眼看到,当达到一定厚度时可凭染色显示出来。在光学显微镜下,菌斑的截面一般可分为 3 层（图 3-3）。

1）基底层:菌斑 - 牙界面。最常见的排列是细菌位于获得性膜上方。获得性膜可以是完整的一层,并有相当厚度和连续性,细菌细胞呈扇贝状排列于获得性膜表面;也可为一菲薄不连续的电子稠密层,微生物与牙釉质羟磷灰石晶体直接接触。

2）中间层:中间层是菌斑发挥作用的主要组成部分,包括稠密微生物层和菌斑体部,由各种微生物,包括球菌、丝状菌和杆菌组成,结构较致密。

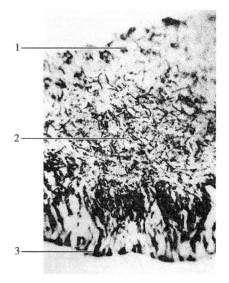

图 3-3　光镜下成熟菌斑基本结构
1. 基底层;2. 中间层;3. 表层。

3）菌斑表层:是菌斑最外层,由各种细菌、食物残渣和脱落的上皮细胞组成。细菌排列不规则,结构疏松,厚度不一。

（2）菌斑的组成:菌斑由水（约占 80%）和固体物质（约占 20%）构成。固体物质以蛋白质、脂肪和各种矿物质为主。蛋白质是主要成分,占菌斑干重的 40%～50% 左右,主要有唾液糖蛋白、免疫球蛋白和一些酶及乳铁质。

1）碳水化合物:葡萄糖是主要的碳水化合物成分,约占菌斑干重的 15% 左右,许多碳水化合物以胞外聚合物形式存在,如葡聚糖、果聚糖等。（糖类是菌斑主要成分之一,约占菌斑干重的 15% 左右,其中以低分子单糖（葡萄糖、果糖等）和双糖（如蔗糖）所占比例最大,另外含有少量多糖,多糖的存在与龋病发生有密切关系。）菌斑中糖是细菌生长、代谢的能源,通过细菌代谢合成多糖参与菌斑形成,构成菌斑的基质。葡聚糖(多糖)还具可促进细菌向牙面黏附和细菌间的集聚。糖含量受食物成分、进食频率及口腔卫生情况的影响。

2)蛋白质:菌斑中的蛋白质来源于细菌、唾液、龈沟液。从菌斑中已鉴定出一些唾液蛋白质如淀粉酶、溶菌酶、IgM、IgG、IgA和清蛋白等。

3)无机盐:占菌斑干重5%~8%,主要有钙、磷、镁、钠、氟、钾和铜等。研究证实,菌斑中某些无机物与龋病的发生和早期龋的再矿化有关,若菌斑中钙、磷、氟含量高,患龋少,相反则患龋多。

(3)菌斑的形成和发育:菌斑的形成和发育是一个复杂的动态过程,从组织学上观察菌斑的形成大致分三个阶段:获得性膜形成和初期凝聚;细菌迅速生长繁殖;菌斑成熟。这三个阶段呈连续性,很难截然分开。

1)获得性膜的形成和初期凝聚:牙面菌斑形成最早期是一层来自唾液中的唾液蛋白或糖蛋白在牙面上形成的一层薄膜,此膜即为获得性膜。获得性膜的形成部位不仅限于牙,也可在玻璃表面、修复材料表面等。其形成速度因人而异,大致情况是:一般在牙面清洁后,20分钟内牙面即可由无结构物质形成拱形团块,厚度为5~20μm,这便是获得性膜。大约4小时后开始有细菌吸附,24小时后散在沉积物完全融合,覆盖牙面。其厚度个体差异较大,一般为30~60μm。获得性膜的形成为细菌在牙面上定居创造了条件。

2)细菌附着:获得性膜形成后,细菌吸附其上,并在其中生长、繁殖,形成小菌落;另一些细菌通过细菌间的相互黏附而吸附到牙面上共同组成菌斑。最初吸附到获得性膜上的细菌多为球菌,后期有丝状菌、杆状菌和其他形态的细菌。菌斑细菌可表现出选择性吸附,主要原因是由于细菌表面成分中有与获得性膜互补的受体。

3)菌斑的成熟:细菌吸附到获得性膜上后开始生长、繁殖,细菌数量越来越多,密度越来越大。从最初获得性膜形成,经过5~6天菌斑发育进入成熟阶段,此时菌斑内的细菌数量和种类保持稳定。成熟菌斑结构致密,通透性低,菌斑内部有害物质增加,菌斑深处氧化还原电势(EH)降低,呈厌氧状态。在此环境内,不同细菌表现出不同代谢活性和生理特性。

(4)菌斑微生物学:健康人口腔中存在有种类繁多的天然菌群,目前已知有700多种,在口腔疾病发生过程中分别起到不同的作用。链球菌在天然菌群中所占比例最大,约占唾液总菌数二分之一以上,链球菌是舌背、龈沟、颊部及口底黏膜的常驻菌。

龋病过程中的细菌活动较为复杂,不能简单视为由于唾液细菌在牙面定居所造成的直接损害,只有在菌斑介导下才能致龋。

1)微生物与龋病:龋病不是由某一种细菌所致,牙面上存在的多种细菌均与龋病发生有关。大量实验研究结果证明:口腔中具有天然菌群,外源性细菌很难定居;能产生龋病的微生物主要是变异链球菌,某些唾液链球菌、黏性放线菌、发酵乳杆菌和唾液乳杆菌、血链球菌也能诱导产生龋病;这些微生物均能产酸,能与口腔中其他天然菌群竞争,最后附着于牙面;各菌种诱导龋病形成的能力存在差异(表3-1)。

2)致龋微生物:常见的致龋微生物有链球菌属、乳杆菌属、放线菌属等。口腔中所有部位均能分离出链球菌,多数为革兰氏阳性兼性厌氧菌,各型链球菌均与龋病发生有一定关系。变异链球菌是口腔菌群中致龋能力较强的一种球菌。变异链球菌的致龋性主要取决于其产酸性和耐酸性。细菌在生长、繁殖过程中均要利用糖类产生各种代谢产物,如乳酸、乙

表 3-1　口腔细菌与牙面不同部位患龋关系 *

细菌种类	窝沟龋	光滑面龋	根面龋
变异链球菌	+	−	−
唾液链球菌	+	+	+
米勒链球菌	+	+	+
血链球菌	+	+	+
消化链球菌	+		
黏性放线菌	+	+	+
内氏放线菌	+		−
伊氏放线菌	+		+
干酪乳杆菌	+	−	+

注:"+"表示有关;"−"表示无关系或关系很小

酸、甲酸、琥珀酸等,这些酸性物质聚集在菌斑内,可以使菌斑内 pH 下降到 5.5 以下,并能维持相当长时间,避开唾液的缓冲作用,造成脱矿,龋病病变过程开始。

（5）菌斑的致龋作用:菌斑是细菌在牙面代谢和致病的微生态环境,它在龋病发生中具有重要作用。菌斑为细菌定居、生长、繁殖提供了稳定环境。当细菌生长、繁殖达到一定程度,菌斑致密度增加,通透性下降,内部处于缺氧状态,无氧酵解过程加快,各种有机酸生成增加。当菌斑内 pH 下降到引起局部牙釉质脱矿值(临界值 pH = 5.5)时,牙体硬组织开始脱矿(图 3-4)。

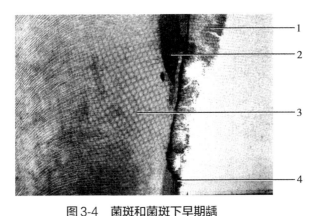

图 3-4　菌斑和菌斑下早期龋
1. 菌斑;2. 菌斑下早期龋损;3. 牙本质;4. 牙骨质。

菌斑内多糖,尤其细胞外不溶性多糖为胶状物,是菌斑组成的重要基质,它的存在为菌斑内酸性物质不被外界唾液稀释、使牙面脱矿提供了有利条件。菌斑内水溶性多糖是细菌代谢的底物,因为成熟的菌斑结构致密,外界营养物质、糖类不易进入其中,菌斑内水溶性多糖被细菌分解成单糖,这些是维持菌斑内细菌生长代谢所必需的能量来源。

2. 饮食因素　饮食对龋病的影响一直受到关注。食物的致龋作用与食物种类、食物性状和进食频率有关。食物是细菌致龋的重要物质基础,碳水化合物是引起龋病最重要的食物,尤其是蔗糖。

（1）食物的种类：人们从饮食中获取的营养物质主要有：糖类、蛋白质、脂类、维生素、无机盐、膳食纤维和水。膳食纤维本质上是一种多糖。

1）糖类：人们每天摄入的 50%～60% 热量来自糖类，糖类与龋病的发生关系密切。单糖（葡萄糖、果糖）和双糖（蔗糖）可以被细菌发酵产酸破坏牙齿。不同种类的糖被细菌发酵速度和产生有机酸种类和量不同，引起菌斑内 pH 下降水平不同。糖类致龋能力由强至弱排序为：蔗糖 > 葡萄糖 > 麦芽糖 > 乳糖 > 果糖 > 山梨醇 > 木糖醇。含糖量高的食品如面包、蛋糕、米饭等，在咀嚼过程中淀粉在唾液淀粉酶的作用下水解成单糖或双糖。

蔗糖作为细菌代谢的底物，在代谢过程中为细菌提供营养，其终末产物又可造成牙的破坏。如主要致龋菌变性链球菌即可通过 3 条途径代谢蔗糖：将蔗糖转变为胞外多糖；经糖酵解途径产生乳酸，为细菌活动提供能量；合成糖原作为胞内多糖储存。

多糖一般不易被细菌利用，纤维素性食物（如蔬菜、豆类）、鱼肉等不含糖类，致龋作用较低。含纤维素多的食物在咀嚼过程中对牙面进行有效摩擦，有助于去除菌斑，还可因为咀嚼刺激唾液分泌，对预防龋齿的发生有利。

2）蛋白质：其对牙的影响主要体现在牙萌出前的生长发育期。萌出后对牙面局部的影响缺乏足够的研究。

3）脂类：在动物饮食中补充脂肪可减少龋病的发生。

4）维生素：是生长和代谢所必需的微量有机物。维生素 D 与体内钙化组织和器官的发育、代谢密切相关。维生素 D 缺乏可使牙齿钙化发生障碍；维生素 A 缺乏会影响发育中牙釉质的角蛋白样物质的代谢；维生素 C 缺乏会影响牙本质中的胶原代谢。均会使牙齿的抗龋能力下降。

5）无机盐：又称矿物质。对骨和牙齿发育最重要的无机盐是磷和钙，其一方面可以促进牙面再矿化，从而增强牙齿的抗龋能力，另一方面可以缓冲菌斑内的 pH。此外与龋病关系密切的是氟元素，其抗龋机制主要是在牙齿表面形成氟磷灰石，具有更强的抗龋能力；局部涂氟也有助于龋病牙釉质的再矿化，降低牙齿对致龋菌的敏感性，干扰细菌代谢，抑制龋病。茶和大蒜等食物也具有一定防龋作用。

（2）食物的物理性状：食物物理性状与致龋也有关系。黏稠性食物较硬性或脆性食物致龋力强。加工精细食物比初加工食品致龋力强，同样是麦制品、面粉制品如面包、蛋糕等就比麦片致龋力强。咀嚼过程中食物在口腔内溶解程度与致龋也有关系，咀嚼充分，颗粒细小的食物易附在牙面进入牙间隙，易被细菌利用产酸。食物在口腔停留时间越长，致龋性能越大。唾液量多，食物易于搅拌，充分溶解易于吞噬。口干症或唾液减少者，食物在口腔内停留时间长，危害性大。

（3）进食频率与时间：同样的食物进食频率不同致龋力不同。进食频率能够促进龋病活跃性，高进食频率可恒定的为口腔微生物提供营养，并持续维持口腔内较低的 pH，使牙齿长时间处于脱矿状态。

1）少吃多餐或爱吃零食的人比定时有规律进食者易患龋病。

2）进食顺序对菌斑内 pH 有一定影响，先食糖类食品，再吃不含糖或纤维素食品，与单纯吃糖类食品比较，菌斑内 pH 下降少。

3）日间人处于活动状态，唾液腺分泌及颊、舌黏膜处于正常活动之中，进食后食物残渣易被清除或吞咽。夜间进食后，由于唾液分泌停止，口腔处于静止状态，食物残渣易附在牙面形成菌斑,增大对牙齿危害。

3. 宿主 影响龋病发病的宿主因素主要是牙及唾液。发育良好的牙齿,即使其他致龋因素很强也可能不会发病。唾液对维持口腔正常 pH,保持牙面完整,促进已脱矿牙再矿化等具有重要影响。

(1)牙:牙齿的结构、化学组成、排列、形态等方面除部分受遗传因素影响外,主要受后天生长发育,营养物质供给和功能的行使情况有关。

1)牙齿的结构:牙釉质晶体结构疏松,表面粗糙易潴留食物残渣形成菌斑并被菌斑中的酸侵蚀。

2)化学组成:钙化良好和钙、磷比例适当,其他各种微量元素搭配合理的牙齿既坚固又有很强的韧性,这种牙齿不易被菌斑中酸所侵蚀;牙齿中含有适量的氟化物,可以抑制致龋菌生长产酸,提高牙体硬组织抗龋能力。

3)牙齿排列:牙列不齐、拥挤、重叠等,患龋频率高。

4)牙齿形态:有滞留区形成的部位易形成龋,牙面有窄而深的窝沟时,窝沟深部菌斑不易去除,好发龋病。

(2)唾液:唾液是口腔大小唾液腺分泌的液体总称。其中以腮腺、下颌下腺和舌下腺三大唾液腺分泌量最多,占 90% 以上。健康成人每日分泌唾液约 1 升,绝大部分为水,占 99%～99.5%,有机物约占 0.3%～0.5%,无机物为 0.25%。唾液的相对密度为 1.002～1.010,pH 5.6～7.6(平均 6.8)。

唾液在龋病发生中起着十分重要的作用。唾液分泌的量和成分、缓冲能力、抗菌能力及免疫能力与龋病的发生有密切关系。

1)唾液无机物:唾液中无机物主要是一些电解质,如钠、钾、磷、钙等。此外,还含有微量的氟、镁和碘等。钙、磷和氟的含量对龋病的发生和早期龋再矿化有十分重要的作用。

唾液中含有一定量的碳酸、碳酸盐和磷酸盐,是唾液中重要的缓冲物质。当其含量减少,缓冲作用下降时,菌斑内酸不能被缓冲,龋病发生危险性增大。唾液中电介质和其他成分对龋病发生均有不同作用与意义,见表3-2。

表 3-2 唾液中部分无机电介质的作用与意义

电介质	作用与意义
钙	维系牙齿结构,参与再矿化,激活某些酶(如 α- 淀粉酶)
无机磷	维系牙齿中磷酸盐的结构,参与再矿化与酸碱的缓冲
氟	维系牙齿的结构,参与再矿化,抑制细菌产酸
碘	杀灭细菌
钠、钾	调节渗透压,参与生物膜的物质运转
镁	激活某些酶类,维系牙齿的结构

2)唾液有机物:主要包括各种蛋白质、少量脂肪和糖类。其中蛋白质种类多,包括各种酶和蛋白质。肽类糖蛋白,与龋病发生有密切关系。唾液中糖蛋白吸附致牙面形成一层生物膜,即获得性膜,是菌斑形成的基础。淀粉酶是唾液中的主要消化酶,淀粉经该酶水解后生成细菌可利用的单糖或双糖。溶菌酶直接杀灭细菌并溶解细菌。唾液中还含有其他多种酶,

如透明脂酸酶、脂酶、碱性磷酸酶、酸性磷酸酶等,它们在菌斑代谢中发挥着不同的作用。

唾液中有一种较为重要的蛋白质就是免疫球蛋白,它们由腺体细胞分泌产生,含量较多的有:S-IgA、IgG 和 IgM。它们具有保护口腔黏膜,防止细菌入侵,参与口腔免疫反应的作用。龋易感者口腔唾液中 S-IgA 和 IgG 含量比龋齿少的人低。

3)唾液对龋病发生的作用:唾液中的糖蛋白或黏蛋白是形成获得性膜的基础,此膜一方面可以吸附细菌形成菌斑,构成对牙齿的危害,另一方面形成的膜状物具有保护牙釉质,防止有害物质向牙釉质内扩散的作用;唾液中水分,在口腔内流动过程中对牙面发挥着清洁作用;唾液中因含有重碳酸盐、磷酸盐和蛋白等缓冲系统,对 pH 变化有不同的缓冲能力,使菌斑 pH 不会下降过快;唾液中溶菌酶是一种水解酶,能使细菌溶解失去活性,有抗菌的作用;唾液中的矿物质、无机盐、电解质在维系牙齿的结构和表面完整性,参与早期龋的再矿化中发挥着重要作用。

唾液的质和量发生改变,唾液抗龋作用下降,龋齿发生率增加。如老年人唾液腺分泌功能下降、头颈部肿瘤患者经放射治疗后腺体损伤、唾液腺本身疾病和某些药物等均可能使唾液分泌减少。

知识拓展

家族与遗传因素对龋病发生的影响

目前广泛认为,在同一家族中,龋病以相似的模式流行,但造成相同模式的原因是遗传因素,还是因具有相同生活习惯,或对口腔保健认知一致所致,还很难判断。

对相同年龄组的同卵和双卵双胞胎的龋病流行情况调查显示,遗传因素对龋病的发生和发展只产生一定影响,而环境因素更为重要。另外,研究还表明,龋病独特的家庭模式,可在三代人中连续存在。但是由于遗传因素或母亲对儿童的细菌传播,还是行为模式的影响所致,尚待进一步研究。

(二)龋病的病因学说

在人类对龋病漫长的研究中形成了以下具有代表性的学说,这些学说对龋病现代病因理论的建立具有奠基和推动作用。

1. 化学细菌学说 化学细菌学说(chemico-bacterial theory)由 Miller(1889)提出。早在 19 世纪中叶就有学者提出酸脱矿理论,认为龋病是由于唾液的化学作用破坏牙齿所致,身体内部疾病不会产生龋齿,只能起到某些促进作用。在上述认识的基础上,1889 年 Miller 将脱矿致龋的理论进行了系统的阐述,提出了具有历史意义的化学细菌学说(又称化学寄生学说,chemico-parastic theory)。该学说首次表明了口腔微生物、食物、酸与龋病发生的关系,为龋病的现代病因理论奠定了基础,为进一步研究龋病病因学指明了方向。

化学细菌学说仍有一定局限性,没有阐明牙面微生物存在的形式和局部龋损是如何形成的。Fosdick(1937)等人对 Miller 的化学细菌学说做了重要补充,他证实细菌利用糖类产酸的过程是在菌斑内进行的。在菌斑这一特定的环境内,酸才可能达到一定的浓度,达到破坏牙体硬组织的 pH。

2. 蛋白溶解学说 蛋白溶解学说(proteolysis theory)由 Gottlieb 和 Frisbie 于 1947 年提

出。该学说指出牙体硬组织中的釉板、釉柱鞘等有机物被细菌溶解形成通向牙齿内部的通道，微生物通过此通道进入内部引起龋病。

蛋白溶解学说描述了有机物的破坏是龋病发生的先决条件，说明了为什么在有机物多的地方龋病容易发生，弥补了化学细菌学说的不足。

3. 蛋白溶解-螯合学说　蛋白溶解-螯合学说（proteolysis-cheletion theory）于 1955 年由 Schatz 和 Martin 等人提出。该学说认为龋病是由于牙面牙釉质蛋白和其他有机物被细菌产生的蛋白酶所溶解，其产物包括各种酸根阴离子、氨基、氨基酸、肽等，这些具有螯合物性质的物质在牙面形成高浓度螯合剂，它们与牙齿中的钙螯合形成可溶性螯合物，导致牙齿脱矿并溶解。

4. 四联因素理论　龋病是一种多因素性疾病，Keyes（1960）提出龋病发生的三联因素理论，即龋病是由细菌、食物和宿主三方面的因素共同作用下发生的。Newbrun 于 20 世纪 70 年代，在三联因素理论的基础上提出了增加时间因素，即龋病病因的四联因素理论（图 3-5）。龋病发生在牙齿硬组织，从获得性膜、细菌黏附、菌斑生物膜形成，到引起牙齿的色、形、质损害，一般需要 1 年左右的时间。龋病病因的四联因素理论的基本论点是：口腔致龋菌在牙面形成菌斑；菌斑中细菌利用糖类（蔗糖）无氧发酵产生各种有机酸（主要有乳酸、乙酸、甲酸等）；这些有机酸从牙面结构薄弱部位侵入，将牙齿的无机物溶解破坏产生了龋齿。龋病的发生要求有口腔致龋菌群的作用、适宜的底物和敏感的宿主，而这些底物又必须在口内滞留足够的时间，即龋病是由细菌、食物和宿主三方面的因素同时存在，并在一定时间条件下发生的。

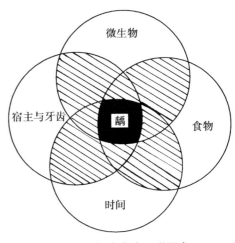

图 3-5　龋病发病四联因素

第二节　龋病的临床病理与分类

一、临床病理

龋病是一种细菌感染性疾病，与一般软组织感染性疾病明显不同。龋病产生的病变主要表现为牙体硬组织色、形、质的改变，即牙釉质和牙本质或牙骨质破坏，上述各种破坏到达一定程度时无法自愈，必须采用人工方法修复。

（一）病变过程及特点

1. 龋病最初是牙体硬组织在菌斑内酸的作用下脱矿，酸性物质沿着牙釉质或牙骨质微细通道（沟裂、裂纹、釉板、釉梭等）向深部渗透，逐渐发展，过程极为缓慢。龋病在发生过程中，由于全身或局部环境因素的改变，其病变速度可能加快、可能减慢，甚至停止。如改善口腔卫生状况，脱矿的牙体组织可通过唾液内矿物质（主要为钙、磷和氟）的沉积而再矿化，使病变停止。

2. 龋病发展到釉牙本质界（EDJ）或牙骨质-牙本质界（CDJ）时，由于该部位组织结构疏松，可能存在有微小间隙，龋坏易在此部位潜行发展。临床上常常表现为牙冠外表龋坏范围小，而牙釉质下方，釉牙本质交界处病情已相当严重的病损。

3．由于牙釉质、牙本质或牙骨质含有大量钙、磷及其他矿物质，无血管和淋巴管，龋病一旦发生几乎缺乏修复能力。

4．龋病在发生发展过程中，相应部位的牙髓成牙本质细胞处于防御反应状态，细胞活性增加，形成修复性牙本质，以抵抗外来刺激入侵。慢性龋修复性牙本质形成量多，急性龋成牙本质细胞来不及形成修复性牙本质易导致牙髓感染坏死。

（二）病理变化

龋病的主要病理变化是牙体硬组织脱矿，表面失去光泽，浑浊，质软，外来色素易于沉积而呈深褐色、黑褐色或墨绿色等。随着牙齿脱矿，破坏加重，组织崩溃，进而出现颜色、形态、质地的损害。

1．牙釉质龋　牙釉质是全身最硬的矿化组织。早期阶段，牙釉质表面损害极少，其下方表现为脱矿。肉眼观察，牙釉质早期龋表面呈现白垩色，无光泽。有色素沉着时则表现为褐色或黑褐色。光学显微镜下，龋坏牙釉质剖面由表面向深部可分为四层，即相对完整的表层、病损体部、暗带和透明带（图3-6）。

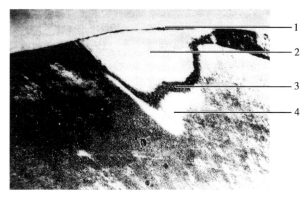

图3-6　早期牙釉质龋，喹啉浸渍透射镜下影像
1．表层；2．病损体部；3．暗带；4．透明带。

（1）表层：在牙釉质龋时期，表面虽有脱矿，但从肉眼和普通光学显微镜下，牙釉质表面仍是相对完整，只是表面光泽度降低或消失。干燥后表面呈白色或白垩色，这是由于牙釉质脱矿后失去水分，折光率改变所改。早期龋，牙釉质表层对小分子物质如某些细菌，低分子糖和矿物质有比较高的通透性，牙釉质的这种改变有助于龋病的进一步发展。

（2）病损体部：是牙釉质龋病理改变主要部分，也是病损严重的部位。该部位矿物质大量溶解丢失，显微硬度仪测试该部位的硬度较其他部位低。在显微镜下，正常结构破坏，釉柱纹理消失。有些病理磨片上该部位可见有球菌和短杆菌存在。

（3）暗带：紧贴透明层，此层含有5%的微小孔隙。孔隙内充满气体，故在偏光显微镜下显示颜色较深，故称暗带。暗带的存在可能与龋病发生和再矿化有关。

（4）透明带：此层是牙釉质龋最深层。可能是牙釉质龋病损体部内溶解下来的钙、磷沉积于此所致。在光学显微镜下，此层显示发亮，致密度高。形成机制可能是牙釉质对龋损的一种防御性反应。

2. 牙本质龋　当龋损潜行性破坏牙釉质后，沿着釉牙本质界向侧方扩散，沿牙本质小管方向侵入牙本质，在牙本质中形成锥形损害，其基底在釉牙本质界处，尖指向牙髓。光学显微镜下，牙本质龋由表面向深部分四层（图3-7）：

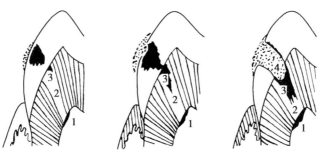

图3-7　典型牙本质龋
1. 反应性牙本质；2. 硬化反应或透明区；3. 脱矿区；4. 细菌侵入和破坏区。

（1）坏死崩解层：此层位于牙本质最外层，也是破坏最严重的一层。牙本质正常结构破坏，牙本质小管变形或消失。该层组织松软，在咀嚼运动的作用下软化牙本质崩解，出现龋损或龋洞。

（2）细菌感染层：此层牙本质松软，牙本质小管变形，扩大的管腔内有大量细菌侵入。在治疗中此层必须去净，以免发生继发龋。

（3）牙本质脱矿层：脱矿层位于细菌感染层下，此层仅有部分矿物质丢失，牙本质小管形态基本完整或管腔稍有扩大，牙本质硬度可能有轻微降低，染色检查细菌未侵入其内部，龋病治疗中此层可以保留。

（4）硬化层：当牙本质深龋进展较慢时，在脱矿层下方形成一硬化层。是牙本质龋发生过程中，来自脱矿部位的矿物质通过牙本质防御反应而沉积。显微镜下可见此层结构致密，牙本质小管密集，管径变小，通透性降低。

硬化层下方，成牙本质细胞继续形成一层修复性牙本质，使牙本质厚度增加，也使成牙本质细胞退至牙髓腔内（图3-8）。对深的龋损，通过仔细去除坏死和感染牙本质，用氢氧化钙处理形态完整的脱矿层后，能成功保护牙髓，诱导修复性牙本质形成。

3. 牙骨质龋　牙骨质龋是指发生于牙颈部或牙根面牙骨质层的龋。老年人牙龈萎缩，或食物嵌塞造成牙龈乳头萎缩，牙根暴露易形成牙骨质龋。

（1）牙骨质薄，且无细胞组织，牙骨质层有机物含量较牙釉质和牙本质高，钙磷等无机物含量少，龋病在牙骨质层环绕牙根发展，且速度快。

（2）牙骨质病理改变研究较少，一般认为还是先有菌斑形成，菌斑中酸溶解表面无机物后，其中有机物被细菌产生的蛋白溶解酶所破坏。

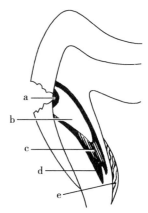

图3-8　牙本质龋病理变化
a. 坏死区或分解的牙本质；b. 细菌侵入区；c. 脱矿牙本质；d. 高矿化区；e. 修复区或第三期牙本质层。

（3）当龋坏穿过牙骨质向牙本质发展形成了牙本质龋。临床上用挖匙剔除时成片状剥离，其中含变性坏死软组织为主，矿物质成分极少。

4. 牙髓组织对患龋的反应　牙髓对龋病的侵袭具有较强的自我恢复和修复能力。

（1）当龋病发生在牙釉质层，牙髓腔的成牙本质细胞会受到刺激，成牙本质细胞功能活跃。

（2）当龋病发展到牙本质层，其刺激通过牙本质小管成牙本质细胞突或其他感受器传到牙髓组织。牙髓中未分化间叶细胞以及成纤维细胞活跃，加速修复性牙本质的形成。修复性牙本质形成的速度和量与龋病发展速度、龋病性质、龋损与牙髓距离以及刺激的性质有关。如发展迅速的急性龋和反复强烈刺激，成牙本质细胞尚未形成足够的修复性牙本质时，牙髓组织被感染，细胞丧失了修复性牙本质功能；如龋损进展缓慢，成牙本质细胞形成修复性牙本质，使牙髓感染降低。

了解龋病发展中牙髓组织的修复功能非常重要，在龋病的诊断和治疗中有重要的临床意义。

5. 脱矿和再矿化　脱矿是指在酸的作用下，牙齿矿物质发生溶解，钙和磷酸盐等无机离子由牙中脱出的过程。再矿化是使钙、磷和其他矿物离子沉积于正常或部分脱矿的牙釉质中或牙釉质表面的过程。这些离子来自唾液或合成的再矿化液等。局部钙离子和氟离子浓度可促进再矿化。

牙齿再矿化现象不仅发生在龋病的早期，在进展过程中也可有再矿化现象。通过减少糖类的摄入频率可避免或减少菌斑产酸，从而减轻脱矿程度；仔细刷牙后，牙齿表面不形成厚的菌斑，仅维持一层保持性薄膜，在菌斑液体 - 获得性膜 - 牙釉质界面维持钙和磷酸盐的一定浓度，有利于促进再矿化；全身或局部用氟可形成更具抗龋能力的牙釉质或促进再矿化，如经常规律性使用含低水平氟的饮水、含氟牙膏或含氟漱口液等。

二、龋病的分类

龋病是一种慢性破坏性疾病，对牙齿的不同解剖部位有某种倾向性。临床可按发展速度、损害部位、病变深度等方式进行分类。

（一）按龋病发展情况和进展速度分类

1. 急性龋（acute caries）　多见于儿童或青少年。病变进展速度快，病变组织颜色较浅，呈浅棕色，质地较软且湿润，容易用挖匙大片剔除。牙髓组织来不及形成修复性牙本质，易受感染，产生牙髓病变。

猛性龋（rampant caries）是急性龋的一种类型，在短时间内全口多个牙发生较严重龋坏。龋损内有大量软化牙本质，呈浅黄或灰白色。猛性龋多见于全身系统性疾病累及了口腔局部环境。如头颈部肿瘤放射治疗后，破坏了唾液腺，可引起唾液质和量的改变，此类患者患龋，又称放射性龋。患舍格伦综合征患者唾液分泌量减少，易患猛性龋。

2. 慢性龋（chronic caries）　临床多见，发展速度缓慢，持续数年而不累及牙髓。龋坏组织染色深，呈棕褐色或棕黑色，病变组织较干硬，用挖匙不易剔除，也称干性龋。髓腔内成牙本质细胞受到长期慢性刺激，修复性牙本质形成量多，成人和老年人龋病多属此种。慢性龋在一定条件下可以变成急性龋。

3. 静止龋（static caries）　龋病发展过程中，由于局部环境条件的改变，使原来隐蔽的龋坏暴露于口腔，原有致病条件发生变化，龋病不再继续发展，也是一种慢性龋。静止龋牙本质呈黑褐色、坚硬，多见于牙齿浅而平坦的殆面和邻面的龋损。典型的例子是第三磨牙拔除后，第二磨牙远中邻面浅龋或中龋往往停止发展而成为静止龋。

4. 继发龋（secondary caries） 是指治疗后在原龋洞周围又出现龋病。这种情况常见于修复材料与牙体组织不密合、充填物或周围牙体组织破裂、病变组织未去净等情况。继发龋较为隐蔽，单纯临床检查不易被查出，需借助 X 线片等进行诊断。

（二）按解剖部位分类

1. 窝沟龋（hollow caries） 指发生于磨牙和前磨牙殆面窝沟或磨牙颊沟和上颌前牙舌沟处的龋。这些不规则的表面，由于先天性特征，缺少自洁作用，对龋病更具敏感性。发生龋坏时，损害首先在窝沟侧壁产生损害，最后扩散到基底。龋损沿着釉柱方向发展，达到牙本质后沿釉牙本质界扩散。窝沟龋常为口小底大，表面呈黑色或墨浸状。

临床上根据窝沟形状分为：即 V 型、U 型、I 型、IK 型、Y 型和其他形状，常见窝沟形态（图 3-9）。窝沟形状与龋病发生发展有关，细而深的窝沟较平坦和浅的窝沟更易潴留食物残渣且不易清洁易发生龋病。图 3-10 显示殆面窝沟龋不同发展阶段。

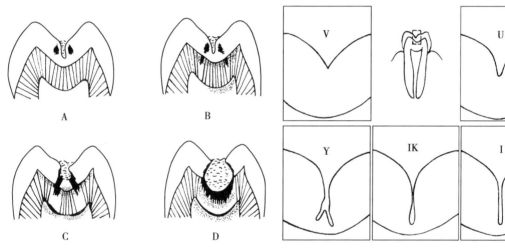

图 3-9 咬合面不同深度窝沟龋与修复性牙本质形成
A. 早期窝沟牙釉质龋 B. 龋坏累及釉牙本质界，髓腔面修复性牙本质形成 C. 龋病沿釉牙本质界发展，修复性牙本质形成增多 D. 龋病发展到牙本质深龋，牙髓感染

图 3-10 咬合面常见的不同窝沟形态

2. 平滑面龋 指除窝沟外的牙面发生的龋病损害。发生于近远中触点处的损害称邻面龋；发生在牙齿颊面或舌面，靠近釉牙骨质界处的损害为颈部龋。牙釉质平滑面龋损害呈三角形，底朝向牙釉质表面，尖向牙本质。当损害达釉牙本质界时，损害沿釉牙本质界部位向侧方扩散，在正常牙釉质下方逐渐发生潜行性破坏（图 3-7）。

3. 根面龋（root caries） 指发生于釉牙骨质界以下根面的龋。中老年人牙龈退缩，牙根暴露患根面龋较多。根面牙骨质化学组成和结构完全不同于牙釉质和牙本质，推测致病菌和病理过程与牙釉质龋和牙本质龋不同。

4. 隐匿性龋　好发于磨牙沟裂下方和邻面。牙釉质脱矿常从牙釉质表面下层开始,具有隐匿性,易漏诊。应仔细检查,有时用探针尖可探入洞中,X线片可确诊。

(三)按病变深度分类

1. 浅龋(shallow caries)　一般指牙釉质龋和牙骨质龋,浅龋一般无明显牙体缺损或仅有牙面局部色泽改变,患者一般无症状。

2. 中龋(middle caries)　指龋病发展到牙本质浅层,一般可见龋洞形成。由于龋坏通常沿釉牙本质界发展,临床往往出现表面范围小,而实际内部龋损已很广泛,殆面窝沟龋多形成潜行性龋坏。

3. 深龋(deep caries)　指已发展到牙本质中层或深层的龋坏。深龋临床上多有明显龋洞形成,龋洞内含有大量软化牙本质或食物残渣。

这种分类方法临床最常用,在诊断一节里,按此分类方法详述。

第三节　龋病的临床表现及诊断

一、龋病的临床表现及诊断

(一)龋病的临床表现

龋病的破坏过程是牙体组织内脱矿与再矿化交替进行的过程,当脱矿速度大于再矿化时,出现组织缺损。这个病变过程中,牙体硬组织出现色、形、质的变化。

1. 浅龋　牙冠部浅龋病变范围仅限于牙釉质层;牙颈部及根部浅龋病变范围仅限于牙骨质层或牙本质层。

患者一般在体检时发现口腔内有牙齿疾患,能明确指明患牙位置。一般无主观症状。牙颈部牙骨质龋或牙本质浅龋,遇冷热或酸甜等化学刺激有轻微酸软或不适感。视诊可见光滑面的浅龋呈白垩色、褐色或黄褐色斑点改变;早期窝沟龋可见窝沟边缘呈黑色或棕褐色。探针检查时可有粗糙感,发生在窝沟时,可感到窝沟侧壁粗糙或回拉探针时有阻滞感。如龋病继续发展,可有卡住针尖的感觉。拍X线片及光透照检查有助于查出龋坏部位及深度。牙髓活力正常。

浅龋患者多无自觉症状或仅有轻微酸软不适,临床检查容易忽略。发现可疑龋坏时应跟踪检查,或采用荧光投照法,染料涂布显示法和X线照片等方法检查。

2. 中龋　指已发展到牙本质浅层的龋病。

一般无临床症状。少数患者在进食冷热、酸甜时会产生一过性疼痛或不适感,这种疼痛或不适感是由于刺激物进入龋洞所致。典型症状是对甜酸刺激反应比对冷热刺激反应更敏感。视诊有可见龋洞,病变达牙本质浅层。窝沟处中龋除向牙本质深层纵向发展外,往往沿釉牙本质界横向发展,临床上常常见到口小底大的龋坏。发生于窝沟处中龋,窝沟周围颜色加深,多呈黑色或棕黑色。在接触点上方的邻面龋坏,咬合面边缘嵴可见颜色加深,呈黑色或墨浸色。邻面接触点下方的中龋不易被视诊直接发现。通过探诊、牙线提拉方式检查,探针进入龋洞探查可有酸痛或不适感。X线片检查发现龋损部位密度减低,少数病例需改变X线投照角度或条件,对接触点下方视诊不易发现的邻面中龋,X线片检查对诊断更有效。牙髓活力一般正常。对不易发现的部位,通过光透照检查可发现一些隐蔽部位的龋坏,检查前牙邻面常用。

3. 深龋 龋病进展到牙本质深层。

患者有明显的冷热酸甜的敏感症状。食物嵌塞引起短暂疼痛症状,遇冷、热和化学刺激时,产生的疼痛较中龋时强烈,但无自发痛。视诊一般可见明显的龋洞。探诊可探及明显龋洞,敏感,去净龋坏后不露髓。临床上位于邻面和充填体下方的深龋以及有些隐匿性龋洞,洞口很小,外观仅有色泽改变,而病变进展很深,临床难以发现,应仔细探查,必要时需先去除无基釉后再做探查。X 线片检查发现龋损部位密度减低。常规温度检查无明显不适,牙髓活力仪检测正常或阈值偏低,化学或物理刺激时引起疼痛,解除刺激后疼痛立即消失。光透照检查可有助于查出龋坏部位及深度。

深龋的临床检查以判断牙髓健康状况最为重要,必须根据患者主观症状、体征,认真检查,必要时拍 X 线片和其他辅助检查予以确诊,但应注意与可复性牙髓炎和慢性牙髓炎相鉴别。

（二）龋病的诊断

龋病的基本诊断方法:

1. 问诊 通过问诊获取主诉及病史。

（1）部位:患者如何发现口腔内有牙齿疾患,是否能够明确指明患牙位置等。

（2）疼痛及疼痛的性质:患牙是否发生过疼痛;如发生过疼痛,需进一步询问疼痛的性质为自发痛还是激发痛。自发痛是指患牙在无任何外来刺激的情况下发生的疼痛。如果曾经有过自发痛病史,则可排除单纯性龋病。激发痛是指患牙受到外来刺激,如冷、热或进食酸甜食物等引起的疼痛,可分为一过性痛和持续性痛。刺激解除后疼痛立即消失,为一过性激发痛;刺激解除后疼痛仍持续一定时间,为持续性激发痛。

2. 视诊 观察牙齿的形态,色泽变化,可初步判断龋坏的性质和程度。

3. 探诊 探查龋洞的位置,深度和范围,有无穿髓、疼痛等。

4. X 线片检查 通过 X 线片检查可以观察龋坏部位、深度等。邻面龋和继发龋肉眼难以观察和检查,可通过 X 线片辅助诊断。

5. 温度测试 当龋洞深达牙本质时,患者可对冷、热或酸、甜刺激敏感,医师可采用冷热等刺激进行检查。通常采用冷热诊法如冰块、氯乙烷、热牙胶或加热器械测试牙齿有无活力,现今多用电子牙髓活力测试仪测试牙髓活力,也可用局部注射麻药或去龋试诊法测试牙髓活力。

6. 光透照检查 常用于前牙邻面龋的检查。可采用激光照射、光纤透照法、紫外线照射法和激光荧光法等方法辅助诊断。

临床医师应根据不同条件选择不同的检查方法。

浅龋诊断要点:

1. 龋损部位色泽变棕黑,或表现为龋白斑,呈白垩色改变。

2. 如龋损继续发展,用探针检查时可有粗糙感或能钩住探针尖端。

3. 浅龋一般无主观症状。

4. X 线片检查,有利于发现隐蔽部位的龋损。

中龋诊断要点:

1. 达牙本质浅层的龋洞。

2. 部分患者有自觉症状。

3. 位于邻面的损害可通过 X 线片检查发现。

深龋诊断要点：

1. 有深龋洞存在，探诊敏感。

2. 遇冷热酸甜刺激时疼痛，无自发性痛。

3. 应注意隐匿性龋，通过 X 线片检查可见牙体缺损暗影。

4. 注意与可复性牙髓炎及慢性牙髓炎的鉴别。

猛性龋诊断要点：

1. 常见于口干症及头颈部肿瘤经放射治疗的患者。

2. 多数牙特别是前牙光滑面自洁区易罹患。

3. 龋坏牙本质高度软化，易于去除。

二、龋病的鉴别诊断

龋病发病的各个不同阶段需与下列状况或疾病相鉴别：

1. 早期窝沟龋与窝沟着色 　正常窝沟色浅，表面光滑，无卡探针现象。窝沟龋呈黑色或棕黑色，表面可有粗糙感。探针尖可插入，回拉时有阻滞感。鉴别要点见表 3-3。

表 3-3　早期窝沟龋与窝沟着色的鉴别

	早期窝沟龋	窝沟着色
颜色改变	白垩色、黑色或棕黑色	着色物颜色
边界	边界不清晰成墨浸状	着色边界清晰
探诊检查	粗糙感，有卡探针现象	表面光滑，无卡探针现象

2. 光滑面龋与牙釉质发育不全和氟牙症 　光滑面龋探诊表面粗糙，质软，色素沉着呈灰黄色或黄褐色斑块。牙釉质发育不全是牙齿在发育过程中成釉细胞代谢障碍所致，表现为同一时期发育的牙齿受累，一般左右对称；牙釉质发育不全表面因色素沉着呈黄褐色或棕黄色；探诊表面粗糙不平，甚至有缺损，但质地坚硬，无卡探针现象。氟牙症为地方性水氟含量过高，造成成釉细胞功能障碍所致，氟牙症发病对称，同一时期发育的牙齿全部发病；牙冠部牙釉质呈黄褐色，表面光滑；严重时伴有牙体组织（多为牙釉质）缺损。鉴别要点见表 3-4。

表 3-4　光滑面龋与牙釉质发育不全和氟牙症的鉴别

	光滑面龋	牙釉质发育不全	氟牙症
受累牙齿特点	无对称性规律	一般左右对称	同期发育牙齿全部发病
牙釉质	病损局限，可呈白垩色斑	呈黄褐色或棕黄色	呈黄褐色，表面光滑，重者可有牙体组织缺损
探诊	表面粗糙，质软	表面粗糙不平，甚至有缺损，但质地坚硬，无卡探针现象	

3. 深龋和慢性牙髓炎 　龋病发展到牙本质深层时，临床上可见明显的龋洞，深龋患者有明显的冷热酸甜的敏感症状；食物嵌塞引起短暂疼痛症状，但无自发痛；探诊时敏感，去

净龋坏后不露髓；常规温度检查无明显不适；牙髓活力正常或阈值偏低；化学或物理刺激时引起疼痛，解除刺激后疼痛立即消失。慢性牙髓炎常有自发痛或有急性牙髓炎发作史，疼痛性质多为放射性，患者难以准确指出患牙；有穿髓孔的患牙髓腔内可见有牙髓息肉，咀嚼中食物压迫引起疼痛或出血；有轻度叩痛；电活力测试牙髓活力下降或迟钝。当患者曾有自发痛病史，深龋检查时对温度敏感或疼痛，可诊断为慢性牙髓炎。对于诊断不清或不确定的病例，建议试补后随访观察，待确诊后再行永久充填。鉴别要点见表3-4。

4. 深龋与可复性牙髓炎 深龋对温度的敏感往往是在冷、热刺激进入龋洞内出现，刺激去除后症状消失。可复性牙髓炎患牙在冷测牙面时即可出现一过性敏感。如一时难以区别，可先按可复性牙髓炎的治疗进行安抚，观察后再确诊，鉴别要点见表3-5。

表 3-5 深龋和慢性牙髓炎与可复性牙髓炎的鉴别

	深龋	慢性牙髓炎	可复性牙髓炎
激发痛	无，只在食物嵌入洞内时或是当冷、热刺激进入深龋洞内才出现疼痛，解除刺激后疼痛立即消失	有，食物嵌入洞内时常引起剧烈疼痛，冷热刺激痛，疼痛会持续较长时间	冷、热温度刺激或甜、酸化学刺激立即出现瞬间疼痛，刺激去除后，疼痛持续数秒随即消失
自发痛	无	有自发痛史	无
探诊	无穿髓，探诊敏感	无穿髓者，探诊迟钝；有穿髓孔者，探诊疼痛明显，有渗血	无穿髓，探诊较深龋敏感
牙髓活力	正常	敏感或热测引起迟缓性痛	敏感
叩诊	无不适	不适或轻度叩痛	无不适

第四节 龋病的治疗

一、治疗计划制订

龋病是一种慢性进行性破坏疾病，不经治疗其破坏进程不会停止，治疗不彻底可再次发生，并且遭到破坏的牙体硬组织，是不能通过细胞再生来恢复缺损的组织，必须用人工材料来修复，因此龋病治疗最常用的方法是充填术。

龋病治疗的目的在于终止龋病过程，保护牙髓，恢复牙的形态、功能及美观，并维持与邻近软、硬组织的正常生理解剖关系。一般来说，早期牙釉质龋采用非修复性治疗；有组织缺损时，应采用修复性方法治疗；深龋近髓时，应先采取保护牙髓的措施，再进行修复治疗。

二、非手术治疗

龋病的非手术治疗，也称保守治疗，是采用药物或再矿化等保守方法使龋病病变终止或消除的治疗方法。

（一）药物治疗
药物治疗是利用药物控制龋病发展的一种治疗方法。

1. 适应证
（1）恒牙早期牙釉质龋，尚未形成龋洞者，特别是平滑面龋。

（2）乳前牙邻面浅龋及乳磨牙殆面广泛性浅龋，1年内将被恒牙替换。

（3）静止龋，龋损面光滑，无菌斑堆积。

2．常用药物及作用机制

（1）氟化物：常用的氟化物有75%氟化钠甘油糊剂、8%氟化亚锡、酸性磷酸氟等。

作用机制：①局部应用氟化物后，氟直接进入牙釉质中，与羟磷灰石作用，形成氟磷灰石，增强了牙釉质的抗酸性。②牙面氟浓度的增加可改变唾液-牙面界面脱矿与再矿化过程，促进早期龋损的再矿化，从而使龋病病变停止。③氟化亚锡具有氟离子和锡离子双重抗龋作用，使菌斑产酸减少，产生对变形性链球菌不利的生态环境。

氟化物适用于牙齿任何部分，对软组织无刺激性，不使牙齿变色，前后牙均可使用。

（2）硝酸银：常用氨硝酸银或10%硝酸银溶液。还原剂常用的有丁香油酚、10%甲醛、2.5%碘酊等。

作用机制：①硝酸银与人体组织和细菌的蛋白结合形成蛋白银沉淀，低浓度时有收敛、抑菌作用，高浓度时能杀死细菌，有强的腐蚀性。②硝酸银在使用还原剂后生成的黑色还原银或灰白色的碘化银可渗入牙釉质和牙本质中，有凝固有机物、杀灭细菌、堵塞牙釉质孔隙和牙本质小管的作用，从而封闭病变区，终止龋病发展。

硝酸银对软组织有较强腐蚀性，涂布后可使牙齿变黑，一般只用于后牙，不可用于牙颈部龋。氨硝酸银溶液中的银与氨形成复合离子，更易被还原，且对软组织的腐蚀性较硝酸银小。

3．治疗方法

（1）用金刚砂车针磨除牙表面浅龋，暴露病变部位。

（2）清洁牙面，去除牙石和菌斑。

（3）隔湿、干燥牙面。

（4）涂布药物：①氟化物：将氟制剂涂于患区，用橡皮杯或棉球反复涂擦牙面1～2分钟，每周涂1次，4～6次为一疗程。如用8%氟化亚锡凝胶、酸性磷酸氟凝胶，可用小刷子蘸凝胶稀释液刷于各牙面效果更佳；②硝酸银：用棉球蘸硝酸银溶液涂布患区，热空气吹干后，再涂还原剂，如此重复几次，直至出现黑色或灰白色沉淀。

（5）注意事项：①使用氟化物应严格控制摄氟量，防止氟中毒的发生。②硝酸银腐蚀性大，使用时应严格隔湿，防止与软组织接触。③硝酸银不能用于牙颈部及前牙。

（二）再矿化治疗

用人工方法使已经脱矿变软的牙釉质或牙骨质发生再矿化，恢复其硬度，从而使早期龋停止发展或消除的方法。

1．适应证

（1）光滑面早期龋的白垩斑或黄褐斑。

（2）龋易感者可作预防用，以青少年效果更佳。

（3）急性龋充填修复治疗的辅助药物。

2．组成　主要含有不同比例的钙、磷和氟，加入氟可明显促进牙釉质再矿化。再矿化液的pH一般为7，酸性环境可减弱矿化液的再矿化作用。

3．应用方法

（1）含漱：适用于全口多个牙齿再矿化的家庭治疗。常在刷牙后，用再矿化液含漱，每次含漱 5～10 分钟,每日 3 次。再矿化液的含漱建议在餐后进行,含漱后 2 小时内不要进食。再矿化液如作为预防使用,应从相关的治疗开始前 1 周含漱,直至治疗停止后 3 个月或更长时间。

（2）局部应用:清洁、隔湿、干燥,用浸有再矿化液的小棉球湿敷牙面的脱矿区,每日 1 次,每次 15 分钟,连续 15～20 次为一疗程。可连续做 2～3 个疗程,各疗程间隔 1 周。

（三）预防性树脂充填

预防性树脂充填术是窝沟龋的有效防治方法,由窝沟封闭技术衍生而来,采用窝沟封闭剂进行治疗,适用于已经发生或可疑龋坏的患牙。

1. 适应证

（1）窝沟内的微小龋坏,未累及牙本质。

（2）窝沟可疑龋。对于怀疑可能龋坏的窝沟,可用小球钻钻磨敞开窝沟,探查窝沟底部是否发生龋坏并备洞,然后用窝沟封闭剂进行充填。

2. 封闭剂　窝沟封闭剂主要由树脂、稀释剂、引发剂及一些辅助成分,如填料、氟化物、染料等组成。树脂基质是封闭剂的主要成分,目前广泛使用的是双酚 A 甲基丙烯酸缩水甘油酯。

3. 治疗方法　包括清洁牙面、酸蚀、冲洗干燥、涂布封闭剂、固化和检查 6 个步骤。操作全程中应注意隔湿的保护。封闭是否成功,有赖于每一个步骤的认真操作,这是封闭剂完整保留的关键。

（四）渗透树脂治疗

渗透树脂是一种阻止龋病发展的新技术,它为龋病光滑面和邻面的非洞形龋损提供了微创治疗的方法。渗透树脂是具有较高渗透系数的低黏度光固化树脂,这种树脂在较短的时间内可以迅速地渗透入脱矿牙釉质的微孔中,取代邻面龋白垩色病变区的脱矿物质,并在病变体部形成屏障,从而终止病变进展,主要适用于邻面龋病变深度至牙釉质或牙本质的外 1/3 区域,尚未形成龋洞者。

1. 适应证

（1）早期牙釉质龋。

（2）正畸后牙面脱矿。

（3）氟牙症。

（4）牙釉质发育不全。

2. 治疗方法　清洁患牙牙面,涂布 15% 盐酸凝胶作用 2 分钟,吸尽酸蚀剂并用清水冲洗至少 30 秒,然后用无水无油的气枪吹干,涂布乙醇干燥剂 30 秒,然后吹干。涂布渗透树脂前关闭顶灯,涂布覆盖整个治疗区域,静置 3 分钟,用棉签或者牙线去除多余材料,进行至少 40 秒的光固化处理。重复步骤,静置 1 分钟,进行至少 40 秒的光固化处理。用抛光杯进行表面的抛光处理。

3. 注意事项　渗透树脂只针对牙釉质,渗透 600μm,达牙釉质深度 1/2,对牙本质问题如四环素牙无效。

三、牙体充填修复治疗

龋病发展一旦造成了牙体组织的实质性缺损,是不能自行恢复的,只能采用牙体充填修复术进行治疗,即用手术方法去净龋坏组织,制备窝洞,选择适宜的充填材料修补组织缺损,终止龋病发展,恢复牙齿的解剖形态和生理功能。牙体充填修复是龋病最常用的治疗方法。

（一）窝洞制备

用牙体外科手术的方法将龋坏组织去净,并按要求备成一定形状的洞形,以容纳和支持修复材料,达到恢复牙齿外形和功能的目的,这一步骤叫窝洞制备。

1. 窝洞的分类 窝洞分类方法较多,常用的是按照龋损发生的部位和龋损涉及的牙面数进行分类

（1）按龋损发生的部位分类：目前国际上普遍采用的窝洞分类法是 G.V.Black（1908）分类,将窝洞分 5 类（图 3-11）。

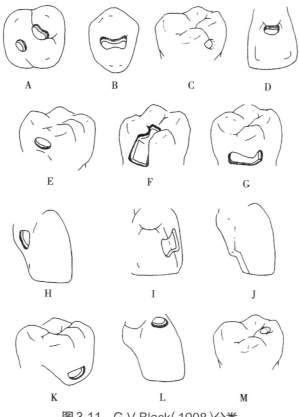

图 3-11 G.V.Black（1908）分类

A～D. Ⅰ类洞 E～G. Ⅱ类洞 H～I. Ⅲ类洞 J. Ⅳ类洞 K～L. Ⅴ类洞 M. Ⅵ类洞

Ⅰ类洞：指发生在所有牙发育点、隙、裂、沟的龋损所制备的窝洞。包括磨牙𬌗面窝沟、磨牙颊（舌）面的颊（舌）沟、前磨牙的𬌗面窝沟、上颌前牙的腭面窝沟等龋坏所制备的洞形。

Ⅱ类洞：指发生在后牙邻面的龋损所制备的窝洞。包括磨牙和前磨牙的邻面洞、邻𬌗面洞和邻颊（舌）面洞。

Ⅲ类洞：指前牙邻面未累及切角的龋损所制备的窝洞。包括切牙、尖牙的邻面洞、邻舌（腭）面洞、邻唇面洞。

Ⅳ类洞：指前牙邻面累及切角的龋损所制备的窝洞。

Ⅴ类洞：指有牙的唇（颊）、舌面颈 1/3 处的龋损所制备的窝洞。

由于龋损部位的多样化，G.V.Black 分类法未能完全包括龋损部位，因此有学者将前牙切嵴或后牙牙尖的龋损所制备的窝洞列为Ⅵ类洞。

（2）按窝洞涉及牙面数分类：只涉及一个牙面称单面洞，涉及两个牙面称双面洞，涉及两个以上的牙面称复杂洞。

2．窝洞的命名　以所在牙面命名，如位于𬌗面的洞叫𬌗面洞，位于颊面的洞叫颊面洞，位于邻面和𬌗面的复面洞叫邻𬌗面洞，位于近中邻面、𬌗面、远中邻面的复杂洞叫邻𬌗邻洞。临床为了便于记录，以牙面的英文第一个字母的大写表示：切缘 I（incisal）、唇面 La（labial）、舌面 L（lingual）、颊面 B（buccal）、𬌗面 O（occlusal）、近中面 M（mesial）、远中面 D（distal）、腭面 P（palatal）。唇面和颊面又可统一以 F 表示（facial）。如颊面洞记录为 B，远中邻𬌗面洞记录为 DO。

3．窝洞的结构　窝洞是由洞壁、洞角和洞缘（图 3-12）组成。

（1）洞壁：洞的内侧壁，分侧壁和髓壁。
侧壁：与牙面垂直的洞壁。包括冠部的牙釉质壁和牙本质壁、根部的牙骨质壁和牙本质壁。侧壁以所在的牙面命名，位于近中面的壁称近中壁，位于远中面的壁称远中壁，位于颊面的壁称颊壁、近龈缘的壁称龈壁，位于舌面的壁称舌壁等。

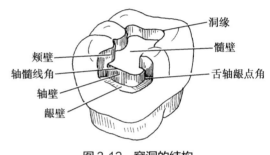

图 3-12　窝洞的结构

位于洞底覆盖牙髓的洞壁称底壁，包括髓壁和轴壁，与洞侧壁垂直的壁称髓壁，与牙长轴平行的壁称轴壁。

（2）洞角：洞壁相交形成的角，分线角和点角，两壁相交构成线角，三壁相交构成点角，洞角以构成它的各壁联合命名，如颊壁与髓壁相交构成的线角称颊髓线角，由舌壁、轴壁和龈壁三壁相交构成的点角称舌轴龈点角。

（3）洞缘：窝洞的侧壁与牙面相交成的边缘。

4．窝洞制备的基本原则　窝洞制备必须遵循牙体组织的生物学特点，按照生物力学原理进行，遵循的基本原则有：

（1）去净龋坏组织：龋坏组织即腐质和感染的软化牙本质，其中含有很多细菌及其代谢产物。为了消除感染，终止龋病过程，使修复体紧贴洞壁，防止发生继发龋，原则上必须去净腐质。临床上一般是根据牙本质的硬度和颜色两个标准来判断龋坏组织是否去除干净。

（2）保护牙髓组织：窝洞制备过程中尽可能减少对牙髓的刺激，钻磨牙时选用锋利器械，间断操作，勿向髓腔方向加压，对牙体组织结构、髓腔解剖形态及增龄变化必须有清楚的了解，以防止意外穿髓。

（3）尽量保留健康牙体组织：窝洞做最小程度扩展，特别是在颊舌径和牙髓方向，窝洞的边缘只扩展到健康牙体组织，尽量不做预防性扩展。

（4）制备抗力形：抗力形是使充填体和余留牙体组织能够承受咬合力而不会折裂的形状。在制备抗力形时，应使应力均匀地分布于充填体和牙体组织上，尽量减少应力的集中。

制备抗力形时应注意：①窝洞的深度：窝洞必须达到一定深度，充填体才能获得一定的厚度,从而具有强度。洞底必须建立在牙本质上,才能保证一定的深度,同时牙本质具有的弹性可更好地传递应力。后牙洞深以到达釉牙本质界下 0.2～0.5mm 为宜;前牙受力小,牙体薄,可到达釉牙本质界的牙本质面。不同部位窝洞要求深度不同,一般来说,𬌗面洞深 1.5～2mm,邻面洞深 1～1.5mm,以容纳足够的充填材料。龋坏超过上述深度,制备洞形后,用垫底材料恢复,留出上述深度的洞形。②盒状洞形:一般常用的抗力形设计为盒状洞形,其特征是:洞底平,侧壁平直且与洞底相垂直,点线角清晰圆钝(图3-13)。③阶梯结构:双面洞的洞底应形成阶梯以均匀分担咬合力。阶梯的组成是龈壁、轴壁、髓壁及近、远中侧壁。其中龈壁与髓壁平行,轴壁与近、远中侧壁平行,各壁交接呈直角,点、线角圆钝,特别是轴髓线角应圆钝,不应锋锐。邻面的龈壁应与牙长轴垂直,并要有一定的深度,不得小于1mm,才能承担𬌗力。④余留牙体组织的抗力:洞缘已有的无基釉应去除净,在洞形制备过程中应避免产生新的无基釉;尽量保留承力区的牙尖和牙嵴;如龋坏过大,受到损伤而变得脆弱的牙尖和牙嵴则应修整以降低高度,减轻咬合力负担,防止破裂和折断。⑤洞外形:为圆钝曲线,有使应力沿弧形向牙体分散均匀传递的作用。转折处若成锐角,则使向牙体的应力在锐角处集中,易造成牙体破裂。

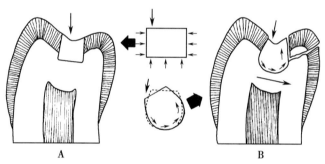

图3-13 盒状洞形

A. 正确 B. 错误

(5)制备固位形:固位形是使充填体能保留于洞内,承受咬合力后不移位、不脱落的特定形状。

固位形包括:①侧壁固位:是最基本的固位形。它要求窝洞有足够深度,呈底平壁直的盒状洞形。相互平行,与洞底垂直,并具一定深度的侧壁,借助于洞壁和充填体的摩擦力而产生固位作用,防止充填体沿洞底向侧方移位。②倒凹固位:倒凹是一种机械固位形,在洞底的侧髓线角或点角处平洞底向侧壁牙本质做出的潜入小凹,有时也可沿线角作固位沟。充填体突入倒凹或固位沟内,防止充填体从垂直方向脱位。洞底在釉牙本质界下 0.5mm 以内者,可直接制备倒凹,洞底超过规定深度后,最好先垫底再制备倒凹。倒凹和固位沟不宜做得太深,以免切割过多的牙本质,一般以 0.2mm 深为宜(图3-14)。③鸠尾固位:是用于复面洞的一种固位形。如后牙邻𬌗面洞在𬌗面制备鸠尾,前牙邻舌洞在舌面制备鸠尾。此种固位形的外形似斑鸠的尾部,由鸠尾峡和膨大的尾部组成,借助峡部的扣锁作用,防止充填体从水平方向脱落。制备鸠尾时应注意:鸠尾大小与邻面缺损大小相适应;鸠尾要有一定深度,特别是峡部,以获得足够抗力;鸠尾应顺𬌗面的窝沟扩展,避开牙尖、嵴和髓角;鸠尾峡的宽度一般在磨牙为颊舌尖间距的 1/4～1/3;鸠尾峡的位置应在轴髓线角的内侧(图3-15)。

④梯形固位：邻𬌗面洞的邻面设计应制备成龈方大于𬌗方的梯形，可防止充填体垂直方向脱位。梯形的侧壁应扩大到接触区外的自洁区，并向中线倾斜。梯形的底为龈壁，平行于龈缘。梯形的深度，居釉牙本质界下 0.2～0.5mm，龋损过深应于轴壁垫底。

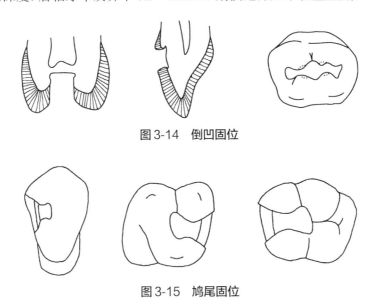

图 3-14　倒凹固位

图 3-15　鸠尾固位

5. 窝洞制备的器械　窝洞制备所用的器械包括机动器械和手用器械。

（1）机动器械：目前临床上使用的为气涡轮机，依靠空气压缩机产生的高速气流推动手机内的钻针转动。有高速涡轮手机转速可达 20 万～50 万 r/min，切割效率高，震动轻，扭转力小，并有喷水冷却装置。

慢速机头：又称慢速手机，有直、弯两种。备洞多用弯机头。需配套气动马达使用。

钻针：用于切割牙体组织。其样式和品种多样，临床根据备洞需要选择。工作时把钻针安装在手机上。用于制备窝洞的钻针分裂钻、球钻和倒锥钻三种。裂钻的钻头有柱状和锥状，裂钻的刃口互相平行，平行的刃口有的和钻针方向一致，有的则倾斜，有的刃口呈锯齿状，工作头长约 4～5mm，常用于扩大洞形，修整洞壁。倒锥钻的钻头顶端直径大于柄端，侧面有刃达顶端，钻头较短，约 0.5～1.5mm 长，常用于制作倒凹、磨平洞底、扩大洞形等。球钻有倾斜单刃和锯齿刃两种，常用于去除龋坏、开扩洞口、制作圆弧形倒凹等。各种钻针均有不同大小和型号（图 3-16）。

（2）手用器械：常用的是挖匙，其工作头呈匙形，边缘为刃口，一般是双头，调整工作头的方向则可以左右两个方向进行剔刮。深龋近髓时使用挖匙，比较安全，不易引起意外穿髓。

6. 制备窝洞的基本步骤

（1）扩大开口进入龋洞：根据龋洞的位置、形态等不同情况采取不同的方式。如位于𬌗面或唇（颊）、舌（腭）侧面的龋洞，洞口开放时，器械较易进入。但对窝沟龋、隐匿性龋，则需将洞口扩大，使龋洞充分暴露。当龋洞位于邻面，未破坏边缘嵴时，则需磨除少部分健康牙体组织以暴露病变区。在前牙，如龋洞靠唇侧，则应从唇面进入，可保留健康的舌侧边缘嵴，当龋洞位于近舌（腭）侧，应从舌（腭）侧进入而保留完整的唇面以利美观。在后牙，应从𬌗面进入，磨除边缘嵴，进入龋洞。

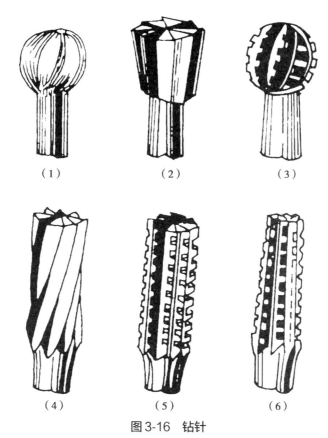

图 3-16 钻针

（1）单刃球钻；（2）倒锥钻；（3）锯齿刃球钻；（4）单刃柱状裂钻；
（5）锯齿刃柱状裂钻；（6）锯齿刃锥状裂钻。

（2）去净龋坏组织：用球钻或挖匙去净龋洞内的软化牙本质。

（3）制备洞外形：窝洞的洞缘构成了洞外形。外形的建立，应最大限度地保存牙体组织和减少继发龋的发生。其原则为尽量避开牙尖和嵴，沿点、隙、裂沟作适当预防性扩展，外形曲线圆缓，以减少应力集中，邻面洞的外形线应达自洁区。

（4）制备固位形和抗力形：在洞外形基本形成侧壁和洞底后，经修整，制备具抗力形和固位形的盒形洞，并用球钻或裂钻制备清晰圆钝的线角和洞底的倒凹。

（5）检查、修整、清洁窝洞：根据窝洞预备的原则，全面检查窝洞的外形、大小、深度、点、线角、洞壁、洞缘、洞底等部位是否符合要求，如有欠缺，应进一步修整。对深的洞底，再用尖锐探针仔细探查，有无微小露髓孔，进一步判断牙髓状态。将窝洞清洗干净。

7. 各类窝洞的制备方法及要点 以下介绍Ⅰ、Ⅱ、Ⅲ、Ⅴ类洞的制备方法。在临床上，Ⅳ类洞充填治疗方法已经被粘接修复或全冠修复等治疗方法取代。

（1）Ⅰ类洞（图3-17）

𬌗面点、隙、裂沟窝洞的制备方法：将病变范围探查清楚后，用小圆钻或裂钻自面的龋坏部位钻入，后用较大的裂钻将洞稍扩大，用挖匙挖净洞内腐质，用裂钻扩展，制成洞壁和洞底。洞底应平，侧壁应直，洞外形呈圆缓曲线（图3-18）。

去除面、点、隙、裂沟龋不应破坏上颌磨牙斜嵴和下颌前磨牙横嵴，故嵴两侧龋坏可分

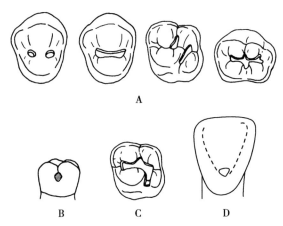

图3-17 Ⅰ类洞外形

A. 前磨牙、磨牙点、隙、裂沟窝洞制备成𬌗面洞 B. 颊沟窝洞制备成颊面洞

C. 颊沟窝洞制备成颊𬌗面洞 D. 前牙舌侧窝窝洞制备成舌面洞

别备洞。若两龋坏间正常牙体组织小于1mm，应将嵴两侧洞连成一个洞形。因此，𬌗面点、隙、裂沟窝洞的制备要点为洞底要平，洞壁要直，洞应有1.5～2mm左右的深度，洞宽大于洞深时洞底应制备倒凹固位，洞面角呈直角，洞外形呈圆缓曲线，点、线角清晰圆钝，注意保护牙髓，洞底应与面外形一致，以防止穿髓。如下颌第一前磨牙，颊尖高，舌尖低，洞底也应呈斜面。深龋洞底不平，应用垫底材料垫平。

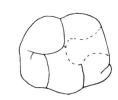

图3-18 洞外形呈圆缓曲线

上颌磨牙腭面和下颌磨牙颊面裂沟窝洞的制备方法：若病变范围小时可制备成单面洞，制备要点为制备成洞口略小于洞底的洞形，不做预防性扩展。

磨牙复面洞的制备方法：当𬌗面龋与颊（腭）面龋相连，或颊（腭）面龋的范围大，使面边缘嵴脆弱，应制备成颊（腭）𬌗复面洞。将𬌗面制备成鸠尾形，髓壁和轴壁交界处制备成阶梯。

上颌前牙腭面洞的制备方法：窝洞的外形呈圆钝三角形或圆形，洞深1～1.5mm，洞底与舌面平行，洞侧壁与洞底垂直，点、线、角清晰。

（2）Ⅱ类洞（图3-19）：根据病损范围可制备成单面洞或复面洞，如病变已累及接触区，应制备成邻𬌗复面洞。

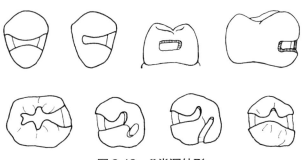

图3-19 Ⅱ类洞外形

后牙邻面洞的制备方法：后牙邻面龋如邻牙缺失，可仅在邻面制作单面洞；如邻牙不缺失，但龋未破坏接触点，牙龈有退缩，器械易进入，视野又清楚，也可只在邻面做单面洞，或做成邻颊或邻舌复面洞。

后牙邻𬌗面洞的制备方法：后牙邻面龋已经破坏接触点，需制备成邻𬌗面洞。先邻面去龋，制备邻面洞形；再根据邻面龋的范围来制备𬌗面固位形，𬌗面制备成鸠尾辅助固位。

邻面制备：制备龈壁、轴壁、颊壁与舌壁。从邻面边缘嵴钻入，在向深处钻磨的同时应向颊舌方向扩展至自洁区，形成略外敞的颊、舌壁，洞壁与釉柱方向保持一致，去除无基釉；龈壁平直，深度约 1.5mm；轴壁与牙长轴平行，与牙邻面弧度一致；并使形成龈方大于𬌗方的梯形。

𬌗面制备：制备髓壁、鸠尾和鸠尾峡。应沿点、隙、裂沟扩展洞形，避让牙尖和嵴，并注意适当预防性扩展。前磨牙越过中线；上颌磨牙尽量勿破坏斜嵴，在斜嵴一侧制备鸠尾；下颌磨牙鸠尾做中央窝；鸠尾峡应做在髓壁上方，其宽度约为颊舌二尖间距的 1/4～1/3，外形曲线圆缓。余同𬌗面Ⅰ类洞。

（3）Ⅲ类洞（图 3-20）：根据病变范围和邻牙情况，制备成单面洞或复面（邻舌）洞。

先用小号球钻或裂钻邻面去腐，再根据邻面洞的大小，在舌腭面设计并制备鸠尾形。鸠尾峡宽度为邻面洞舌方宽度的 1/3～1/2。必要时，可在龈轴线角和切轴线角作倒凹，以增强固位。线角应圆钝。如邻牙缺失或牙间隙大者，可在邻面做单面洞。

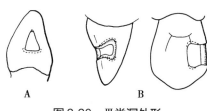

图 3-20 Ⅲ类洞外形
A. 邻面洞 B. 邻舌洞

邻面单面洞可制备成与前牙邻面相似的底向根方的三角形盒状洞。

邻舌复面洞在邻面制备成唇侧大于舌侧的梯形，并在龈轴线角和切轴线角制备固位沟；在舌面制备扣锁形，并在龈髓线角和切髓线角作固位沟。不做预防性扩展。允许适当保留洞缘无基釉，并应修整光滑，与釉柱方向一致。龈壁应在龈缘的侧，使充填材料不接触牙龈，避免刺激牙龈。

（4）Ⅴ类洞（图 3-21）：为单面洞，因不直接承受咬合力，备洞时以固位形和外形为重点。

Ⅴ类洞多在颊面，不需扩大洞形。前磨牙和磨牙制成肾形，前牙制成半圆形。

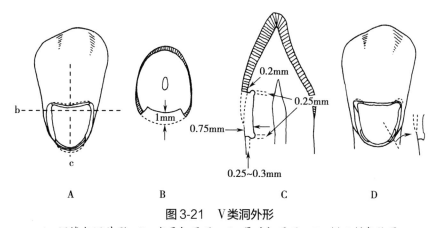

图 3-21 Ⅴ类洞外形
A. 洞缘与洞外形 B. 水平切面观 C. 唇舌切面观 D. 倒凹制备位置

Ⅴ类洞制备以固位形为主。凸面向着牙颈部，凸缘距牙颈线 1mm 处；近远中壁与釉柱方向一致略向外敞开；在轴线角与龈轴线角制备倒凹；洞深 1～1.5mm；轴壁与相应牙面弧度一致。为增强固位，可在点角或线角处做倒凹或固位沟。

（二）术区隔离

窝洞制备完成后，必须将充填的牙齿与口腔环境隔离开来，防止唾液进入窝洞，影响充填材料与洞壁的密合。在条件允许的情况下，整个过程都应进行术区隔离，保证视野清晰，手术不受其他因素的干扰。

常用的术区隔湿方法有以下几种：

1. 棉卷隔湿法 将消毒棉卷置于患牙颊（唇）侧前庭处和舌侧口底，吸去术区附近的唾液，从而达到隔湿目的。此方法简便易行，不需特殊设备，但隔湿维持时间短，术中要注意随时更换棉卷（图 3-22）。如将棉卷置于唾液腺导管开口处，能更有效地隔湿。

2. 橡皮障隔湿 是橡皮布经打孔后套在牙齿上，利用橡皮的弹性紧箍牙颈部，使牙齿与口腔完全隔离开来。吸唾器常与棉卷或橡皮障隔湿配合使用。此法一般需要在四手操作下进行，操作复杂，但具有较多优点：将术区与口腔完全分隔开来，不仅使术区不被唾液污染，并且不受口腔湿气影响；防止手术过程中对牙龈、口腔黏膜和舌的损伤；避免手术器械、切削的牙体组织碎屑及修复材料等吞入或吸入食管、气管，确保手术安全；避免医师手接触患者的唾液，减少医源性交叉感染，特别是防止乙肝和艾滋病的传播（具体操作方法见实训四）。

3. 选择性辅助隔离法 如排龈线的使用，适用于接近龈缘和深达龈下的牙颈部窝洞充填前的隔离。也可采用开口器，可维持恒定的张口度，减轻患者张口肌的疲劳。必要时可用药物（如阿托品）使唾液分泌减少。

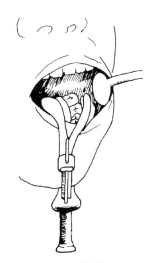

图 3-22 棉卷隔湿

（三）窝洞消毒

窝洞充填前，可选用适宜的药物进行窝洞消毒。理想的窝洞消毒药物应具有杀菌力强，有扩散性和渗透性，不使牙变色，对牙髓组织无刺激性并有止痛安抚的作用。目前常选用的药物有：樟脑酚液、麝香草酚酒精溶液、75% 乙醇等药物。

有学者认为去除龋蚀组织后，用清水冲洗干净即可，不必用药物消毒。因为充填修复密封后，残留的少数细菌会受到抑制和减少，且有的药液对牙髓的刺激性大。窝洞制备时龋蚀组织完全去除后，充分加以清洗，清除残屑、吹干洞壁后，不必再使用消毒药物涂擦窝洞，这已在临床广泛地认同和实施。

（四）窝洞封闭、衬洞及垫底

由于窝洞深浅不一，深洞洞底往往不平，而且一些修复材料对牙髓有刺激性，因此，在充填前应根据窝洞的深度和修复材料的性质对窝洞做适当处理。其目的是隔绝外界和充填材料的刺激，保护牙髓，并垫平洞底，形成充填窝洞。

1. 窝洞封闭 在窝洞洞壁涂一层封闭剂，以封闭本质小管，阻止细菌侵入，隔绝充填材料的化学刺激。窝洞封闭剂主要有：

（1）洞漆：指溶于有机溶剂的天然树脂或合成树脂，呈清漆状。一般涂 2 次。洞漆中的有机溶剂可与复合树脂中的树脂成分反应,影响其聚合,树脂中的游离单体可溶解洞漆,因此复合树脂充填体下面及任何做粘接处理的窝洞均不能使用洞漆,洞漆现已很少应用。

（2）树脂粘接剂：能有效地封闭牙本质小管,且不溶解,减小微渗漏的作用优于洞漆。

2．衬洞 在洞底上衬一层能隔绝化学和一定温度刺激,且有治疗作用的洞衬剂,其厚度一般小于 0.5mm。常用的衬洞剂有氢氧化钙及其制剂,玻璃离子粘固剂、氧化锌丁香油粘固剂。

3．垫底 在洞底（髓壁和轴壁）垫一层足够厚度（大于 0.5mm）的材料,隔绝外界和充填材料的温度、化学、电流及机械刺激,同时有垫平洞底,形成窝洞,承受充填压力和咀嚼力的作用。常用垫底材料有磷酸锌粘固剂、聚羧酸锌粘固剂、玻璃离子粘固剂、氧化锌丁香油粘固剂。

洞衬剂和垫底材料不能完全分开,只是做衬洞时较薄,垫底时有一定厚度。临床上,根据余留牙牙本质厚度及充填材料的种类选用不同的封闭剂、洞衬剂及垫底材料。

浅的窝洞,洞底距髓腔的牙本质厚度大于 1.5～2mm,不需垫底。中等深度的窝洞,洞底距髓腔的牙本质厚度大于 1mm,一般只垫一层磷酸锌粘固剂、聚羧酸锌粘固粉或玻璃离子粘固剂。磷酸锌粘固剂垫底需先涂封闭剂。深的窝洞,洞底距髓腔很近,为了保护牙髓需要做双层处理,第一层垫氧化锌丁香油粘固剂或氢氧化钙,第二层垫磷酸锌粘固剂。复合树脂充填时不能采用氧化锌丁香油粘固剂垫底,可选用聚羧酸锌粘固剂或玻璃离子粘固剂垫底。

垫底部位只限于𬌗面髓壁和邻面轴壁,要求底平壁净,留出足够深度（1.5～2mm）,使充填体有足够的抗力和固位（图 3-23）。

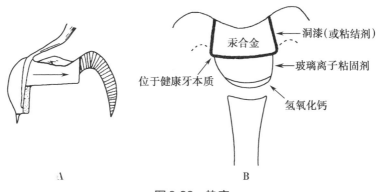

图 3-23 垫底
A. 轴壁垫底 B. 髓壁垫底

（五）银汞合金充填术

银汞合金作为牙体修复材料已有较长的历史,银汞合金具有抗压强度好、硬度、耐磨性强,对牙髓无刺激,可塑性大,操作方便等优点,是后牙的主要充填材料。银汞合金的缺点是颜色与牙不一致,无粘接性,对固位形要求高,汞的使用可对环境造成污染。以上缺点限制了银汞合金的使用,逐步被牙色材料所取代。

1．适应证 后牙 Ⅰ 类洞、Ⅱ 类洞及作为可摘义齿基牙的后牙 Ⅴ 类洞；对美观要求不高患者的尖牙远中邻面洞,龋损未累及唇面者；后牙大面积龋损时配合附加固位钉的修复；冠修复前的牙体充填。

2. 窝洞预备的要求 银汞合金的材料特性要求窝洞必须符合窝洞预备的总原则外，还应具有以下特点：

（1）足够的洞深和洞宽，后牙𬌗面洞深至少为 1.5～2mm，唇、颊、舌、腭及邻面洞深为 1～1.5mm。

（2）窝洞要制备成典型的盒状洞形，必要时增加辅助固位形，以使充填体具有良好的固位。

（3）洞面角应成直角，不能在牙釉质的侧壁做短斜面（图3-24）。

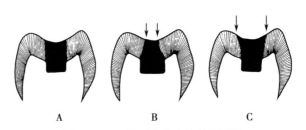

A　　　　　　　B　　　　　　　C

图 3-24　银汞合金充填的洞面角

A．正确　B．错误：洞缘有无基釉　C．错误：洞缘有短斜面

3. 调制 目前多使用银汞合金胶囊，用银汞合金调拌机调制。这种调制方法使用简便，调拌出来的银汞合金质量好，且能节约时间，减少汞污染。汞和银合金粉按合适比例装入同一胶囊内，中间借一层薄膜隔开，临用时将胶囊放入电动调拌器内振荡，膜被振破后汞与银合金粉混合起来。调拌时间不得长于 40 秒。

4. 充填

（1）保护牙髓：由于银汞合金的热导系数大于牙体组织，为了保护牙髓，中等深度以上的窝洞在银汞合金充填前需要封闭、衬洞或垫底。

（2）放置成形片和楔子：双面洞在充填前应安放成形片，作为人工假壁，便于充填材料的加压，邻面生理外形的形成，与邻牙接触关系的建立。用时应根据牙的大小选择适宜的成形片。其边缘应置于龈壁的洞缘稍下方，注意勿损伤牙龈。邻面龈间隙尚需放小楔子，使成形片紧贴龈壁洞缘的牙颈部，防止充填时材料压入龈沟，形成悬突，损伤牙周组织；稳固成形片（图3-25）。

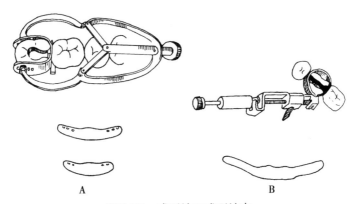

A　　　　　　　　　　　　　　　B

图 3-25　成形片及成形片夹

A．双面洞的成形片及成形片夹　B．复杂洞的成形片及成形片夹

（3）充填银汞合金材料：充填原则为少量多次，双面洞先邻面后𬌗面（图3-26）。先用小的充填器将点、线、角及倒凹、固位沟处压紧，再换大的充填器向洞底和侧壁层层加压，使银汞合金与洞壁密合。每次送入窝洞的材料平铺厚度不超过 1mm。银汞合金从调制到充填完毕，应在 6～7 分钟内完成。

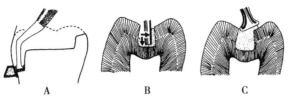

图3-26　银汞合金充填方法
A. 邻面填压　B. 垂直及侧方加压　C. 洞缘区加压

（4）雕刻成形：雕刻要恢复牙的功能外形、边缘嵴、邻面接触关系、楔状间隙及牙颈部的正常突度。在 20 分钟内初步雕刻成形。

（5）调整咬合：初步雕刻完成后，在各种咬合运动下如出现修复体上有亮点，用雕刻器去除，反复多次，直至去除全部高点，以免形成早接触，值得注意的是，此时银汞合金强度较低，嘱患者轻轻咬合，防止重咬使充填体破裂。

（6）打磨抛光：银汞合金充填体尚未完全硬固，不能承受咀嚼压力，不能打磨抛光，24 小时后待完全硬固后方可打磨抛光。术后 24 小时之内嘱患者勿用患侧咀嚼（具体操作方法见实训六）。

四、牙体缺损的粘接修复

粘接修复技术是通过粘接系统使修复材料与牙体组织紧密结合，保存较多牙体组织，减少修复材料与牙体组织之间的微渗漏，从而减少继发龋的发生的一种治疗方法。以复合树脂为代表的粘接性牙色材料可以提供更美观的修复效果，不仅为预防和治疗龋病提供最佳方案，而且扩大了牙体修复的适应证。

（一）粘接修复机制

粘接是指两个同种或异种的固体物质与介于二者之间的第三种物质作用产生牢固结合的现象。粘接剂是介导两种固体表面结合的媒介物，利用粘接剂的粘接力使固体表面连接的方法称粘接技术。牙体粘接技术是修复材料与牙体之间通过牙本质粘接系统产生牢固和有效的结合。粘接系统主要包括牙釉质粘接和牙本质粘接。

1. 牙釉质粘接　主要通过酸蚀技术来实现的，该技术通过酸蚀牙釉质表层，使粘接树脂获得微机械固位，从而增强复合树脂与牙釉质的粘接强度。

（1）常用的酸蚀剂：临床常用的酸蚀剂是 30%～50% 磷酸，有水溶液和凝胶两种剂型，水溶液价格低廉，易于清洗，但流动性大，易使口腔软组织受累，凝胶流动性小，酸蚀部位易于控制，不易对软组织造成损伤，但价格较贵。

（2）酸蚀粘接的机制：牙釉质经酸处理后，表面呈变成具有高表面自由能的蜂窝状。低黏度的树脂借助毛细作用渗入微孔中聚合，形成树脂 - 牙釉质的微机械嵌合。渗入的树脂形成树脂突。树脂突通过机械的扣锁作用而增强牙釉质和树脂的粘接强度。

（3）酸蚀粘接的作用包括：①酸溶解牙釉质表面的羟磷灰石，暴露出牙釉质新鲜层，增加牙釉质表面可湿性，有利于粘接剂的渗入；②酸蚀机械清洁牙齿表面，活化牙釉质表层，易与树脂结合；③增加牙釉质表面的粘接面积和粗糙度。

（4）影响牙釉质酸蚀的因素：临床鉴定酸蚀的效果是看到经酸蚀处理的牙釉质表面失去光泽，呈白垩色泽。酸蚀的效果受以下因素的影响：

酸蚀剂种类：以磷酸最优，磷酸脱矿较均匀，出现的粗糙面可湿性和极化性好。

牙齿类型：乳牙牙釉质矿化程度较恒牙低，釉柱结构较少，酸蚀效果不如恒牙。氟牙症抗酸性较强，应适当延长酸蚀时间。

酸蚀面与釉柱方向的关系：酸蚀面与釉柱方向垂直，釉柱末端暴露，形成的树脂突较长，酸蚀效果较好；酸蚀面与釉柱方向平行者，酸蚀效果较差。

酸蚀剂涂布的压力：轻轻涂布酸蚀剂，牙釉质表面形成特征清晰的凹凸不平粗糙面，以釉柱为中心脱矿形成蜂窝结构，粘接强度最高。中等用力涂布酸蚀剂，出现蜂窝结构的凹凸不平粗糙面较模糊，牙釉质周围的凹陷浅，边缘不清。重压力涂布酸蚀剂，牙釉质表面的蜂窝结构压塌，结构不清，无凹凸不平粗糙面，粘接强度较弱。

（5）牙釉质粘接剂：为了增加牙釉质与复合树脂的粘接强度，在牙釉质酸蚀处理后，涂布牙釉质粘接剂。牙釉质粘接剂是不含无机填料或少量填料的低黏度树脂，渗入牙釉质酸蚀后的微孔中，与牙釉质形成最佳嵌合。牙釉质粘接剂还可以减少牙釉质与修复树脂界面的空隙，还能有效防止洞缘与充填修复体之间出现微渗漏。

2. **牙本质粘接**　由于牙本质的化学组成及组织结构的特点，牙本质较牙釉质含有更多的水和有机物，深层牙本质较浅层牙本质含水比例更高，矿化度更低，在牙本质上获得持久可靠的粘接力较牙釉质困难。同时，牙本质的低表面能、玷污层的存在和牙髓的相容性等因素，对粘接技术和粘接材料要求更高。因此，牙本质粘接采用酸蚀牙本质、清除或溶解玷污层、预处理牙本质、湿性粘接等方法，增加复合树脂与牙本质的粘接。

（1）牙本质粘接系统：根据作用机制不同可分为酸蚀 - 冲洗粘接系统和自酸蚀粘接系统两大类。

1）酸蚀 - 冲洗粘接系统：又称为全酸蚀粘接系统，由酸蚀剂、预处理剂和粘接树脂三部分组成。酸蚀剂多为 10%～37% 的磷酸凝胶。预处理剂又称底胶，主要成分为含有亲水和疏水基团的酯类功能单体。粘接树脂多为不含或含少量填料的低黏度树脂。临床操作为酸蚀和冲洗、预处理和粘接两大步骤。

2）自酸蚀粘接系统：包括自酸蚀预处理剂和粘接树脂两部分。自酸蚀预处理剂的主要成分为酸性功能单体、双性功能单体和溶剂。目前自酸蚀粘接系统将自酸蚀预处理剂和粘接树脂全部合为一体。根据酸蚀剂的酸度，自酸蚀粘接系统可分为强酸性、中酸性和弱酸性三种类型。自酸蚀粘接系统具有操作简便，技术敏感性低，对牙髓刺激性小，对修复材料隔绝性好等优点。但对牙釉质、硬化牙本质及根面牙本质的粘接强度相对较低。

（2）牙本质粘接机制

1）酸蚀 - 冲洗粘接系统：首先用酸蚀剂处理牙本质表面，冲洗后去除玷污层，然后涂布预处理剂，预处理剂是树脂的良好助渗剂，可促疏水粘接树脂润湿牙本质，多与粘接剂合用，并能与粘接剂的树脂共聚。粘接剂的主要作用是稳定混合层和延伸至牙本质小管中形成树脂突。粘接剂不宜太厚，太厚可降低粘接强度。

2）自酸蚀粘接系统：是微机械固位和化学粘接的结合。自酸蚀粘接技术对牙本质的酸蚀和预处理两个过程同时发生，也可与树脂发生化学结合。

（二）复合树脂修复术

复合树脂是在丙烯酸酯基础上发展起来的一种新型修复材料，主要由树脂基质和无机填料组成，被认为是目前较为理想的牙色修复材料。具有美观、磨除牙体组织少、绝缘、固位好等优点。

1. 适应证　复合树脂可用于临床上大部分的牙体缺损修复，适应证主要包括：

（1）前牙Ⅰ类洞、Ⅲ、Ⅳ类洞的修复。

（2）窝沟封闭或预防性修复。

（3）形态或色泽异常牙的美容修复。

（4）后牙Ⅰ、Ⅱ类洞，承受咬合力小者。

（5）冠修复前的牙体充填。

（6）暂时性修复体。

2. 窝洞预备的要求　窝洞点、线角应圆钝，倒凹呈圆弧形，洞形预备较银汞合金修复保守，不直接承受咬合力的部位可适当保留无基釉。复合树脂耐磨性差，Ⅰ、Ⅱ类洞应尽量避免洞缘置于咬合处。洞缘牙釉质壁应制成斜面，增加酸蚀面，有正常过渡，减少树脂聚合收缩所致的牙釉质裂纹。

3. 成形片的放置　凡涉及邻面接触区的复合树脂修复，必须使用成形片。因为复合树脂固化后没有可塑性，在固化前需要利用成形片和楔子将治疗牙与邻牙分开，放置成形片有助于材料的充填，正确的恢复邻接关系。临床常用透明聚酯薄膜成形片（图3-27）。

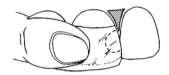

图 3-27　前牙聚酯薄膜成形片的使用

4. 复合树脂修复的基本步骤

（1）比色：根据邻牙颜色，在自然光下比色，选择合适色度的复合树脂。

（2）清洗窝洞、隔湿。

（3）保护牙髓：洞深达牙本质层的窝洞应衬洞和/或垫底。常用玻璃离子粘固剂。忌用洞漆和酚类材料（如氧化锌丁香油酚粘固剂），以免影响树脂聚合。

（4）牙釉质粘接：用30%～50%磷酸处理洞缘牙釉质壁、牙釉质短斜面及垫底表面，处理时间也可按厂家说明进行，用水彻底冲洗后，吹干牙面，可见牙面呈白垩色。

（5）牙本质粘接：对牙本质进行酸蚀和预处理，涂布牙釉质粘接剂。

（6）充填复合树脂：放置成形片和楔子，将材料分次填入窝洞，分层固化（每层2～3mm），每次光照40～60秒，操作时应使光源尽量接近修复体，不同方向照射，最好采用斜向分层填入树脂。

（7）修整外形：树脂完全固化后，用石尖或金刚砂车针修整外形。

（8）调整咬合：充填后应用咬合纸检查咬合情况，调磨高点。

（9）打磨抛光：依次用粗、细砂片打磨，橡皮轮或细绒轮蘸打磨膏抛光牙面。

5. 复合树脂修复的影响因素

（1）牙面未彻底清洁。

（2）牙面处理不当，如酸蚀不充分；牙面处理后冲洗和干燥不彻底，使牙面再污染等。

（3）洞壁的护髓材料未去净。

（4）洞底牙本质未做护髓处理，牙本质过度酸蚀使牙髓在修复后出现病变。

（5）粘接剂涂布不均匀或太厚。

（6）复合树脂充填不足，产生微渗漏，引起继发龋。

（7）树脂未固化前移动了修复体。

（8）树脂固化不完全。

（9）修复体过高致咬合力应力集中，承受咬合力过大或瞬间的过大咬合力可导致修复体折断或脱落。

（三）玻璃离子水门汀修复术

玻璃离子水门汀具有良好的粘接性；良好的生物相容性；可释放氟离子，具有防龋能力；对牙髓刺激小；热膨胀系数最接近人体牙体组织，聚合时无收缩应力，封闭性好等优点。临床可用于修复体的粘接固位、垫底和直接充填修复。但玻璃离子水门汀在抗磨性、美观性、临床操作性及材料的稳定性等方面不如复合树脂，这在一定程度上限制了其临床应用的范围。随着玻璃离子水门汀材料性能的改进，新型玻璃离子水门汀材料，如光固化型玻璃离子水门汀和高强度玻璃离子复合体，越来越多的应用于Ⅴ类洞、根面龋、部分Ⅰ类洞和Ⅱ类洞的充填修复治疗，其疗效也明显提高。

1. 适应证

（1）Ⅲ、Ⅴ类洞和后牙邻面单面洞等不承受咀嚼压力的洞形；

（2）牙颈部楔状缺损的修复；

（3）乳牙各类洞的修复；

（4）根面龋的修复；

（5）外伤牙折后暴露牙本质的覆盖，松动牙的固定及暂时性充填。

2. 窝洞预备的要求　不必做倒凹等固位结构，只需去除龋坏牙本质，不做扩展。仅在必要时做固位，窝洞点、线角要圆钝，洞缘牙釉质不做斜面。

3. 操作步骤

（1）牙体预备：按照复合树脂修复方法。

（2）牙面处理：除洞底距牙髓不足 0.5mm 的深洞需先用氢氧化钙衬洞外，一般不需垫底。

（3）涂布底漆和 / 或粘接剂，增加对牙面的粘接。

（4）充填材料：采用塑料充填器充填材料，从洞侧壁填入洞内，水平移动加压使材料就位。

（5）涂隔水剂：化学固化型完全固化需 24 小时，为防固化反应受唾液干扰和固化脱水产生龟裂，充填后表面涂牙釉质粘接剂。

（6）修整外形及打磨：化学固化型应在 24 小时后进行，方法同复合树脂修复术。

玻璃离子粘固剂和复合树脂联合修复性牙本质缺损，称夹层修复术（即三明治修复术，图 3-28），利用玻璃离子粘固剂和牙本质，复合树脂和牙釉质的良好粘接性，先将玻璃离子粘固剂垫于洞底与牙本质结合，固化后，酸蚀再充填复合树脂，这两种材料借助微机械嵌合而结合，明显减少洞壁的微渗漏，增强了固位效果。

修复的主要步骤包括：牙体制备；玻璃离子粘固剂垫底；酸蚀粘固剂表面及洞壁牙釉质壁，冲洗，干燥；涂粘接剂；复合树脂充填窝洞，如缺损累及根面，可将玻璃离子粘固剂延伸到龈缘。

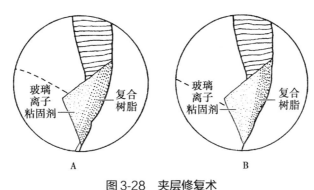

图 3-28 夹层修复术

A. 玻璃离子粘固剂不延伸　B. 玻璃离子粘固剂延伸到龈缘

五、深龋的治疗

深龋接近牙髓,细菌和代谢产物可通过牙本质小管进入,加上外界温度、理化刺激,牙髓常有一定的炎症反应。如能去除刺激,牙髓可恢复正常。因此,深龋治疗有其特殊性。

(一)治疗原则

1. 停止龋病发展促进牙髓的防御性反应　去除龋坏组织,消除感染源是停止龋病发展的关键步骤。原则上应去净腐质,而尽量不穿髓。去腐时应特别小心,必须根据不同年龄的髓腔解剖特点,结合洞底的颜色、硬度和患者的反应等具体情况作处理。操作时应采取两次甚至多次去腐法,利用药物(如氢氧化钙)促进脱矿的牙本质再矿化。

2. 保护牙髓　术中必须保护牙髓,减少对牙髓的刺激。在治疗深龋时应防止对牙髓机械温度的刺激。手术操作时机械的使用要间断,器械要锋利,勿向髓腔方向加压;随时用温水冲洗窝洞,棉球拭干,保持视野清晰;注意消毒药物的选择,垫底时材料要适当,采取双层垫底法。

3. 正确判断牙髓状况　正确判断牙髓状况是深龋治疗成功的基础。深龋时,牙髓受外界刺激而发生病变的可能性很大,故首先要对牙髓状况做出正确判断,才能制订出正确的治疗方案。研究表明,牙髓反应与牙本质的有效厚度和钙化程度、病变进程、细菌的种类、数量、致病性及患者的年龄等因素有关。临床应仔细询问病史,了解患者有无自发痛和激发痛,结合临床检查做出正确诊断,切勿将牙髓炎误诊为深龋。

(二)洞形制备特点

1. 深龋洞破坏较大,入口容易,深度已达牙本质深层,接近牙髓。注意除去洞缘的龋坏组织和无基釉,以便充分暴露洞内壁,前牙唇面允许保留无基釉。

2. 抗力形除洞底呈圆弧形以顺应髓室顶的弧形和龋损的圆弧而外,其余侧壁均应制成平直,形成盒状,固位形设计按制备洞形的原则进行。切忌将洞底磨平,以免意外穿髓,不平的洞底用材料垫平。

3. 深龋的破坏较大,应对承受骀力的牙尖、牙嵴进行修整,适当降低咬合高度,减少骀力。

(三)治疗方法

深龋治疗方法的选择依据牙髓有无充血和软龋是否去除干净。

1. 垫底充填 适用于无自发痛、激发痛不严重、刺激去除后无延缓痛、能去净龋坏组织的患牙。

窝洞预备好后,一般需双层垫底后再充填。先用氧化锌丁香油粘固剂垫底,保护牙髓,再垫磷酸锌粘固剂,形成平而硬的洞底,利于充填。也可用聚羧酸锌粘固剂或玻璃离子粘固剂单层垫底,最后用适宜的永久材料充填,恢复牙的形态和功能。

2. 安抚治疗 将具有安抚、镇痛、消炎作用的药物封入窝洞,使牙髓充血恢复正常,消除临床症状的疗法。适用于无自发痛,但有明显的激发痛,备洞过程极其敏感者。

窝洞预备好后,窝洞内放置大小合适的丁香油酚棉球,用氧化锌丁香油酚粘固剂暂封,观察1～2周。复诊无症状者,取出棉球,酌情做双层垫底永久充填,或作间接盖髓术,如有症状者,则应进一步作牙髓治疗。

3. 间接盖髓术 用具有消炎和促进牙髓 - 牙本质修复反应的盖髓制剂覆盖于洞底,促进软化牙本质再矿化和修复性牙本质形成,从而保存全部生活牙髓的方法。适用于软化牙本质不能一次去净,牙本质 - 牙髓反应能力正常,没有明显主观症状的深龋患者。

治疗时首先在洞底盖一薄层氢氧化钙制剂,用氧化锌丁香油酚粘固剂暂封,观察1～3个月。复诊无症状者,可去除大部分暂封体,再作永久充填。

(四)深龋的治疗方案

综合考虑龋病的类型,患牙牙髓状况和龋坏组织去除的程度,正确选择治疗方法(表3-6)。

表3-6 深龋的治疗方案

龋病类型	软龋能否去净	牙髓状况	最佳治疗方案
急性龋、慢性龋	能	正常	垫底充填
急性龋、慢性龋	能	充血	安抚→垫底充填
急性龋	不能	正常	间接盖髓→垫底充填
	不能	充血	安抚→间接盖髓→垫底充填
慢性龋	不能	正常	间接盖髓→去净软龋 间接盖髓→垫底充填
	不能	充血	安抚→间接盖髓→去净软龋 间接盖髓→垫底充填

(五)牙体严重缺损的修复

牙体组织严重缺损的活髓牙,修复原则是考虑对牙髓组织的保护,最大限度地修复患牙,以达到恢复牙齿形态和功能的目的。过去常采用一些辅助固位的方法来修复,如附加固位钉等,现在则多采用嵌体修复。

嵌体(inlay)是一种嵌入牙体内部,用以恢复缺损患牙形态和功能的修复体或冠内固位体。根据缺损牙面数,嵌体可分为单面、双面、多面嵌体及嵌体冠。根据材质不同常分为复合树脂嵌体、金属嵌体、瓷嵌体等。根据覆盖牙面的部分可分为覆盖牙冠大部分和全部的嵌体冠、覆盖全部牙尖并高于殆面的高嵌体和带有固位钉的钉嵌体。随着数字化技术的发展,应用计算机辅助设计和制作的嵌体已在临床广泛应用。

六、根面龋的治疗

根面龋是指因牙龈退缩导致牙根表面暴露而引起牙根发生的龋病。任何原因导致牙根暴露者均可发生根面龋，多见于老年人。正常情况下根部被牙龈组织覆盖，未暴露在口腔内，不会发生龋病，一旦牙周组织萎缩，根部牙骨质的硬度较牙冠低，抗酸能力差，于是容易发生龋坏。根面龋因位置隐蔽，经常被忽视，只有在牙根面暴露在口腔环境中的时候才会发生。全国第四次口腔健康流行病学调查结果显示，随着我国人口的老龄化，55～64岁年龄组29%存在根面龋，65～74岁老年人根面龋的发病率高达39.4%，已成为影响老年人身体健康的重要疾病。

（一）根面龋的临床特点

1. 发生的部位　发生在牙龈退缩的牙骨质面，如邻面、唇面、舌面等。

2. 临床特征　早期，牙骨质表面在细菌的作用下，无机物脱矿，有机物分解，龋坏部位呈浅棕色或褐色边界不清的浅碟状，症状不明显。龋损进一步发展，沿颈缘根面呈环形扩散，病变发展从牙骨质侵入牙本质时，向根尖发展，在颈部牙釉质下潜行发展形成无基釉，严重者破坏牙本质深层，造成根部牙体硬组织严重缺损，承受咬合力时易折断。

（二）根面龋的治疗原则

1. 保守治疗　适用于根面龋的深度限于牙骨质或牙本质浅层，呈平坦而浅的龋洞，或者洞壁质地较硬，颜色较深，呈慢性或静止状态，龋坏部位易于清洁或自洁者。用球钻除净龋损的腐质，暴露病变部位，消除菌斑滞留的环境，用橡皮杯等清除牙面的菌斑，隔湿、干燥患区牙面。涂布药物，注意只能用氟化物，不能选用硝酸银。

2. 充填治疗　根面龋充填治疗和龋病治疗原则相同，但应注意以下几个方面的问题：

（1）去除龋坏组织，保护牙髓：根部牙骨质和牙本质均较薄，龋坏发展快，因此要去净龋坏组织，及时消除细菌感染，保护牙髓。

（2）制备洞形：根面龋所在的部位不直接承受咬合力，制备洞形的重点是固位形，在洞底制备倒凹辅助固位。如果根面龋发生在触点以下的部位，从颊舌方向进入，去除龋坏组织，制备成单面洞；如果根面龋发生在触点以上的部位，或龋坏发展到邻面涉及边缘嵴，可制备成邻𬌗面洞。根面龋发展到龈下部位时，牙龈组织有不同程度的炎症，可先用氧化锌丁香油粘固粉暂封，待炎症消除或减轻后再进行充填治疗。

（3）选用对牙髓无刺激的材料进行窝洞消毒：如75%乙醇等。

（4）垫底充填：根面龋洞一般都比较浅，尽量选择对牙髓无刺激的充填材料玻璃离子粘固剂，不需要垫底。因窝洞紧邻牙龈，应避免唾液、龈沟液进入窝洞，必要时做排龈处理。复面洞充填时保证充填材料与根部贴合，避免悬突。

七、龋病治疗中的并发症及处理

龋病治疗过程中对牙髓状况判断失误或操作不当，可能造成治疗失败，甚至引起并发症，故在治疗过程中，根据患牙的破坏程度，做出正确的诊断和相应的治疗方案，严格进行规范操作，减少并发症的发生。

（一）意外穿髓

在窝洞制备过程中，出现健康牙髓的意外暴露。

1．原因　对髓腔解剖不熟悉；髓腔解剖结构变异；操作不当。

2．处理　根据具体情况（如牙髓活力状况、穿髓孔大小）选择不同的牙髓治疗方法，如直接盖髓术、冠髓切除术、根管治疗术等。

（二）充填后疼痛

充填后出现疼痛，根据引起疼痛的原因和疼痛的性质分为牙髓性疼痛和周性疼痛。

1．牙髓性疼痛　充填后近期出现疼痛，与温度变化密切相关。

（1）激发痛：常见原因有备洞过程中的物理刺激；中、深龋未垫底直接充填银汞合金；充填材料对牙髓的化学刺激。

处理：轻者可观察，缓解可不予处理；未缓解者，去除充填物，安抚，重新充填。

（2）与对殆牙接触时出现瞬时疼痛：原因多见于对殆牙相应牙齿有不同的金属修复体，接触时产生电流而引起疼痛。

处理：更换材料，改用非导体类材料或同类金属材料修复。

（3）自发痛：近期原因为对牙髓状况判断错误，未发现小的穿髓孔；远期原因为充填材料对牙髓的慢性刺激，致牙髓出现炎症反应。

处理：先去除充填物，开髓引流，缓解后选择适当的牙髓治疗方法。

2．牙周性疼痛

（1）咬合痛：因充填物过高，咬合时早接触所致。

处理：检查确定早接触的部位，磨除高点。

（2）持续性自发性钝痛，可定位，与温度刺激无关，咀嚼时加重。主要原因有：术中器械伤及牙龈、牙周膜，或酸蚀剂溢至牙龈而致牙龈发炎；充填物在龈缘形成悬突，菌斑沉积压迫牙龈致牙龈发炎出血；接触点恢复不良，造成食物嵌塞，引起牙龈炎症，牙龈萎缩及牙槽骨吸收。

处理：轻度龈炎者，局部冲洗，涂3%碘甘油。去除悬突，消除局部刺激因素。接触点恢复不良者应重新充填，必要时需要做固定修复，以恢复正常接触关系。

（三）充填体折断、脱落

主要原因有：窝洞预备不良；充填材料调制不当；充填方法不当；过早承担咬合力。

处理：除去原残存充填体，针对洞形存在问题，按照备洞原则修整洞形，按正规操作调制材料，完成窝洞充填，认真交代医嘱。

（四）牙齿折裂

主要原因有：洞周薄壁弱尖，窝洞制备时未除去无基釉，未降低咬合；磨除过多的牙体组织；点线角过锐，应力集中；充填体过高、过陡，存在殆创伤；充填物的过度膨胀。

处理：部分折裂的，去除充填物后，修整洞形，重新充填。固位和抗力不够者，行粘接修复术、附加固位钉修复术、嵌体或冠修复。完全折裂至髓底者应予拔除。

（五）继发龋

主要原因有：备洞时未去净龋坏组织；充填材料与洞壁界面间存在微渗漏；洞缘无基釉未去净；洞边缘设计在滞留区或深的窝沟内。

处理：去除充填物及继发龋，修整洞形，重新充填。洞漆和粘接剂的使用可增加充填材料与洞壁间的密合度，从而降低微渗漏的发生率。

小 结

　　龋病是常见病、多发病,是一种在以细菌为主的多种因素影响下,牙体硬组织发生慢性进行性破坏的疾病。其发病率位居前列,虽不直接危害人的生命,但可造成人体健康素质的下降。世界卫生组织(WHO)于20世纪60年代初,将龋病列为继心血管疾病和肿瘤后危害人类第三大疾病之一,受到全世界的关注。

　　龋病的临床特征是牙体硬组织在色、形、质各方面均发生变化,临床按病变深度分浅龋、中龋、深龋。病变若向深部发展,可引起牙髓病、根尖周病、颌骨炎症等。

　　龋病治疗的目的在于终止龋病过程,保护牙髓,恢复牙的形态、功能及美观,并维持与邻近软、硬组织的正常生理解剖关系。牙体充填修复是龋病最常用的治疗方法。它是用手术方法去净龋坏组织,并制备成一定的洞形,用合适的充填材料修复缺损,以恢复牙齿的解剖形态和生理功能。

(熊均平　倪成励　陶 冶)

思考题

1. 简述菌斑的形成过程。
2. 如何理解龋病病因的四联因素理论?
3. 牙髓组织对患龋的反应在龋病的诊断和治疗中有何意义?
4. 龋病发展速度对临床诊断有何意义?
5. 窝沟龋和平滑面龋有何特点?
6. 确诊龋病的主要方法有哪些?
7. 论述窝洞预备的原则和步骤。
8. 何为窝洞的垫底?常用的垫底材料有哪些?
9. 论述牙体缺损粘接修复的方法步骤。
10. 简述深龋治疗的特点和方法选择。

第四章 牙体硬组织非龋性疾病

 学习目标

1．掌握：氟牙症的发病机制、临床分类及预防原则；畸形中央尖的治疗原则；牙震荡、牙脱位、牙折的临床表现及治疗原则；磨损、酸蚀症、楔状缺损、牙隐裂、牙本质敏感症的概念。

2．熟悉：牙釉质发育不全、四环素牙、畸形中央尖的发病机制；牙内陷的种类；磨损、酸蚀症、楔状缺损、牙隐裂、牙本质敏感症的病因及治疗原则。

3．了解：梅毒牙的发病机理及临床表现；不同种类及不同来源的酸造成的酸蚀症的临床表现。

牙体硬组织非龋性疾病包括牙发育异常、牙体损伤和牙本质敏感症等。

牙发育异常是牙在生长发育期间，受到某些全身或局部不利因素的影响，或由于遗传因素，使牙齿在结构、形态、数目和萌出方面出现异常，且常伴有牙齿颜色异常，影响美观。

牙体硬组织非龋性疾病还包括各种由物理或化学因素所致的牙体缺损和牙损伤。

牙本质敏感症是口腔的一种症状，虽非一种独立疾病，但由于它常与磨损，楔状缺损等非龋性牙体硬组织病并发，故也在此章叙述。

第一节 牙发育异常

牙发育异常指从牙胚开始发育到牙萌出口腔这一生理过程中所出现的异常，包括牙的结构、形态、数目、颜色和萌出等异常。其共同特点为异常发生时间都在胚胎或儿童牙发育期内，但只有在牙萌出后异常才能被发现。致病因素均为在牙生长发育期间，受到某些遗传因素或外环境因素、全身或局部因素的影响。该类疾病在临床上多为对症治疗。

一、牙结构异常

（一）牙釉质发育不全

牙釉质发育不全（enamel hypoplasia）指牙齿在生长发育过程中，局部或全身因素的影响导致牙釉质发育发生障碍所产生的牙釉质结构缺陷。一般分为发育不全与钙化不全两种类型，前者系牙釉质基质形成障碍所致，常有牙釉质实质缺损（即牙釉质变薄或呈点状、带状或沟状缺损），但硬度正常；后者则牙釉质基质形成正常，但钙化不全（即为硬度降低），可无实质缺损。牙釉质发育不全和矿化不良可单独发病，也可同时存在。

【病因】

1. 全身因素

（1）婴儿及母体疾病：婴幼儿时期的一些疾病，如水痘、佝偻病、麻疹、白喉、猩红热、肺炎等高热疾病均可使成釉细胞发育发生障碍，影响牙釉质基质的形成和矿化。母体在怀孕期间患风疹、毒血症等，也可影响胎儿在此期间发生牙釉质发育不全。

（2）内分泌失调：内分泌与身体的生长、发育和新陈代谢关系密切。如甲状旁腺是直接控制身体中钙、磷的内分泌腺，一旦功能失调，会降低钙盐的吸收和利用，影响牙釉质基质矿化，造成牙釉质发育不全。

（3）严重营养障碍：缺乏维生素 A、D、C 及钙、磷，均可影响成釉细胞分泌牙釉质基质和矿化。

2. 局部因素　乳牙感染或外伤，可影响其下方正在发育的继承牙釉质发育不全。严重的乳牙根尖周感染，也可影响其下恒牙的发育，形成牙釉质发育不全。局部因素往往只累及个别牙，以前磨牙多见，又称特纳（Turner）牙。

3. 遗传因素　牙釉质发育不全可发生在一个家族几代成员中，无性别差异，为常染色体显性遗传病（常染色体隐性遗传及 X 性连锁遗传等类型）。这种牙釉质发育不全称遗传性牙釉质发育不全。可累及乳牙，或同时影响乳、恒牙，也可伴有骨骼或心脏等其他遗传性缺陷。

【临床表现】

已萌出牙齿牙釉质表面在颜色和 / 或结构上发生改变。若全身因素造成的牙釉质发育不全，同一时期萌出的牙受累多呈对称性。

临床上根据病变的轻重可分为两类：

1. 轻症　牙釉质形态基本完整，表面无实质性缺损，仅色泽和透明度与正常牙釉质不同，呈白垩色或黄褐色。一般无自觉症状。

2. 重症　牙面呈棕褐色，并有实质性缺损，形成带状（横沟状）或蜂窝状的棕色凹陷。

（1）带状凹陷：在同一时期牙釉质的形成全部遭受障碍时，其带的宽窄反映受障碍时间的长短。若障碍反复发生，牙面上就出现数条平行的横沟。

（2）窝状凹陷：由于成釉细胞成组破坏所致。严重者可呈蜂窝状，甚至完全无牙釉质。前牙切缘变薄，后牙牙尖向中央聚拢或消失，牙釉质呈多个不规则的结节和凹陷，似桑葚状。所有牙釉质发育不全患者牙釉质缺损部位光滑、质地坚硬。

由于致病因素在牙发育期间导致牙釉质发育不全，故受累牙常呈对称性。临床上可根据牙釉质发育不全的部位来推断发生障碍的时间。例如 11，13，16，21，23，26，31，32，33，36，41，42，43，46（FDI 记录法）的切缘或牙尖出现牙釉质发育不全，表示致病因素发生在 1 岁以内；如 12，22 的切缘被累及，表示致病因素发生在出生后第 2 年以内。若前牙未受累，牙釉质发育不全主要表现在 14，15，17，24，25，27，34，35，37，44，45，47，则表明出生后 2～3 年受到致病因素的影响。若乳牙根尖周感染所致继承恒牙的发育不全，表现为恒牙常呈灰褐色着色，严重时可导致牙冠小，形状不规则（图 4-1）。牙釉质发育不全的牙易被磨损,也易患龋。发生龋病后进展较快。如发生在前牙则影响美观。

【诊断要点】

1. 一般无自觉症状,若并发龋病可出现相应症状。

2. 同一时期发育的牙齿牙釉质表面有颜色和结构上的改变。轻者,牙釉质出现白垩色或黄褐色横条状改变;重者,牙釉质表面出现着色深浅不一的窝状或沟状缺损,缺损部位光滑,坚硬;严重者牙釉质呈蜂窝状缺损或完全无牙釉质,牙冠失去正常形态。

3. 患者在婴幼儿牙齿发育期间多有明显的局部因素和/或严重的全身性疾病,患病时间与牙釉质发育不全的部位相关。

【鉴别诊断】

主要与龋病鉴别,全身因素引起的牙釉质发育不全同时出现在牙胚发育时期相同的一组牙上,多有对称分布的特点,发生颜色和/或形态改变的部位质地坚硬。而龋病无对称性,且发生色形改变的部位质地变软。

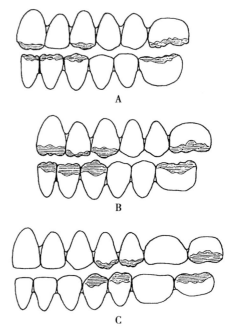

图4-1 不同年龄牙釉质发育不全的罹患牙位
A. 出生后第1年罹患牙位 B. 出生后第1、2年罹患牙位 C. 出生后第3年罹患牙位

【治疗】

目前主要根据患者牙釉质发育不全的严重程度和患者的美观要求决定治疗方案。

1. 轻症可不处理,嘱患者注意口腔卫生,早期防龋,可涂氟化钠等防龋制剂。

2. 对于牙釉质着色而无实质缺损的牙齿,可采用牙釉质微磨除法结合使用牙齿漂白剂,还可采用冷光美白技术与激光治疗去除牙齿着色。

3. 对于着色深、牙体组织缺损多的牙釉质发育不全,可进行树脂、瓷贴面或烤瓷冠修复,在取得美学效果的同时稳定𬌗关系。因牙釉质发育不全常伴有严重的牙本质发育缺陷,制备洞形时需注意窝洞深度,避免意外露髓。

【预防】

牙釉质发育不全是牙在颌骨内发育矿化时期所产生的发育缺陷,直到萌出后才被发现,它不表示现在机体的健康状况。因此,患者就诊时再补充维生素A、D及其他矿物质,已无作用。只有通过加强妇幼保健工作,对孕妇和儿童(尤其出生后第1~3年内),给予充足营养,预防全身性疾病,对乳牙龋病、牙髓病和根尖周病等进行积极治疗,才能有效地预防本病发生。

（二）遗传性牙本质发育不全

遗传性牙本质发育不全分为三型:

Ⅰ型牙本质发育不全(DGI-Ⅰ):除牙本质发育不全外,还伴有全身的骨发育不全。

Ⅱ型牙本质发育不全(DGI-Ⅱ):最常见。

Ⅲ型牙本质发育不全(DGI-Ⅲ):该型发生于马里兰州一个与世隔绝的人群内所患的罕

见疾病。该型患者乳牙髓腔增大，大量暴露。影像学表现为牙齿因牙本质萎缩而中空，被称为"壳状牙"。

最常见的Ⅱ型牙本质发育不全，即遗传性乳光牙本质，又称先天性乳光牙。为常染色体显性遗传病，较少见。乳、恒牙均可受累。牙冠呈微黄色半透明，光照下呈乳光。牙釉质易从釉牙本质界处脱离，使牙本质暴露，从而发生严重的咀嚼磨损导致低位咬合时，可并发牙髓炎或根尖周炎，也可继发颞下颌关节功能紊乱等疾病。在乳牙列，全部牙冠可被磨损至龈缘，造成语言功能、咀嚼障碍，影响美观。X线见牙根短而尖细，髓室、根管狭窄或完全闭锁（图4-2）。

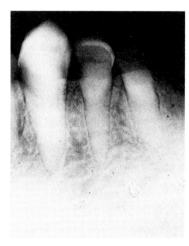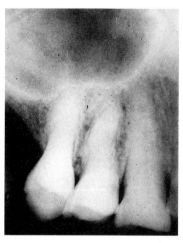

图4-2　遗传性乳光牙患者牙髓腔闭锁

【诊断要点】

1. 全口牙冠呈浅黄色半透明样，光照下呈现乳光。

2. 牙釉质剥脱，牙本质磨损，重者磨损至龈缘，可并发牙髓炎或根尖周炎，也可继发颞下颌关节功能紊乱等疾病。

3. X线见牙根短而尖细，髓室、根管狭窄或完全闭锁。

4. 乳、恒牙均可受累。

5. 有家族遗传史。

【治疗】

在乳牙列，可用覆盖𬌗面和切缘的𬌗垫预防和处理。在恒牙列，可用冠修复或覆盖义齿、𬌗垫修复等。对并发的牙髓炎、根尖周炎、颞下颌关节功能紊乱者也应做相应治疗。

 知识拓展

遗传性牙本质障碍

遗传性牙本质障碍（hereditary dentine disorders）可分为遗传性牙本质发育不全（dentinogenesis imperfecta，DGI）及遗传性牙本质发育不良（dentine dysplasia，DD）。

遗传性牙本质发育不良分为两型：

Ⅰ型牙本质发育不良(DD-Ⅰ):也称无根牙,主要表现为牙根短小、锥形,或者无牙根。

Ⅱ型牙本质发育不良(DD-Ⅱ):是一种罕见的常染色体显性遗传病。在乳牙列有类似 DGI-Ⅱ 的表现,与 DD-Ⅰ型不同,DD-Ⅱ型根长正常,无根尖阴影。

(三)先天性梅毒牙

先天性梅毒牙(congenital syphilitic teeth)是在胚胎发育后期和出生后第 1 个月,牙胚受梅毒螺旋体侵犯所造成的牙釉质和牙本质的发育不全。先天性梅毒患者中 10%～30% 的有先天性梅毒牙表征,表现为半月形切牙和桑葚状磨牙。主要发生在切牙和第一恒磨牙,乳牙和其他恒牙偶见。

【发病机制】

梅毒牙多见于恒牙列,乳牙列极少累及,主要与下列因素有关:梅毒螺旋体不易经过胎盘屏障直接作用于胎儿;如果梅毒在胚胎早期即经过胎盘屏障而严重侵犯组织,胎儿易流产,不会引起先天性梅毒牙;梅毒对组织损害最严重的时期,是在胚胎末期及出生后第 1 个月。

【临床表现】

1. 半月形切牙 亦称哈钦森牙(Hutchinson teeth)。Hutchinson 发现先天性梅毒患者有 3 项基本特征,即间质性角膜炎、中耳炎或耳聋、半月形切牙。半月形切牙多见于上中切牙(图 4-3A),切缘狭窄,中央部凹陷有切迹。两切角圆钝,形如新月状。有时下颌 4 个切牙也可出现类似的形态改变。

2. 桑葚状磨牙 发生在第一磨牙,牙冠短小,牙尖向中央靠拢而使牙横径最大处在牙颈部。牙釉质呈多个不规则的小结节和坑窝凹陷,散在分布于牙面,犹如桑葚状(图 4-3B)。

3. 蕾状磨牙 有时第一磨牙虽不似桑葚状,但牙尖向中央凑拢,使牙面收缩,似花蕾,故称蕾状磨牙(图 4-3C)。

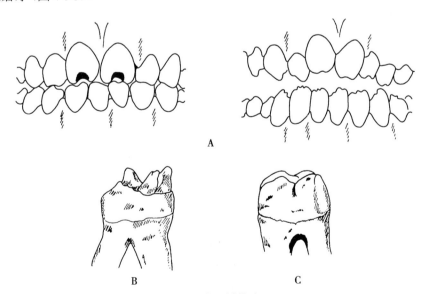

图 4-3 先天性梅毒牙

A. 半月形切牙 B. 桑葚状磨牙 C. 蕾状磨牙

先天性梅毒患儿,除有牙齿形态和结构异常外,还可出现牙位异常、牙缺失、牙萌出过早或过迟、乳牙滞留、咬合异常等,但这些表现不是先天性梅毒特有的症状。

【诊断要点】

1. 双亲之一有梅毒病史,梅毒螺旋体血清实验阳性。

2. 恒中切牙和下切牙呈半月形切牙,第一恒磨牙呈桑葚状磨牙,有时伴有牙齿数目或萌出异常。

3. 部分患者有先天性梅毒的其他临床表现,如听力或视力差等。

【治疗】

梅毒螺旋体血清实验阳性的患者,应先进行抗梅毒治疗。治疗先天性梅毒牙可用光固化复合树脂及贴面或全冠修复。

【预防】

在妊娠早期治疗梅毒,是预防先天性梅毒牙的有效方法。若在妊娠 4 个月内用抗生素进行抗梅毒治疗,95% 的婴儿可避免罹患先天性梅毒,从而防止梅毒牙的发生。

二、着色牙

着色牙是口腔常见疾病,各个年龄组人群均可发生;既可以发生在乳牙,也可以发生在恒牙。根据病因的不同,又可以分为:内源性着色牙和外源性着色牙两大类。

内源性着色牙是指由于受到疾病或药物的影响,牙齿内部结构包括牙釉质、牙本质等均发生着色,常伴有牙齿发育异常,活髓牙和无髓牙均可以受累。其病因根据牙齿萌出情况而有所不同。在牙齿未萌出前,影响牙胚胎发育及硬组织形成的原因包括系统性疾病,如婴幼儿高胆红素血症、血液系统疾病、四环素族药物的应用等;而在牙齿萌出后,由于化学物质、外伤、抗生素使用等也可引起内源性牙着色。

外源性着色牙主要指由于药物、食物、饮料(如茶叶、咖啡、巧克力等)中的色素沉积在牙齿表面引起牙齿着色,牙齿内部组织结构完好,只影响牙齿美观,不影响牙齿功能。

(一)氟牙症

氟牙症(dental fluorosis)又称氟斑牙或斑釉牙,是指牙在发育矿化时期摄入过量氟元素所引起的一种特殊的牙釉质发育不全,是地方性慢性氟中毒最早出现的一种特异性体征,常发生在高氟区出生和成长的人群。氟中毒除了影响牙齿外,严重者同时患氟骨症,应引起高度重视。

【流行病学】

氟牙症的流行具有显著的地区性,其发病率与当地水、土壤、空气及食物中的含氟量过多密切相关。一般情况认为饮水氟含量以 0.5~1.0mg/L 为适宜浓度,超过此浓度就可能引起氟牙症的流行;如我国西北、华北、东北等一些地区,水氟浓度超过 3mg/L。

我国的一些高氟煤矿区,饮水氟浓度很低,但由于燃高含氟煤取暖、烘烤粮食而造成气源性氟污染,土壤、空气、食物中的氟含量很高,居民从粮食、空气中摄入了过多的氟,也会产生氟牙症。

【病因】

氟牙症的发生及其严重程度随饮水中氟含量浓度的上升而增加,但水氟含量过高,并不是引起氟牙症的唯一原因。某些地区食物、蔬菜和燃料中含氟量高,即使当地居民的饮水中含氟量低于 1mg/L（1ppm），也会影响牙的发育，发生氟牙症。此外，机体对氟化物的感受性存在个体差异，生活在同一高氟地区的人不一定都患氟牙症，严重程度也可不一。

根据人体对氟化物摄入来源的不同，将氟牙症分为以下几种类型：

1．饮水型　目前认为饮水中氟含量过高是氟牙症的主要病因。饮水是人体氟的主要来源，水中的氟很容易被人体吸收。据报道，饮水中氟含量为 1mg/L（1ppm）时，牙具有较强的抗龋能力，一般不出现氟中毒；超过此浓度，可发生氟牙症。人体氟的摄入量受到饮水氟浓度和饮水量的调控。由于氟的多源性来源，即使在饮水氟浓度在 1mg/L 及其以下的国家和地区也可出现氟牙症的流行。

2．食物型　人体每天摄入的氟约有 35% 来自食物，食物是人体摄氟的第二主要来源。所有食品，包括植物或动物食品中都含有一定量的氟。食物型氟中毒已成为氟中毒的一种重要类型。

3．空气污染型　空气中的氟虽然不是人体氟的主要来源，但在某些特殊环境条件下空气中的氟仍然会给人体带来危害，我国一些高氟煤矿区（云、贵、川、重庆三峡等地区），因地处高寒地区，雨季较多，当地居民长年直接燃烧高含氟煤取暖、烘烤粮食等造成气源性氟污染，土壤、空气中氟含量很高，居民从粮食、空气中摄入了过多的氟，也会产生氟牙症。

4．工业污染型　含氟废物高的工厂（如铝厂、磷肥厂）附近的空气、农作物受污染，食品含氟量增高，也可引起地方性氟病的流行。

5．饮茶型　饮茶可增加人体氟的来源，茶叶干品中含的氟可被浸泡出来，在淡茶水中也含有约 1mg/L 以上的氟。一个嗜好饮茶的人，每日从茶叶中约摄入 1～3mg/L 的氟。

6．含氟制剂使用过程中引起的慢性氟中毒　氟化物补充剂有氟片、氟滴剂、维生素丸、氟口香糖等同样有可造成氟牙症的危险。儿童使用含氟牙膏，是最易增加氟牙症的危险因素之一，儿童吞咽功能尚未发育完全和不熟悉漱口，部分含氟牙膏被咽下所致。研究表明，通常 6 岁以下的儿童使用含氟牙膏，有 20% 左右的含氟牙膏被咽下，3 岁儿童可吸入 1/3 的氟牙物牙膏，1～2 岁的婴儿使用氟化牙膏摄入的氟量更高。14 个月前的婴儿使用氟化牙膏和服补充氟的药物是儿童患病的主要原因。

氟对牙齿的损害，主要是在牙齿的矿化时期，若牙齿已矿化完成，则可避免氟的损害。故根据患牙牙位结合牙齿矿化完成时间可以推断损害发生的时间段。氟牙症的发生一般在 7～8 岁前已基本形成，而其表现是在牙齿萌出后才被发现。氟牙症和个体摄取的氟量有直接关系；当婴儿出生后 1～3 岁时，氟的摄入量最多，牙釉质对氟也最为敏感，氟牙症侵犯切缘和牙尖部位。牙釉质越厚受氟损害越严重，因中切牙切缘没有牙本质，全层均为牙釉质，因而受损最严重。由于各个牙齿发育的时间不尽相同，随着不同时期摄氟量的不同，牙齿受氟损害的程度也不尽相同。

【临床表现】

1．发生部位　氟牙症常发生在同一时期萌出的同名牙上，具有对称性。氟牙症多发生在恒牙，乳牙很少见，程度也较轻。因为乳牙釉质形成和钙化大多在胚胎时期和婴儿期。由于母体胎盘屏障的作用，氟能通过胎盘的量极少，母乳中的氟含量也相对稳定，不会因母体摄氟过多而增高。

2．患牙牙数　患氟牙症牙数的多少取决于牙发育矿化时期在高氟区生活时间的长短，出生至出生后长期居住在高氟区，可使全口牙受侵害；如 2 岁前生活在高氟区，以后迁移至非高氟区,在恒牙氟牙症可能表现在前牙和第一恒磨牙;如果生活在低氟区的儿童,6～7 岁以后再迁入高氟区,一般不会出现氟牙症。

3.牙面表现 患牙釉质呈白色斑纹,甚至整个牙釉质表面为无光泽的白垩色;有些牙呈黄褐色、棕褐色横纹或斑块;严重者有实质性缺损,患牙失去整体外形。氟牙症牙釉质和牙本质硬度降低,耐磨性差,抗酸力较强。一般无自觉症状,但发生在前牙,影响美观。

根据牙表面染色、光泽度及缺损程度,Dean 将氟牙症分为正常、可疑、极轻、轻度、中度、重度六类(表 4-1)。

表 4-1 氟牙症分类

改良标准(Dean,1942)	记分
正常	牙釉质呈半透明,表面光滑有光泽,乳白色	0
可疑	牙釉质半透明状轻微改变,有时呈云雾状,牙表面出现少数白色条纹或偶见小白色斑点	0.5
极轻	牙釉质上有不规则分布的白垩色条纹或小的不透明区,不超过牙面的 1/4	1.0
轻度	牙釉质上的白色不透明区更广泛,但不超过牙面的 1/2	2.0
中度	整个牙面牙釉质受累并有显著的磨损,呈黄褐色或棕褐色	3.0
重度	牙釉质表面严重受累,发育不全明显,牙面广泛着色呈棕褐色,影响牙面形态	4.0

4.严重的慢性氟中毒者,除牙齿变化外,常有氟骨症、骨硬化症、关节病变、贫血等,严重者脊柱硬化、折断而危及生命。

【诊断要点】

1.患者在 6～7 岁前是否居住在含氟高的地区。

2.无自觉症状。

3.波及同一发育期的牙齿,呈对称性,多数累及全口牙。

4.探查表面坚硬,有光泽。

5.轻度氟牙症,牙釉质上的白色不透明区更广泛,但不超过牙面的 1/2;中度氟牙症,整个牙面牙釉质受累并有显著的磨损,呈黄褐色或棕褐色;重度氟牙症,牙釉质表面严重受累,发育不全明显,牙面广泛着色呈棕褐色,影响牙面形态。

6.重症可伴有全身骨骼或关节的增殖性改变及活动受限(氟骨症)。

【鉴别诊断】

1.牙釉质发育不全

(1)牙釉质发育不全的牙面有实质性的缺损,即在牙釉质表面出现带状或窝状棕色的缺陷,牙面常为棕褐色蜂窝状缺损,甚至无牙釉质覆盖。在同一牙上除了病损区外,其他部位的牙釉质是正常的。在同一牙列上,除了患牙以外,其余的牙是正常的。牙釉质发育不全的牙容易磨损,也易发生龋病,并且进展较快,从而造成患牙的过早丧失。牙釉质发育不全根据病损的牙位与部位,可以推断出牙釉质发生障碍的时期。氟牙症的牙釉质缺损表现为坑凹状缺损,大小、深浅不一,呈鸟啄状或蜂窝状。在同一个牙上,除病变比较明显的区域以外,其余的釉面也有不同程度的氟牙症表现,而缺损的分布与牙釉质形成无明显的年代关系。

(2)牙釉质发育不全白垩色斑的周界比较明确,且其纹线与牙釉质的生长发育线相平等吻合。氟牙症的斑块呈散在的云雾状,周界不明确,与生长发育线不相吻合。

（3）牙釉质发育不全可发生在单个牙或一组牙；而氟牙症发生在多数牙，以上颌前牙多见。

（4）氟牙症患者有在高氟区的生活史。

2. 四环素牙 四环素牙牙釉质表面有光泽，由于是牙本质着色，整个牙变暗，呈黄褐色，带状缺损多呈散在、不规则分布、有四环素接触史。四环素族药物对乳牙和恒牙均能产生影响。慢性氟中毒则以损害恒牙为主，乳牙的损害较轻。

【治疗】

对已形成的氟牙症，轻症不需治疗，着色较深但无明显缺损的患牙可用漂白脱色法脱色。重度有缺损的患牙可用复合树脂直接贴面，烤瓷贴面或烤瓷冠修复。

使用漂白剂作用于变色牙后，其颜色可部分或全部脱色，称之为牙齿漂白脱色法。漂白治疗的方法主要分外漂白和内漂白两种。

由于药物的漂白作用是由外向内逐步深入，越到深层效果越不明显。故外漂白方法对于重度的四环素牙疗效相对较差，只适用于无实质缺损的氟牙症，轻、中度四环素牙，外染色牙和其他原因引起的轻、中度变色牙，而且主要是活髓牙。包括诊室漂白治疗和家庭漂白治疗。

1. 诊室漂白 漂白操作由医护人员在诊疗室进行。

诊室漂白术使用的药物大为强氧化剂，如：30% 过氧化氢、10%～15% 过氧化脲等药物，置于牙冠表面进行漂白。在放置药物的同时还可辅助加用激光照射、红外线照射、冷光源照射等方法增加脱色效果。方法如下：

（1）清洁牙面。

（2）保护牙龈：治疗前先用凡士林涂布牙龈、软组织表面以保护牙龈及软组织，橡皮障隔湿。

（3）涂药：吹干后用棉球蘸 30% 过氧化氢溶液，或使用凝胶，反复涂布牙面。然后不断更换新鲜药液棉球，每次持续约 20 分钟，每次处理后能产生明显的脱色效果。

（4）加热：使用漂白灯或激光、红外线等加热装置照射，注意温度不要过高，以免引起组织损伤。

（5）治疗结束：冲洗牙面，移去橡皮障，擦除凡士林。询问患者是否有过敏症状或其他不适，给予适当处理。

（6）治疗时间：一般为每周 1 次，每次约 30～45 分钟，直到牙齿达到漂白效果为止。治疗可持续 2～6 次。

2. 家庭漂白法 是指患者可把漂白药物带回家并通过特定的装置自行实施漂白操作。

家庭漂白剂一般采用 10%～15% 过氧化脲作为主要成分并配成凝胶制剂。根据患者牙弓特制托盘。患者睡觉前将放有漂白凝胶的托盘戴入口中，早晨起床后取出托盘（保证凝胶与着色牙接触 8 小时左右，但每天使用不应超过 12 小时）。每日一次，连续 2 周为一疗程。及时记录是否有牙龈刺激、上腭烧灼感，是否感觉有不良气味，牙齿感觉过敏等，应及时告诉医师以便采取相应措施。定期复查。此方法给着色牙患者提供了方便，减少了复诊时间。

【预防】

1. 预防氟牙症最根本的方法是改良水源，降低氟摄入量。可选择含氟量适宜的水源，应用活性矾土或活性炭去除水源中过量的氟。

2．对于燃煤污染型病区，通风、改灶，改变烘烤粮食的方法等，减少生活燃煤所带来的空气、土壤、食物等的氟污染。

3．改变饮食习惯及烹调方法，减少氟化物在食物中的聚集，控制长期摄入高含氟食物量。合理处理工业"三废"，加强个体防护，改善工作环境，预防工业氟污染。

4．严格控制儿童防龋过程中，使用含氟制剂的剂量，掌握正确方法，强调安全用氟的重要性。

5．国家卫生部门与水利部门以及防疫部门的加强合作，加大对人体摄氟"多源性"及其"总摄氟量"的研究力度，制定"安全摄氟量"标准。

（二）四环素牙

儿童在牙发育矿化期间，服用了四环素族药物，如四环素、地美环素、土霉素、金霉素、米诺环素等，使牙齿的颜色和结构发生改变，牙萌出后呈浅黄或黄色、浅灰或深灰、浅褐或褐色称四环素牙。严重程度与服用剂量有关。

【发病机制】

四环素族药物具有和多价阳离子亲和的性能，对牙齿硬组织和骨组织亦具有极好的亲和力。在牙齿发育钙化过程中，人体摄入的四环素族药物容易沉积到牙体硬组织，形成稳定的四环素钙正磷酸盐复合物，沉积在牙本质中，使牙着色。在四环素钙复合物沉积过程中，还可抑制成牙本质细胞合成胶原，抑制牙本质矿物质沉积，也可影响牙釉质的正常发育，致使牙齿形成不可逆的损害。变色从牙齿表面见是发暗、比较均匀一致，因为颜色是从牙本质里面透出来的。在荧光显微镜下观察或拍片，可以在牙本质和牙釉质牙本质交界处见到有四环素特征的黄色荧光带。

【临床表现】

在我国多见于 20 世纪 60～70 年代出生的人，主要表现为牙齿着色，或伴有不同程度的牙釉质发育不全。影响四环素牙染色程度的因素包括：四环素族药物的种类、用药剂量、服药年龄以及持续时间等。

1．四环素牙萌出后一般呈黄色，阳光照射下显出明亮黄色荧光，以后逐渐由黄色变成棕褐色或深灰色。

2．在四环素族药物中，短期服用大剂量缩水四环素、金霉素和盐酸四环素后牙齿变色最深，服用金霉素和土霉素牙齿染色则较浅些。

3．服药时间持续越长，给药次数越多，剂量越大，则牙齿变色越深。由于四环素牙主要是牙本质着色，服药年龄越早，色素沉积愈靠近釉牙本质界处的牙本质层，颜色则容易透过牙釉质显露出来，故服药年龄越早牙齿显色越深。

4．由于牙颈部牙釉质较薄，故多数四环素牙病例中牙颈部显色较牙冠其他部位深。

5．除引起四环素牙外，还可抑制牙齿的基质形成和早期矿化，造成牙釉质发育不全。当牙釉质缺损后，患牙着色会更加严重。

【诊断要点】

1．婴幼儿时期或母亲妊娠时期曾服用过四环素族药物。

2．全口牙齿呈均匀一致的黄色、灰色改变，患牙可在紫外光下显示荧光，以后逐渐由黄色变成棕褐色或深灰色。

3．牙冠外形一般正常，坚硬光滑，有时合并牙釉质发育不全。

【鉴别诊断】

本病主要与氟牙症相鉴别:

四环素牙牙釉质表面有光泽,由于是牙本质着色,整个牙变暗,呈黄褐色,带状缺损多呈散在、不规则分布、有四环素接触史。四环素族药物对乳牙和恒牙均能产生影响。

氟牙症患者在6～7岁前有在高氟区居住史。波及同一发育期的牙齿,呈对称性,多数累及全口牙。轻度牙釉质表面有白垩色不透明改变,中重度则有显著缺损,牙面呈黄褐色或棕褐色,以损害恒牙为主,乳牙的损害较轻。

【防治】

四环素牙是完全可以预防的。我国药典已明文规定,为预防发生四环素牙的发生,孕妇、哺乳期妇女及8岁以前的儿童禁止服用四环素族药物。

对四环素牙,着色浅、牙体形态完整者可不治疗;中度着色无牙釉质缺损者可用漂白脱色法脱色;着色严重或伴有牙釉质明显缺损者可用光固化复合树脂贴面或烤瓷冠修复,也可在漂白脱色基础上,再进行遮盖修复。

三、牙形态异常

牙齿形态异常又称畸形牙,表现形式较多,包括畸形中央尖、畸形舌侧窝、畸形根面沟、畸形舌侧尖、牙中牙、融合牙、结合牙、双生牙、牙外突、巨牙、小牙、釉珠、釉突。

(一)畸形中央尖

𬌗面中央窝或颊、舌三角嵴上的一个额外的圆锥形突起,锥体内有纤细的髓角伸入称畸形中央尖。发生此种畸形的原因为在牙发育期间,成釉器异常突起,牙乳头也相应伸入突起内,形成牙釉质和牙本质所致。

【临床表现】

畸形中央尖多发生在下颌前磨牙,下颌第二前磨牙最常见。可同时出现在一组前磨牙上,呈对称性分布,也可只发生在个别前磨牙上。其形态为圆锥形或圆钝状突起,高1～3mm。中央尖大部分由牙釉质组成,中央有纤细的髓角突入(图4-4,图4-5)。当患牙萌出并建立咬合后,此突起易被折断,当中央尖磨损或折断后,𬌗面有牙本质颜色的淡黄色圆

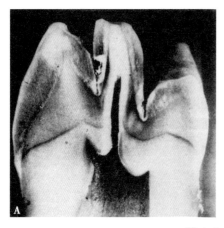
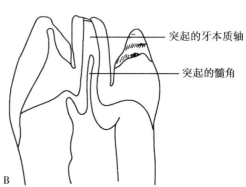

突起的牙本质轴

突起的髓角

图4-4 畸形中央尖

A. 剖面磨片 B. 剖面示意图

圈，中央有一深色的小点，此时除有些患者有牙本质敏感症状外多无其他不适。如畸形中央尖磨损或折断导致髓角暴露，可引起牙髓病、根尖周病，牙根尚未完全形成则可使牙根停止发育。如折断发生在牙根发育完成前，因牙髓感染，牙乳头遭到破坏，致使牙根发育停止，X线片上可见患牙牙根短，根尖部敞开呈喇叭状。有些圆钝状的中央尖在接触后，逐渐被磨损，相应髓角处可形成修复性牙本质，或畸形中央尖属无髓角伸入型，这类牙的牙髓可保持正常，而不影响牙根的继续发育。

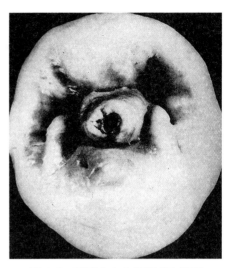

图4-5 畸形中央尖折断或磨损后

【诊断要点】

1．好发于前磨牙𬌗面中央，也可见于牙尖内斜嵴，圆锥形突起或圆钝状突起，高 1～3mm，外层包绕牙釉质。

2．中央尖极易因咬合作用而折断，使牙本质暴露，𬌗面有牙本质颜色的淡黄色圆圈，中央有一深色的小点。

3．牙髓组织常可突入中央尖，X线片可见髓室顶突入中央尖中。

4．中央尖极易折断，导致牙髓感染，进一步发展为牙髓病或根尖周病。

【治疗】

1．无症状圆钝而无妨碍的中央尖可进行观察，暂不处理。

2．尖而长的中央尖易折断或磨损而露髓，可在牙齿萌出后进行少量多次调磨（每次间隔 2～3 周，每次磨除厚度不得超过 0.5mm），促进髓角处修复性牙本质的形成，每次调磨后即涂 75% 氟化钠，以防牙本质敏感。也可在麻醉和严格消毒下，一次性磨去中央尖，制备洞形，并视牙髓是否暴露，选用直接盖髓术或间接盖髓术。

3．年轻恒牙根尖孔尚未形成并发早期牙髓炎者，已引起牙髓或根尖周病变者，应尽量保存活髓行直接盖髓术或活髓切断术，不能保留活髓的尽可能保存牙乳头，行根尖诱导成形术，诱导牙根继续发育完成。牙根发育完成的患牙发生牙髓和根尖周病者，行根管治疗术。

4．牙根短、根尖周感染严重、牙松动明显的患牙，应考虑拔除。

（二）牙内陷

牙内陷（dens invaginatus）是牙在发育时期，成釉器过度卷叠或局部过度增殖，深入到牙乳头中所致的发育畸形。根据牙内陷的深浅程度及形态变异，临床上可分为畸形舌侧窝、畸形根面沟、畸形舌侧尖和牙中牙。

【临床表现】

1．畸形舌侧窝　是牙内陷最轻的一种，多发生于上颌侧切牙。舌侧窝呈囊状内陷，囊底常无牙釉质覆盖，牙本质发育亦较差，加之食物残渣容易滞留，利于细菌滋生，感染可由此进入牙髓，引起牙髓感染、坏死及根尖周病（图4-6）。

2．畸形根面沟　可与畸形舌侧窝同时出现，为一条舌侧纵沟，越过舌隆突至根方，沟的长短深浅不等，严重者可达根尖部，有时将根一分为二，形成一个额外根（图4-7）。畸形根面沟使龈沟底封闭不良,上皮在该处呈病理性附着,并形成骨下袋,成为细菌、毒素入侵的途径,导致牙周组织的破坏。

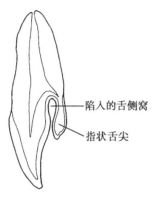

图4-6 畸形舌侧窝剖面

陷入的舌侧窝
指状舌尖

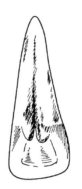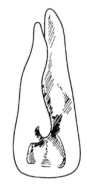

图4-7 畸形根面沟

3. 畸形舌侧尖 除舌侧窝内陷外,舌隆突呈圆锥形突起,有时突起似牙尖。牙髓组织亦随之进入舌侧尖内,形成纤细髓角,易造成磨损而引起继发牙髓病和根尖周病。

4. 牙中牙(图4-8,图4-9) 是牙内陷最严重的一种,牙呈圆锥状,X线片示其深入内陷部好似包含在牙中的一个小牙。

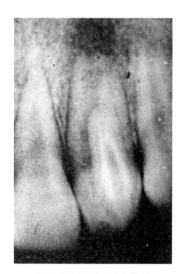

图4-8 牙中牙X线片

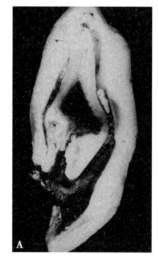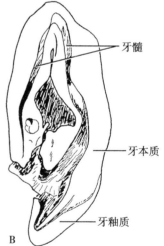

牙髓
牙本质
牙釉质

图4-9 牙中牙

A. 磨片　B. 示意图

【诊断要点】
1. 上颌侧切牙多见,中切牙及尖牙偶见。
2. 畸形舌侧窝 患牙舌侧窝呈囊状凹陷,可继发牙髓感染、坏死及根尖周病。
3. 畸形根面沟 舌侧窝可见异常发育沟越过舌隆突延伸至舌侧根面,重者可达根尖,将牙根分裂为二,可继发牙周组织感染。
4. 畸形舌侧尖 舌隆突呈圆锥形突起,有时突起似牙尖。牙髓组织有时内有髓角深入,易磨损折断,可继发牙髓病和根尖周病。

5. 牙中牙 牙齿呈圆锥形，X线片显示内陷的牙釉质含在牙中的一个小牙。

【治疗】

对牙内陷患牙应进行牙髓活力测试及X线片检查，了解有无并发症发生。

1. 畸形舌侧窝 畸形舌侧窝的牙齿易患龋，应早期进行窝沟封闭或预防性充填，以预防龋齿发生。已发生龋齿的牙应及时治疗，避免进一步发展成为牙髓病和根尖周病。已并发牙髓病及根尖周病者，行根管治疗。

2. 畸形根面沟 应根据沟的深浅、长短及牙髓牙周情况，采取相应的治疗。牙髓活力正常伴腭侧牙周袋者，先作翻瓣术暴露患牙腭侧根面，沟浅者，可磨除并修整外形；沟深者，制备洞形，常规玻璃离子粘固粉充填，生理盐水清洗创面，缝合，上颌牙周塞治剂，7天后拆线。牙髓活力异常伴腭侧牙周袋者，可在根管治疗术后，行翻瓣术，并处理裂沟；若裂沟已达根尖部，因牙周组织广泛破坏，治疗预后不佳，应予拔除。

3. 畸形舌侧尖 如果畸形舌侧尖较圆钝且不妨碍咬合，可不做处理。干扰咬合和高而尖的舌尖可以磨除畸形尖，根据牙髓情况选择行间接盖髓、直接盖髓或部分冠髓切断。注意选择合适的治疗时机，避免影响年轻恒牙的牙根发育。

4. 牙中牙 变异严重的常规X线片不能表现根管的三维形态，可采用CBCT帮助了解髓腔内陷畸形及与根管外侧壁的相接结构。治疗可在显微镜下采用超声技术辅助开展。

5. 严重牙内陷患牙 牙髓、根尖周病及牙周疾病治疗效果差，预后不佳者，可考虑拔除患牙。

（三）融合牙、结合牙、双生牙

1. 融合牙（图4-10） 是两个分别发育的牙胚融合而成，可分完全融合和部分融合两种。融合牙一般认为是压力所致。如果压力发生在两个牙胚钙化之前，则形成牙冠部融合；如果压力发生在牙冠发育完成之后，则为冠分开，根融合，根管可能分开或融合，但牙本质相通连。乳牙融合较恒牙更常见。最常见为下颌乳切牙。此外，正常牙与额外牙也可发生融合。

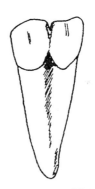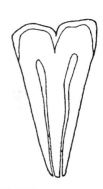

图4-10 融合牙

2. 结合牙 是两个牙在牙根发育完成后发生牙骨质黏连（图4-11）。其原因可能是由于创伤或牙拥挤，两个牙齿间牙槽骨吸收，使两个邻牙靠拢，以后牙骨质增生将两牙结合在一起。结合牙偶见于上颌第二磨牙和第三磨牙区。因其形成时间较晚，而且两牙牙本质各自分开，故易与融合牙相鉴别。

3. 双生牙 是由一个内向的凹陷将一个牙胚不完全分开而形成。通常双生牙为完全或不完全分开的牙冠，有一个共同的牙根和根管。双生牙在乳牙列与恒牙列皆可发生。双生乳牙常伴有继承恒牙的先天性缺失（图4-12）。

【治疗】

1. 融合牙对牙列影响不大时，可不予处理。融合线处可通过窝沟封闭预防龋齿，也可做预防性充填。

2. 乳牙列融合牙或双生牙可延缓牙根的生理性吸收，阻碍其继承恒牙的萌出。如有继承恒牙，应定期观察，及时拔除乳牙。

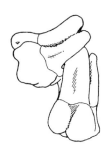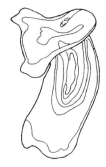

图4-11　结合牙

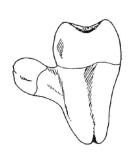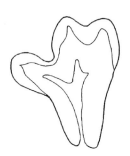

图4-12　双生牙

3. 发生在上颌前牙区的融合牙或双生牙，如影响美观，可用复合树脂、贴面等方式处理，一方面改善美观，另一方面消除菌斑滞留区；也可将患牙适当调磨，使牙略微变小，改进美观。

4. 结合牙易造成菌斑滞留，而引起龋病或牙周组织炎症，必要时可考虑切割分离并拔除非功能牙。

5. 替牙前后应进行X线检查有无恒牙先天性缺失，及时进行间隙管理。

四、牙萌出与脱落异常

牙萌出有一定的生理规律，具有顺序性、对称性和时间性。牙萌出异常，包括早萌、迟萌和异位萌出三类。牙脱落异常最常见的表现为牙齿固连和乳牙滞留。

（一）早萌

早萌指牙萌出过早。多见于下颌乳切牙。在刚出生的婴儿口腔中已经萌出的乳牙，称"诞生牙"。在出生后30天内萌出的乳牙称"新生儿牙"。早萌牙的牙根常发育不全，甚至无牙根，缺乏牙槽骨支持，松动明显；早萌牙影响哺乳，并可因松动脱落误吸，应尽早拔除。

个别恒牙早萌，多为乳牙早失所致。多数或全部恒牙早萌极少见。在脑垂体、甲状腺及生殖腺功能亢进的患者，可出现恒牙过早萌出。控制乳磨牙根尖周围炎症是防止恒牙早萌的重要治疗环节。

（二）迟萌

迟萌指牙萌出过迟。多数或全口牙迟萌，可能与某些系统病及遗传病有关，如佝偻病、呆小症和锁骨颅骨发育不全等，但大多数的患者原因不明。局部因素或外部因素也可能造成迟萌，如牙龈纤维瘤病，致密的结缔组织可阻碍牙齿萌出。

个别恒牙迟萌往往与乳牙滞留有关。恒牙萌出困难，多见于上颌切牙，因乳切牙过早脱落，长期用牙龈咀嚼，使局部黏膜角化增厚，牙龈坚韧肥厚所致。临床上可拍X线片，了解牙胚情况；如有恒牙胚，可在局部麻醉下，施行开窗助萌术，即切除受阻牙切缘部位增厚的牙龈组织，露出切缘以利萌出。但手术前需认真研读X线片，以了解受阻恒牙的牙轴方向、牙根发育状况、牙根是否弯曲等情况，否则若牙根弯曲、牙轴方向异常或存在其他阻碍，行助萌术之后牙齿也难以萌出。

（三）异位萌出

牙齿不在正常牙位上萌出为异位萌出。乳牙较少出现异位萌出。恒牙异位萌出常见于上颌尖牙的唇侧错位、上颌第一恒磨牙错位及上、下颌前磨牙的舌侧错位。其原因多因乳牙滞留占据了恒牙位置或乳牙过早脱落造成邻牙移位，以致空间不够致恒牙异位萌出。若乳恒牙替换时出现恒牙轻度排列不齐、拥挤或错位，在恒牙萌出过程中多可自行调整，不必处理；如不能自行调整，则需正畸治疗。乳牙滞留引起的恒牙异位应及时拔除滞留乳牙；乳磨牙如过早脱落，应做导萌器或间隙维持器，以防止恒牙异位萌出。

（四）牙齿固连

牙齿固连是牙骨质和牙槽骨的直接结合，固连部位牙周膜丧失，患牙的殆面低于邻牙正常的殆平面，有人称之为下沉牙或低殆牙。

【病因】

发病机制至今尚未完全明了，一般认为在乳牙牙根生理性吸收和骨沉积的交替过程中，因牙周组织发育障碍，会出现牙齿固连。

【临床表现】

牙齿固连的发生具有家族性和种族性。乳牙比恒牙好发，下颌牙比上颌牙好发。诊断指征有：牙齿下沉；因牙周膜缓冲作用减少，患牙呈实性叩诊音；患牙正常的生理动度消失；X线表现为牙周膜消失，根骨连接处不清。

【治疗】

对于轻度下沉的患牙，应定期观察能否自行替换。利用树脂、金属冠或嵌体等修复低位乳牙修复维持颌间高度。对于快速进展型、重度低位和牙根吸收缓慢的患牙，可拔除患牙，维持间隙。

（五）乳牙滞留

乳牙滞留是指继承恒牙已萌出，乳牙未能按时脱落，或恒牙未萌出，乳牙仍保留在恒牙列中。

【病因】

继承恒牙先天缺失、埋伏阻生、异位萌出等，乳牙牙根未吸收或吸收不完全，不能按时脱落；或全身因素，如佝偻病、侏儒症、外胚叶发育异常等致多数乳牙滞留。

【临床表现】

混合牙列时期，最常见的是下颌乳中切牙滞留，后继恒中切牙于舌侧萌出，乳牙滞留于唇侧，呈"双排牙"现象。

【治疗】

当恒牙异位萌出，乳牙尚未脱落，应及时拔除滞留乳牙，解除恒牙萌出的障碍。对于继承恒牙先天缺失的乳牙，由于可在牙列中存留很长时间，可承担咀嚼功能，一般尽量予以保留。但由于乳牙的衰老、磨耗，一般不能使用终身，最终会逐渐松动脱落，可根据情况考虑种植修复或其他修复方式。

五、牙数目异常

牙数目异常表现为牙齿数目过多或牙齿数目不足。

（一）牙齿数目过多

指正常牙类、牙数以外额外的牙，又称多生牙。除多生牙外，还可表现为牙瘤。

1. 多生牙　多生牙是人类正常牙列以外的牙。

（1）病因：多生牙的病因至今仍未认定。对额外牙形成原因有数种推测：牙胚的分裂，牙板局部活性亢进，牙板过度增殖，形成过多的牙蕾；或在牙板断裂时，脱落的上皮细胞过度增殖。此外，进化过程中的返祖现象、遗传因素等都可能与之相关。

（2）临床表现：多生牙较少见于乳牙列，多见于混合牙列和恒牙列，其顺序是混合牙列＞恒牙列＞乳牙列。多生牙可发生在牙列的任何部位，也可阻生在颌骨内。最多见为"正中牙"，位于上颌两中切牙间，常为单个，但也可成对，体积小，牙冠呈圆锥形，牙根短。其次是牙弓末端第三磨牙后，称第四磨牙。多生牙对牙列发育的影响，主要表现在对恒牙的发育和萌出方面，如引起恒牙迟萌或异位萌出，出现牙间间隙、牙移位、牙根弯曲、邻牙扭转等。有的还与正常牙融合，或出现含牙囊肿，有的甚至引起邻牙牙根吸收。

（3）治疗：为减少多生牙对乳牙和恒牙列的影响，应尽早发现，及时治疗。已萌出的多生牙应及时拔除。对埋伏的多生牙，如果影响恒牙的发育、萌出及排列，在不损伤恒牙胚的情况下应尽早拔除，拔除手术必须仔细小心，切勿因拔除多生牙而损伤正在发育的恒牙牙胚。若不影响恒牙胚的发育和萌出，可等恒牙牙根发育完成后再拔除额外牙。当多生牙与正常牙形态相似，或牙根有足够长度时，若因多生牙的存在造成正常牙位切牙的牙根吸收或弯曲畸形，可拔除正常牙位切牙而保留多生牙来代替正常切牙。

2. 牙瘤 牙瘤是牙胚细胞异常增殖所致，分为两种类型：组合型牙瘤和混合型牙瘤。组合型牙瘤中，所有的牙体组织有序排列，解剖上与牙相似。多发生于尖牙和切牙区域，上颌比下颌多见，X 线表现为阻射影像，呈小的牙样结构。混合型牙瘤中，仅仅是牙体组织的混合，没有牙的形态，多发生于后牙区，X 线表现为阻射团块。

牙瘤通常没有症状，常在 X 线检查中发现。牙瘤的临床影响与多生牙相似，可造成恒牙不萌或阻生，乳牙滞留，并与牙源性囊肿形成有关。

治疗原则是在不损伤恒牙胚的情况下尽早去除，一般预后较好。

（二）牙齿数目不足

牙数目不足又称先天缺牙。乳牙列的牙缺失比较少见，按照缺失牙的数目，先天缺牙可分为个别牙缺失、多数牙缺失和先天无牙症。

按照与全身性疾病的关系，先天缺牙可分为单纯先天缺牙和伴综合征型先天缺牙。与缺牙相关的综合征有多种，常见的有外胚叶发育不全综合征、Reiger 综合征等。

1. 个别牙或多数牙先天缺失 个别牙缺失指缺失牙齿数目少于 6 颗（除第三磨牙外）；多数牙缺失指缺失 6 颗或更多的牙（除第三磨牙外）。

（1）病因：个别牙缺失的病因尚不明确，可能与牙板生成不足或牙胚增殖受到抑制有关。多数牙先天缺牙多与遗传因素有关。

（2）临床表现：口腔内先天牙缺失的数目和位置不一，可发生于乳牙列，也可发生在恒牙列，恒牙较乳牙多见，且存在明显的种族差异，男女比例约 2 : 3。

恒牙列中任何一颗牙都有先天缺失的可能，除第三磨牙外最常缺失的牙齿是下颌第二前磨牙、上颌侧切牙，上颌第二前磨牙和下颌切牙。最少缺失的是第一恒磨牙，其次是第二恒磨牙。乳牙列的牙缺失比较少见，可见于下颌乳切牙、上颌乳切牙和乳尖牙。乳牙列缺失者，继承恒牙列缺牙可能性大。

先天缺牙的诊断是根据牙的数目、形态、缺牙位置和间隙情况，明确有无牙外伤史和拔牙史，X 线片检查结果是诊断的重要依据。如全景片和 CBCT 检查等。

（3）治疗：处理先天缺牙问题需要全面诊断，同时仔细评估牙弓长度和咬合关系。最重要的原则是恢复咀嚼功能，保持良好的咬合关系。缺牙较少时可不处理。多数牙缺失时，可做义齿修复。

2. 先天性无牙症　先天性无牙症（congenitally total anodontia）是先天完全无牙或大多数牙先天缺失。通常是外胚叶发育不全的表现，同时合并有毛发、指甲、毛囊、皮脂腺、汗腺等发育异常，有家族遗传史。另外有报道单发在恒牙的无牙症，不影响毛发、指甲、皮肤等其他外胚叶器官，常常没有明确的家族史。

（1）病因：外胚叶发育不全综合征导致的先天性无牙症为遗传性疾病，遗传方式尚未完全明了，多数病例是伴 X 染色体隐性遗传，也可为常染色体显性或隐性遗传。

（2）临床表现：先天牙缺失的数目和位置不一，先天牙缺失表现为牙先天缺失、毛发稀疏和皮肤异常等多种综合征。

（3）临床表现：无汗型外胚叶发育不全的主要表现是患儿全身汗腺缺失或缺少，不能出汗或很少出汗，不耐受高温；患儿缺少毛囊和皮脂腺，皮肤干燥而多皱纹；毛发、眉毛、汗毛干枯稀少；指（趾）甲发育不良；患儿躯体发育迟缓、矮小，前额部和眶上部隆凸而鼻梁下陷，口唇突出，耳郭明显。30%～50% 患儿智能较差。

口腔中最突出的表现是先天缺牙，余留牙间隙增宽，距离稀疏，牙形态小，前牙呈圆锥状。无牙部位的牙槽骨不发育，但颌骨发育不受影响。有的涎腺发育不良，唾液少，口干。家长常因患儿不长牙而就诊咨询。

有汗型外胚叶发育不全又称毛发 - 指甲 - 牙综合征，主要表现是患儿汗腺发育正常，其他表现与无汗型外胚叶发育不全相似。口腔表现亦为牙先天缺失，缺失牙数不等或形态发育异常、牙釉质发育不良等。

（4）治疗：早期义齿修复以增强咀嚼能力，促进颌面部发育。随着儿童的生长发育，义齿需要进行适当的调整或重做。有些病例可能需要结合正畸治疗。

第二节　牙体损伤

一、牙体急性损伤

牙体急性损伤（又名牙外伤）是指牙受到各种急剧的机械力作用所发生的急性损伤，在儿童和青少年人群中较多发生，常见于上颌前牙。包括牙震荡（牙周膜的损伤）、牙体硬组织的损伤、牙脱位等。这些损伤可单发，也可同时发生。对于牙体急性损伤患者检查和处理时应注意查明有无颅骨损伤、颌骨和身体其他部位的损伤。

（一）牙震荡

牙震荡是牙周膜受外力作用后的轻度损伤，不伴有牙体组织的缺损。受到外力碰伤或进食时骤咬硬物所致。

【临床表现】

患牙有伸长感，不能咬合，牙齿无移位，无不正常的松动，但对叩诊敏感，龈缘可有少量出血。X 线片表现正常或根尖牙周膜增宽。若损伤较轻，经局部适当休息，几天后症状会逐渐消失，损伤自行恢复。如创伤过大过猛，可出现牙髓症状，遇冷热刺激出现敏感症状。

此时进行牙髓活力测试,则反应不一。一般受伤后牙髓活力测试无反应,数周或数月后反应逐渐恢复。3 个月后仍有反应的牙髓,大多牙髓能保持活力。受伤后牙髓有活力,以后转变为无反应,表示牙髓已坏死,同时伴有牙变色。

【诊断要点】

1. 有外伤或创伤史。

2. 牙体无缺损或折断。

3. 患牙咀嚼痛,有伸长感,龈缘还可有少量出血。

4. 牙髓活力测试时可能出现反应迟钝或敏感。

【治疗】

1~2 周内不用患牙咀嚼。必要时降低咬合。受伤后 1、3、6、12 个月定期复查。若 1 年后牙髓活力测试反应正常,牙冠未变色,可不处理;若牙髓已坏死、牙冠变色,则行根管治疗术。必须指出年轻恒牙的牙髓活力可在受伤 1 年后才丧失。

(二)牙脱位

由于骤然的外力使牙根脱离牙槽窝称为牙脱位。牙脱位时,部分牙周膜撕裂、血管神经断裂,伴有部分牙槽骨骨折和牙釉质不全折断。

【临床表现】

由于作用力的大小与方向不同,牙脱位的表现和程度不一,主要表现为牙部分脱位和牙完全脱位两种形式:

1. 牙部分脱位

(1)脱出性脱位:患牙从牙槽窝内脱出一部分,牙冠较邻牙长,松动明显,有疼痛、移位、龈缘出血等表现,牙伸长感明显。X 线片见根尖牙周膜间隙明显增宽。

(2)嵌入性脱位:患牙嵌入牙槽窝中,临床牙冠明显变短,其𬌗面或切缘低于正常。龈缘可渗血,牙齿不松动,嵌在牙槽骨中。X 线片见患牙根尖的牙周膜间隙消失。

(3)侧向脱位:患牙向唇、舌或近、远中方向移位,常伴有牙槽窝侧壁的折断和牙龈撕裂。X 线片有时可见一侧根尖的牙周膜间隙增宽。

2. 牙完全脱位 牙完全离体或仅有少许软组织相连,牙槽窝空虚。牙脱位后可能发生各种并发症,如牙髓坏死,牙髓腔变窄或消失、牙根外吸收和边缘性牙槽突吸收等。

【诊断要点】

1. 脱出性脱位

(1)有外伤史。

(2)患牙伸长或倾斜移位,牙有松动,叩痛。

(3)有牙周组织损伤,可伴有龈缘出血。

(4)部分脱位者 X 线片显示根尖牙周膜增宽;完全性脱位者,牙齿完全脱出牙槽窝。

2. 嵌入性脱位

(1)有外伤史。

(2)临床牙冠变短或伴有扭转,有叩痛。

(3)龈缘可渗血,牙齿不松动。

(4)X 线片显示牙周膜间隙消失。

3．侧向脱位

（1）有外伤史。

（2）患牙向唇、舌或远中方向移位。

（3）常伴有牙槽窝侧壁的折断和牙龈撕裂。

（4）X线片有时可见一侧根尖的牙周膜间隙增宽。

【治疗】

牙脱位的治疗原则是保存患牙。

1．部分脱位牙　应在局麻下复位，结扎固定4周。术后3、6、12个月复查，测试并记录牙髓活力情况。若发现牙髓坏死，应及时作根管治疗。

2．嵌入性脱位牙　应在复位后2周内行根管治疗术，因常伴有牙髓坏死，且易发生牙根吸收。对嵌入的年轻恒牙，不可强行拉出，仅需对症处理，随访观察，任其自然萌出。

3．完全脱位牙　应立即进行牙再植术，在半小时内再植（再植时间越早，预后越好），90%患牙牙根可避免牙根吸收。因此，牙脱位后，应立即将牙放入原位，如牙已被污染，应就地用生理盐水或无菌水冲洗，然后放入原位。如果不能即刻复位，可将患牙放置于患者的舌下或口腔前庭处，也可保存在生理盐水或牛奶中，切忌干藏。应尽快就医，行牙再植术。

对完全脱位牙，还应根据患者年龄、离体时间的久暂，做具体的处理方案：

（1）根尖发育完成的脱位牙：若就诊迅速或复位及时，应在术后3～4周再行根管治疗术。如果脱位在2小时以后再就诊者，则需要在体外完成根管治疗术，并经根面和牙槽窝刮治后，将患牙植入固定。

（2）年轻恒牙完全脱位：若就诊迅速或自行复位及时者，牙髓常能继续生存，不要贸然拔髓，一般疗效良好。若就诊不及时或拖延复位时间，则只能在体外完成根管治疗术，搔刮根面和牙槽窝后再植，预后欠佳。

 知识拓展

牙再植后愈合的三种形式

1．牙周膜愈合　牙与牙槽骨之间形成正常牙周膜愈合。这种机会较少，仅限于脱位牙离体时间较短的牙，牙周膜尚存活且无感染者。

2．骨性粘连　牙根的牙骨质和牙本质被吸收并由骨质所替代，从而使牙根与牙槽骨紧密相连。临床上表现为牙松动度减少，X线表现为无牙周膜间隙。常发生在受伤后的6～8周，可以是暂时性，能自然停止，也可呈进行性，甚至牙脱落。此过程可持续数年或数十年。

3．炎症性吸收　牙根面和根周牙槽骨均有吸收破坏，由炎性肉芽组织替代。在受伤后的1～4个月即可在X线表现为广泛的骨透射区和牙根面吸收。

（三）牙折

牙折是由于主要为外力直接撞击牙所致，也可因咀嚼时咬到沙石、碎骨等硬物而发生。以上颌前牙多见。由于外力大小、作用方向不同，牙折断的部位和范围也不同。

【临床表现】

根据折断部位可分为冠折(图4-13)、根折(图4-14)和冠根联合折三类。

1. 冠折 多见于上颌中切牙切角或切缘水平折断。可表现为未露髓和露髓两种情况。冠折未露髓又分牙釉质折断和牙本质折断,前者折断范围限于冠部牙釉质,缺损小,牙本质未暴露,后者折断线达牙本质,可出现牙齿敏感症状,有时还可见近髓处透红。冠折露髓时,折断面上可见微小或明显的露髓孔,冷热刺激敏感,探痛明显。

2. 根折(root fracture) 多发生在成年人,根折按折断部位的不同可分为根颈1/3折、根中1/3折及根尖1/3折。最常见为根尖根折1/3折。根折后患牙疼痛,触痛明显,不能咬合。牙松动度依折断部位而异,根折线越近牙颈部,松动度越大。根折X线片检查是诊断根折的重要依据,但不能显示全部根折病例。必要时可进行CBCT检查。牙髓活力测试结果不一。由于根折处能为水肿牙髓提供减压的通道,并由此与牙周膜建立侧支循环,因此多数根折牙能保留活髓,只有20%~24%的病例发生牙髓坏死。

3. 冠根联合折 折断线累及牙的冠部和根部,均与口腔相通,牙髓常暴露。患牙断片动度大,触痛明显。

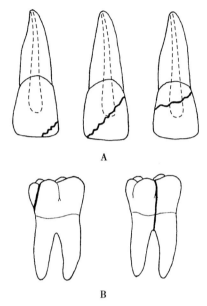

图4-13 冠折
A. 前牙冠折 B. 后牙冠折

【诊断要点】

1. 冠折

(1)有外伤史。

(2)冠折程度轻重不等,检查可有牙釉质折断,牙本质暴露或牙髓外露。

(3)患牙对冷热酸甜敏感。可伴有创伤性牙周膜炎,牙槽突骨折,或伴有牙髓充血,牙本质敏感症等。

2. 根折

(1)有外伤史。

(2)可有叩痛和松动,触痛明显,不能咬合。

(3)X线片显示牙根上有透射影。

(4)冠侧断端可有移位。

(5)可有龈沟出血,根部黏膜触痛。

3. 冠根联合折

(1)有外伤史。

(2)可有叩痛和松动。

(3)X线片显示牙根上有透射影。

(4)冠侧断端可有移位,可有牙釉质折断,牙本质暴露或牙髓外露。

(5)可有龈沟出血,根部黏膜触痛。

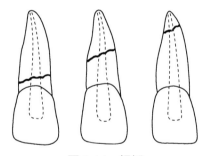

图4-14 根折
A. 根颈1/3折断 B. 根中1/3折断
C. 根尖1/3折断

【治疗】

1. 冠折　对于冠折的患牙，治疗前首先应了解冠折的范围和判断牙髓的状态。

少量牙釉质折断，牙本质未暴露者，调磨锐利边缘，追踪观察牙髓情况。少量牙釉质、牙本质折断者，可用间接盖髓，复合树脂修复。冠折近髓或露髓者，根管治疗后再修复牙冠。根尖孔尚未形成的年轻恒牙，可酌情采用间接盖髓术、直接盖髓术或活髓切断术，待根尖形成后再作根管治疗。

对于活髓牙，应在治疗后第1、3、6个月及以后几年定期复查，每半年复查1次，以判断牙髓的活力情况以及年轻恒牙牙根形成情况。对已有牙髓或根尖周病变的患牙，应行牙髓摘除。牙的永久性修复都应在受伤后6～8周后进行。

2. 根折　根折的治疗取决于折断的部位。

（1）根尖1/3处折断，调𬌗后观察（多数情况下颌牙髓活力正常时只需上夹板固定），无须牙髓治疗。当牙髓发生坏死时，应迅速进行根管治疗。

（2）对于根中1/3折断的患牙，可用夹板固定，如牙冠端有错位时，应将牙冠端复位后用夹板固定。随后每月复查1次，检查固定夹板是否松动、脱落，测试牙髓活力，如发现牙髓坏死应及时进行根管治疗。粘接夹板技术是固定根折的最简便方法，其主要原理是利用酸蚀粘接技术将患牙同两侧的邻牙固定在一起，4～6个月待根折愈合后再去除夹板。

（3）根颈1/3与口腔相通的根折，将不会出现自行修复。如折断线在龈下1～4mm、断根不短于同名牙的冠长，牙周情况良好者，可摘除断端冠部分，做根管治疗术，然后选用切龈术，正畸牵引术（图4-15）或牙槽内牙根移位术（图4-16），使临床牙冠延长术后3个月，用桩冠修复。

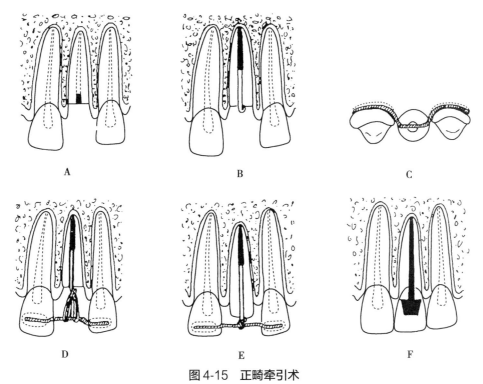

图4-15　正畸牵引术

A. 颈侧1/3根折　B. 根管治疗后，4～8周根管内置桩钩　C. 唇弓预备

D. 弹力牵引　E. 固定结扎2～3个月　F. 桩冠修复

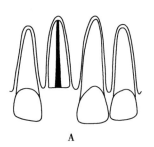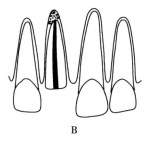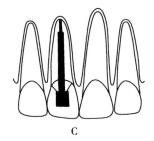

图 4-16 牙槽内牙根移位术

A. 完成根管充填 B. 牙根断端拉至龈缘,凿去根尖骨壁填入根尖间隙 C. 完成桩冠修复

 知识拓展

根折(根尖及根中 1/3 折)转归的四种形式

1. 两断端由钙化组织联合,与骨损伤的愈合很相似。
2. 结缔组织将各段分开,断面上有牙骨质生长,但不出现联合。
3. 未联合的各段由结缔组织和骨桥分开。
4. 断端由慢性炎症组织分开,根端多为活髓,冠侧段牙髓常坏死。这种形式实际上不是修复和愈合的表现。

　3. 冠根联合折　患牙多数需拔除。少数情况下,折断线距龈缘近或剩余牙根长则可摘除断片,根管治疗后行桩冠修复。

 知识拓展

牙外伤的并发症

　1. 牙髓充血　牙外伤不论伤势轻重,均可引起不同程度的牙髓充血,其恢复情况与患者年龄、全身状况关系密切,应定期观察其恢复情况。

　2. 牙髓出血　牙冠呈现粉红色,可于外伤后当时出现,也可经一定时间后才出现。年轻恒牙微量出血有可能恢复正常,成年人牙不易恢复,日久变成深浅不等的黄色。患牙如无其他症状,不一定做根管治疗。

　3. 牙髓暂时失去感觉　牙外伤后,牙髓可能失去感觉,对活力测试无反应。经过一段时间(1～13 个月)以后,牙髓活力可能缓慢地恢复正常。这种情况多发生于年轻恒牙。因此牙外伤后当时牙髓活力测试无反应,不一定说明牙髓坏死,不必立即做根管治疗,应定期观察,诊断明确后再处理。

　4. 牙髓坏死　脱位、根折、牙震荡和(这样写的感觉是处理正确的冠折不会发生牙髓坏死)患牙均可发生牙髓坏死,其中嵌入性脱位的牙髓坏死发生率最高。牙根发育完全的外伤牙牙髓坏死发生率明显增高。发生牙髓坏死后,应立即行根管治疗。

　5. 牙髓钙化　多见于年轻恒牙脱位后,患牙牙冠颜色可略变暗,牙髓活力迟钝或无反应。X 线片显示牙髓腔和根管影像消失。如无症状可不处理。

6. 牙根吸收 脱位和根折的外伤牙后期可出现牙根外吸收和牙内吸收。根管治疗时，在根管内封入氢氧化钙可以预防和停止牙根吸收的发生和进行。牙根外吸收患牙偶伴有骨性愈合。

二、牙体慢性损伤

（一）磨损

根据牙齿硬组织缓慢渐进性缺损的原因、速度及危害，分为磨耗和磨损。在正常咀嚼过程中牙体硬组织的缓慢丧失，称为磨耗，缺损程度与年龄基本相符，并对保持牙周组织的健康有重要意义。除正常的咀嚼运动外，高强度、反复的机械摩擦造成的牙体硬组织的快速丧失称为磨损，应加以防治。

【病因】

1. 牙体硬组织结构不完善 如牙釉质发育不全或矿化不全时，硬度较差，易出现磨损。

2. 咬合关系不良 口腔内牙缺失过多或排列不齐，可造成个别牙或一组牙咬合力负担过重而发生磨损；咬合关系异常，如深覆𬌗、对刃𬌗或有𬌗干扰的牙磨损严重。

3. 硬食习惯 常吃粗糙或硬食者，全口牙出现磨耗。

4. 不良习惯、刷牙不当 工作时紧咬牙或磨牙等不良习惯可造成局部或全口牙齿的严重磨损；以牙咬物等不良习惯则造成牙齿特定部位的过度磨损。

5. 系统性疾病 内分泌紊乱、神经官能症和胃肠功能紊乱等全身性疾病，导致咀嚼肌功能失调，使全口牙磨损过度。

【临床表现】

磨损从牙齿表面向深层逐渐进行，在牙外表面发生变化的同时出现不同的并发症。最初在牙尖和切缘处形成小而光滑的平面，随着磨损加重，牙尖磨平，牙釉质部分丧失，露出淡黄色牙本质或出现小凹面；当牙釉质全部磨损后，咬合面除周围环以乳白色半透明的牙釉质外，均为黄色光亮的牙本质。磨损较快，牙本质暴露迅速者，可出现牙本质敏感症状；磨损达牙本质中层后，牙髓因长期受刺激而发生渐进性坏死或髓腔闭锁；牙本质过度磨损可使髓腔暴露，引起牙髓病和根尖周病；不均匀的磨损可形成高陡牙尖和尖锐的牙釉质边缘，刺激颊、舌黏膜，引起创伤性溃疡或黏膜过角化；造成咬合创伤，产生食物嵌塞。全口牙齿严重磨损使牙冠变短、颌间垂直距离变小，引起颞下颌关节功能紊乱。

【诊断要点】

1. 轻度 切缘或牙尖磨损，牙本质暴露，可有牙本质敏感症或无自觉症状。

2. 中度 牙冠部硬组织大面积磨损，功能尖已磨平或在磨损的牙本质面上又出现凹陷的磨损面。可出现牙本质敏感症并同时有食物嵌塞、龈乳头炎及𬌗创伤。

3. 重度 继发牙本质暴露或髓角暴露，可并发牙髓病、牙髓坏死或根尖周病。颌间垂直距离变小，引起颞下颌关节功能紊乱。

【治疗】

去除病因，修复缺失牙，磨除过锐牙尖，调整咬合关系，纠正不良习惯，治疗引起磨损的全身性疾病。磨损无症状者不需处理。不均匀磨损应调𬌗；出现牙本质敏感者，行脱敏治疗。个别牙齿重度磨损、与对颌牙之间有空隙的小凹陷可充填治疗。并发牙髓病或根尖周病者，行牙髓治疗。牙体组织缺损严重者可在牙髓治疗后用高嵌体或全冠修复。多个牙齿重度磨损可用粭垫适当恢复颌间距离。

（二）楔状缺损

楔状缺损是指牙颈部硬组织，由于某些因素长期作用发生缓慢损耗，形成类似楔形的组织缺损，多见于成年人的前磨牙和尖牙，多发生于牙的唇、颊面。乳牙及年轻恒牙几乎不发生。

【病因】

1. 刷牙方法不正确　横向刷牙，是导致楔状缺损的主要因素。不刷牙的人很少发生此病，牙的舌面偶见发生，而唇颊向错位牙楔状缺损常很严重。楔状缺损的牙常伴有牙龈退缩，牙根暴露。

2. 酸的作用　龈沟内的酸性环境可使牙颈部的硬组织脱矿，受摩擦后造成缺损。唾液腺的酸性分泌物、酸性食物、胃液反流等均与楔状缺损的发生有关。

3. 牙颈部的结构　牙颈部釉牙骨质交界处，牙釉质和牙骨质覆盖量最小，甚至缺乏，组织结构较薄弱，易被磨损。

4. 应力作用　颊侧牙颈部是应力集中区。长期的咀嚼力，可使牙体组织疲劳，于应力集中区出现损坏。

除上述因素外，牙刷毛的硬度、牙膏中颗粒的直径、刷牙的力度与楔状缺损的发生、发展呈正相关。

【临床表现】

楔状缺损与年龄间存在正相关关系，年龄越大，缺损越严重。以口角附近的牙齿（尖牙、前磨牙）为重。严重者可累及多个牙甚至全口牙。患牙一般没有牙周病。楔状缺损可因深度不同而有不同表现。

1. 浅型　损害在牙釉质和牙骨质内，可有轻度牙本质敏感症状。缺损很浅甚至没有。

2. 中型　损害在达牙本质中层或深层。典型的楔状缺损由两个平面相交或三个平面组成，口大底小，缺损表面光滑坚硬，边缘整齐，无色或轻度染色（图4-17）。

3. 深型　可导致牙髓腔暴露，甚至发生牙齿横向折断，可引起牙髓病和根尖周病。

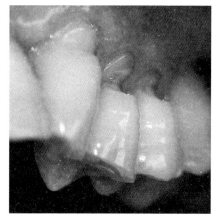

图4-17　上颌牙楔状缺损

楔缺深度达牙本质深层，以23，24，25为重。

【诊断要点】

1. 牙颈部硬组织缺损，唇颊面多见。

2. 缺损面光滑、坚硬，无色或轻度染色。

3. 可无任何症状或出现牙本质敏感症状，亦可继发牙髓病和根尖周病。

4. 患者有横刷牙习惯。

5. 患牙一般没有牙周病。

【治疗】

1. 缺损浅、无症状者，不需特别处理。

2. 有过敏症状者，可行脱敏治疗。

3. 缺损较深者，用玻璃离子粘固剂或复合树脂充填修复。缺损较深近髓者，应先垫底再充填。

4. 损害达牙髓腔者，行牙髓治疗或根管治疗。

5. 牙齿横向折断者，可行根管治疗术后再行桩核冠修复。

【预防】

1. 调整咬合　必要时可通过正畸、修复等方法恢复咬合关系。

2. 改正刷牙方法　用刷毛较软的牙刷和磨料较细的牙膏。

3. 注意饮食　避免大量摄取酸性饮食。

4. 改变咬异物、硬物等不良习惯。

（三）酸蚀症

酸蚀症是牙在酸雾或酸酐的侵蚀下，造成牙体硬组织丧失的疾病。

【病因】

牙酸蚀症的致病因素主要是酸性物质对牙体组织的脱矿作用，而宿主的因素可以影响酸性物质导致牙酸蚀症的作用。有研究发现无论饮食结构如何，牙酸蚀症仅发生于易感人群。

1. 酸性物质　接触酸雾或酸酐是直接病因。根据来源分为外源性酸和内源性酸。

（1）外源性酸：长期接触酸性物质的工人容易发生酸蚀症，酸蚀多发生于前牙的唇面，是一种职业病。随着社会进步和劳动条件的改善，这种职业病已明显减少。而饮食习惯导致的酸蚀症明显增多。如长期大量饮用含有果酸、柠檬酸、乳酸、碳酸等弱酸的酸性饮料，长期口服酸性药物，如补铁制剂、维生素 C 咀嚼片等。

（2）内源性酸：主要见于各种原因导致的胃液反流，如胃溃疡、食管裂孔疝、妊娠、酗酒等。酸蚀发生在牙齿的腭、舌面。

2. 宿主因素

（1）唾液因素：如果唾液流速和缓冲能力降低，如头颈部化疗、涎腺异常或长期服用镇静药、抗组胺药等，则牙面接触酸性物质发生酸蚀症的可能性就更大。

（2）生活方式的改变：酸性饮食过多的生活习惯，或临睡前喝酸性饮料的习惯。剧烈的体育运动导致脱水和唾液流速下降，加上饮用酸性饮料可对牙造成双重损害。

（3）刷牙因素：刷牙的机械摩擦作用加速了牙面因酸脱矿的牙硬组织缺损，对口腔卫生过分关注，频繁刷牙，尤其是饭后立即刷牙可能加速酸蚀症的进展。

（4）其他因素：咬硬物或夜磨牙等与酸性物质同时作用，可加重酸蚀症。

【临床表现】

早期往往仅表现为牙本质敏感，尤其对冷、热刺激敏感。以后逐渐产生实质性缺损。损害的形式因酸而异。

1. 盐酸所致者　表现为自切缘向唇面形成刀削状的光滑斜面，质硬而无变色，切端因变薄而折断。

2. 硝酸所致者　易发生在牙颈部，主要为牙面脱钙，形成白垩色、黄褐色或灰褐色斑块，质地松软，易形成实质缺损。

3. 硫酸所致者　一般不引起牙酸蚀，只是患者感觉口腔有酸涩感。

4. 食物酸　主要引起上颌前牙唇面光滑而浅的缺损。长期返酸的胃病患者，则引起牙齿腭、舌面或后牙咬合面的损害，这些部位脱矿后出现小点状凹陷。

酸蚀症进一步发展，可使髓腔暴露，继发牙髓炎和根尖周病。严重的酸蚀症，还可出现皮炎、呼吸道炎症、嗅觉减退、食欲不振、消化道障碍等全身症状。

【诊断要点】

1. 有长期接触酸雾或喜酸食或胃液反流的病史。

2. 多数牙遇冷、热、酸、甜等刺激时敏感，或有咀嚼痛。

3. 不同种类的酸蚀形成不同牙齿损害。盐酸：前牙唇面呈刀削状的光滑面，质硬而无变色，切端因变薄而折断；硝酸：牙面脱钙，形成白垩色、黄褐色或灰褐色斑块，质地松软，易形成实质缺损；胃酸：牙齿腭、舌面或后牙咬合面的损害，这些部位脱矿后出现小点状凹陷。

4. 酸蚀症发展可继发牙髓炎和根尖周病。

5. 严重还可出现皮炎、呼吸道炎症、嗅觉减退、食欲不振、消化道障碍等全身症状。

【防治】

预防酸蚀症的根本方法是消除和减少劳动环境中的酸雾。戴防酸口罩、定时用 2% 碳酸氢钠漱口。注意自我防护，避免口呼吸。还应注意调整饮食结构，尽量减少酸性食物的摄入。

对已出现症状的酸蚀症患者，酌情采取相应的治疗措施。有牙本质敏感者，行脱敏治疗。牙体缺损影响美观者，用光固化复合树脂、烤瓷冠或桩冠修复。并发牙髓病或根尖周病者，行牙髓治疗或根管治疗术后再行光固化复合树脂、烤瓷冠或桩冠修复。高危人群及已治疗者应定期复查。

（四）牙隐裂

牙隐裂是指发生在牙表面上非生理性、微小、不易被发现的裂纹。这种裂纹深达牙本质或直达髓腔，是引起牙痛的原因之一，也是导致成年人牙齿劈裂而丧失的一种主要疾病。由于临床上较多见，而裂纹又易被忽视，故应给予足够的重视。

【病因】

病因分为内因与外因两方面。

1. 内因　牙齿各个部分的结构、形态、厚薄不同，抵御外力的能力也不同。正常人牙齿结构中的窝沟和釉板均为牙齿结构的薄弱环节，这些部位不仅本身的抗裂强度低，而且是牙齿承受正常咬合力时的应力集中部位。牙尖斜面牙尖斜度越大，所产生的水平分力就越大，牙隐裂发生的机会也越多。

2. 外因　创伤性𬌗力是牙隐裂发生的重要致病因素。随着年龄的增长，由于牙齿磨损不均匀而出现高陡牙尖，此时原为正常的咀嚼力则变为创伤力，使窝沟底的釉板向牙本质方向加深加宽，这就是隐裂的开始。此外，事故中外力、医源性损伤等都可导致牙隐裂。研究表明温度作用也与牙隐裂相关，由于牙釉质和牙本质的膨胀系数不同，在长期的冷热温度循环作用下，牙釉质表面可出现裂纹。

【临床表现】

牙隐裂好发于第一磨牙，其次是第二磨牙和前磨牙。部位以磨牙和前磨牙的颊侧颈部、上颌磨牙的近中腭尖等多见。患牙遇冷热刺激出现激发痛、咬合痛、自发痛，病史可长达数月甚至数年。牙隐裂因肉眼很难发现，故凡出现上述症状而未能发现患牙有深的龋洞、深的牙周袋或牙面上的敏感点时，应考虑可能存在牙隐裂，需仔细检查有无裂线。要注意发育沟是否延长，上颌磨牙隐裂线常与𬌗面远中舌沟重叠，下颌磨牙和前磨牙隐裂线常与𬌗面近、远中发育沟重叠，并越过边缘嵴到达邻面或与𬌗面颊舌沟重叠。前磨牙隐裂线常呈近远中向。

对于难以判断的裂纹，可先将牙面擦干，然后在相应部位涂2%碘酊或龙胆紫（图4-18），若有裂纹存在，颜色则可渗入将其显示清楚。也可将小棉签置于可疑牙的牙尖上，嘱患者咬合，如出现短暂的撕裂样疼痛，则提示该牙可能有隐裂存在。

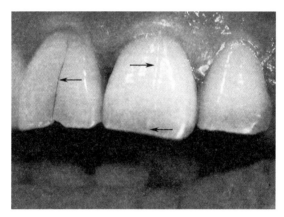

图4-18　上颌前牙隐裂
11涂碘酊后隐裂显示清晰；21未涂染色剂，隐裂显示不明显。

【诊断要点】
1. 病史和症状　患牙遇冷热刺激出现激发痛、咬合痛、自发痛的病史。
2. 𬌗面隐裂与发育沟吻合并延伸越过边缘嵴。
3. 碘酊涂染后出现浸染，透照检查时可见深入牙体内的阴影。
4. 棉卷咬诊、探针加力探诊时出现明确的疼痛。
5. 隐裂处常有色素沉着，可继发龋病、牙髓充血、牙髓炎、牙髓坏死、根尖周炎。

【治疗】
对隐裂牙，首先应降低咬合，调整过陡的牙尖，减低牙尖斜度，减少劈裂力量，排除𬌗干扰，防止隐裂加深。同时诊治口腔其他患牙，修复缺失牙，以均衡全口𬌗力负担。若隐裂伴有牙髓病或根尖周病，可行牙髓治疗或根管治疗。对症治疗之后，及时行嵌体、全冠等修复。

第三节　牙本质敏感症

牙本质敏感症（dentine hypersensitivity，DH）是指牙齿在受到外界刺激，如温度（冷、热）、化学（酸、甜）、机械作用（摩擦或咬硬物）及渗透压等所引起的短暂、尖锐的疼痛或不适的症状，随着刺激的出现和消退而迅速出现和消失。它是多种牙体病共有的一种症状，而不是一种独立疾病。

【病因】

1. 牙体硬组织病　使牙本质迅速暴露的各种疾病,如磨损、楔状缺损、龋病、牙釉质发育不全、牙折、酸蚀症等均可发生牙本质敏感症。通常与牙本质的暴露时间和修复性牙本质的形成速度有密切关系。有时敏感症状也会慢慢自行消失。

2. 牙周组织病　牙龈萎缩或牙周袋形成,牙颈部暴露也会出现牙本质敏感。

3. 医源性　充填修复时边缘不密合,使缝隙处牙本质暴露。过度的龈下洁治和根面平整术会破坏牙根表面的牙骨质,使牙本质暴露。

4. 其他　健康状况不佳、神经衰弱、长期失眠,月经期和妊娠后期妇女、因疾病和过度疲劳全身抵抗力下降时,都会使全身应激性增高,神经末梢敏感性增强,这时即使牙本质未暴露,也会使全口牙齿出现敏感症状。当身体情况恢复正常后,敏感症状自行消失。

【临床表现】

DH 主要表现为激发痛,当刷牙、咬硬物、遇冷、热、酸、甜刺激时产生酸痛,刺激去除后,症状立即消失。

探诊是检查 DH 最常用和简单的方法。用探针尖在牙面上探查时,可发现一个或几个敏感点或敏感区,尤其在𬌗面釉牙本质界和颈部釉牙骨质界处更为敏感。当探诊压力达到80g 时仍无反应时,视为该牙不敏感。

【诊断要点】

1. 患牙主要为激发痛,去除刺激后症状立即消失。

2. 可探查到敏感点。

3. 常伴有造成牙本质暴露的牙体硬组织病。

4. 患者可有健康状况不佳、神经衰弱、长期失眠等全身背景。

【治疗】

首先确定产生牙本质敏感症的原因是局部因素所致,还是由全身因素引起。全身因素所致者,通过治疗系统性疾病,或适当休息,过敏症状可得到缓解。局部因素引起者,一般采用脱敏治疗,其原理是通过药物在牙本质层形成非传导性、不溶性物质,或使牙本质小管内容物凝固变性,或促使修复性牙本质形成,从而使过敏症状消失。

1. 牙本质暴露者　利用药物脱敏、激光脱敏及复合树脂充填修复等方法达到封闭牙本质小管的目的。

(1)氟化钠法:在隔湿、干燥牙面后,用 75% 氟化钠甘油反复涂擦过敏区 1～2 分钟,重复 2～3 次。氟化钠对软组织无刺激性,不会使牙变色,应用安全方便,适用于牙颈部过敏。

(2)氯化锶:用 10% 氯化锶牙膏,也可局部涂擦 75% 氯化锶甘油或 25% 氯化锶。

(3)碘化银:隔湿、干燥牙面后,涂 3% 碘酊 0.5 分钟后,再用 10%～30% 硝酸银液,牙面上出现灰白色沉淀物,0.5 分钟后,同法再涂擦过敏区 1～2 次即可。

(4)树脂类脱敏剂:作用机制为使牙本质小管内蛋白质沉淀,封闭牙本质小管,降低其通透性而阻断外界刺激。

(5)钾盐:多采用 5% 硝酸钾和 30% 草酸钾脱敏。

(6)激光:目前用 Nd:YAG 激光,功率范围是 0.75～15W。照射过敏区每次 0.5 秒,8～20 次为一疗程,是治疗牙本质敏感的安全阈值。

(7)复合树脂充填法:对药物治疗无效、过敏区局限者可采用。必要时行牙髓失活治疗。

（8）其他：使用含氟牙膏、咀嚼核桃仁、生大蒜或茶叶等食疗亦有一定的脱敏效果，适用于全口或多数牙咬合面过敏。这些方法安全简便，可在家中自行使用。

2. 治疗牙周病及咬合创伤。

3. 避免医源性破坏牙体硬组织。

4. 注意全身状态的调整。

小 结

　　牙体硬组织非龋性疾病是指非龋性因素引起的牙体硬组织色、形、质的改变。种类较多。包括牙发育异常、牙体损伤和牙本质敏感症三大类别。牙发育异常和牙体急性损伤都易发生于儿童期，如果出现氟牙症、畸形中央尖、牙震荡、牙脱位、牙折、等牙体硬组织非龋性疾病症状应嘱患者及时就诊，否则影响患儿的美观、发音、咀嚼系统的发育，应及早进行治疗。牙体慢性损伤中的酸蚀症近年来在青少年患病率增高明显，与饮食密切相关，而磨损、楔状缺损、牙隐裂、牙本质敏感症等病症时，为防止疾病的发展也应及早治疗，必要时联合口腔修复科一同治疗。

（邹慧儒　熊均平　倪成励）

思考题

1. 导致牙釉质发育不全的病因有哪些？哪些疾病可以表现为牙釉质发育不全？

2. 如何预防氟牙症的发生？

3. 畸形中央尖的治疗原则是什么？

4. 牙折的分类及治疗原则是什么？

5. 楔状缺损的病因有哪些？治疗原则是什么？

6. 酸蚀症是什么原因导致的？如何预防？怎样加强宣教？

7. 牙本质敏感症的发病机制是什么？如何治疗？

第五章　牙髓病和根尖周病

学习目标

1. 掌握：牙髓病和根尖周病病因，临床分类，临床表现，诊断和鉴别诊断，治疗原则；盖髓术和牙髓切断术的治疗步骤；根管治疗术的概念，病例选择和各牙位的髓腔应用解剖特点；常用根管预备技术的基本步骤，优缺点和注意事项；根管充填材料的种类和性能以及侧方加压根管充填方法。

2. 熟悉：牙髓组织及根尖周组织生理学特点；牙髓病和根尖周病治疗中疼痛和感染控制的方法；根管治疗中各种手用不锈钢器械和机用镍钛器械的特点；垂直加压根管充填技术和根尖手术的适应证；根管治疗并发症发生的原因、处理原则和预防其发生的方法。

3. 了解：慢性根尖周炎的分型和病理变化；牙髓病和根尖周病治疗计划的制订；根管治疗中根管超声冲洗和消毒药物的使用；其他类型的根管充填方法；口腔科手术显微镜的结构和工作原理及在根管治疗中的应用；根管治疗并发症种类；根管再治疗术前评估；根管治疗后牙体修复的重要性及牙体修复的材料与方法。

牙髓病是指发生在牙髓组织的疾病，包括牙髓炎、牙髓坏死和牙髓退变等。其中以牙髓炎最多见。根尖周病是指发生在根尖周组织的炎症性疾病，多为牙髓病的继发病。

牙髓病和根尖周病是多因素交互作用所致的、病理机制非常复杂的病损，发病机制尚不明确。目前认为两者的病因相似，多为细菌感染引起。临床常见龋病引起牙髓病，再进一步发展为根尖周病；两者均可引起疼痛症状；治疗程序和方法有一定的连续性和一致性。因此，常将牙髓病和根尖周病一并叙述，统称为牙髓病学。

第一节　牙髓及根尖周组织生理学特点

一、牙髓生理学特点

（一）牙髓形态及组织结构特点

牙髓组织是一种特殊的疏松结缔组织，位于由牙本质围成的牙髓腔内，借助于根尖孔与根尖周组织相通,由细胞和细胞间成分组成。除具备其他疏松结缔组织的特点外,还具有自身的特点:①被无让性的牙本质包围,使牙髓易产生疼痛,且疼痛剧烈,炎症不易引流;②无有效的侧支血液循环,一旦出现炎症难以恢复;③基质富含纤维且具有黏性,临床可用拔髓针将有活力的牙髓从髓腔内完整拔出,检查可见:正常有活力的牙髓是一个坚实的,具有黏性和弹性的实体,并能保持它在牙髓腔中的形态。

1. 牙髓细胞 牙髓细胞包括成牙本质细胞、成纤维细胞、防御细胞和储备细胞等四种。①成牙本质细胞是一种特殊的牙髓结缔组织细胞,具有形成牙本质的作用,是牙髓牙本质复合体的特征性细胞,细胞突可贯穿整个牙本质层,到达釉牙本质界或牙本质牙骨质界;②成纤维细胞是牙髓中的主体细胞,又称牙髓细胞,其健康状态可反映牙髓的年龄和活力,并反映牙髓抵御外界刺激的潜能;③防御细胞包括巨噬细胞、树突状细胞、淋巴细胞和肥大细胞等,它们可能与牙髓细胞的免疫监视作用有关。炎症时,这些细胞的数目明显增多;④储备细胞是牙髓细胞的储备库,可根据需要分化成不同类型的细胞,如分化为成纤维细胞或成牙本质细胞,炎症时也可分化为巨噬细胞、破牙本质细胞。

2. 细胞间成分 牙髓细胞间成分包括胶原纤维、不定形基质和细胞间组织液,它们在维持牙髓结构的完整性和牙髓生理功能方面具有重要意义。如交织成松散和不规则网状结构的胶原纤维可支持牙髓组织中的其他结构成分;基质是细胞间的不定形胶状物质,主要成分是蛋白多糖,是血管与细胞之间传递营养物质和废料的介质。来源于毛细血管的组织液,其成分与血浆相似,有利于可溶性物质来往于基质中,炎症时基质可以快速释放出游离的水,使组织压增高。

3. 牙本质牙髓复合体 在生理状态下,牙本质内存在体液循环和神经感受的功能依赖于牙髓的存在。从组织发育和功能方面来说,当牙本质受到刺激时,牙髓组织会发生相应的反应,牙本质的活力密切依赖牙髓的生活状态,如牙髓活性丧失,任何加于牙本质的刺激,都不会引起反应。牙本质的不断发育也与牙髓活力密切相关。

因此,近代许多学者都把牙本质和牙髓联合起来,作为一个组织单位,称为牙本质 - 牙髓复合体(dentin-pulp complex),牙本质是这个复合体的矿化部分,牙髓则是它的非矿化部分,对研究牙本质龋的病变过程具有重要的意义。

(二)牙髓的功能

牙髓具有四种基本功能:形成功能、营养功能、感觉功能、防御功能。

1. 形成功能 牙髓中的成牙本质细胞在牙的整个生命过程中有不断形成牙本质的功能,初期形成的牙本质为原发性牙本质,当原发性牙本质形成之后,牙髓会继续形成牙本质,即形成继发性牙本质。外界刺激可诱发牙髓的成牙本质细胞形成修复性牙本质。

2. 营养功能 牙髓通过向成牙本质细胞和细胞突提供氧、营养物质以及牙本质液来保护牙本质的活力。牙髓有丰富的周边毛细血管网,是牙髓行使营养功能的基础;牙髓缺乏有效的侧支循环,且血管壁薄,受外界刺激时易扩张、充血和渗出。

3. 感觉功能 牙髓神经丰富,属游离神经末梢,仅有疼痛感受器而无本体感受器,分布复杂,对外界刺激如机械、温度或化学刺激,均表现为痛觉应答,且无定位能力。牙髓炎的主要症状是疼痛,特别是自发痛,急性炎症所导致的疼痛常不能定位,这在临床诊断上具有重要意义。

4. 防御功能　牙髓在受到一定的外界刺激或损伤时，其内的神经、血管以及牙髓牙本质复合体会出现相应的反应，发挥防御功能。牙髓的防御功能包括疼痛、修复性牙本质形成和炎症反应。一般情况下，修复性牙本质形成的量及范围与牙本质破坏的量及范围呈正相关关系，与龋齿等损伤的发展速度呈反相关关系。

（三）牙髓增龄性变化

牙髓增龄性变化是指随着年龄的增加，牙髓在体积、结构和功能上所发生的一些生理性变化。各种不良刺激可加速牙髓的这些变化。

1. 体积变化　成牙本质细胞具有不断形成继发性牙本质的功能，随着年龄的增长，髓腔周围的牙本质不断增多，牙髓体积不断缩小，甚至闭塞，髓室、髓角、根管、根尖孔均会出现相应的变化（图 5-1）。在临床进行根管治疗时，需要先拍 X 线片了解髓腔的大小和位置，以及根管的情况再进行操作，避免造成髓底或髓腔侧壁的穿孔。重度磨损或龋病可诱导牙髓形成修复性牙本质，加速牙髓增龄性变化。

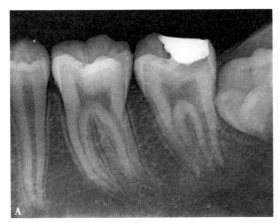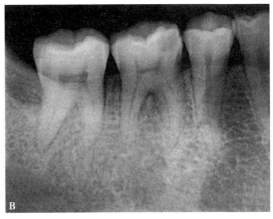

图 5-1　牙髓增龄性变化

A. 年轻人髓腔　B. 老年人髓腔

2. 结构变化　随着年龄的增加，牙髓内的结缔组织结构发生变化。细胞的大小和数目逐渐减少，牙髓基质逐渐失去水分，胶原纤维在牙髓内堆积使牙髓出现纤维变性，牙髓发生营养不良性钙化等。

3. 功能变化　随着牙髓中细胞、血管、神经等的减少，各种功能会逐渐减低，防御和修复功能逐渐丧失，对外界刺激的敏感性也逐渐降低。

牙髓组织和髓腔的增龄性变化情况见表 5-1。

表 5-1　牙髓组织和髓腔的增龄性变化

	年轻人	老年人
髓腔	髓腔大，髓角高，根尖孔大，牙本质小管粗大	髓腔小，髓角低，根尖孔小，牙本质小管细小
牙髓	牙髓细胞多，血管丰富，神经多，纤维少	牙髓细胞少，血管不丰富，神经少，纤维多
牙髓修复力	强	弱

二、根尖周组织生理学特点

根尖周组织是指根尖部的牙周组织，包括牙骨质、牙周膜和牙槽骨，其组织生理学特点与牙髓有着明显的不同。

（一）牙骨质

牙根冠方 2/3 的牙骨质为薄的板层状结构，而根尖 1/3 的牙骨质为较厚的不规则的板层状，多为细胞性牙骨质。牙骨质的基本功能是将牙周膜的主纤维附着于根面上。此外，在正常情况下，根尖 1/3 不断有细胞性牙骨质的沉积，以补偿牙齿切缘和𬌗面的磨耗，使牙根的长度不断增加，根尖孔逐渐缩小。根尖孔过度的缩小将影响血液进入牙髓，诱发牙髓的退行性或增龄性变化。虽然牙根的长度不断增加，但根管工作长度实际却在不断减小。因为根管治疗时，根管预备的深度是止于牙本质牙骨质界处，此处是根管最狭窄处，是牙髓与牙周组织的分界，通常距根尖孔约 0.5～1mm。牙骨质还可修复因炎症导致的牙根病理性吸收，以及修复因牙移位导致的牙根吸收，在修复吸收的过程中，可使根尖孔开口更偏向侧方。在根尖诱导成形术后，牙骨质在根端硬组织屏障形成中也具有重要作用。

（二）牙周膜

牙周膜由成束的胶原纤维和其间的疏松结缔组织构成，位于牙骨质与牙槽骨的间隙中，通过根尖孔与牙髓相接，具有悬吊和支持牙的作用。在胶原纤维束之间的疏松结缔组织中含有神经、血管和各种细胞成分，发挥不同的生理功能。

1. 牙周膜内的神经　牙周膜内分布有触压觉感受器和疼痛感受器。前者可传导压力和轻微接触牙体外部刺激，发挥本体感受功能；后者可传导痛觉，参与防御反应。当根尖周组织发生炎症时，由于炎症介质的释放、血管的扩张和局部组织压力的增加，患者可感受到痛觉，也能明确指出患牙所在。

2. 牙周膜的血液循环　牙周膜的血液循环较为丰富，其血供有三个来源：牙槽动脉在进入根尖孔前的分支；牙槽血管通过筛状孔进入牙周膜；牙龈血管分支至牙周膜。这些血管形成网状吻合，营养牙骨质，能较好地清除炎性产物，增加病变区的修复能力，使病变在接受合理治疗后痊愈。根尖周组织的淋巴循环也较丰富，根尖周病发生时，所属淋巴结会出现肿大，有扪压痛。

3. 牙周膜内的细胞　牙周膜内富含成纤维细胞、组织细胞和未分化的间质细胞，可形成和重建根尖部牙骨质和牙槽骨。未分化的间质细胞在炎症过程中可分化成各种细胞，如成牙骨质细胞、成骨细胞、破骨细胞等。根尖周牙周膜内还含有来源于 Hertwig 上皮根鞘的外胚叶细胞索，即牙周上皮剩余，在受到炎症刺激时可增殖，形成根尖周囊肿的上皮衬里。

（三）牙槽骨

牙槽骨由固有牙槽骨和支持骨组成。固有牙槽骨为薄层致密骨，构成牙槽窝的内壁，在 X 线片上呈围绕牙根的连续阻射白线，又称硬骨板。其上有许多小孔，使固有牙槽骨呈筛状外观，为血管、神经进出的通道，筛状特点使牙周膜不像牙髓一样处在一个无让性的环境中。因此，根尖周炎引起的疼痛远没有牙髓炎那样剧烈。

第二节　牙髓病和根尖周病的病因及发病机制

引起牙髓病和根尖周病的病因很多,有细菌感染、物理和化学刺激、免疫反应等,其中细菌感染是导致牙髓病和根尖周病的主要因素。

一、微生物因素

(一)致病细菌

从微生物的角度来看,牙髓病是感染性疾病,细菌是牙髓病的主要致病因素,人类对牙髓细菌感染的认识可追溯到一百多年前,Miller 于 1890 年首次证实了人坏死牙髓组织中存在细菌。越来越多的研究表明,厌氧菌是感染根管内的优势菌,它们与牙髓病和根尖周病的临床症状和体征有密切关系。根管和根尖周的感染是以厌氧菌为主的混合感染,厌氧菌在牙髓病和根尖周病的发生和发展中具有重要作用。

1. 炎症牙髓　炎症牙髓中的细菌无明显特异性,细菌种类与牙髓感染途径和髓腔开放与否有关,临床主要为兼性厌氧菌和专性厌氧菌,如链球菌、放线菌、乳酸杆菌和革兰氏阴性杆菌等。牙本质深层是一个相对缺氧的环境,有利于上述兼性和专性厌氧菌的生长繁殖。牙髓炎的轻重与感染细菌的数量和作用时间呈正相关。

2. 感染根管　感染根管内的主要细菌是厌氧菌尤其是专性厌氧菌,常为 5～8 种细菌的混合感染,其中以 1～2 种细菌为优势菌。较为常见的优势菌有卟啉单胞菌、普氏菌、梭形杆菌、消化链球菌、放线菌、真杆菌、韦荣球菌等。感染根管内的优势菌感染与根尖周病的临床症状和体征关系密切。研究发现,卟啉单胞菌、普氏菌、消化链球菌、真杆菌等与根尖部出现疼痛、肿胀、叩痛和窦道形成有关;产黑色素普氏菌、牙髓卟啉单胞菌和牙龈卟啉单胞菌与急性根尖周炎症关系密切。经久不愈的顽固性根尖周病变和窦道可能与放线菌感染有关,正在接受根管治疗而根尖周损害还在加重的病例,应考虑到根尖周放线菌感染的可能性。

3. 根尖周组织　根尖周脓肿内被证实有许多种类的细菌,其中检出率较高的细菌包括消化球菌、消化链球菌、米勒链球菌、口腔类杆菌、普氏菌、卟啉单胞菌和梭形杆菌等。随着近年来微生物检测技术和手段的发展,牙髓病和根尖周病感染灶微生物组成被证实更为复杂,检出了大量新的细菌,同时很多非细菌微生物也陆续从感染根管和根尖周病灶中检出,它们或单独致病,或与其他微生物协同参与疾病的发生发展。

(二)感染途径

引发牙髓感染的途径主要包括暴露的牙本质小管、牙髓暴露、牙周途径和血源感染,而根尖周的感染主要是继发于牙髓感染。

1. 牙本质小管　牙本质中含有大量的牙本质小管,当牙釉质或牙骨质的完整性丧失后,细菌就可能侵入暴露的牙本质小管感染牙髓。龋病是引起牙髓感染最常见的原因,此外,一些牙体硬组织的非龋性疾病,如创伤、楔状缺损、磨损、牙体发育畸形等也可造成牙釉质或牙体的缺损,使牙本质小管暴露引发牙髓感染;窝洞充填前未去净细菌或从充填物与窝洞之间微渗漏侵入的细菌,也可通过牙本质小管感染牙髓。若未得到及时治疗,引起牙髓病,可继发根尖周组织的感染。

2.牙髓暴露 龋病、牙折、磨损、牙隐裂等牙体硬组织的疾病以及治疗不当等均可引起牙髓暴露，使细菌直接侵入牙髓。牙髓坏死后，根管成为一个含有多种细菌的感染根管，根管内的细菌通过根尖孔或侧支根管扩散到根尖周，引起根尖周的病变。

3.牙周袋途径 牙周病患者，牙周袋中的细菌可通过根尖孔或侧支根管进入牙髓，引发牙髓感染。这种由牙周袋途径导致的牙髓感染称为逆行性感染，所引起的牙髓炎称为逆行性牙髓炎。感染或坏死的牙髓组织、细菌及代谢产物通过根尖孔或侧支根管进入根尖周组织引起根尖周病变。

4.血源感染 受过损伤或病变的组织能将血流中的细菌吸收到自身所在的部位，这种现象称为引菌作用。牙髓的血源感染途径即归于引菌作用，牙髓的血源感染极为少见。

（三）致病机制

1.致病物质 进入牙髓或根尖周组织中的细菌可产生多种有害物质，包括内毒素、荚膜、纤毛、酶和代谢产物等，可直接损伤组织细胞，或通过引发非特异性的炎症反应和特异性的免疫反应间接导致组织损伤。

（1）内毒素：内毒素是革兰氏阴性细菌的胞壁脂多糖，可在细菌死亡崩解时释放出来，也可由活菌以胞壁发泡的形式所释放。内毒素是很强的致炎因子，可诱发炎症反应，导致局部组织肿胀、疼痛及骨吸收。它对细胞有直接毒害作用，还可激活 T 细胞、B 细胞，引起免疫反应，加重组织损伤。

（2）荚膜、纤毛：革兰氏阳性、革兰氏阴性细菌均可产生荚膜，荚膜保护菌体细胞免遭宿主吞噬细胞的吞噬，也有利于细菌对组织的附着。纤毛可参与细菌的聚集和对组织的附着，还可在细菌结合时传递遗传信息。

（3）酶：细菌产生和释放的多种酶，可导致组织的破坏和感染的扩散。一些厌氧菌如真杆菌、普氏菌、消化球菌和卟啉菌，可产生胶原酶、硫酸软骨素酶和透明质酸酶，使组织基质崩解，利于细菌的扩散。细菌产生的蛋白酶和核酸酶还可直接降解蛋白质和 DNA，直接损伤牙髓和根尖周组织内的细胞。

（4）代谢产物：细菌生长过程中释放的代谢产物，如氨、硫化氢、吲哚和有机酸等，能直接毒害细胞，导致组织损伤。

此外，菌体的许多成分具有抗原性，通过诱发机体免疫反应，可直接造成组织损伤。

2.宿主对细菌感染的反应 细菌侵入后局部组织可发生非特异性的炎症反应和特异性的免疫反应，其目的是杀灭和清除细菌及其毒性产物。细菌侵入牙髓和根尖周后，是否引起组织的病变，以及导致组织损伤的程度，除了与细菌的毒力和数量有关外，还与宿主的防御能力有关。但在防御过程中，不可避免地会造成组织的损伤和破坏，这对牙髓病和根尖周病的发生、发展具有重要的作用。

二、物理和化学因素

（一）物理因素

1.创伤 创伤可分为急性创伤和慢性创伤，是否能引起牙髓或根尖周的病变主要取决于其强度和作用时间。偶然的轻微创伤不至于引起组织的病变或仅造成一过性的影响。

（1）急性创伤：包括外伤和医源性损伤。

1）外伤：因交通事故、运动竞技、暴力斗殴、异物撞击、摔倒跌伤、咀嚼时突然咬到硬物等均可造成根尖血管挫裂,使牙髓血供受阻,引起牙髓退变、炎症或坏死。牙外伤不仅可引起牙髓病变,还可损伤根尖周组织,导致炎症反应。

2)医源性损伤:因检查或治疗过程中操作不当引起的组织损伤。如正畸治疗时用力过大使牙移动过快,拔牙时误伤邻牙,牙周刮治深牙周袋时累及根尖部血管,根管治疗中器械超出根尖孔或根管超充填等,均可引起牙髓及根尖周的炎症或感染。

(2)慢性创伤:创伤性咬合、磨牙症、窝洞充填物或冠修复体过高都可引起慢性咬合创伤,造成牙髓血液循环障碍,使牙髓受损甚至发生牙髓坏死。同时也可能导致根尖周的急、慢性损伤。

2.温度　牙髓对温度刺激有一定的耐受范围,过冷、过热或温度的骤然改变均可刺激牙髓,并可引起牙髓炎。动物实验表明,牙髓内温度上升 5.5℃时,牙髓开始出现局限性损伤,若温度继续升高,将会造成大多数牙髓的不可逆损伤。临床上,异常的温度刺激主要与备洞时钻磨产热和充填材料的刺激因素有关。钻磨牙体组织所产生的热量与施力的大小、是否冷却处理、钻针的种类、转速及钻磨持续的时间等有关。

3.电流　临床所见电流刺激牙髓多发生在相邻或对颌牙上使用了两种不同的金属修复体,两种金属存在电位差,咬合时由于唾液的导电作用,可产生微弱的电流,称之为流电作用。长期流电作用可导致牙髓损伤。此外,使用牙髓活力电测试器或离子导入治疗牙本质敏感症时,操作不当,使电流过大,也会刺激牙髓;使用电刀行外科手术时,若不慎接触了银汞合金充填体,也可能导致牙髓坏死。

4.其他　除上述物理因素外,高空飞行、登山运动、深水潜泳等气压改变;恶性肿瘤患者接受放射治疗;激光应用等因素也可能导致牙髓的病变。

(二)化学因素

1.垫底和充填材料　在深龋洞的充填治疗中,应考虑材料的刺激性和绝缘性能,一般应采取垫底处理。选择既具绝缘性,又无牙髓刺激性的材料行垫底处理。如果选择磷酸锌粘固剂,因其凝固前可释放出游离酸,可引起牙髓炎或充填后即刻疼痛;另外磷酸锌粘固剂较差的边缘封闭产生的微渗漏也是引起牙髓损伤的重要因素。氧化锌丁香油粘固粉对牙髓有镇痛、安抚作用,可直接作为深洞垫底材料。

复合树脂充填窝洞时,深龋和中龋如不垫底,材料中的有毒物质可穿过牙本质小管进入牙髓,引起牙髓的退变和坏死。

2.酸蚀剂和粘接剂　临床使用酸蚀剂、粘接剂不当也可引起牙髓损伤。使用酸蚀剂应注意酸的强度、酸蚀时间和剩余牙本质厚度。用酸短时间处理牙本质,一般不会引起牙髓的炎症反应,也不会影响牙髓的修复功能。如对深龋洞酸蚀处理不当,会导致牙齿出现暂时的酸痛症状,甚至导致牙髓的损伤,应先用氢氧化钙制剂垫底,以免刺激牙髓。

绝大多数粘接剂中某些化学成分对牙髓有一些刺激性。近年来,粘接剂的粘接成分不断改进,从而减少其细胞毒性作用。如自酸蚀粘接系统,集酸蚀和粘接于一身,细胞毒性小,对牙髓仅有温和、短暂的刺激,已大量应用于临床。

3.失活剂和消毒药物　在牙髓病或根尖周病治疗过程中,若使用药物不当,药物会成为一种化学刺激,引发根尖周炎,称为药物性或化学性根尖周炎。如在露髓处封亚砷酸时间过长,或亚砷酸用于年轻恒牙,或在根管内放置酚类和醛类等腐蚀性药物过多,药物也可能溢出根尖孔而引起药物性根尖周炎。

三、其他因素

除上述的微生物因素、物理和化学因素外，某些抗原物质侵入牙髓和根尖周组织可诱发机体的特异性免疫反应，导致牙髓和根尖周的损伤。如在根管治疗中，长期反复使用某些药物效果不佳，甚至加重根尖周病变，或在封入某种药物后短时间内出现疼痛，均可能提示药物的半抗原作用。

某些全身性疾病，如糖尿病、白血病、淋病等也可导致牙髓退变和牙髓炎。某些特异性因素可引起患牙牙髓的内吸收和外吸收。有些病毒，如带状疱疹病毒、人类免疫缺陷病毒可感染牙髓，导致牙髓的病变等。

第三节　牙髓病的分类及临床表现与诊断

一、牙髓病的分类

（一）组织病理学分类

在组织病理学上，根据牙髓在显微镜下的组织病理改变，将牙髓病分类如下：

1. 牙髓充血

（1）生理性牙髓充血。

（2）病理性牙髓充血。

2. 急性牙髓炎

（1）急性浆液性牙髓炎：①急性局部性浆液性牙髓炎；②急性全部性浆液性牙髓炎。

（2）急性化脓性牙髓炎：①急性局部性化脓性牙髓炎；②急性全部性化脓性牙髓炎。

3. 慢性牙髓炎

（1）慢性闭锁性牙髓炎。

（2）慢性溃疡性牙髓炎。

（3）慢性增生性牙髓炎。

4. 牙髓坏死和坏疽

5. 牙髓变性

（1）空泡性变。

（2）纤维性变。

（3）萎缩性变。

（4）钙化性变。

6. 牙内吸收

（二）临床分类

根据牙髓病的临床表现和治疗预后，临床上将牙髓病分为：

1. 可复性牙髓炎

2. 不可复性牙髓炎

（1）急性牙髓炎（包括慢性牙髓炎急性发作）。

（2）慢性牙髓炎（包括残髓炎）。

（3）逆行性牙髓炎。

3. 牙髓坏死

4. 牙髓钙化

（1）髓石。

（2）弥漫性钙化。

5. 牙内吸收

二、牙髓病的临床表现与诊断

牙髓炎的临床表现是对其正确诊断的依据，准确的诊断是治疗成功的基础。在牙髓病的临床诊断中，确定患牙是关键，也是难点。牙髓病的诊断可按诊断三个步骤进行，即了解主诉症状、寻找患牙、确定患牙及牙髓情况。避免误诊，最终制订正确的治疗方案。

（一）可复性牙髓炎

可复性牙髓炎（reversible pulpitis）是牙髓组织以血管扩张、充血为主要病理变化的初期炎症表现。临床上，此时及时去除作用于患牙上的病原刺激因素，同时给予患牙适当的治疗，患牙的牙髓可以恢复到原有状态；若外界刺激持续存在，则牙髓的炎症继续发展，患牙可发展成不可复性牙髓炎。

【临床表现】

1. 症状　当患牙遇到冷、热温度刺激或甜、酸化学刺激时，立即出现瞬间的疼痛反应，尤其对冷刺激更敏感；刺激去除后，疼痛持续数秒随即消失；无自发性疼痛。

2. 检查

（1）病原牙：如有深龋等接近髓腔的牙体硬组织病损、深牙周袋、咬合创伤、过大的正畸外力等。

（2）温度测试：尤其冷测时，患牙表现一过性敏感，且反应迅速。当去除刺激后，症状仅持续数秒即消失。

（3）叩诊：叩诊反应同正常对照牙，即叩痛（-）。

【诊断要点】

1. 主诉　对温度刺激一过性敏感，无自发痛病史。

2. 病原牙　可找到能引起牙髓病变的患牙，如深龋、楔状缺损、深牙周袋、咬合创伤或过大的正畸外力等。

3. 确定牙髓情况　患牙对冷测的反应阈值降低，表现为一过性极敏感，反应迅速。刺激去除后反应持续数秒即缓解，表明牙髓可恢复到原有状态。

【鉴别诊断】

1. 深龋　深龋对温度刺激也敏感，但一般是当冷、热刺激进入深龋洞内才出现，而刺激去除后症状并不持续。临床检查时，用冰棒冷测深龋患牙的正常牙面，不会引起疼痛，只有当冰水滴入龋洞中方引起疼痛；而可复性牙髓炎患牙在冷测牙面时即出现一过性敏感（表5-2）。

2. 慢性闭锁性牙髓炎　可复性牙髓炎与慢性闭锁性牙髓炎主要可从是否有自发痛史、温度测试反应、是否有叩痛等方面鉴别。前者无自发痛史，而后者一般有自发痛史；患牙对温度测试的反应，前者有一过性敏感，而后者由温度刺激引起的疼痛反应程度重，持续时间较长久；慢性闭锁性牙髓炎有时可能出现轻度叩痛（表5-3）。

表 5-2　可复性牙髓炎与深龋的鉴别

	可复性牙髓炎	深龋
冷测反应	接触牙面立即敏感	进入龋洞内敏感
敏感程度	显著	一般
冷刺激去除后	疼痛持续一短暂时间	疼痛立即消失

表 5-3　可复性牙髓炎与慢性闭锁性牙髓炎的鉴别

	可复性牙髓炎	不可复性牙髓炎
自发痛史	无	一般有
龋洞探诊	敏感	迟钝或敏感
温度测试	冷测引起疼痛刺激去除后持续数秒	热测引起疼痛,刺激去除后疼痛持续较长时间或测后引起迟缓性痛,冷测迟钝或敏感
疼痛放射	无	可有
叩诊	无叩痛	晚期有轻度叩痛
盖髓治疗	有效	无效或引起急性发作

3. 牙本质敏感症　牙本质敏感症患牙往往对探、触等机械刺激和酸、甜等化学刺激更敏感。而可复性牙髓炎主要是对冷、热温度刺激一过性敏感。

(二)不可复性牙髓炎

不可复性牙髓炎(irreversible pulpitis)是一类病变较为严重的牙髓炎症,可发生于牙髓的某一局部,也可涉及全部牙髓,甚至在炎症的中心部位已发生了程度不同的化脓或坏死,此类牙髓炎症发展的最终结果为全部牙髓坏死,几乎没有恢复正常的可能,因此称为不可复性牙髓炎。按照临床发病和病程特点,不可复性牙髓炎又可分为急性牙髓炎(包括慢性牙髓炎急性发作)、慢性牙髓炎、残髓炎和逆行性牙髓炎。

1. 急性牙髓炎(acute pulpitis)　急性牙髓炎临床特点是发病急,疼痛剧烈。临床上绝大多数属于慢性牙髓炎急性发作的表现,特别是龋源性者。若无慢性过程的急性牙髓炎多发生在近期进行过牙体手术或受意外创伤的牙齿。如在备洞时,牙体硬组织切割过多或产热过多;使用较强烈的刺激性药物消毒窝洞,充填龋洞未做垫底处理等。

(1)临床表现

1)症状:急性牙髓炎的主要症状是剧烈疼痛,疼痛的性质具有下列特点:

①自发性、阵发性疼痛:自发性疼痛指在未受到任何刺激的情况下发生疼痛。阵发性疼痛指疼痛可有持续过程和缓解过程。急性牙髓炎的疼痛是剧烈的尖锐疼痛,疼痛呈现阵发性发作或加重。在炎症早期,疼痛持续时间短,缓解时间长;到了炎症晚期,疼痛的持续时间延长,甚至没有间歇期。牙髓化脓时,患者主诉有搏动性跳痛。

②夜间加重:疼痛往往在夜间发作,或夜间疼痛较白天更剧烈。常因牙痛使患者不能入睡。

③温度刺激痛:冷、热刺激可激发患牙的剧烈疼痛,特别是当疼痛发作时。但若牙髓已有化脓或部分坏死,则表现为"热痛冷缓解"现象。这可能是因为牙髓的病变产物中有气体出现,受热膨胀后使髓腔内压力进一步增高,产生剧痛。反之,冷空气或冷水可使气体体积

收缩,减小压力而缓解疼痛。因此,患者常含冷水就诊,以缓解疼痛。

④疼痛不能定位:疼痛发作时,患者大多不能明确指出患牙所在位置。疼痛呈放射性或牵涉性,常沿三叉神经第二、第三支分布区域放射至同侧的上下颌牙或头、颞、面部,不会牵涉到对侧区域。

2)检查:①患牙可查及接近髓腔的深龋或其他牙体硬组织疾病、充填体或深牙周袋等;②探诊常可引起剧烈疼痛。有时可探及穿髓孔,并可见有脓血渗出;③温度测试时,反应敏感或出现激发痛。刺激去除后,疼痛持续一段时间。④牙髓炎症早期,患牙对叩诊无不适反应,晚期牙髓的炎症,可出现垂直向叩诊不适。

(2)诊断要点:由于急性牙髓炎的疼痛不能定位,因此,对患牙的定位是诊断的关键。

1)主诉:有典型的疼痛症状。

2)病原牙:有引起牙髓病变的牙体损害或其他病因的患牙。

3)确定牙髓情况:常采用温度测试、电活力测试等方法帮助定位患牙,必要时可采用局部麻醉的方法帮助确定患牙。温度测试时,与对照牙相比,患牙敏感,反应速度快,疼痛程度强,持续时间长。

(3)鉴别诊断:急性牙髓炎的典型症状是剧烈牙痛不能定位,应注意与下列可引起牙痛症状的疾病相鉴别。

1)三叉神经痛:急性牙髓炎与三叉神经痛的主要鉴别在于,后者较少在夜间发作;对温度刺激不引发疼痛;发作一般有疼痛"扳机点",患者每次触及该点即诱发疼痛(表5-4)。

表5-4 急性牙髓炎与三叉神经痛的鉴别

	急性牙髓炎	三叉神经痛
疼痛发作时间	夜间痛明显	一般无夜间痛,白天发作频繁
疼痛部位	一侧上下颌,不定位,有放射性疼痛	沿三叉神经分支
扳机点	无扳机点	扳机点引起阵发性剧痛如电击、刀割样
温度测试	温度激发疼痛	温度刺激不引起疼痛
患牙	有明确诊断的患牙,治疗后立即有效	可无患牙,疼痛与牙髓疾病无关

2)龈乳头炎:龈乳头炎也可出现剧烈的自发性疼痛,但疼痛性质为持续性胀痛;对温度刺激也会出现敏感反应,但一般不会出现激发痛,患者对疼痛可定位,常有食物嵌塞,检查时可见龈乳头充血、水肿现象,触痛明显(表5-5)。

表5-5 急性牙髓炎与龈乳头炎的鉴别

	急性牙髓炎	龈乳头炎
病史	牙痛史	食物嵌塞史
疼痛性质	阵发性剧烈锐痛	持续性胀痛
温度刺激	激发剧烈疼痛	一过性敏感,疼痛可定位
龈乳头	正常	红肿、探痛出血
止痛方法	开髓后止痛	探出血后止痛

3）急性上颌窦炎：急性上颌窦炎所出现的疼痛为持续性胀痛；患侧的上颌前磨牙和磨牙可同时受累而出现两三颗牙均有叩痛；不能查及可引起牙髓炎的牙体组织疾病；上颌窦前壁有压痛；可伴有头痛、鼻塞、脓涕等上呼吸道感染的症状（表5-6）。

表5-6 急性牙髓炎与急性上颌窦炎的鉴别

	急性牙髓炎	急性上颌窦炎
病史	牙痛史	感冒史
疼痛性质	阵发性剧烈锐痛	持续性胀痛
疼痛部位	不定位，有放射痛	患侧的上颌前磨牙和磨牙同时受累
夜间痛	明显	不明显
温度测试	激发剧烈疼痛	正常
叩诊	主述牙可有叩痛	患侧两三颗牙均有叩痛
上颌窦前壁压痛	无	有

2. 慢性牙髓炎（chronic pulpitis） 慢性牙髓炎是临床最为常见的一型牙髓炎，大多是龋病发展的结果，或急性牙髓炎发展而成。有时临床症状不典型，容易被患者忽视或被医师误诊而延误治疗。

（1）临床表现：慢性牙髓炎一般不发生剧烈的自发性疼痛，但有时可出现不甚明显的阵发性隐痛或钝痛。病程较长，可有长期的温度刺激痛史。因此，炎症容易波及全部牙髓及根尖部牙周膜，使患牙常表现有咬合不适或轻度叩痛。患者一般可准确定位患牙。

临床上，视髓腔开放与否分为慢性闭锁性牙髓炎和慢性开放性牙髓炎，后者又分为溃疡性和增生性两种类型。三种慢性牙髓炎除了具有慢性牙髓炎共同的表现外，又各具特点。

1）慢性闭锁性牙髓炎（chronic closed pulpitis）

①症状：一般无明显的自发痛；但可有急性剧烈的自发痛病史；有长期的冷、热温度刺激痛史。

②检查：可查及深龋洞、冠部充填体或其他近髓的牙体硬组织疾病；探诊感觉迟钝；去净腐质后无穿髓孔；热温度测试可引起迟缓性钝痛；可有轻度叩痛或叩诊不适。

2）慢性溃疡性牙髓炎（chronic ulcerative pulpitis）

①症状：多无自发痛；当有食物嵌入洞内时常引起剧烈疼痛；当冷、热温度刺激时产生剧烈疼痛。

②检查：可探及深龋洞或其他近髓的牙体损害；因怕痛而出现长期失用的患牙，有大量牙石、软垢堆积；去除腐质可见穿髓孔；探及穿髓孔疼痛明显，有渗血；温度测试敏感；一般无叩痛或仅有轻微叩诊不适。

3）慢性增生性牙髓炎（chronic hyperplastic pulpitis）：慢性增生性牙髓炎多见于青少年，因其根尖孔粗大，血运丰富，当穿髓孔较大时，炎症牙髓增生呈息肉状，并自髓腔突出。

①症状：一般无自发痛，进食时可引起疼痛，偶有出血现象。

②检查：患牙大而深的龋洞内有红色、"蘑菇"状的肉芽组织，又称为牙髓息肉，可充满整个洞内，达咬合面，探之无痛，但易出血。因疼痛而长期不用患侧咀嚼，患牙及邻牙有牙石堆积。

慢性增生性牙髓炎龋洞内的息肉应注意与牙龈息肉或牙周膜息肉相鉴别。

牙龈息肉多是在患牙邻殆面出现龋洞时，由于食物长期嵌塞，加之患牙龋损处粗糙边缘的刺激，牙龈乳头向龋洞内所形成的空间增生，形成息肉样肉芽组织。

牙周膜息肉是在多根牙的龋损穿通髓腔后进而破坏髓室底，根分叉处的牙周膜因外界刺激而反应性增生，肉芽组织由髓室底穿孔处长入连通髓腔的龋损内，洞口外观极像牙髓息肉（图5-2）。

临床检查时，可用探针探查息肉蒂部，以判断息肉的来源，必要时可将息肉自蒂部切除再做判断，也可拍摄X线片进行辅助诊断。

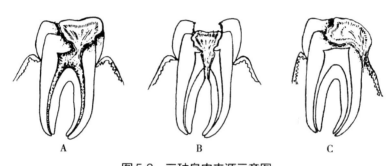

图5-2 三种息肉来源示意图
A. 牙髓息肉 B. 牙周膜息肉 C. 牙龈息肉

（2）诊断要点

1）主诉：患者曾有自发痛病史及长期对冷、热温度刺激痛或进食痛的病史。少数患者无明显的自觉症状。

2）病原牙：可以检查到引起牙髓炎的牙体硬组织患牙或其他原因的患牙。如龋齿、牙体硬组织的非龋性疾病等。

3）确定牙髓情况：与对照牙相比，患牙对温度测试表现异常反应，一般表现为迟钝，测试后片刻出现反应，感觉一阵较为剧烈的疼痛，也称迟缓反应性痛；有轻度叩痛或叩诊不适。

（3）鉴别诊断

1）深龋：无典型自发痛症状的慢性牙髓炎有时与深龋不易鉴别，主要可根据以下几点进行鉴别：①对温度测试的反应，深龋患牙对温度的反应与对照牙相同，只是当温度刺激进入洞内才出现敏感症状，刺激去除后症状立即消失，而慢性牙髓炎对温度刺激引起的疼痛会持续较长时间；②是否有穿髓点，深龋无穿髓点，而慢性牙髓炎除闭锁型外，可查出穿髓点，如遇到无典型临床表现的深龋患牙，在去净腐质或未去净腐质时发现穿髓孔，则诊断为慢性牙髓炎；③是否有叩痛或叩诊不适，慢性牙髓炎可出现叩痛，而深龋患牙叩诊反应与正常对照牙相同。

2）可复性牙髓炎：可复性牙髓炎与慢性闭锁性牙髓炎的鉴别详见表5-3。

3）干槽症：干槽症患牙出现剧烈的自发痛，邻牙也会出现对冷、热刺激敏感和叩痛。但干槽症患者有近期拔牙史；疼痛表现为自发性持续性特点；检查可见牙槽窝空虚，骨面暴露，有臭味等（表5-7）。

表 5-7　慢性牙髓炎与干槽症鉴别

	慢性牙髓炎	干槽症
病史	可无拔牙史	拔牙后 3 天至 2 周内发生疼痛
疼痛性质	阵发性痛,有夜间痛病史	持续疼痛,夜间痛不明显
临床检查	患牙可有龋洞	拔牙窝内空虚,骨外露,有臭味
叩诊	患牙可有叩痛	邻牙有叩痛
温度测试	激发剧烈疼痛	邻牙可一过性敏感

3．残髓炎（residual pulpitis）　残髓炎也属于慢性牙髓炎。牙髓治疗后的患牙,由于残留了少量炎症根髓或多根牙遗漏了未做处理的根管,而出现慢性牙髓炎的临床表现,称为残髓炎。

（1）临床表现

1）症状：由于残髓炎是发生在经过治疗后的患牙,因此均有牙髓治疗的病史；残髓炎的临床症状与慢性牙髓炎相似,常表现为自发性钝痛、放射性痛、温度刺激痛；因炎症是发生在根尖孔处的根髓组织,所以患牙多有咬合不适。

2）检查：因经过治疗,所以能见到有充填体或暂封材料的患牙；对患牙进行强的冷、热刺激出现迟缓性疼痛；叩诊轻度疼痛或不适；去除充填物,用根管器械探查根管深部时疼痛。

（2）诊断要点

1）主诉：有慢性牙髓炎疼痛特点的主诉症状；有牙髓治疗史。

2）病原牙：患牙有充填体或暂封物。

3）确定牙髓情况：可查出在强的温度刺激下出现迟缓性疼痛的患牙；患牙叩诊不适或疼痛；探查根管有疼痛感觉。

4．逆行性牙髓炎（retrograde pulpitis）　是牙周 - 牙髓联合病变的一种类型,感染来源于深牙周袋。袋内的细菌及毒素通过根尖孔或侧、副根管逆行进入牙髓,引起根部牙髓的慢性炎症,也可有局限的慢性牙髓炎急性发作。因此型牙髓炎的感染走向与通常由冠部牙髓开始,逐渐向根部牙髓进展的牙髓炎方向相反,故名为逆行性牙髓炎。

（1）临床表现

1）症状：可表现为典型的急性牙髓炎的症状,也可表现为慢性牙髓炎的症状。有口臭、牙齿松动、咬合无力等长期牙周炎的病史。

2）检查：有深达根尖区的牙周袋或较为严重的根分叉病变；牙齿松动；无典型的牙体硬组织疾病；对牙冠进行温度测试可表现为激发痛、迟钝或无反应；有叩痛；X 线片显示有广泛的牙周组织破坏或根分叉病变。

（2）诊断要点

1）主诉：有长期牙周炎病史；近期出现牙髓炎症状。

2）病原牙：可查出有严重牙周炎表现的患牙；无典型的牙体硬组织损坏。

3）确定牙髓情况：对牙冠进行温度测试可表现为激发痛、迟钝或无反应；叩痛；X 线片显示有广泛的牙周组织破坏或根分叉病变。

（三）牙髓坏死

牙髓坏死（pulp necrosis）常由各型牙髓炎发展而来,也可因外界刺激引起,如外伤撞击、正畸矫治施加过度创伤力、牙体预备时手术切割产热过多、使用有刺激性的材料修复牙体组织等。当牙髓组织发生严重的营养不良或退行性变性时,血液供应不足,最终导致牙髓坏死,又称为渐进性坏死。牙髓坏死如不及时进行治疗,病变可向根尖周组织发展,导致根尖周炎。

【临床表现】

1. 症状 患牙一般无自觉症状;有外伤、正畸治疗等病史;常见因牙冠变色而就诊。变色的原因是牙髓组织坏死后红细胞破裂致使血红蛋白分解产物进入牙本质小管所致。

2. 检查 牙冠完整或可有深龋洞等牙体硬组织疾患,有充填体、深牙周袋等;牙冠呈暗红色或灰黄色,无光泽;牙髓电活力测试无反应;叩诊一般同对照牙;X线片显示患牙根尖周影像无明显异常。

【诊断要点】

1. 主诉 无自觉症状;牙齿变色;有外伤等病史。

2. 病原牙 有牙冠变色的患牙。

3. 确定牙髓情况 患牙牙髓电活力测试无任何反应;X线片显示根尖周影像无异常。

（四）牙髓钙化

牙髓钙化(pulp calcification)是当牙髓的血液循环发生障碍时,造成牙髓组织营养不良,出现细胞变性,钙盐沉积,形成微小或大块的钙化物质。牙髓钙化有两种形式,一种是结节性钙化,又称髓石;另一种是弥漫性钙化。髓石或游离于牙髓组织中,或附着在髓腔壁上;弥漫性钙化可造成整个髓腔闭锁,常见于外伤后,或经盖髓、活髓切断治疗后的患牙。

【临床表现】

1. 症状 一般不引起临床症状;个别会出现与体位有关的自发痛,也可沿三叉神经分布区域放射;一般与温度无关。

2. 检查 患牙对牙髓电活力测试可表现为迟钝或敏感;X线片显示髓腔内有阻射的钙化物或呈弥漫性阻射影像。

【诊断要点】

1. 主诉 一般无临床症状,可有与体位有关的自发痛;可有外伤或经盖髓、活髓切断等治疗的病史。

2. 确定牙髓情况 牙髓电活力测试迟钝或敏感;X线片显示髓腔内有阻射的钙化物或呈弥漫性阻射影像,是重要的诊断依据。

【鉴别诊断】

三叉神经痛:髓石引起的疼痛虽然沿三叉神经分布区域放射,但无扳机点;主要与体位有关;X线检查结果可作为鉴别诊断的参考;经治疗后,症状消失。

（五）牙内吸收

牙内吸收(internal resorption)是指正常的牙髓组织发生肉芽性变,分化出的破牙本质细胞从髓腔内部吸收牙体硬组织,致髓腔壁变薄,严重者可造成病理性牙折。牙内吸收的原因和机制尚不清楚,临床少见,一般发生在受过外伤的牙、再植牙及做过牙髓切断术或盖髓术的牙。

【临床表现】

1. 症状 一般无自觉症状,多因其他疾患进行X线检查时发现。少数病例可出现自发性、阵发性、放射性痛和温度刺激痛等牙髓炎症状。

2. 检查 内吸收发生在髓室时，牙冠呈粉红色，有时可见牙冠出现小范围的暗黑色区域；对牙髓检测反应可正常或表现迟钝；叩诊同正常对照牙或有不适感；X线片显示髓腔内有局限性不规则的膨大投射区域，严重者可见髓腔壁被穿通，甚至出现牙根折断线（图5-3）。

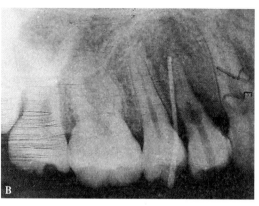

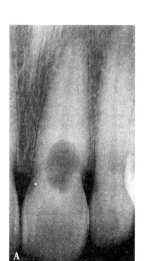

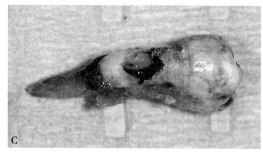

图5-3 牙内吸收

A. 左上颌中切牙根管壁吸收 B、C. 右上颌第一前磨牙内吸收造成管壁穿孔

第四节 根尖周病的分类及临床表现与诊断

根尖周病（periradicular lesions）是指发生于根尖周组织的炎症性疾病。主要是根管内的感染通过根尖孔作用于根尖周组织引发，当根管内病原刺激的毒力很强，而机体抵抗力较弱时，病变会以急性的形式表现出来；反之，若机体抵抗力较强，而病原刺激较弱，或经过不彻底的治疗时，病变则呈慢性表现。

一、根尖周病的分类

根据临床表现和病理过程，根尖周病可分为：

1. 急性根尖周炎

（1）急性浆液性根尖周炎。

（2）急性化脓性根尖周炎：包括根尖脓肿、骨膜下脓肿和黏膜下脓肿。

2. 慢性根尖周炎

（1）根尖周肉芽肿。

（2）慢性根尖脓肿。

（3）根尖周囊肿。

（4）根尖周致密性骨炎。

二、急性根尖周炎的临床表现与诊断

急性根尖周炎（acute apical periodontitis，AAP）是从根尖部牙周膜出现浆液性炎症到根尖周组织形成化脓性炎症的一系列反应过程，是一个病变程度由轻到重、病变范围由小到大的连续过程。急性根尖周炎的进展是一个连续的过程：浆液期逐步发展为化脓期的根尖周脓肿、骨膜下脓肿和黏膜下脓肿。在根尖周组织的炎症过程中，由于渗出、水肿造成的局部压力的积聚和释放炎症介质的化学作用，临床上以患牙及其周围组织肿痛为主要表现。原发性较少见，临床多为慢性根尖周炎急性发作。

成人的急性根尖周炎主要因牙髓感染或坏死后，根管内的感染物质通过根尖孔引起根尖周围组织产生局限性炎症反应。此外，也可由根管的机械或化学刺激引起，少数还可因外伤或咬合创伤引起，创伤造成的急性根尖周炎患牙多为活髓。乳牙和年轻恒牙，由于患牙根尖孔较粗大，牙髓组织血运丰富，感染易扩散，牙髓炎时往往早期即合并根尖周组织的急性炎症。

（一）急性浆液性根尖周炎

急性浆液性根尖周炎（acute serous apical periodontitis）又称为急性根尖周炎浆液期，是根尖周炎发生的初期。

【临床病理】

根尖部牙周膜内血管扩张、充血，渗出物以血浆为主，局部组织呈现水肿，随即可有多形核白细胞浸润。此时的根尖部牙骨质及其周围的牙槽骨尚无明显变化。该期临床过程很短，如细菌毒力强，机体抵抗力弱，局部引流不畅，很快发展为化脓性炎症；反之，如细菌毒力弱，机体抵抗力较强，炎症渗出又得到了引流，则可转为慢性根尖周炎。

【临床表现】

1. 症状 由于根尖周组织中血管扩张、充血及少量渗出物增多，主要表现为患牙咬合痛。

初期患牙只有不适、发木、浮出、发胀感，咬合时与对颌牙有早接触；此时一般无自发痛；主诉咬紧患牙稍感舒服，这是因渗出物较少，当咬合时可将渗出物压入牙周膜纤维间隙内，使局部压力降低缘故。病变继续发展，根尖周膜内渗出物淤积，牙周间隙内压力升高，患牙浮出和伸长感逐渐加重，出现自发性持续性钝痛；咬合时不仅不能缓解疼痛，反而因咬合力增加了根尖部组织的负担，刺激神经引起更为剧烈的疼痛；因牙周膜内存在本体感觉神经，患者能明确指出患牙。

2. 检查

（1）视诊：可见龋齿、充填体或其他能引起疾患的病灶牙；或可查到深牙周袋；牙冠变色；牙龈尚无明显异常。

（2）探诊：成人多因牙髓感染或坏死后引起，因此探诊时常有较深龋洞，探诊一般无疼痛。

（3）牙髓活力测试：牙髓活力测试无反应，但乳牙或年轻恒牙对牙髓活力测试可有反应，甚至出现疼痛。

（4）叩诊：叩痛（+）～（++）。

（5）扪诊：根尖部扪诊不适或疼痛。

（6）牙齿松动度检查：可有Ⅰ度松动。

（7）X线片：根尖周组织影像无明显异常。

【诊断要点】

1. 患牙典型的咬合疼痛症状。

2. 对叩诊和扪诊的反应情况。

3. 对牙髓活力检测的反应，结合患者的年龄，参考患牙是否有牙髓病史、外伤史、不完善的牙髓治疗史等。

（二）急性化脓性根尖周炎

急性化脓性根尖周炎又称急性根尖周炎化脓期，由急性浆液期发展而来，也可由慢性根尖周炎转化而来。此阶段通常又称急性牙槽脓肿（acute alveolar abscess）或急性根尖周脓肿（acute apical abscess，AAA）。

【临床病理】

根尖周炎的化脓期血管壁通透性明显增加，不但渗出物增多，白细胞也增多，细胞溶解、液化并积聚形成脓液，牙周韧带破坏。脓液积存在根尖部，称之为根尖周脓肿（图5-4A）。此时若不能得到引流，脓液可向四周阻力较小的区域扩散，扩散的方式有三种：通过骨髓腔突破骨膜、黏膜或皮肤向外排脓；通过根尖孔经根管从冠部缺损处排脓；通过牙周膜从龈沟或牙周袋排脓。

1. 通过骨髓腔突破骨膜、黏膜或皮肤向外排脓　炎症细胞自根尖附近的牙槽骨骨髓腔迅速在牙槽骨内蔓延，脓液穿过骨松质到达骨外板，再通过骨皮质上的营养孔到达骨膜下。由于骨膜坚韧、致密，不易穿破，脓液在此处积聚，造成局部压力增高，称之为骨膜下脓肿（图5-4B）。此时颌面部软组织呈反应性水肿，局部疼痛及全身症状明显。当骨膜下的脓液积聚达到相当的压力时，骨膜破裂，脓液进入黏膜下或皮肤下，称为黏膜下脓肿或皮下脓肿（图5-4C）。此时疼痛明显减轻，但软组织水肿更明显。最后，脓肿破溃，脓液排出，急性炎症缓解，转为慢性炎症。

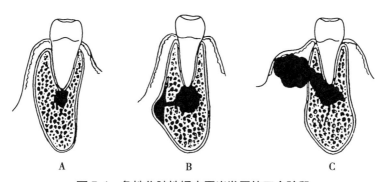

图5-4　急性化脓性根尖周炎发展的三个阶段

A. 根尖周脓肿阶段　B. 骨膜下脓肿阶段　C. 黏膜下脓肿阶段

这种排脓方式是急性根尖周炎最常见的排脓途径。脓液流入的方向及破溃的位置与根尖周组织的解剖关系十分密切，临床可有四种排脓途径（图5-5）。

（1）穿通骨壁突破黏膜：一般情况下，牙槽骨唇颊侧骨壁较薄，脓液多穿过唇、颊侧骨壁，在口腔前庭形成骨膜下脓肿或黏膜下脓肿。若病变部位所在根尖偏向舌、腭侧，脓液则可穿过舌、腭侧骨板，在固有口腔中排脓。排脓孔在口腔黏膜形成经久不愈的窦道或瘘管，称为龈窦或龈瘘。

（2）穿通骨壁突破皮肤：少数病例根尖部的脓液不在口腔内排脓，而是穿通骨壁后绕过龈颊沟从皮肤排出，形成皮窦。如下颌切牙的根尖周脓肿穿通颏部皮肤，形成颏窦；上颌尖牙根尖脓肿于同侧眼眶内下方皮肤排脓，形成面窦；下颌磨牙根尖脓液可于颊部皮肤穿通，形成颊窦。

（3）突破上颌窦壁：上颌前磨牙和磨牙的牙根与上颌窦底接近，特别是上颌第二前磨牙和第一、二磨牙，有时根尖脓液可穿入上颌窦引起上颌窦炎。临床少见。

（4）突破鼻底黏膜：临床极为罕见，由于上颌中切牙牙根较长，根尖接近鼻底，脓液穿通牙槽骨壁后可向鼻腔排出。

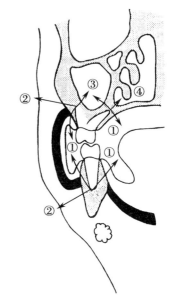

图5-5 急性化脓性根尖周炎突破骨膜、黏膜向外排脓的四条途径
①穿通骨壁突破黏膜；②穿通骨壁突破皮肤；③突破上颌窦壁；④突破鼻底黏膜。

2. 通过根尖孔经根管从冠部缺损处排脓 对根尖周组织的破坏最小，但此种排脓需要在根尖孔粗大、根管通畅、冠部缺损呈开放状态的患牙实现（图5-6）。因此，临床上应尽早将髓腔开放引流，促使根尖部的脓液经此路排出，尽量减轻炎症对根尖周围组织的损伤。

3. 通过牙周膜从龈沟或牙周袋排脓 多发生在同时患有牙周病的患牙，原牙周袋较深或牙槽骨明显吸收。一旦排脓，更加剧牙周膜的破坏，使牙齿松动更加明显，预后较差（图5-7）。

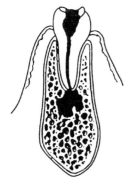

图5-6 急性化脓性根尖周炎经根尖孔向冠方排脓

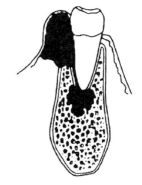

图5-7 急性化脓性根尖周炎经牙周膜从牙周袋排脓

【临床表现】

根据急性化脓性根尖周炎的病理过程不同，临床上也有三个不同阶段的表现。

1. 根尖脓肿

（1）症状：患牙自发性、持续性剧烈跳痛；伸长感加重；咬合时患牙先接触并引起疼痛；不敢咬合。

（2）检查

1）视诊：可见龋齿、充填体或其他能引起疾患的病灶牙；牙冠变色；根尖部牙龈潮红，无明显肿胀。

2）探诊：成人多因牙髓感染或坏死后引起，因此探诊时常有较深龋洞，探诊一般无疼痛。

3）牙髓活力测试：牙髓活力测试无反应（但乳牙或年轻恒牙对牙髓活力测试可有反应，甚至出现疼痛）。

4）叩诊：叩痛（++）～（+++）。

5）扪诊：扪诊疼痛；所属区域淋巴结肿大。

6）牙齿松动度：Ⅱ～Ⅲ度松动。

7）X线片：急性浆液期发展而来，根尖周组织影像无明显异常；若由慢性根尖周炎转化而来，显示有根尖周骨质破坏透射区（详述见慢性根尖周炎）。

2. 骨膜下脓肿

（1）症状：因骨膜坚韧致密，脓液集聚于骨膜下产生的压力很大，病程至此，疼痛达到最高峰，病期多已3～5天；出现自发性、持续性、搏动性剧烈跳痛；患牙浮起、松动，不经意间轻触患牙感觉疼痛难忍，说话时舌或颊触碰患牙，亦感觉疼痛难忍，因疼痛加剧影响睡眠和进食；常伴全身症状。

（2）检查

1）视诊：痛苦面容，精神疲惫；可见龋齿、充填体或其他能引起疾患的病灶牙；牙冠变色；牙龈红肿；龈颊沟变平；严重病例可出现颌面部的蜂窝织炎，面容改变，软组织肿胀。如上颌切牙可引起上唇肿胀；上颌前磨牙及磨牙可引起眶下、面部肿胀；下颌牙可引起颏部或下颌部肿胀；下颌第三磨牙的根尖周化脓性炎症可出现张口受限，甚至引起口底蜂窝织炎。

2）探诊：成人骨膜下脓肿多发生于牙髓感染或坏死后，因此探诊时常有较深龋洞，探诊无疼痛。

3）牙髓活力测试：牙髓活力测试无反应。

4）叩诊：叩痛（+++）。

5）扪诊：明显压痛，深部有波动感；所属区域淋巴结肿大、扪痛。

6）牙齿松动度：Ⅲ度松动。

7）X线片：由急性浆液期发展而来者，根尖周组织影像无明显异常；由慢性根尖周炎转化而来者，多有根尖周骨质破坏透射区（详述见慢性根尖周炎）。

8）全身表现：常有全身症状，但不很严重，体温升高，约38℃；血常规示白细胞增多，计数多在（10.0～12.0）×10^9/L。患牙所属区域的淋巴结可出现肿痛，若全身症状再明显，应注意观察，防止发展为颌骨骨髓炎和败血症等。

3. 黏膜下脓肿

（1）症状：由于黏膜下组织疏松，此阶段压力明显减低，自发性胀痛及咬合痛也随之减轻；全身症状缓解。

（2）检查

1）视诊：可见龋齿、充填体或其他能引起疾患的病灶牙；牙冠变色；根尖区黏膜肿胀局限，呈半球形隆起。

2）探诊：成人多因牙髓感染或坏死后引起，因此探诊时常有较深龋洞，探诊无疼痛。

3）牙髓活力测试：牙髓活力测试无反应。

4）叩诊：叩痛（+）～（++）。

5）扪诊：有轻度压痛，波动感明显；有些病例所属区域淋巴结肿大、扪痛。

6）牙齿松动度：Ⅰ度松动。

7）X线片：慢性根尖周炎急性发作者X线显示根尖周骨质破坏透射区。

急性根尖周炎从浆液期到化脓期的三个阶段是一个移行过渡、连续发展的过程，对各阶段的诊断非常重要，可以指导制订相应的治疗方案。

【诊断要点】

主要依据患牙所变现的典型临床症状和体征，分辨患牙所处的炎症阶段。

【鉴别诊断】

1.急性根尖周炎各阶段的鉴别　急性根尖周炎从浆液期到化脓期的三个阶段是一个连续发展的过程，不能截然分开，但对各阶段的准确诊断，对采取相应有效应急处理措施，缓解患者急症反应具有一定指导意义（表5-8）。

表5-8　急性根尖周炎各阶段的临床表现

症状及体征	浆液期	根尖周脓肿期	骨膜下脓肿期	黏膜下脓肿期
疼痛	自发性持续性痛，咬合疼痛，早期咬紧患牙可缓解	自发性持续性剧烈疼痛，不敢咬合	自发性持续性搏动性剧烈跳痛	自发性胀痛及咬合痛减轻
根尖区牙龈	无变化或潮红	根尖部牙龈潮红，无明显肿胀	牙龈红肿，龈颊沟变平	根尖区黏膜肿胀局限，呈半球形隆起
叩痛	（+）～（++）	（++）～（+++）	最剧烈（+++）	（+）～（++）
扪诊	不适或疼痛	疼痛	明显压痛，深部有波动感	轻度压痛，波动感明显
牙齿松动度	无或Ⅰ度	Ⅱ～Ⅲ度	Ⅲ度	Ⅰ度

2.急性根尖周脓肿与急性牙周脓肿的鉴别　急性牙周脓肿多发生在牙周炎的晚期，临床表现患牙可有搏动性疼痛、浮起、松动、咬合痛等症状，唇颊侧或舌腭侧牙龈出现椭圆形或半球状的脓肿突起，牙龈红肿光亮，扪诊有波动感。二者主要的鉴别要点见表5-9。

表5-9　急性根尖周脓肿与急性牙周脓肿的鉴别要点

鉴别要点	急性根尖周脓肿	急性牙周脓肿
感染来源	感染根管	牙周袋
病史	长期牙体缺损史、有牙痛病史、有牙髓治疗史	长期牙周炎病史
牙体情况	有牙体疾患（深龋洞、修复体、近髓的非龋疾患）	一般无牙体疾患
牙髓活力	多无	多有

续表

鉴别要点	急性根尖周脓肿	急性牙周脓肿
牙周袋	无	深
脓肿部位	靠近根尖部,中心位于龈颊沟附近	靠近牙龈缘
脓肿范围	较弥散	局限于牙周袋壁
疼痛程度	重	相对较轻
牙齿松动	相对轻,短期内出现,愈合后恢复稳固	明显,长期存在,消肿后仍松动
垂直叩痛	很重	相对较轻
X线表现	无明显异常,若为慢性根尖周炎急性发作,则表现根尖周牙槽骨透射影像	牙槽嵴破坏,可有骨下袋
病程	相对较长,脓液排出时间约需5～6天	相对较短,一般3～4天可自溃

3. 急性根尖周炎浆液期与急性牙髓炎的鉴别　主要鉴别要点在于自发痛的特点、是否能准确定位患牙、牙齿松动与否、牙髓活力及X线检查(表5-10)。

表5-10　急性牙髓炎与急性根尖周炎鉴别

症状及体征	急性根尖周炎	急性牙髓炎
疼痛	自发性持续性痛,咬合疼痛	自发性阵发性疼痛,无咬合
准确定位	可以	不能
牙髓活力试验	无反应	敏感
叩痛	(+)～(++)	(−)～(+)
扪诊	不适或疼痛	无不适
牙齿松动度	无或I度	无
X线检查	可能有根尖稀疏区	正常

三、慢性根尖周炎的临床表现与诊断

慢性根尖周炎(chronic apical peridontitis,CAP)是指因根管内长期存在感染及病原刺激物而导致的根尖周围组织慢性炎症反应,表现为炎症性肉芽组织的形成和牙槽骨的破坏。常因牙髓坏死、牙髓坏疽、牙髓治疗失败和急性根尖周炎未彻底治疗引起。在根除了根管内的病源后,根尖周组织的损害可以修复。

按照病变类型可分为根尖周肉芽肿、慢性根尖周脓肿、根尖周囊肿和根尖周致密性骨炎(图5-8)。

【临床病理】

1. 根尖周肉芽肿　是慢性根尖周炎中最常见的一种病变类型。根尖部形成炎症性肉芽组织,周围有破骨细胞,使邻近的牙槽骨和牙骨质吸收破坏,骨质破坏的区域仍由肉芽组织所取代。这种以炎症性肉芽组织形成为主要病理变化的慢性根尖周炎即为根尖周肉芽肿(periradicular granuloma)。当局部病变活动时,肉芽组织中的纤维成分减少,炎症细胞和毛细血管增多,产生较多的破骨细胞,造成更大范围的骨质破坏。

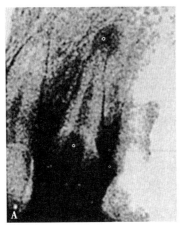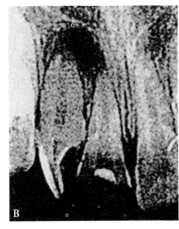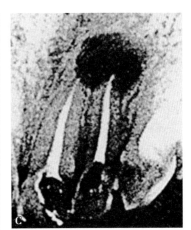

图 5-8　慢性根尖周病变的鉴别
A. 根尖周肉芽肿　　B. 根尖周脓肿　　C. 根尖周囊肿

2. 慢性根尖周脓肿　随着病程的进展,炎症性肉芽组织的体积不断增大,病变中央的组织细胞发生坏死、液化,形成脓液并潴留于根尖部的脓腔内,称为慢性根尖周脓肿(chronic apical abscess,CAA),又称慢性牙槽脓肿。根据是否有窦道形成,临床分有窦型和无窦型两种。前者因可从窦道口排脓,不易转化为急性炎症;而后者容易转化为急性根尖周脓肿。

3. 根尖周囊肿　根尖部的炎症肉芽组织内还有发育期间遗留的牙周上皮剩余,在慢性炎症的长期刺激下,可使其增殖为上皮团块或上皮条索,发生退行性变,甚至坏死、液化,形成小囊腔,囊腔逐渐扩大形成根尖周囊肿(periradicular cyst)。

4. 根尖周致密性骨炎　当根尖周组织在受到长期轻微、缓和的刺激,机体抵抗力很强时,根尖部的牙槽骨不发生破坏,反而表现为骨质的增生,形成围绕根尖周围的一团致密骨,在增生的骨小梁间有少量慢性炎症细胞分布,故称为根尖周致密性骨炎(periradicular condensing osteitis),多发生在下颌后牙。

【临床表现】

1. 症状　一般无明显的自觉症状;多主诉咀嚼不适;咬合无力;可出现牙龈脓包;有牙髓病史或反复肿痛史、牙髓治疗史等。

2. 检查

(1)视诊

1)病灶牙:可见龋齿、充填体或其他能引起疾患的病灶牙;牙冠变色。

2)有窦型慢性根尖周炎:可见根尖部唇颊侧牙龈表面有窦道开口,少数可在舌腭侧查及开口。需要注意的是偶尔可见远离患牙的窦道开口,此时可以拍摄X线片帮助确诊。

3)较大的根尖周囊肿:可见患牙根尖部的牙龈呈半球状隆起,色正常,有时会引起周围骨质吸收,造成邻牙移位、牙根吸收或颌面部畸形等。

(2)探诊:成人多因牙髓感染或坏死后引起,因此探诊时常有较深龋洞,探诊无反应。

(3)牙髓活力测试:牙髓活力测试无反应。

(4)叩诊:叩诊不适,有异样感。

(5)扪诊:有轻度不适感。较大的根尖周囊肿扪诊有乒乓球感,有弹性。

(6)牙齿松动度:一般无松动。

（7）X 线检查可显示下列不同的特点

1）根尖周肉芽肿：显示根尖周骨质破坏，呈圆形或椭圆形阴影，直径一般不超过 1cm，边界清晰，周围骨质正常或稍显致密，上颌多于下颌，前牙多于后牙。

2）慢性根尖周脓肿：显示根尖周阴影，形状不规则，边界不清楚，周围骨质疏松而呈云雾状。

3）根尖周囊肿：较小的根尖周囊肿在根尖 X 线片上与根尖肉芽肿很难区别，大的根尖周囊肿可见较大的圆形或椭圆形阴影，边界很清楚，并有一圈由致密骨组成的阻射白线围绕，直径大于 1.5cm 者占 71.1%，上颌多于下颌。

4）根尖周致密性骨炎：显示根尖周骨小梁致密，而非透射影像，好发于年轻人的下颌后牙根尖区，对健康无害，不需治疗，可视为机体的一种防御性反应。

慢性根尖周炎的前三种均表现为 X 线透射影像，其区别见表 5-11。

表 5-11　慢性根尖周炎 X 线透射影像表现

	根尖周肉芽肿	慢性根尖周脓肿	根尖周囊肿
形状	圆形	不规则	圆形
界限	清晰	不清	清晰
大小	不超过 1cm	不定	可大、可小
周围骨质	正常	疏松，呈云雾状	有一圈致密骨阻射白线

【诊断要点】

1. 自觉症状不明显，可出现牙龈脓包。
2. 牙髓探诊无反应，牙髓活力测试无反应。
3. 叩诊不适。
4. 有窦型慢性根尖周炎可见根尖部牙龈表面有窦道开口。
5. X 线检查可显示根尖区骨质破坏影像。

第五节　牙髓病和根尖周病的治疗

牙髓为位于髓腔中的疏松结缔组织，被坚硬的牙本质包绕，进入牙髓腔的牙髓动脉和回流的牙髓静脉都要穿过狭窄的根尖孔，缺乏有效的侧支循环。因此，当牙髓发生炎症时，牙髓血管扩张、充血、渗出增加，使髓腔压力增大，牙髓神经末梢受压而产生剧烈的疼痛，牙髓可能发生病变且难以自我修复。在牙髓病和根尖周病的治疗中，应依据治疗原则，拟定完善的治疗计划，进行合理的诊治。

一、治疗原则

牙髓炎症时，组织肿胀堵塞根尖孔使静脉无法得到有效回流而发生牙髓组织坏死。因此，保存活髓的适应证是极为有限的。但对年轻恒牙特别是根尖孔尚未发育完成的恒牙，根尖孔呈喇叭口状，血液循环丰富，易于引流，牙髓组织具有较强的修复能力，在治疗这类牙的牙髓病变时，应尽量保存活髓。对于不能保存活髓的也应去除病变牙髓，保存患牙以维持牙列的完整，维护咀嚼功能。因此，牙髓病和根尖周病的治疗原则是保存具有正常生理功能的牙髓以及保存患牙。

（一）保存活髓

健康的牙髓组织具有形成、营养牙本质及牙体硬组织的功能，对外界刺激或损伤能产生一系列的防御反应。因此，牙髓病的治疗首先应判断牙髓病变是否可逆或是否是局限性的，对这类牙髓病的治疗主要采用以保存活髓（盖髓术与牙髓切断术）为目的的方法。

（二）保存患牙

由于牙髓的增龄性变化和血液循环的特殊性，其修复再生能力有限，牙髓炎症很难痊愈。对无法保存活髓的牙髓炎、根尖周炎症，应尽力保存患牙，以维持牙列完整，维护咀嚼功能。失去活髓的牙齿，牙体硬组织由于仅存来自牙周组织的营养供给，导致牙体组织变脆并易于折裂，因此，应针对不同的病例选用适当的冠修复体以保护牙体组织。

二、治疗计划

牙髓病和根尖周病治疗前，应全面分析病例，了解患牙的情况及患者的状况，明确治疗的必要性和可行性，选择有效的治疗方法来制订治疗计划。

（一）医患沟通

治疗前，医患之间进行良好而有效的沟通有利于疾病的诊治。医护人员应向患者介绍病情，说明治疗方法、效果及费用。可利用牙髓治疗的相关读物及画册帮助患者理解治疗过程，从而避免患者在治疗中出现紧张、恐惧等不良情绪，减轻患者的担忧和误解，使患者积极配合医护人员完成治疗。

在医患沟通中，首先，要认真倾听患者对病情的叙述，并表现出足够的关心和重视；其次，尊重患者的知情权，制订的治疗计划应该是以患者的利益为第一，向患者详细介绍病情，耐心细致地解释治疗的必要性、复杂性、局限性及可能出现的并发症，治疗的具体步骤及发生的大概费用。另外，预先告知手术中可能出现的不适感，使患者有充分的思想准备，避免因患者恐惧出现剧烈的躲避而损伤健康组织；每次治疗期间可能出现的不适的应对措施；最后，治疗实施前，和患者签署必要的知情同意书，避免发生医患纠纷的危险。

医患沟通中要明确以下几个问题：

1. 牙髓治疗的成功率较高，但仍存在治疗失败的可能性，其预后与患者的个体差异相关。

2. 术后可能出现短暂不适或轻度疼痛，偶有剧痛，此为正常情况。必要时可服用消炎、止痛药物缓解症状。

3. 保存活髓治疗后，如出现自发痛、夜间痛等急性牙髓炎症状应立即就诊，以调整治疗计划及方法。

（二）制订治疗计划

完整的治疗计划应符合患者目前和长远的健康需求。牙髓病和根尖周病的治疗应首先缓解疼痛、去除感染物，控制患牙的急性症状后，再进行全面检查和治疗。

1. 制订治疗计划的依据

（1）患者全身状态：治疗前应详细了解患者的全身状况。牙髓治疗前须先行控制全身性疾病，患者的健康状况应在治疗中引起重视：①有传染病史的患者，要采取严密的防护措施，防止交叉感染；②心血管疾病：高血压患者，应用药物控制血压平稳后，再行牙髓治疗；

近6个月内患有心肌梗死的患者，则不适宜做牙髓治疗；③糖尿病患者，因其免疫力低下，应预防性使用抗生素，并避免治疗时间过长，影响患者用餐和用药；④患出血性疾病的患者，进行口内切开或根管外科等可能引起继发出血；⑤头颈部肿瘤患者放疗后易发生猛性龋并很快发展为牙髓病及根尖周病，在治疗时应选择牙髓治疗保存患牙，提高患者生活质量；⑥妊娠期间进行牙髓治疗，应注意控制疼痛与感染，暂缓根管外科手术；⑦对艾滋病患者行牙髓治疗时，应采取严格的控制措施，防止交叉感染。

患者的心理状况也会对治疗有影响，患者由于惧怕治疗时的疼痛，可出现恐惧、焦虑情绪，如紧张地观察医师的一举一动，坐立不安或反应过度；手掌冰凉、潮湿或满头大汗。对于这类患者，应采取有效的手段控制其焦虑情绪。焦虑的控制主要包括非药物控制和药物控制两种方法。非药物控制是通过医患之间的交流给予患者安慰和鼓励以有效减轻焦虑，如在治疗前向患者详细讲解治疗的必要性和操作中可能出现的不适，适当给予安慰等。当非药物治疗不能取得较好的镇定效果时，可采取药物法控制焦虑，如口服地西泮类镇静剂。

牙髓治疗一般适合所有人群，但老年患者，因治疗时所需时间较长，患者的耐受程度及全身健康状况可能会影响治疗；儿童患者会因恐惧等不能配合治疗。

（2）患牙的状态：通过详细的口腔检查，判断患牙的形态特点、患牙在口腔中的位置、病变程度、既往治疗情况等，并预测患牙的保留价值、预后及治疗周期和大概费用等。

（3）治疗的局限性：患者的全身状况和患牙的状况会有很大程度的差别，治疗的难度也会有很大的差异。对于接诊医师而言，如果不能胜任或科室的医疗设备、器械不足以满足治疗的需要，应提请上级医师会诊或转上级医院治疗。

2．治疗程序

（1）急症的控制：控制急性牙髓炎疼痛或根尖周疼痛。

（2）完成主诉牙的牙髓治疗。

（3）对口腔中其他患牙的治疗建议及实施：拔除无保留价值的患牙；治疗其他牙髓病患牙，再处理根管治疗失败的患牙；开展牙周治疗；进行修复治疗。

（4）维护期的健康指导和定期复查。

以上程序应根据患牙条件和患者的健康状况、经济能力进行调整，特别要重视主诉患牙的治疗。

三、急症处理与疼痛的控制

（一）急症处理

门诊病例中约90%的牙髓病和根尖周病患者需即刻减轻疼痛，应急处理是初次牙髓治疗中的重要措施。可根据患牙的情况采取相应的处理方法，及时缓解症状，解除患者痛苦。

1．急性牙髓炎的应急处理　急性牙髓炎（包括慢性牙髓炎的急性发作）应急处理的目的是引流炎症渗出物、缓解髓腔高压以减轻剧痛。急性牙髓炎无叩痛时，因炎症尚局限于根管内，彻底清理根管后，不应开放髓腔，以免造成感染向深部根尖周组织蔓延扩散。操作方法为在局麻下摘除牙髓，去除全部或大部分牙髓后置一无菌小棉球后暂封髓腔，患牙疼痛即刻缓解。

2．急性根尖周炎的应急处理

（1）开髓引流：根尖周炎早期时感染在局部局限，应在局麻下开通髓腔，彻底去除、清理根管系统内坏死的牙髓，穿通根尖孔，使炎症的渗出物或脓液通过根管得以引流，从而减轻根尖部的压力，缓解疼痛。如根管内有明显的脓性分泌物流出，需要开放髓腔 2～3 天，再做进一步治疗。

（2）咬合调整：炎症波及根尖周组织时，患牙常有伸长感，咬合痛。通过适当降低咬合，可减轻患者的疼痛，避免咬合干扰引起根尖周组织进一步创伤。由外伤引起的急性根尖周炎，应调整咬合使患牙的咬合功能减轻，得以休息，必要时局部封闭或理疗。

（3）切开引流：急性根尖周炎至骨膜下或黏膜下脓肿期应在局部麻醉或表面麻醉下切开排脓。

（二）疼痛的控制

牙髓组织的神经纤维对刺激反应非常敏感。牙髓治疗中的各种操作均可能引起患者疼痛，使患者难以忍受甚至惧怕治疗。因此应进行无痛控制，使牙髓治疗在无痛或减少疼痛的情况下进行。

1. 局部麻醉法　局部麻醉法是通过局部注射麻醉药物以达到牙髓治疗无痛的目的。麻醉前应询问患者药物过敏史、全身性疾病史，对心血管患者要慎用肾上腺素的药物，对过敏史者要慎用酯类药物。

（1）常用的麻醉方法

1）骨膜上浸润：此方法是将麻醉剂注射到根尖部的骨膜上，通过麻醉剂的渗透作用使患牙在牙髓治疗时无痛。由于麻醉剂无法渗透密质骨，故骨膜上浸润麻醉仅适用于上下颌前牙、上颌前磨牙和乳牙。当患牙处于急性炎症期时，骨膜上浸润麻醉效果不好，需采取其他麻醉方法。老年患者、长期大量饮酒者应适当加大用药剂量。

2）阻滞麻醉：上牙槽后神经阻滞麻醉适用于上颌磨牙，下牙槽神经阻滞麻醉适用于下颌磨牙以及局部浸润麻醉未能显效的下颌前牙。

3）牙周韧带内注射：用于其他麻醉效果不佳的牙髓炎或根尖周炎患牙。某些特殊病例如血友病患者也常做牙周韧带内注射。

4）牙髓内注射：将麻醉剂直接注入牙髓组织，多用于浸润麻醉和阻滞麻醉效果不佳的病例，或作为牙周韧带内注射的追加麻醉。

（2）抽吸式金属注射器的使用：抽吸式金属注射器由注射器杆、注射剂槽构成与麻醉剂安瓿、一次性注射针头及保护卡联合使用（图5-9）。

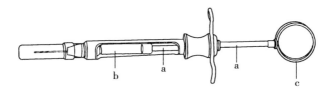

图5-9　抽吸式金属注射器

a. 注射器杆；b. 安瓿；c. 拇指环。

将安瓿放入注射剂槽，先以注射器杆回抽钩前推插入安瓿，再将注射针头安装至注射器前部的鼻状尖，轻推拉杆向前少许，检查是否安装完好无液体旁漏，否则重新安装。

选择患牙根尖部前庭沟区域，消毒局部的黏膜，先麻醉表面黏膜，以注射针与牙体长轴垂直进针至骨膜上，以每秒 1～2mm 的速度缓慢推进注射器杆。感染组织为防止感染扩散应避免应用局部浸润麻醉,宜改用阻滞麻醉。

2. 失活法 此法是用化学药物封于牙髓创面,使牙髓组织坏死失去活力的方法。

(1)常用失活剂:常用的失活剂有多聚甲醛、金属砷、亚砷酸等。多聚甲醛作用于牙髓后,可使血管壁平滑肌麻痹,血管扩张,形成血栓,引起血运障碍而使牙髓坏死。其凝固蛋白的作用,能使坏死牙髓组织无菌性干化。封药时间为2周左右。

多聚甲醛失活剂:高浓度多聚甲醛具有原生质毒性,神经毒性,能引起毛细血管内皮细胞发生损害,平滑肌麻痹充血、扩张、出血,神经麻痹,最终牙髓逐渐坏死。由于甲醛有凝固蛋白作用,牙髓为干性坏死,可保持无菌。其作用缓慢,封药时间为2周左右,可用于乳牙。

(2)失活剂的操作步骤

1)术前说明:封失活剂前,应向患者说明封药的目的和药物的作用时间,按患者可行的复诊时间选择失活剂;避免封药时间过长造成根尖组织的损伤。叮嘱患者按时复诊,如患者未能按时复诊,应设法联系,通知其复诊。

2)暴露牙髓:以锐利挖匙或球钻暴露牙髓,注意动作要轻快,不必彻底去净腐质,以免造成患者剧痛,腐质可待牙髓失活后再除去。

3)置失活剂:隔离唾液,干燥窝洞,置失活剂于穿髓孔处,不可加压,使其紧贴暴露的牙髓组织。可在失活剂上面放一小棉球,可缓解因渗出引起的压力增高而导致的疼痛。

4)暂封窝洞:用氧化锌丁香油粘固剂封闭窝洞,注意洞壁要严密封闭,以免失活剂外漏,造成牙龈甚至牙槽骨的损伤。

四、感染控制

口腔是有菌环境,在治疗过程中,病原微生物可通过血液、唾液、飞沫等途径引起感染,医护人员和患者之间及患者与患者之间都有交叉感染的危险。因此,在牙髓治疗时遵循无菌原则、建立必要的防护措施控制感染扩散是非常重要的。

(一)术区隔离

1. 棉卷隔离法 将消毒棉球或棉卷置于患牙两侧及唾液腺开口处以保持术区干燥。这种方法简单易行,但对儿童及唾液分泌较多的患者效果差。

2. 橡皮障隔湿法 是一种用一块橡皮膜将患牙与口腔隔离的隔湿方法。现在的橡皮障已发展成为一种保护医师和患者的装置。

使用橡皮障的目的包括:①提供不受唾液、血液和其他组织液污染的操作空间;②避免牙龈、舌及口腔黏膜软组织在手术过程中受到意外损伤;③防止患者吸入或吞入小器械、牙碎片、药物或冲洗液;④保持术者视野清晰,提高工作效率;⑤防止医源性交叉感染。

橡皮障系统包括橡皮障、橡皮障打孔器、橡皮障夹、橡皮障夹钳和橡皮障架(图5-10)。橡皮障布尺寸为15cm×15cm 和12.5cm×12.5cm。根据厚度分为薄型、中型、厚型、超厚型和特厚型,牙髓治疗中多选用不易撕裂的中型或厚型。具体使用方法见实训指导(实训四 橡皮障隔离技术)。

(二)治疗器械的清洗、消毒和灭菌

所有口腔治疗器械使用后必须进行清洁消毒和灭菌处理方可用于其他患者。治疗器械的消毒包括手机、牙髓治疗器械的清洗、消毒、灭菌。其中消毒与灭菌请参照第一章口腔检查前的准备以及 WS 506-2016《口腔器械消毒灭菌技术操作规范》。

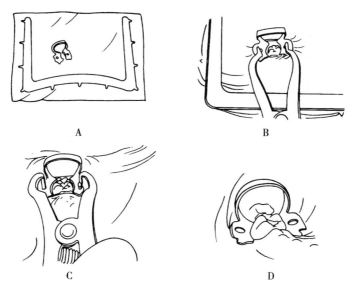

A   B

C   D

图5-10 橡皮障工具

A. 橡皮障,橡皮障架,橡皮障夹 B. 将橡皮障夹套入橡皮障已打好的孔中,
插入橡皮障钳前喙,调节橡皮障夹的张开度 C. 橡皮障、橡皮障夹和橡皮障架
成为一个整体放置于患牙 D. 将小孔周边的橡皮障反折入橡皮障夹翼部下方

五、活髓保存

牙髓病治疗主要依据临床表现和临床诊断选择不同的处理方法。牙髓病变为局限的或可逆的,选择以保存活髓为目的的治疗方法;牙髓病变范围大或不可逆的,选择以去除牙髓、保存牙齿为目的的治疗方法。

活髓保存治疗的方法主要包括盖髓术和牙髓切断术。牙根尚未完全形成而发生的牙髓严重病变或根尖周炎症的年轻恒牙,可选择根尖诱导成形术进行治疗。

(一)盖髓术

盖髓术是一种保存全部活髓的方法,即在近牙髓的牙本质表面或已暴露的牙髓创面上,覆盖能够使牙髓组织恢复的制剂,以保护牙髓,消除病变。根据盖髓剂是否与牙髓直接接触,可分为间接盖髓术和直接盖髓术(图5-11)。

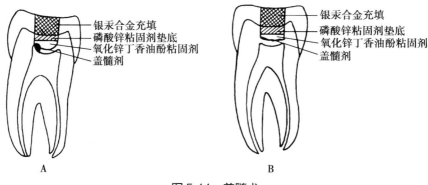

A   B

银汞合金充填
磷酸锌粘固剂垫底
氧化锌丁香油酚粘固剂
盖髓剂

银汞合金充填
磷酸锌粘固剂垫底
氧化锌丁香油酚粘固剂
盖髓剂

图5-11 盖髓术

A. 直接盖髓术 B. 间接盖髓术

常用盖髓剂有：

（1）氢氧化钙：适用于直接盖髓术和间接盖髓术。氢氧化钙具有强碱性，pH 为 9～12，可中和炎症产生的酸性产物，有利于消除炎症和减轻疼痛。氢氧化钙可诱导激活成牙本质细胞碱性磷酸酶的活性，促进修复性牙本质的形成。此外，氢氧化钙还具有一定的抗菌作用。

（2）MTA：三氧化矿物聚合体（MTA）的主要成分为硅酸三钙、硅酸二钙、铝酸三钙、铝酸四钙及少量的三氧化二铋等，1998 年已获美国 FDA 许可应用于临床。MTA 是多种亲水氧化矿物质混合形成，具有良好的密闭性、生物相容性、诱导成骨性和 X 线阻射性，此外，还有与氢氧化钙相似的强碱性及一定的抑菌功能。使用时将粉状 MTA 和蒸馏水以一定比例混合，混合初期为碱性凝胶，pH 值 10.2，3 小时后固化，pH 升至 12.5。临床上用于直接盖髓术和间接盖髓术。

（3）氧化锌丁香油糊剂：多用于间接盖髓术。丁香油具有麻醉和安抚镇痛作用。氧化锌丁香油糊剂硬固前呈酸性，能够抑制细菌生长，并且能够与牙本质紧密贴合，提供良好的边缘密封性能。

1. 直接盖髓术　直接盖髓术是用药物直接覆盖在较小的意外穿髓孔处，以保存牙髓活力的一种治疗方法。

（1）适应证：机械性或外伤性意外穿髓，穿髓孔直径不超过 0.5mm 的恒牙；根尖孔尚未形成，因机械性或外伤性露髓的年轻恒牙。

（2）禁忌证：因龋露髓的乳牙；临床检查有不可复性牙髓炎或根尖周炎表现的患牙。

（3）操作步骤：①去龋、备洞：对外伤引起的牙髓暴露的患牙，应在局麻下制备洞形。在操作过程中，动作要准确到位，避开穿髓孔，并及时清除洞内牙体组织碎屑，以防止牙髓再感染。②盖髓、暂封：用温生理盐水缓慢冲洗窝洞，严密隔湿，用消毒棉球轻拭干窝洞。将盖髓剂轻敷于露髓点上，并用氧化锌丁香油糊剂暂封窝洞。③观察疗效、进一步处理：患牙如无症状且牙髓活力正常者，则除去大部分暂封剂，洞底保留厚约 1mm 的氧化锌丁香油糊剂，再用磷酸锌糊剂做第二层垫底，用银汞合金或复合树脂充填。如患牙盖髓治疗观察 1～2 周后仍对温度刺激敏感，可继续观察 1～2 周，也可除去暂封物及盖髓剂，在严格无菌操作下更换盖髓剂后暂封观察 1～2 周，待症状完全消失后再行永久充填。患牙经盖髓治疗后如出现自发痛、夜间痛症状，表明病情已向不可复性牙髓炎发展，应除去充填物，改行根管治疗。

2. 间接盖髓术　间接盖髓术是将盖髓剂覆盖在接近牙髓的洞底上，以保存活髓的方法。主要用于治疗无牙髓炎临床表现的深龋及可复性牙髓炎的患牙。

（1）适应证：

1）深龋、外伤近髓的患牙。

2）深龋引起的可复性牙髓炎。

3）去净腐质却难以判断是可复性牙髓炎或慢性牙髓炎时的诊断性治疗。

（2）操作步骤：

1）去龋：消毒隔离患牙，局麻下以大球钻低速尽可能去除腐质，再以挖匙去除近髓软化的牙本质，为防止牙髓暴露可保留少量近髓软化牙本质。

2）放置盖髓剂：用消毒棉球拭干窝洞后，于近髓点放置盖髓剂，氧化锌丁香油粘固剂暂封或玻璃离子粘固剂暂封。

3）充填：观察1~2周，如无任何症状且牙髓活力测试正常，保留部分暂封剂，永久性充填剂充填。对曾保留少量软化牙本质的患牙，应在观察6~8周后去净软化牙本质，行垫底充填。若患牙仍对温度刺激敏感，可更换新盖髓剂及暂封剂，直至症状消失后再行永久充填。

3. 预后与转归　盖髓术能否成功，与适应证的选择、操作时对牙髓的创伤及污染程度密切相关。选择适应证时，必须根据病变的程度、患者年龄以及全身健康状况等做出正确判断。

影响盖髓术预后的因素有年龄、牙髓组织受刺激的经历、暴露的类型、部位、范围大小、暴露的时间、术中和术后的感染及全身因素等。一般直接盖髓术后，在露髓孔处血凝块形成，随后血块机化，并逐渐钙化，在术后2个月左右封闭穿髓孔，这预示盖髓术的成功；发展为慢性牙髓炎、牙内吸收、牙髓纤维性变、渐进性坏死等提示盖髓术失败。

4. 治疗失败及处理

（1）误诊：将慢性牙髓炎、牙髓坏死、牙髓钙化、牙内吸收等误诊为可复性牙髓炎造成治疗失败，导致术后出现疼痛或疼痛加剧者，应重新检查诊断和治疗。

（2）发展为不可复性牙髓炎：如牙髓症状未缓解，发展为慢性牙髓炎，则应按牙髓炎行根管治疗处理。

（3）腐质未去净：对根尖孔尚未形成的年轻恒牙，龋坏未去净，造成继发牙髓感染，导致直接盖髓术后出现疼痛症状，可试行牙髓切断术。

（二）牙髓切断术

牙髓切断术是指切除有病变的冠髓，将盖髓剂覆盖于根管根髓断面上，保留根髓的活力，维持牙髓的正常状态和功能的一种治疗方法。牙髓切断术分为两种：①氢氧化钙牙髓切断术，使断端愈合，保存健康的活髓；②甲醛甲酚牙髓切断术，固定断端下方的牙髓组织。

由于甲醛甲酚牙髓切断术多用于乳牙治疗，下面主要介绍氢氧化钙牙髓切断术（图5-12）。

1. 适应证　病变局限于冠髓的根尖未发育完成的年轻恒牙，无论是龋源性、外伤性、或机械性露髓，均可行牙髓切断术以保存活髓，直至牙根发育完成。

2. 操作步骤

（1）隔离患牙：患牙在局麻的条件下，遵循无菌操作原则，采用橡皮障隔离患牙或用棉卷隔湿，保持术区干燥，防止牙髓组织再感染。

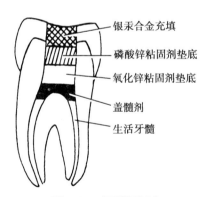

银汞合金充填
磷酸锌粘固剂垫底
氧化锌粘固剂垫底
盖髓剂
生活牙髓

图5-12　牙髓切断术

（2）去龋、备洞：温生理盐水洗净龋洞，去除食物残渣和表层腐质，用锐利挖匙或大球钻去净龋洞内龋坏牙本质，制备洞型，再以3%过氧化氢冲洗窝洞。

（3）开髓、揭髓室顶：用4~6号球钻开髓，揭髓室顶时，应注意钻针与髓室底间的距离，以免钻穿髓室底。

（4）切除冠髓：选用锐利挖匙或气涡轮机，在喷水冷却下将冠髓从根管口下1mm处整齐切断；用温生理盐水冲洗，去除组织碎屑；牙髓组织断面如出血多，可用小棉球蘸0.1%肾上腺素液,置根管口处轻压组织断面以助止血。

(5)放置盖髓剂:将盖髓剂轻敷于牙髓断面上,厚约 1mm,用氧化锌丁香油糊剂无压暂封。

(6)永久充填:盖髓术后可立即行永久充填术。也可观察 1~2 周,若无症状,则行双层垫底,银汞合金或复合树脂充填。

3.预后和转归 牙髓切断术成功的关键是适应证和盖髓剂的选择及术中防创伤和感染。此手术的预后与患者年龄、牙位、病变程度均有关系。牙髓炎症局限在冠髓的年轻恒牙,较易成功。术后如出现急性或慢性牙髓炎的临床表现,则应改行根管治疗术。

牙髓切断术后,牙髓断面处近期出现急性炎症反应或表层坏死。随着时间的增加可出现 3 种组织变化:①断面出现牙本质桥,将根管口封闭,根髓保持正常活力;②断面形成不规则钙化物,形成不规则牙本质;③根髓已形成慢性炎症、牙内吸收或牙髓坏死。故应在术后 2~4 年内定期复查。牙髓切断术后,牙根发育一旦完成,应再行牙髓摘除术治疗。

4.治疗失败及处理

(1)根髓感染:因未严格执行无菌操作,唾液或器械污染创面,造成根髓感染并出现急、慢性牙髓炎,牙髓坏死,甚至导致根尖周炎。应改行牙髓治疗或根管治疗术。

(2)髓室穿通:因不熟悉髓腔解剖,钻磨方向不正确等原因造成髓室穿通。临床上术者揭髓室顶时突感落空感,并伴有局部异常出血,探查穿通部位或插入牙胶尖拍 X 线片即可确诊。髓室底穿孔可将氢氧化钙或 MTA 覆盖在髓室底穿通处,侧壁穿通用永久性材料充填。若髓室穿通太大难以修复,则需考虑拔除患牙。

六、根尖诱导成形术与根尖屏障术

(一)根尖诱导成形术

根尖诱导成形术是指牙根未完全形成之前,发生牙髓严重病变或根尖周炎症的年轻恒牙,在消除感染或治愈根尖周炎的基础上,用药物诱导根尖部的牙髓和 / 或根尖周组织形成硬组织,使牙根继续发育和根尖孔缩小或封闭的治疗方法。

根尖诱导成形术主要原理:①控制根管感染和消除根尖周炎症,保护和保留未发育完全的、开放的根尖处结缔组织(根尖部牙髓和根尖周组织);②使用根尖诱导剂,促进根尖的形成和封闭。

1.适应证 牙根尚未发育完全的年轻恒牙,因牙髓病变、根尖周病变和外伤等原因导致的需摘除牙髓的病例。

2.操作步骤 根尖诱导成形术遵循根管治疗术的基本原则,在根管预备、根管消毒和根管充填的步骤中加强了根管消毒,并增加了药物诱导环节。

根尖诱导成形术治疗全过程分为两个阶段:第一阶段消除感染和根尖周病变,诱导牙根继续发育;第二阶段进行根管永久充填,使根尖孔封闭。两个阶段之间的间隔时间和牙根继续发育所需时间不等,为 6 个月至 2 年左右,其时间的长短与牙根原来的长度、根尖孔形态、根尖周炎症的程度以及患者的机体状况等有关。具体操作步骤如下:

(1)根管预备:常规备洞开髓,隔湿消毒,开髓、揭髓室顶,暴露根管口。确定工作长度的标准为切缘或牙尖至根尖 1mm 处的距离。清理根管,用 3% 过氧化氢溶液与生理盐水反复交替冲洗,彻底去除根管内的感染组织。为避免损伤根尖部组织,勿用拔髓针拔髓,并注意保护根尖部残存的活髓及牙乳头等组织。

（2）根管消毒：吸干根管，封消毒力强、刺激性小的药物如氢氧化钙于根管内，氧化锌丁香油粘固剂暂封。根尖周有病变的患牙，应每周更换 1 次，直至其无渗出或无症状。

（3）药物诱导：临床常用的可诱导根尖闭合的材料有氢氧化钙制剂、磷酸钙根管充填材料和碘仿制剂、MTA 等。氢氧化钙制剂是控制根管内感染的药物，又是使牙根继续发育的诱导剂，是目前根尖诱导成形的首选药物。药物诱导的方法是在根管内充填可诱导根尖形成的药物，先取出根管内封药，将装有氢氧化钙糊剂的注射器前段插入根管达根尖 1/3 处，加压注入糊剂，根管口处有糊剂溢出后，边加压边退出注射器，使氢氧化钙糊剂充满根管腔并接触根尖部组织。药物诱导后，拍 X 线片确定氢氧化钙充填效果。

（4）暂时充填：使用树脂或玻璃离子严密充填窝洞，防止微渗漏。

（5）随访观察：治疗后每 3～6 个月复查一次，至根尖形成或根端闭合为止。复查时要注意有无临床症状，拍 X 线片观察根尖周情况。

（6）根管充填：X 线片显示根尖形成根尖孔闭合后，再进行常规根管充填。根管充填后继续随访观察。

3．修复机制和愈合类型

（1）修复机制：根尖诱导形成的组织学基础包括根尖部残存的牙髓、牙乳头、上皮根鞘；根尖部如有牙髓组织，术后形成的牙根近似正常牙根；由根尖部的牙乳头可继续分化成牙本质细胞，使牙根继续发育；牙髓坏死并发根尖周炎症时，剩余的上皮根鞘也可使根端发育，封闭根尖孔。

（2）愈合的类型：包括根尖发育完成，根管缩小，根尖封闭；根尖发育完成，根管腔无变化，根尖封闭；根尖未发育完成，根尖孔处有钙化桥；根尖未发育完成，钙化桥在根尖孔内，根尖短而圆钝（图 5-13）。

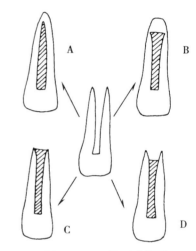

图 5-13 牙根形成类型
A．根尖继续发育，管腔缩小，根尖封闭
B．根管腔无变化，根尖封闭　C．X 线片上未显示牙根发育，根管内探测有阻力，说明根尖处有钙化屏障　D．X 线片见根端 1/3 处形成钙化屏障

（二）根尖屏障术

根尖屏障术是将无机三氧化聚合物（mineral trioxide aggregate，MTA）置入根尖部位，待其硬固后形成根尖止点，达到根尖封闭的效果，又称 MTA 根尖屏障术（MTA barrier technique）。

虽然氢氧化钙制剂根尖诱导成形术已在临床得到广泛应用，但存在就诊次数多、治疗周期长等缺点。并且，根尖诱导成形术的成功依赖于根尖部存留的生活牙髓、牙乳头或根尖周组织中的上皮根鞘，对根尖周病变时间较长、病变范围较大的患牙疗效较差。成年患牙就诊时，根尖周组织多有明显的骨质破坏，且超过了牙根继续发育的年龄。根尖诱导治疗的预后很难确定。近年来，MTA 已在临床得到广泛应用。由于其具有良好的生物相容性、亲水性、诱导根尖硬组织形成等特点，可用于根尖屏障术、修补根管穿孔、根尖倒充填、活髓切断和盖髓术等。MTA 根尖屏障术仅需 1～2 次复诊，具有就诊次数少、封闭效果良好等优点。

1．适应证　牙髓坏死或伴有根尖周炎、根尖孔未发育完成的恒牙，以及进行过长期的根尖诱导但未能形成根尖屏障的恒牙。

2．操作步骤

（1）清理根管：常规备洞开髓，使器械循直线方向进入根管。清理根管，去除根管内坏死牙髓组织。测量工作长度并拍试尖片确认。由于患牙根管壁较薄，避免过度使用器械预备。

（2）根管化学预备：患牙根管尖部粗大，利用常规的器械预备难以彻底清除感染，因此，化学预备对于此类根管的清理至关重要。可采用 NaClO 溶液或氯己定结合超声反复冲洗根管。对于根尖周病变的患牙，可利用 Ca(OH)$_2$ 糊剂对根管进行药物消毒，直至根尖周炎症控制为止。

（3）置入 MTA：彻底清除根管内的 Ca(OH)$_2$，干燥根管。在手术显微镜下以专用 MTA 输送器将新鲜调制的 MTA 置于根尖部，将垂直加压器做好标记，适当加压，直至将根尖段 4～5mm 充填密实，用纸尖或小毛刷清理根管壁中上断多余的 MTA。置湿棉球于根管中上段，为 MTA 硬固提供湿润的环境，但勿将小棉球与 MTA 接触，暂封开髓孔，拍 X 线片确认 MTA 位置及充填质量。

（4）根管充填：MTA 固化需要 4～5 小时，一般在根尖屏障后 1～2 天复诊。根管充填之前，应使用根管锉探查 MTA 是否硬固，若尚未硬固，需再次清理根管。重新置入 MTA。若 MTA 已完全硬固，形成良好的根尖止点，采用热牙胶注射技术严密充填根管。

（5）定期随访：治疗后每 3～6 个月复查一次。复查时注意有无临床症状，有无牙折的发生，拍 X 线片观察根尖周情况。

3．预后　MTA 具有良好的封闭性能，根尖屏障术后绝大部分的患牙能形成良好的根尖封闭，原有根尖周病变缩小或消失。同时 MTA 具有诱导根尖硬组织形成的作用，部分病例中可观察到根尖孔因形成钙化屏障而闭合，由于此类患牙根管壁薄，牙根长度短。增加了其发生牙折的风险。有学者认为，根尖屏障术后可采用复合树脂直接充填根管，以降低牙折的发生率。

七、根管治疗术

（一）概述

根管治疗术是通过机械清创和化学消毒的方法预备根管，采用专用的器械对根管进行清理、成形（根管预备），有效的药物对根管进行消毒灭菌（根管消毒），最后行严密的根管充填，从而达到控制感染，防止根尖周病变的发生和促进根尖周病变愈合的目的。它是目前治疗牙髓病和根尖周病最有效、最常用的方法。

根管治疗术的原理实际上就是控制感染、促进愈合，前者是前提，后者是判断治疗是否成功的关键。在根管治疗的整个过程中，既要预防原有感染的扩散和发展，也要防止新感染的发生。

（二）适应证

根管治疗术适用于有足够牙周支持组织且需保存患牙的下述病症：

1．不可复性牙髓炎。

2．牙髓坏死。

3．牙内吸收。

4．根尖周炎。

5. 牙根已发育完成的移植牙、再植牙。

6. 某些非龋性牙体硬组织疾病。

7. 因其他治疗需要而牙髓正常者。

（三）非适应证

1. 牙周组织严重丧失和 / 或牙体严重缺损而无法保存的患牙。

2. 患有较严重的全身系统性疾病，一般情况差，无法耐受治疗过程。

3. 张口受限无法实施操作。

（四）髓腔应用解剖

根管系统的结构非常复杂，加之牙增龄性变化及某些病理性因素的影响，除根管的固有形态外，不同年龄、不同情况下根管形态亦有其特点，熟悉每颗牙根管的数目、长度、弯曲方向及程度，侧副根管及根尖形态是根管治疗术成功的先决条件。

1. 上颌前牙根管形态特点

（1）上颌中切牙：单根管，根管方向与牙根相一致，根管直，呈锥形，唇腭径宽，髓室与根管无明显界限，根管多在根尖 1/3 偏向唇侧或远中，此区约 24% 有侧支根管，切端到根尖的长度平均为 22.5mm，冠根比例为 1～1.25。

（2）上颌侧切牙：结构似上颌中切牙，根管直径较中切牙小，平均长度为 22mm，冠根比例为 1∶1.47，根尖 1/3 稍偏向远中，26% 有侧支根管。

（3）上颌尖牙：有一粗大的单根管，根管唇腭径较近远中径宽，其截面呈椭圆形，是口腔中最长的牙，平均长度为 26.5mm，冠根比例为 1∶1.82，30% 有侧支根管（图 5-14）。

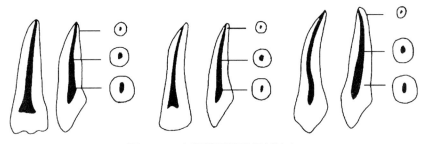

图 5-14　上颌前牙髓腔解剖特点

2. 上颌前磨牙根管形态特点

（1）上颌第一前磨牙：根管变异较复杂，87% 为双根管，其次为单根管，另有 2.4% 为三根管，根尖 1/3 常有弯曲，49.5% 有侧支根管，平均长度为 20.6mm，冠根比例为 1∶1.51。

（2）上颌第二前磨牙：多为单根管约占 75%，有变异，根尖 1/3 多在远中弯曲，也可向颊侧弯曲，髓腔在颈线平面处呈椭圆形，侧支根管发生率为 59.5%，平均长度为 21.5mm，冠根比例为 1∶1.86（图 5-15）。

3. 上颌磨牙根管形态特点

（1）上颌第一磨牙：常见 3～4 个根管，即 2～3 个颊根管，1 个腭根管，其中腭根管最长，近颊根管口位于髓室底的最颊侧，弯曲且较细、变异多，近颊出现 2 个根管的比例约为 60%。侧支根管发生率为 45%，根分叉处副根管的发生率为 18%，平均长度为 20.8mm，颊根较腭根短约 2～3mm，冠根比例为 1∶1.71。

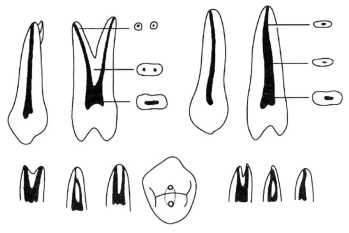

图 5-15　上颌前磨牙髓腔解剖特点

（2）上颌第二磨牙：与上颌第一磨牙相似，多为三根管，较直、细，有时颊根可发生融合，偶尔可见双腭根管。平均长度为 20.2mm，冠根比例为 1∶1.80（图 5-16）。

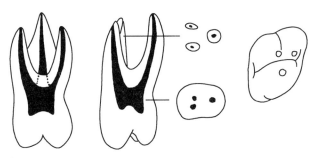

图 5-16　上颌磨牙髓腔解剖特点

4. 下颌切牙根管形态特点　下颌中切牙、侧切牙形态相似，下颌中切牙体积最小，髓室近远中径宽，根管则是唇舌径宽，以单根管为主，亦有双根管，20% 有侧支根管。下颌中切牙平均长度为 20.5mm，冠根比例为 1∶1.34；侧切牙平均长度为 21mm，冠根比例为 1∶1.32（图 5-17）。

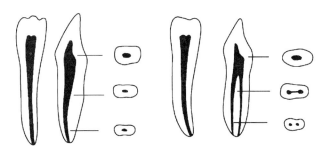

图 5-17　下颌切牙髓腔解剖特点

5. 下颌尖牙、前磨牙根管形态特点

（1）下颌尖牙：下颌尖牙与上颌尖牙相似，但稍短，一般为单根管，偶尔出现双根管，30% 有侧支根管，平均长度为 25.5mm，冠根比例为 1∶1.48。

（2）下颌第一前磨牙：多为单根管，少数有双根管，髓室与根管口的分界不清，根管口大且呈椭圆形，根管近远中径窄，牙冠向舌侧倾斜，进入根管的方向与牙长轴一致，平均长度为21.6mm，冠根比例为1:1.79，侧支根管发生率为44.3%。

（3）下颌第二前磨牙：多为单根管，根管在颈平面呈椭圆形，逐渐向根尖变细，平均长度为22.3mm，冠根比例为1:1.83（图5-18）。

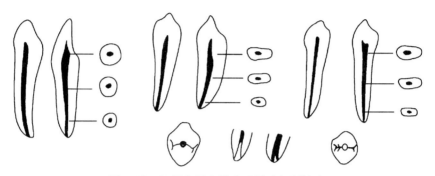

图5-18　下颌尖牙和前磨牙髓腔解剖特点

6.下颌磨牙根管形态特点

（1）下颌第一磨牙：通常有3个根管，即近中2个根管，远中1个根管，远中根管粗大呈椭圆形，远中有时亦可出现2个根管，近远中根管以近颊根弯曲较明显。平均长度为21mm，冠根比例为1:1.72，侧支根管发生率为30%左右。

（2）下颌第二磨牙：与下颌第一磨牙相似，但牙冠较短，牙根较长，通常有3个根管，即近中2个，远中1个，有时近远中根在颊侧融合，根管也在颊侧连通，出现2个甚至1个根管，根管断面呈C形，我国人口约31.5%的牙根会融合成C形牙根和根管，平均长度为19.8mm，冠根比例为1:1.86（图5-19）。

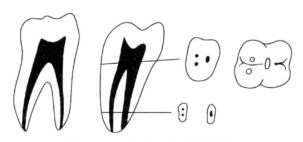

图5-19　下颌磨牙髓腔解剖特点

（五）根管预备

根管预备是根管治疗术的关键步骤，主要通过机械和化学的方法达到两个目的：①清理：即去除根管系统内的感染物质；②成形：即将根管制备成有利于冲洗、封药和充填的形态。

1.常用根管预备器械　根管预备器械主要有：①拔髓器械；②根管切削器械；③根管长度测定器械；④根管冲洗器械。

（1）拔髓器械：拔髓器械主要是倒钩拔髓针，也称拔髓针，主要用于拔除根管内牙髓或取出遗留在根管内的棉捻或纸捻。也有短柄的拔髓针，专用于后牙的拔髓（图5-20）。拔髓时不要用力压入或过度旋转以防止拔髓针折断,细小的根管应首先适当扩大后再使用拔髓针。

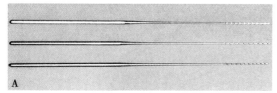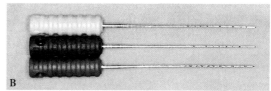
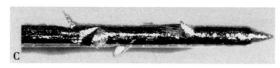

图 5-20　拔髓针

A.普通拔髓针　B.后牙专用拔髓针　C.刃部

(2) 根管切削器械:根管切削器械一般由柄部、颈部和刃部组成,用于切削牙体组织,形成根管。常用的切削器械为不锈钢制成。近年来出现了镍钛合金根管器械,它具有较好的弹性,预备弯曲根管的效果较好,可显著降低根管偏移的发生。

1) 手用不锈钢器械:主要是 K 型和 H 型器械以及它们的改良品。K 型和 H 型器械过去没有统一标准,1958 年 Ingle 提倡标准化,继而发展成为 ISO 标准(图 5-21),其要求包括:①器械编号:每一号器械的号码以器械尖端直径(D1)乘以 100 计算,如器械的 D1 为 0.1mm,该器械即为 10 号,以此类推。10～60 号,每号器械的 D1 较前一号增加 0.05mm,60 号以上增加 0.1mm。②刃部:每一器械刃部长度为 16mm;刃部尖端的角度为 75°。③器械的长度:有 21、25、28 和 31mm 4 种,但所有刃部均为 16mm。④锥度:所有器械刃部锥度均为 0.02,即长度每增加 1mm 直径增加 0.02mm;D2(刃部末端直径)一律比其 D1 大 0.32mm。⑤柄部颜色:从 15 号开始按三暖色(白、黄、红)及三冷色(蓝、绿、黑)顺序作颜色标志;10 号为紫色,10 号以前另加两个细号,分别为 6 号(粉红)和 8 号(灰色)。

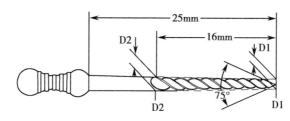

图 5-21　根管预备器械标准化

K 型器械:是使用最广泛的根管切削器械,其传统的制作方法是用截面为方形或三角形的金属丝拧制而成。

K 型扩孔钻:刃部螺纹较稀疏,螺旋密度为 0.5～1 圈 /mm,螺旋角为 10°～30°。在根管中只能以旋转动作切削牙本质,旋转幅度为 1/4～1/2 圈(图 5-22A)。

K 型扩孔锉:其螺纹较 K 型扩孔钻密,螺旋密度为 1.5～2.5 圈 /mm,螺旋角为 25°～40°。操作时可用旋转和提拉动作切削根管壁的牙本质(图 5-22B)。

H 型器械:主要指 H 锉,在圆锥体的金属丝的基础上,由机械磨削出一条螺旋形切槽而成，横截面呈逗点状，螺旋角为 60°～65°（图 5-22C）。H 锉切刃锋利，与根管臂接近垂直，因此提拉动作可高效切削牙本质，适用于根管中上段较直部分的预备。H 锉不能做旋转运动，以避免折断。

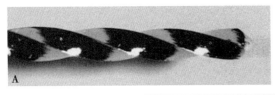
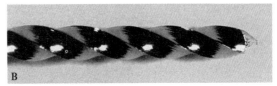
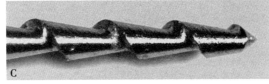

图 5-22　K 型和 H 型器械的刃部
A. 扩孔钻　B. K 锉　C. H 锉

改良器械：人们在临床使用中发现，传统的 K 型和 H 型器械存在一些不足，因此出现了许多在尖端、锥度、横截面、材质或制作工艺方面有所改进的器械。一些常见的改良器械如下：

K-Flex 锉：与 K 锉相似，是用横截面为菱形的金属丝拧制而成，其菱形的两个锐角使切刃更锋利，两个钝角因直径较小增加了器械的柔韧性（图 5-23A）。

Triple-Flex 锉：由截面为三角形的金属丝拧制而成，螺旋密度介于扩孔钻和 K 锉之间，尖端做了改良（图 5-23B）。与 K 锉比较，它具有更好的柔韧性和切削效果。

Flex-O 锉：由截面为三角形的优质钢拧制而成，螺旋密度为 1.81 圈 /mm，螺旋角为 30°，为非切削尖端（图 5-23C）。与 K 锉比较，它具有较好的切削和清理效果，其柔韧性和安全尖端更有利于弯曲根管的预备。

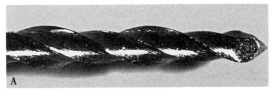
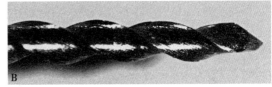
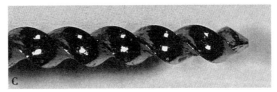

图 5-23　部分改良器械的刃部
A. K-Flex 锉　B. Triple-Flex 锉　C. Flex-O 锉

此外，还有适合弯曲根管预备 Flex-R 锉，有利于钙化和细小根管疏通的 C + 锉及便于细小根管探查和疏通的 Profinder 锉。

2）机用不锈钢器械：目前临床上常用的主要有 G 钻、长颈球钻和 P 钻。

G 钻：有细而长的杆部，其尖端有一火焰状头部，刃部短，顶端有安全钝头。G 钻编码为 1～6 号，刃部直径对应为 0.5～1.5mm，主要用于根管口的敞开及根管直线部分的预备。G 钻最容易折断的部位设计在杆部，故一旦折断易于取出（图 5-24）。

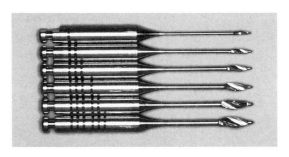

图 5-24　G 钻

长颈球钻：由柄、颈和头部组成，杆部细长而光滑，其尖端为球形，类似普通球钻，但较小。可伸入到髓室及根管中上部钻磨，用于寻找变异和重度钙化的根管口，常结合手术显微镜使用（图 5-25）。

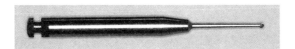

图 5-25　长颈球钻

P 钻：有锐利的刃部，尖端亦有安全头，但较硬，易导致根管侧穿，无经验者要特别小心。P 钻主要用于取出根管充填材料和桩腔预备（图 5-26）。

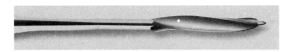

图 5-26　P 钻

3）镍钛合金器械：镍钛合金器械（简称镍钛器械）在临床的使用越来越广泛。镍钛器械按照其使用方法可分为手用器械和机用器械。

手用镍钛器械：手用镍钛器械在设计上类似于不锈钢器械，但其柔韧性要明显优于前者。

手用镍钛 K 锉类：如 Ultra-Flex K 锉、NiTiflex K 锉、Naviflex K 锉等，它们在设计上类似于不锈钢 K 锉。

手用镍钛 H 锉类：如 Ultra-Flex H 锉、Naviflex H 锉等，它们在设计上类似于不锈钢 H 锉。

机用镍钛器械：与传统的手用不锈钢器械相比，机用镍钛器械的主要优点有：①明显提高根管预备的效率和减少术者的疲劳。②在弯曲根管预备中可减少偏移和台阶的形成。③预备后的根管更为洁净。④更易预备出有利于根管冲洗和充填的形态。⑤提高了临床疗效。机用镍钛器械通常需要与有恒定转速并能控制扭力的马达配合使用，以防止器械折断（图 5-27）。机用镍钛器械种类繁多，常用器械有 ProFile 器械、ProTaper 器械、K3 器械、Mtwo 器械及 TF 器械等，下面介绍两种常用机用镍钛器械。

ProFile 器械：该器械现有 4 种不同类型：①根管口成形器：锥度为 0.05～0.08，尖端直径为 20～80 号，共 6 支，长度为 19mm，柄部有 3 个色环，主要用于冠部的预备。②ProFile.06：锥度为 0.06，15～40 号，共 6 支，长度有 21 和 25mm，柄部有 2 个色环，主要用于根管中部的预备，在轻度弯曲或较粗的根管亦可预备根尖部。③ProFile.04：锥度为 0.04，15～90 号，共 9 支，长度有 21、25 和 31mm，柄部有 1 个色环，主要用于根尖部的预备。④ProFile.02：为新添加的类型，锥度为 0.02，共 6 支，也主要用于根尖部的预备（图 5-28）。

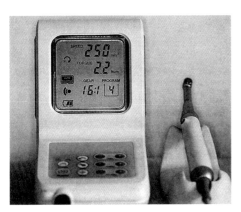

图 5-27　马达

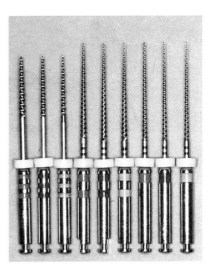

图 5-28　ProFile 器械

ProFile 刃部横断面为 3 个对称的 U 形，该凹槽有利于移除根管内的牙本质碎屑；切缘以 3 个辐射状平坦区接触根管壁，可防止器械嵌入根管壁；器械尖端圆钝无切削力，具有引导作用（图 5-29）。

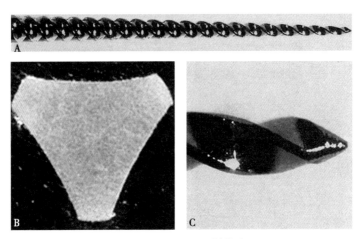

图 5-29　ProFile 器械放大图

A. 刃部　B. 横断面　C. 尖端

ProTaper 锉由 3 支成形锉（SX，SI，S2：柄部分别为无色、紫色和白色环）和 3 支完成锉（F1、F2、F3：柄部分别为黄色、红色和蓝色环）组成。SX 锉主要用于根管口的敞开和成形；S1、S2 锉用于根管口及根管中上段的初步成形；3 根完成锉 F1、F2 和 F3 尖端直径分别为 0.20、0.25 和 0.30mm，其尖端锥度分别为 0.07、0.08 和 0.09，用于根尖 1/3 的成形（图 5-30）。

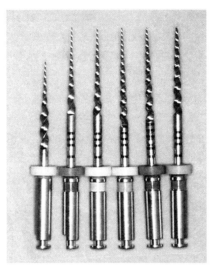

图 5-30　ProTaper 器械

ProTaper 的刃部为多样变化的大锥度设计，使刃部弹性增加，减少了操作步骤，成形效果好。横断面为凸三角形，切削效率较高；成形锉具有部分切割能力的引导性尖端，既增加了切削效率，又不至于引起根管的偏移；完成锉尖端 3mm 大锥度设计，使根管尖部得以较好的清理（图 5-31）。

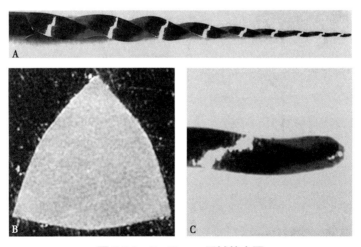

图 5-31　ProTaper 器械放大图

A. 刃部　B. 横断面　C. 尖端

（3）根管长度测定器械

1）根尖定位仪：根据口腔黏膜与根管内插入的器械在到达根尖孔时，其电阻值恒定原理制造了根管工作长度测量仪。由唇钩、主机和夹持器三部分组成（图5-32）。

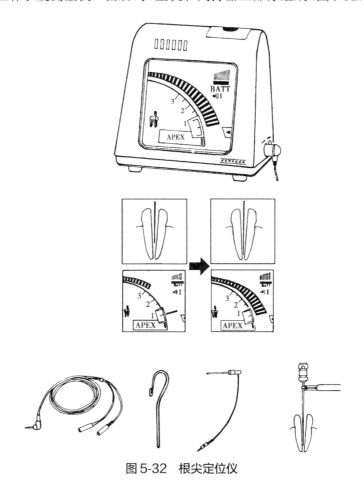

图5-32 根尖定位仪

2）根管长度测量尺：可由塑料或金属制作，使用时可按照测量的结果在根管预备器械上标明根管工作长度，非常方便（图5-33）。

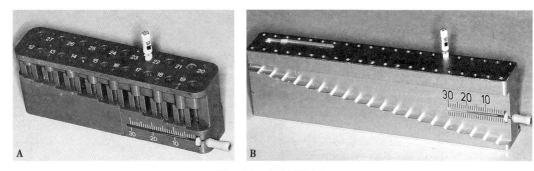

图5-33 根管测量尺

A. 塑料测量尺 B. 金属测量尺

（4）根管冲洗器械

1）冲洗用注射器：根管专用冲洗针头有尖端开口和侧方开口两种，临床上常用27号针头（侧方开口）的注射器插入根管进行冲洗，有助于冲洗液在根管内的回流，避免溢出根尖孔，临床使用更为安全（图5-34）。

2）超声治疗仪：许多超声治疗仪可用于根管冲洗，其冲洗效果要好于注射器冲洗法。

2. 根管清理　根管清理包括去除根管内容物和冲洗洁净两个步骤。

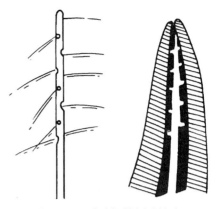

图5-34　冲洗根管侧孔针头

（1）去除根管内容物：在根管成形前，根管内充满牙髓组织、细菌及其代谢产物，必须根据牙髓的状况，选择合适的器械予以去除。如牙髓有炎症没有坏死，需要选用拔髓针插入至根中1/3和根尖1/3交界处，轻轻逆时针或顺时针转动180°抽出，尽可能抽出完整牙髓组织。如果牙髓组织坏死，选用细的根管锉慢慢插入根管中下1/3轻轻捣动，使大部分不成形的坏死分解的牙髓组织直接去除或脱离根管内壁，通过冲洗清出根管。

（2）冲洗洁净：机械预备不能够完全清理整个根管系统，细菌还可在根管壁、牙本质小管以及侧支根管、峡部、根尖分歧、管间交通支等部位存留。而根管冲洗对根管系统的清理和消毒起重要作用，是根管预备过程中不可分割的部分。

1）冲洗目的：在整个根管预备过程中需要对根管反复冲洗，以达到以下目的：①对整个根管系统进行消毒灭菌；②去除牙本质碎屑、微生物及其代谢产物；③溶解残余的牙髓组织；④去除玷污层；⑤润滑管壁并有利于根管成形和减少器械折断于根管内的概率。

2）化学药物：目前最常用的根管冲洗药物是0.5%～5.25%次氯酸钠和17%乙二胺四乙酸钠（EDTA），也可用过氧化氢、氯己定、蛋白溶解酶、氯胺T、抗生素等作为根管冲洗液。

①次氯酸钠：是目前最常用的根管冲洗剂，可起到清理根管、溶解坏死组织、润滑根管壁和杀菌的作用。推荐使用浓度范围为0.5%～5.25%的次氯酸钠，浓度越高，溶解组织的能力越强，但对组织的刺激性也越大，应用次氯酸钠冲洗时须使用橡皮障，防止次氯酸钠溶液流入患者口腔刺激黏膜。次氯酸钠通常与17% EDTA、3%过氧化氢或2%氯己定交替使用。

②EDTA：是一种强效螯合剂，可润滑根管壁和去除玷污层，并使钙化的阻塞物易于去除。通常使用的浓度为17%的溶液或凝胶制品，与次氯酸钠联合应用时不仅能够去除玷污层，并且有助于具有抗菌作用的次氯酸钠穿透感染牙本质深层。

③过氧化氢：3%过氧化氢遇到组织中的过氧化氢酶时可释放出新生氧，起到杀菌和除臭作用，其发泡作用有助于根管内渗出物及坏死组织的清除。临床上常与次氯酸钠或生理盐水联合应用。

④氯己定：是一种广谱抗菌剂，有较强的杀菌抑菌作用，还能够有效地抑制粪肠球菌的活性，并且对氢氧化钙的耐药菌株有效。2%氯己定可与次氯酸钠联合应用。

3）冲洗方法：常用注射器冲洗法和超声冲洗法。

①注射器冲洗法：选用27号针头的注射器，冲洗时将针头松松插入根管深部，然后注入冲洗液，回流的液体以棉条吸收，借以观察根管内是否已干净。冲洗时针头必须宽松地放在根管内，切忌将针头卡紧并加压注入，否则会影响冲洗药物回流并易将根管内残留物

质和冲洗液压出根尖孔。侧方开口的专用冲洗针头可增大冲洗面积，冲洗效果更佳。

②超声冲洗法：超声仪的高频振荡，活化了根管内的冲洗液，产生了声流效应、空穴效应、化学效应和热效应，这些效应协同作用，加上冲洗本身的杀菌效果和机械冲洗作用，使根管内的细菌得以杀灭，有机物得到清除。超声冲洗可在根管预备后进行，多选用小号超声工作尖，其在根管内的长度要短于工作长度 1～2mm，并避免与根管壁接触形成台阶。目前，临床上常使用次氯酸钠、EDTA、生理盐水及蒸馏水配合超声冲洗。

4）注意事项：①疼痛：3% 过氧化氢液对根尖组织有轻度刺激，冲洗后要吸干，防止遗留分解氧气压迫根尖周组织而致痛。②气肿：过氧化氢液通过根尖孔偶引发皮下气肿。使用时要小心，冲洗根管时，不要卡紧和加压推注。③针头误吞或误吸：冲洗根管时因压力脱落，针头会被不慎吞入食管或吸入气管。吞入消化道者大多可从粪便排出，吸入气管则后果严重。

3. 根管预备的方法　随着根管治疗理论和器械的发展，根管预备的方法经历了一个不断完善的过程。根管预备方式可分为手用器械预备法和机用器械预备法。根管预备过程可简单地分为冠部入口预备、根管入口（冠 2/3、根管中上段）预备和根尖区（根尖 1/3）预备。根管预备技术可基本概括为逐步后退、根向、根尖区拓宽以及混合技术。

（1）基本概念及原则

1）根管疏通和通畅锉：在根管预备之前，首先要探查和疏通根管，了解根管的通畅性。疏通的方法是：轻轻将锉插入根管，顺时针方向旋转 15°～30°，再逆时针方向旋转 15°～30°，向根尖方向渗透，小幅度提拉疏通根管。10 号锉可略超出根尖孔，再换 15 号锉采用同样方法疏通到根尖狭窄处。

在根管预备中更换切削器械时，可用较小的锉如 10 号 K 锉略超出根尖孔，其目的是清除根尖部的牙本质碎屑，使冲洗液能够进入根尖，并有助于维持工作长度，该锉称为通畅锉。

2）初尖锉和主尖锉：以达到根管工作长度并与根管壁有摩擦感的第一根锉为初尖锉，其尖部的直径代表牙本质牙骨质界处根管的大小，如初尖锉为 15 号 K 锉，该处直径为 0.15mm。完成根尖预备所用的最大号锉为主尖锉，它通常要比初尖锉大 2～3 号，至少为 25 号。

3）回锉：在根管预备过程中，在换锉之前采用小一号的锉再次到达工作长度，该动作称为回锉，其目的是带出根尖处的碎屑和维持工作长度。当根尖部预备时可使用初尖锉或前一号锉回锉，预备根管冠方 2/3 时可用主尖锉回锉。

4）确定工作长度：根管的工作长度是指从牙冠部参照点到根尖牙本质牙骨质界的距离。牙本质牙骨质界通常位于根管最狭窄处，此处是根管预备的终止点，又称根尖止点，通常距根尖 1mm 左右。确定工作长度的方法主要有 X 线片法和电测法。

①X 线片法：首先确定待测牙的冠部参照点，通常是切缘、洞缘或牙尖，该参照点在根管治疗过程中要稳定无变化，且预备器械杆部的橡皮片能与之接触（图 5-35）。

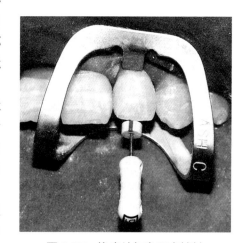

图 5-35　橡皮片与参照点接触

在术前 X 线片上量出患牙长度，在此基础上减去 1mm 作为初始长度，按参照点以初始长度插入 15 号锉，拍 X 线片。

在 X 线片上量出锉尖与根尖的距离，若该距离为 1mm，则锉尖至橡皮片间的长度为工作长度；若该距离距根尖 2mm，则把初始长度加 1mm 即为工作长度，反之一样。若该距离大于 3mm，则需重拍 X 线片。

注意事项：采用平行投照技术拍 X 线片较分角技术准确；对于根管重叠的病例，可将球管向左或向右偏 20° 分开重叠根管；而对根管较多的牙，应分拍几张 X 线片，以避免相互干扰。此外，X 线片对根尖孔不在根尖的牙不很准确。

②电测法：根尖定位仪是临床上最常用的方法，是根管治疗的必备仪器。测量时一个电极（唇钩）挂于口角处，另一个电极与根管锉（一般用 15 号 K 锉）相连，锉杆上的橡皮片与参照点接触，当锉尖达到根管最狭窄处时，即可测出根管工作长度。

电测法与 X 线片法相比较，具有简便、快捷、准确、减少 X 线照射等优点，但患牙根尖孔较大时测量不够准确，可与 X 线片法联合使用。

5）根管预备的基本原则：①根尖区预备之前一定要有准确的工作长度；②根管预备时需保持根管湿润；③预备过程中每退出或换用一次器械需用根管冲洗液冲洗根管，防止碎屑阻塞；④根管锉不可跳号；⑤对弯曲根管，根管锉应预弯；⑥为便于根管充填，根尖最小扩大为 25 号；主尖锉一般比初尖锉大 2～3 号。

6）根管预备的质控标准：①选择的侧压器能自如地到达距工作长度 1～2mm 处；②主牙胶尖易于进入到根管的尖部；③尽可能保持根尖狭窄区的原始位置和大小；④根尖狭窄区明显，有明显的根尖止点；⑤根管壁光滑无台阶；⑥预备后的根管形态为冠方大根方小的连续锥形、无偏移。

（2）手用器械预备法：手用器械预备法是最基础的预备方法，主要针对不锈钢器械特别是手用不锈钢器械而设计。

1）标准技术：又称为常规技术，是最早使用的根管预备方法。用较小的器械探查和疏通根管后，确定根管工作长度。根管预备时要求器械从小号到大号逐号依次使用，每根器械均要完全达到工作长度。到器械尖端附近几毫米处见到白色牙本质切屑后，再扩大 2～3 号为止，即至少达到标准器械 40 号。

标准技术适用于直的或较直的根管，不宜在弯曲根管使用。因为随着器械直径的增加，器械的韧性降低，预备弯曲根管就可能造成一些并发症。

2）逐步后退技术：该技术原理是先用小器械从根尖开始预备，逐渐用较大的器械向冠方后退预备，其目的是避免标准技术在弯曲根管中产生的预备并发症，并预备出较大的锥度。逐步后退技术适用于直根管和轻、中度弯曲根管的预备，主要步骤请参见实训十一根管治疗术。

逐步后退技术的主要优点有：简化了根尖预备的难度，不易损伤根尖周组织；减少了弯曲根管中可能出现的台阶和根管偏移；根管预备成锥形，便于根管的充填。它的主要缺点包括：器械与根管接触面积较大，在预备根管时耗时费力；冠方阻力不去除时，根尖预备较为困难；根尖区易有大量的碎屑堆积，并易将碎屑推出根尖孔，引起术后不适；工作长度在弯曲根管预备中可发生变化。

3）根向技术：其原理是采用先大号逐渐小号器械向根尖方向预备的方式来完成根管预备。根向技术的基本步骤如下（图5-36）。

根管入口长度（radicular access length，RAL）确定及预备：首先用35号锉无根向压力探查根管至遇阻力处，若长度大于或等于16mm，则该长度为RAL。当35号锉探查的长度小于16mm时，若阻力是根管弯曲处，该长度即RAL；若阻力由根管狭窄造成，则需按根尖区

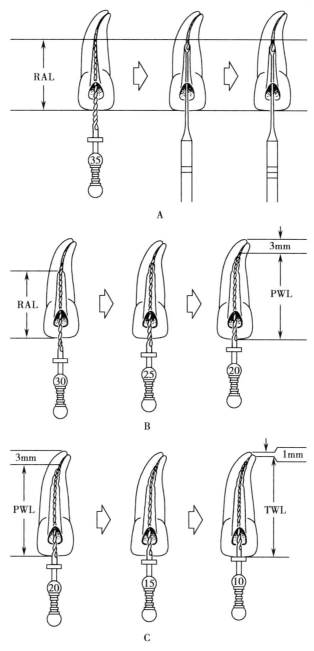

图5-36　根向技术示意图

A. RAL 确定及预备　B. 第一个预备程序中 PWL 确定

C. 第一个预备程序中 TWL 确定

扩大根管的方式扩大根管，直至 35 号锉达到 16mm 或到根管弯曲处即 RAL。随后用 2 号和 3 号 G 钻完成根管入口的预备。

临时工作长度（provisional working length，PWL）确定及预备：参照 X 线片确定距根尖 3mm 长度为 PWL。预备时用 30 号锉不加力顺时针旋转两圈扩锉根管，接着用 25 号或更小号锉按同样方式根向深入，直至达到 PWL。

实际工作长度（true working length，TWL）确定及预备：将达到 PWL 的锉插入 PWL，拍 X 线片确定 TWL（X 线片上距根尖 1mm）。若该锉距根尖等于或小于 3mm，用小一号顺时针旋转两圈扩锉根管，再换更小一号锉按同样方式根向深入，直至达到 TWL。从上一步骤 30 号锉预备开始到本步骤达到 TWL 为一个预备程序，然后依次用 35、40 号或更大号锉开始重复该预备程序，直到 25 号锉达到 TWL 或根尖预备达到满意号数，完成预备。

4）逐步深入技术：适用于弯曲根管的预备。该技术原理是在冠部入口预备完成后，先通过手用锉和 G 钻完成根管入口的预备，去除冠方阻碍，然后行根尖区的预备（图 5-37）。

根管入口预备：在髓腔直线入口预备完成后，用 15～25 号 H 锉依次伸入根管至遇到阻力处或 16～18mm 左右，H 锉做提拉动作扩大根管；然后用 2 号 G 钻伸入根管 14～16mm 左右，最后用 3 号 G 钻伸入根管 11～13mm 左右。用 G 钻时只能轻轻向下用力，且做提拉运动时要远离根分叉方向，即向弯曲外侧壁用力。在根管较粗大时，可用 4 号 G 钻进一步敞开根管口。

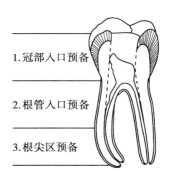

1. 冠部入口预备

2. 根管入口预备

3. 根尖区预备

图 5-37　逐步深入技术示意图

根尖区预备：用 10 号和 15 号 K 锉通畅根管并确定工作长度。确定工作长度后，根尖区预备包括根尖预备和后退预备基本同逐步后退技术，最后用主尖锉修整根管壁。

（3）机用器械预备法：机用器械预备法主要是指机用镍钛器械的预备方法，实际上它运用了手用器械预备法的原理。

1）ProFile、K3 和 TF 器械预备：ProFile 可采用不同的方式进行根管预备，但一般推荐使用根向技术。采用相同技术原理的还有 K3 和 TF 等器械，现以 ProFile 为代表简介基本操作程序（图 5-38）。

根管入口疏通：根据 X 线片粗估工作长度，用 10 号、15 号 K 锉疏通根管至距粗估工作长度 3～4mm 处，再用 20 号 K 锉或 H 锉扩大根管上部。

根管入口预备：顺序使用 3 号、2 号的 OS 器械预备根管冠部，然后使用 0.06 锥度 25 号、20 号器械预备根管中部，距粗估工作长度 3～4mm 处。

确定工作长度：用 10 号、15 号 K 锉疏通根管至根尖狭窄处，确定精确工作长度。

根尖区预备：用 0.04 锥度 25 号、20 号器械向下预备至工作长度。可用由小号器械逐渐扩大到主尖锉，均要达到工作长度。

根管壁修整：最后使用 20 号 ProFile.06 器械修整根管壁。

2）ProTaper 器械预备：ProTaper 采用的预备方式与上述 ProFile 不同，即不是传统意义的根向技术，其基本操作程序见（图 5-39）。

根管入口疏通：根据 X 线片粗估工作长度，用 10 号、15 号 K 锉疏通根管至距粗估工作长度 3～4mm 处。

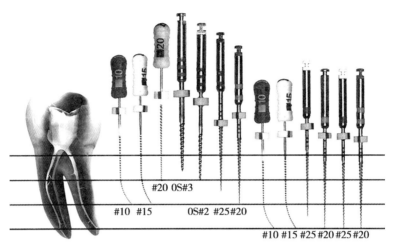

图 5-38　ProFile 操作程序

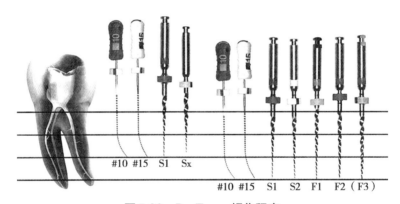

图 5-39　ProTaper 操作程序

根管入口预备：用 S1、SX 敞开根管中上段，距粗估工作长度 3~4mm 处，SX 进入的深度不得超过 S1。

确定工作长度：用 10 号、15 号 K 锉疏通根管至根尖狭窄处，确定精确工作长度。

根尖初步预备：用 S1、S2 依次达到工作长度，进行根尖初步预备。

预备完成：依次用 F1、F2、F3 到达工作长度，完成根管预备；对细小弯曲根管，可仅预备到 F1 或 F2。

改良 Mtwo 预备方式首先使用 IntroFile 等根管口成形器敞开根管入口，它与 ProTaper 的预备方式类似。

（六）根管消毒及暂封

对于非感染根管，经上述程序预备后可以直接充填。而对于感染根管，经过机械预备和化学药物冲洗后，其内的微生物、坏死牙髓组织和根管内壁的感染物仍难以清理干净，特别是牙本质小管深层和侧支根管等器械及冲洗液达不到的微细结构内还残有微生物和毒素。如果再经过根管消毒这一步骤，可达到进一步控制微生物和毒素、预防根管再感染、降低根尖周组织炎症反应等目的。

1. 根管消毒　实际上在根管预备过程中，超声和化学药物的应用本身就是根管消毒的手段。在根管预备后，根管消毒的方法还有激光、微波、超声和药物消毒等，其中后者最为常用，即根管封药或诊间封药。过去常用于临床的根管消毒药物是醛酚类制剂，如甲醛甲酚（FC）、樟脑对氯酚（CMCP）和樟脑酚（CP）等，由于其细胞毒性作用等原因而较少使用。目前国内外广泛使用的根管消毒药物是氢氧化钙和氯己定，现介绍如下：

（1）氢氧化钙

1）作用及机制：氢氧化钙因可在水中释放氢氧根离子、产生强碱性环境而具有很强的抗菌活性。它可通过对细菌的细胞膜损伤、蛋白质变性和 DNA 损伤等途径破坏细菌细胞，在感染根管内达到抑菌杀菌的目的。强碱性环境还能灭活残留在根管壁上的细菌内毒素。此外，氢氧化钙可通过中和炎症过程产生的酸性物质，促进碱性磷酸酶活性和矿化组织的形成，而有利于根尖周组织的修复。

2）类型及临床应用：临床上最常用的氢氧化钙剂型是氢氧化钙糊剂，它可由粉状氢氧化钙与蒸馏水、生理盐水、甘油或氯己定调拌而成。使用前即时调拌，用螺旋输送器或手用锉将其送入并布满整个根管。成品的氢氧化钙糊剂多为注射型，操作时可直接将氢氧化钙糊剂注入根管内，使用方便。临床上也常将碘仿与氢氧化钙一起调拌，形成碘仿氢氧化钙糊剂。

氢氧化钙封药时间至少要达到 1 周，才能充分发挥其抗菌作用。糊剂的取出可采用蒸馏水或次氯酸钠溶液冲洗的方式完成。若根管内氢氧化钙充填致密或者根管细小导致糊剂难以取出时，用超声冲洗的方式将其冲出。

（2）氯己定：氯己定为广谱抗菌剂，对革兰氏阳性菌有较强的抗菌作用，对革兰氏阴性菌和真菌亦有效。它不仅在感染根管内能达到与氢氧化钙近似的抗菌能力，还对某些氢氧化钙不敏感的微生物如粪肠球菌也有一定的抗菌效果。此外，氯己定还可吸附于牙本质表面，使其抗菌作用得以延长，并可阻止细菌在牙本质上的定植。

氯己定用于根管内封药时常采用凝胶剂型，主要有葡萄糖酸氯己定凝胶和醋酸氯己定凝胶两种，也有成品的氯己定药尖。临床上可将氯己定凝胶与氢氧化钙糊剂等比例混合使用，以增强联合用药的效果。氯己定剂型的置入、取出和封药时间同氢氧化钙剂型。

2. 窝洞暂封　将消毒药物置入根管后，需将窝洞暂时封闭，以防止唾液、微生物和食物残渣进入髓腔，并充分发挥药物的消毒作用。暂封的质量关系到根管治疗的效果，它与诸多因素有关，如暂封材料的成分及性能、窝洞的类型、暂封时间的长短、医师的操作技术等。

常用的暂封材料主要为各种类型的粘固剂，如氧化锌丁香酚（zinc oxide eugenol，ZOE）、玻璃离子、磷酸锌、聚羧酸锌等，还有成品的暂封材料如 Cavit 和 Coltosol F 等。窝洞最好双层暂封，根管内置药物后，在髓室底放置一小棉球，棉球上填入热牙胶，最后放置外层暂封材料（图 5-40）。牙胶和棉球有助于分离根管内药物和暂封材料，在去除暂封材料时，可防止材料颗粒进入根管。暂封材料可用超声洁牙工作尖或牙钻取出。

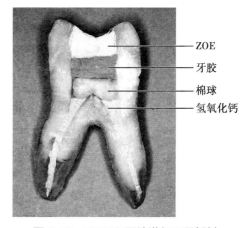

ZOE
牙胶
棉球
氢氧化钙

图 5-40　ZOE 和牙胶进行双层暂封

（七）根管充填

根管系统经过预备和消毒后，仍可能残留少量的病原体。口腔中的细菌及其营养物质可通过开髓口进入根管，根尖周组织中的病原体和组织液也可经根尖孔及副孔进入根管，导致其再感染。因此，及时利用根管充填材料严密封闭根管系统，隔绝根管和口腔或根尖周组织的交通，可以促进根尖周病变的愈合，防止再感染。

1. 根管充填的时机　根管治疗可以分多次完成，也可以一次性完成治疗。当达到下列条件时可以进行根管充填：

（1）已经过严格的根管预备和消毒：根管被制备成良好的形态且根管内的感染物质已被彻底清理是根管充填的基本条件。不同的充填技术对根管预备的形态要求略有差异。

（2）患牙无疼痛或其他不适：患牙有明显叩痛或其他不适，通常提示炎症或感染的存在。在炎症或感染未控制时进行充填，可导致术后症状加重，增加治疗失败的风险。

（3）暂封材料完整：暂封材料的破损或移位常常意味着根管再次受到污染。

（4）根管无异味、无明显渗出物：干燥的根管有利于根管充填材料与根管壁的紧密粘接。如果根管内存在渗出物，则提示根尖周组织处于急性炎症期或有根尖周囊肿。根管内异味或恶臭提示根管或根尖周处于较严重的感染状态。

（5）根管充填必须在严格隔湿条件下进行：严格隔湿对于成功的根管治疗非常重要，可以减少口腔微生物进入根管。

窦道的存在并不是根管充填的绝对禁忌证。在初诊时通过根管预备和消毒处理，大多数窦道会愈合，此时可以完成根管充填。但是当窦道仍未完全愈合，只要符合上述条件，仍可进行根管充填。根管充填后窦道通常会愈合。

2. 根管充填材料

（1）根管充填材料的性能：理想的根管充填材料的性能包括：①有持续的抗菌作用；②与根管壁能密合；③充填根管后不收缩；④能促进根尖周病变的愈合；⑤易于消毒、使用和去除；⑥不使牙变色；⑦X线阻射，便于检查；⑧对机体无害。

（2）根管充填材料的种类和特点：目前临床上常用的根管充填材料是牙胶尖和根管封闭剂。

1）牙胶尖：用于根管充填的牙胶尖分为标准牙胶尖和非标准牙胶尖两类（图5-41）。标准牙胶尖与ISO根管锉的大小一致，从ISO 15号到140号，锥度为0.02，尖部圆钝；非标准牙胶尖的锥度较标准牙胶尖大（0.04或0.06），部分非标准牙胶尖尖部呈锥形。

牙胶尖受热时会软化，易溶于氯仿、乙醚和丙酮，微溶于桉油醇。根管充填时可以通过化学溶剂软化牙胶尖以适应不规则根管形态的要求。牙胶毒性较小，很少有致敏作用，超出根尖孔时有较好的组织耐受性。

2）根管封闭剂：使用根管封闭剂的目的主要是充填牙胶尖之间、牙胶尖与根管壁之间的空隙，充填侧副根管和不规则的根管区域，在垂直加压时作为牙胶尖的润滑剂帮助牙胶尖就位以及增加充填材料与牙本质之间的黏附力。

根据主要成分的不同，可将根管封闭剂分为五类：

氧化锌丁香油类：由粉剂和液剂组成，粉剂主要成分是氧化锌，添加少量松香脂和重金属盐等，液剂主要是丁香油。X线阻射性略小于牙胶。

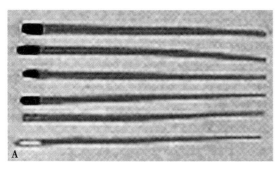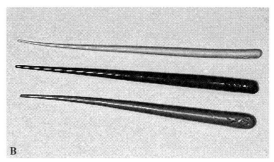

图 5-41 牙胶尖

A. 标准牙胶尖 B. 非标准牙胶尖

该类封闭剂的优点包括：①具有一定的稠度，能充填牙胶尖与根管壁之间的空隙；②较好的封闭性能，无明显收缩性；③材料硬固后对根尖周组织的刺激性较小；④具有抗菌性。缺点主要是有溶解性，与组织液接触后可以逐渐溶解，并释放出丁香油和氧化锌，有一定的致炎性。

树脂类：AH26 是一种环氧树脂，含有氧化铋等 X 线阻射剂，有良好的黏性，硬固时体积略有收缩。

氢氧化钙类：主要含有氢氧化钙制剂，主要优点是具有较好的抗菌效果，诱导硬组织形成，促进根尖周组织愈合。

玻璃离子类：作为根管倒充填材料时渗透最小，根尖封闭性显著优于其他封闭剂。

硅酮类：该类封闭剂在聚合时有轻度的体积膨胀，具有良好的生物相容性和封闭性。在使用时要求严格干燥根管。

3. 根管充填方法 目前根管充填的方法较多，常用的根管充填方法是侧方加压充填法和垂直加压充填法。

（1）侧方加压充填法：侧方加压充填法是将与主尖锉大小一致的主牙胶尖放入根管内，用侧方加压器加压，然后插入副尖，如此反复至根管充填严密的方法。侧方加压充填法是最基本和最常用的根管充填技术，适用于大多数根管的充填。具体步骤请参见实训十根管治疗术。

（2）垂直加压充填法：特点是加热根管中的根充材料使其软化，进而通过向根尖方向垂直加压，促使充填材料更为致密地充填根管各解剖区域，达到严密封闭根管的效果。具体步骤请参见实训十根管治疗术。

和侧方加压技术相比，垂直加压充填法能更有效地充填形态不规则的根管和侧支根管，根管内封闭剂的量相对更少，但该法不适于细小根管充填。术者也需要较长时间的训练才能掌握。使用不当可能导致严重超填、根折和携热器损坏。

（3）热塑牙胶注射充填法：该技术将加热至液体状态的牙胶注射入根管而实现对根管的充填。根据加热牙胶温度的不同可分为：高温热塑牙胶注射法和低温热塑牙胶注射法。

1）高温热塑牙胶注射充填法：其代表是 Obtura 技术，其根充装置系统包括一台电加热仪，手枪式注射器，18～22 号针头及配套牙胶。操作前，先根据患牙的根管长度和粗细选择合适的注射针头，以插入根管中下 1/3 为宜，再将手持机头内装入牙胶块，调节温度将牙胶加热至 160℃ 使其软化，再用注射器将其注入根管系统。Obtura Ⅱ 系统附有数字温度指示器,能精确调控温度使充填更可控(图5-42)。该法特别适合垂直加压充填技术中的中上 2/3 根管,不规则根管如内吸收、C 形根管、根管内交通支、侧副根管和树枝状分叉根尖孔等的充填。软化的牙胶和封闭剂可进入牙本质小管,其充填效果优于侧方加压充填法。

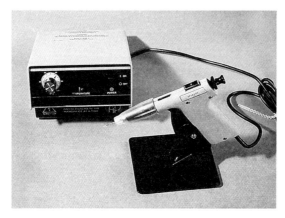

图 5-42　Obtura Ⅱ热牙胶注射系统

2) 低温热塑牙胶注射充填法:其代表是 Ultrafil 技术,其根充装置 Ultrafil 根管充填系统包括注射器、便携式加热器和装有含牙胶套管针的材料盒(图5-43)。温度一般在 70℃,配有专门低熔点牙胶 Ultrafil;操作时将套管针预热后插入注射器置入根管内预定深度,将牙胶注入根管直至根管口。

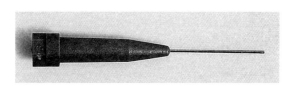

图 5-43　Ultrafil 牙胶注射针

该类技术的主要缺点是难以控制牙胶的流动,充填根尖 1/3 时容易出现超充或欠充。目前,热塑牙胶注射充填法通常与其他根充技术联合使用,在垂直加压技术或其他根充技术完成根尖 1/3 充填后,使用热塑牙胶注射方式充填根管中、上段。

4. 根管充填质量的评价　理想的根管充填应该符合下列标准:充填物与根管壁紧密贴合,严密封闭整个根管系统;充填物内部致密,无空隙;充填物末端到达牙骨质牙本质界;最小限度地使用根管封闭剂;X 线牙片上表现为充填物到达牙骨质牙本质界,没有明显的超填和欠填(图5-44)。

X 线片显示充填物到达距根尖 0.5～2mm 为恰填,不足或充填物不致密者为欠填,超出者为超填。欠填和超填都是不合格的根管充填,会使根管治疗的成功率下降。超填还可能引起术后不适或疼痛。

根管充填不致密表现为:在 X 线片上充填物稀疏、根充物内部或根充物与根管壁之间有空隙,或根尖 1/3 只有糊剂而无牙胶。

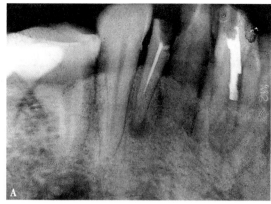
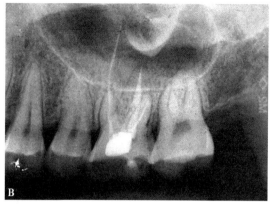
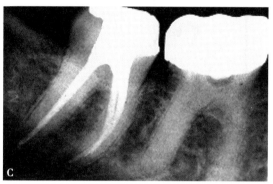

图5-44　根管充填

A. 欠填　B. 超填　C. 恰填

八、显微根管治疗

由于根管系统解剖的复杂性，且传统的根管治疗器械不能为术区提供充足的光源和清晰的视野，术者在很多情况下只能凭借感觉和经验进行治疗。显微根管治疗是借助口腔科手术显微镜和显微器械进行根管治疗的方法，与传统根管治疗最大的不同点在于手术显微镜能提供充足的光源进入根管，并可以将根管系统放大，使术者能看清根管内部结构，确认治疗部位，在直视下进行治疗，即刻检查治疗质量。手术显微镜和显微器械的应用可以提高牙髓病和根尖周病治疗的精确度和可预测性，减少治疗的不确定性；治疗过程中应保持眼肌放松和直立坐姿，以有效防止长时间操作引起的疲劳和脊柱损伤等。

（一）口腔科手术显微镜和治疗器械

1. 口腔科手术显微镜的结构及工作原理：显微镜一般由支架系统、光学放大系统、照明系统和附件四部分组成。

（1）支架系统：用于支撑和稳定显微镜，通常由底座、连接臂和关节锁等组成，可分为吸顶式、壁挂式、地面固定式和落地移动式等类型（图5-45）。

（2）光学放大系统：包括物镜、放大转换器和双筒目镜。物镜的焦距通常为200mm 或250mm；放大转换器可以进行3～6步的手动变换倍率或电动变换倍率。通过电动或手动方式调节物镜至术区的距离可以使视野更清晰。使用双筒目镜能看到立体视野。口腔科手术显微镜的放大倍率约为2～30倍。当放大倍率为2～4倍时，所见视野较广，通常用于术区

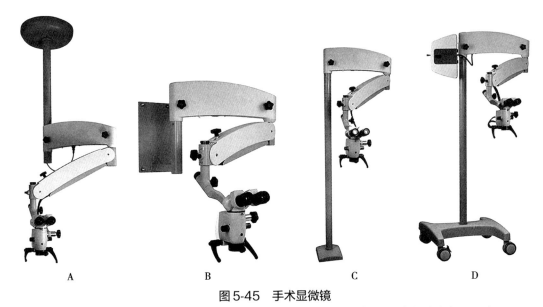

图5-45　手术显微镜

A. 吸顶式显微镜　B. 壁挂式显微镜　C. 地面固定式显微镜　D. 落地移动式显微镜

定位；6～16倍适宜根管治疗操作；大于20倍以上的高倍放大倍率，则用于观察牙及根管内较细微的结构。

（3）照明系统：手术显微镜的光源为卤素灯、氙灯或LED，光线经一组镜片反射后通过物镜进入术区，术区的光线经物镜和中间的一组放大透镜后进入目镜。手术显微镜上配有调节光照度的旋钮，当放大倍数增加时，进入目镜的光线会减少，应适当增加光照度。进行显微根管治疗时，由于光线与牙体长轴不一致，需要借助高质量的口镜将光线反射进入根管内，术者才能看清根管内的结构。

（4）附件：摄像机或照相机可以通过分光器与显微镜相连。摄像机的视频信号可以显示在监视器上或被存储。视频信号的质量与照明效果、放大效果及摄像机的采样质量有关，如使用氙灯照明时组织的颜色更加饱和；放大透镜的质量越好，成像越清晰。

助手观察术区的办法有两种：①配置观察目镜（助手镜），助手可与术者看到同样清晰的术野，但是费用较高；②在显微镜上接一个摄像机，让助手在监视器上观察手术进程。

2. 显微根管治疗器械　在显微根管治疗过程中，快速或慢速机头、手指等会妨碍术者对术区的观察；使用体积较小的机头或带长柄的器械可以消除或减少这种不利影响，提高观察效果，减少损伤（图5-46）。使用高质量的口镜，可以改善视觉通路和便于避免重影，获得更清晰的图像。配合显微镜使用的特殊器械还包括显微根管锉、长柄车针、超声设备。

（二）显微根管治疗

手术显微镜可以使用在根管治疗的整个过程中，特别是在根管口的定位、钙化根管的疏通、变异根管的预备和充填、根管治疗失败后的再治疗、根管治疗并发症的预防和处理等方面，显微根管治疗较常规治疗技术更具优势。

1. 根管口的定位　牙齿的根管解剖形态变异非常大，而遗漏根管是根管治疗失败的主要原因之一。最常被遗漏的根管就是上颌磨牙近颊根腭侧根管（MB2），其次是下颌第一磨

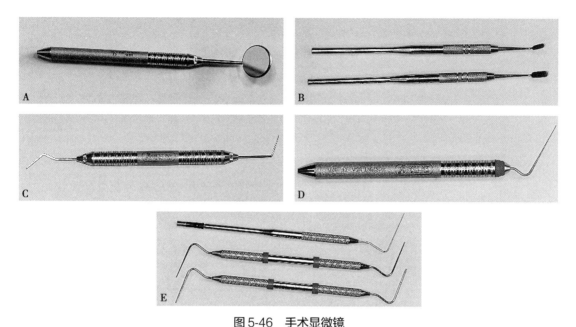

图 5-46 手术显微镜
A. 面反射口镜　B. 显微口镜　C. DG16 探针　D. 长柄侧方加压器　E. 长柄垂直加压器

牙远中舌侧根管、下颌切牙舌侧根管以及前磨牙的第二、第三根管。显微镜在根管定位中发挥了至关重要的作用。在显微镜下彻底去除髓室顶后用次氯酸钠溶液冲洗髓室,使髓室底彻底暴露;然后配合使用 DG16 探针、小号根管锉或超声器械寻找根管口。显微镜下寻找根管口可以遵循以下规律:①显微镜下髓室底牙本质和根管口周围牙本质的颜色不同,前者通常呈不透明黄色,后者呈半透明黄色或褐色;②髓室底可见连接根管口的沟,根管口通常位于沟的末端;③根管口一般位于髓室底和髓室侧壁的交界处。使用上述原则大多数根管口可以被定位。

2. **钙化根管的疏通**　根管钙化在临床上较为常见,主要表现为 X 线片上根管影像不清(图 5-47A)或根管细小,开髓后无法探及根管口或根管不通。显微镜下钙化根管内的修复性和继发性牙本质色泽较暗,呈黑色或褐色;高倍放大时通常可见细小的根管(图 5-47B),使用 8 号或 10 号 K 锉,C＋锉或 C 先锋锉可直接疏通根管(图 5-47C)。若根管完全钙化,可在显微镜下用小号球钻或超声工作尖,沿根管方向逐步去除钙化组织,直至根管疏通。显微镜下引导机用器械切削修复性或继发性牙本质,可使治疗过程更精确,有效避免根管偏移和根管壁穿孔的发生。

3. **变异根管的治疗**　根管形态变异较大,在横截面上呈扁形、椭圆形或 C 形。由于扁根管的最大径和最小径通常呈颊舌向和近远中向分布,临床上常用的颊舌向 X 线片不易诊断,使用常规根管治疗技术预备时,可能出现部分根管壁被过度预备,而另外部分根管壁未能清理的现象(图 5-48)。使用显微根管治疗技术时,常使用根向预备技术,即先预备根管系统上 2/3,再逐步向下预备根尖 1/3。在手术显微镜下操作,容易发现残留的坏死组织及牙本质碎屑,便于确定根管清理的部位;能够检查和控制每个根管冠部预备的形状,使根管壁尽可能被预备光滑,形成连续的锥度。当根管预备完成后,用纸尖吸干根管,再用显微镜检查根管内的清理情况(图 5-49)。

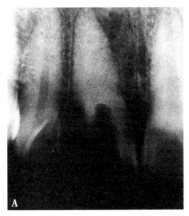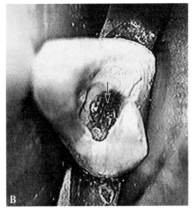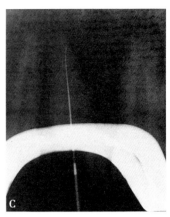

图 5-47 钙化根管的治疗

A. 术前 X 线片 B. 显微镜下可见钙化的根管口（箭头所示） C. 10 号 K 锉疏通根管

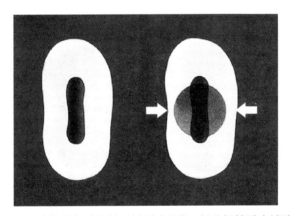

图 5-48 扁根管部分根管壁被过度预备，部分根管壁未被清理

4. 根管内充填物的去除 根管内的充填物主要包括牙胶、根管封闭剂和粘桩材料。使用手术显微镜可以直接观察牙胶的去除过程并检查清除效果。根管内封闭剂通常随着牙胶一同被去除。

粘桩材料多为磷酸锌水门汀、复合树脂或玻璃离子。在显微镜下，可以通过颜色差异区分粘桩材料与根管壁，并辨别粘桩材料的类型。利用超声器械切削粘桩材料，冲洗后检查材料是否被去除干净。

5. 根管内折断器械和根管桩的去除 根管预备时器械分离是临床上较为常见的并发症，可发生于根管的任何部位。治疗前需根据 X 线片了解折断器械的种类、长度及其粗细，在根管内的部位，根管壁的厚度及有无弯曲等，预测取出折断器械的难易程度。

根管桩的折断在临床上也较为常见，当桩折断于根管口外或位于根管口较近的根管内时，可使用 Ruddle 取桩仪直接将断桩取出；如不能直接取出或桩折断部位较深时，可在显微镜下用小号超声器械去除桩与根管壁间的粘接材料，松动根管桩直接取出。使用显微超声技术取桩可最大限度地保存牙体结构，避免过多去除牙本质而产生根折。

6. 根管内台阶以及根尖偏移的处理 根管弯曲是导致预备中出现台阶和根尖偏移的重要因素。当根管弯曲度大于 20° 时，台阶和偏移的发生率明显升高。

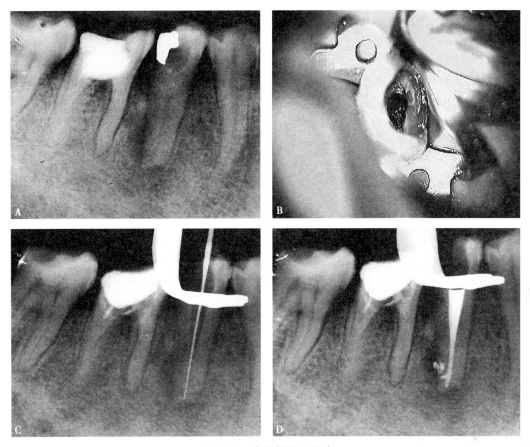

图 5-49　扁根管的再治疗
A. 术前 X 线片　B. 显微镜下根管口形态　C. 初尖锉 X 线片　D. 充填后 X 线片

处理根管内台阶和偏移时，首先应仔细阅读 X 线片，了解根管形态及走行、台阶和偏移发生的部位、根尖病变的情况。消除根管台阶时，首先在显微镜下用 G 钻或超声器械敞开根管中上段并冲洗根管。然后使用预弯的 8# 或 10# 的根管锉，探寻原根管的走向。进入原根管后，小幅度提拉或旋转并逐渐加大运动幅度，直至台阶消除。根管通畅后，依次使用大号器械预备根管。处理轻度的根尖偏移，可在偏移的根尖孔上预备一个根充挡，但需去除部分牙本质。中度的根尖偏移治疗时，应在根管尖部采用屏障材料形成充填屏障和控制出血。在显微镜下利用显微器械或 MTA 输送器将 MTA 准确放至根尖偏移处，确保没有留下空隙，待 MTA 硬固后再完成根管充填。重度的根尖偏移，部分病例仍可在显微镜下采用根尖屏障技术进行治疗。

7. 根管壁或髓室底穿孔的显微治疗　临床上如何尽早诊断出根管壁或髓室底穿孔是很重要的，当有穿孔发生时，通常会有以下表现：①当用小号锉探测根管时，局部根管壁较软，如同插入海绵内，提示与牙周组织有通连；②根管中有不明原因的出血：先前是干燥的根管，在插入纸尖后纸尖的尖部仍然干燥，而在纸尖其他部位有血液或组织液；③ X 线片上根管内的器械在根尖孔以外的地方进入牙周组织；④根管内器械未达根尖，而根尖定位仪提示器械位于根尖孔外。在显微镜下可进一步明确穿孔的部位（颊侧或舌侧、近中或远中）、穿孔的大小以及非手术修复的可能性。

手术显微镜的应用及显微器械的发展,使术者在牙髓病和根尖周病的治疗中能得到更清晰明确的影像及操作上的精确方便。正确使用显微镜对于牙髓病和根尖周病治疗过程的顺利进行具有重要作用。在选择适当的放大倍率之前,需先将显微镜调整到最高倍,调整焦距使影像达最清晰,然后再换至低倍,如此在每次更换倍率时,不需要重新调整焦距,可节省操作时间,增进整个治疗过程的流畅度。

在手术显微镜下操作,也有不足:①当根管狭窄时,进入根管下部的光线会不足,术者不易看清根管尖部的结构;②不能看见位于死角的结构如根管弯曲下段,需要借助根管内镜的检查;③在显微镜下对深度、距离的判断也必须经过一段时间才能适应;④当操作时间较长、放大倍率较高、光线太强时,术者眼睛容易疲劳,有时会出现眩晕、恶心,此时应暂停治疗,并调整光照度。高频率使用显微镜后常会出现眼睛酸涩,术者应经常注意眼睛的保健,防止眼病的发生。

九、根管治疗并发症的预防和处理

根管治疗是在狭窄的口腔环境中进行,并且治疗的对象是"看不见的根管",全靠医师手指的感觉和经验。根管解剖系统的多样性和复杂性使得在根管治疗过程中难免会出现一些并发症。根管治疗过程中的偶发并发症,包括器械分离、穿孔、软组织的化学损伤、急性根尖周炎,以及器械进入体内、皮下气肿、残髓炎等。

在根管治疗过程中如果出现并发症,医师首先应迅速做出妥善的处理,其次针对发生的并发症,及时与患者沟通今后将采取的治疗措施。患者会存在不安,但不能扭曲事实向患者介绍。对于该类事件,预防意外的发生是最重要的。

(一)器械分离

根管治疗操作不当,当所加外力超过了金属器械本身的抗疲劳限度,器械发生分离。取出根管内分离的器械非常费时费力,还可能引起根管壁的穿孔,牙根折裂甚至需要将牙拔除。

应在操作使用前仔细检查器械有无损害,有无变形,避免反复使用,不要对根管中的器械盲目施力,特别是器械在根管中遇到阻力时,旋转幅度不要超过180°,器械使用时不要跳号操作。

(二)穿孔

根管治疗引起的穿孔,是因牙本质过度切削引起牙髓腔和牙周组织相交通,对牙周组织可产生机械性、化学性损伤,并发感染容易引起急性症状。粗大的根管扩锉器械过度预备,将破坏根尖孔对根尖周组织产生机械损伤和根管壁的侧穿。即使未引起根管壁侧穿,但因根管壁变薄,在进行根管充填和冠修复后牙根折裂的风险增高。对于处理过程中出现根管穿孔而未引起严重后果时,应请教经验丰富的医师或转诊到牙髓专科处理。

对于穿孔比较大的病例,穿孔后拖延了一段时间而没有处理,可能出现牙周炎和根尖周炎,使治疗效果变得更不可预测。

(三)软组织的化学损伤

1. 原因和症状　根管冲洗剂次氯酸钠、根管消毒药 FC 泄漏(尽管牙髓专科医师已不用,但基层仍在应用)可引起皮肤、黏膜的化学损伤。严重烧伤的组织需要数月的时间才能再生。

2. 预防方法 在使用高浓度的次氯酸钠冲洗根管时，一定要安装橡皮障。如果冲洗液清除不及时，次氯酸钠流到口唇黏膜、口角、颊部皮肤，数分钟就可将软组织中的有机物溶解，变成粉红色或暗褐色造成化学损伤。另外在加压冲洗时，次氯酸钠溶液也可能溅入患者眼内或其他部位的皮肤。因此在冲洗时不要过度加压，用小号注射器。最好的预防方法是，使用低浓度如1%～2%的大剂量的次氯酸钠溶液进行大量冲洗，浓度在0.5%～5%的次氯酸钠溶液的冲洗清洁杀菌作用基本相同。

出现烧伤后应先立即用大量的流水进行冲洗处理后，到皮肤或眼科进行诊治。为了预防眼部损伤，在治疗过程中可佩戴护目镜。

（四）急性根尖周炎（诊间急症）

在根管预备或充填后，少数患者会出现局部肿胀、咬合痛、自发痛等症状。诊间急症发生，主要以急性根尖周炎形式表现出来。据统计发生率在10%左右。

对于根尖急诊的预防，在治疗时应严格执行操作治疗规程和无菌操作，注意合理用药，避免或减少急性炎症反应的发生。一旦发生首先要仔细检查，确定原因后进行针对性处理。轻微肿痛者暂不处理，可适当给予止痛药，观察1～3天，如果有咬合高点，一定要及时消除，没有咬合高点也可考虑适当降低咬合，使患牙休息，有利于愈合。如果3天以后患者仍持续肿痛，X线片显示有超填，可考虑去除封药和根管充填物，引流、消炎后重行根管治疗术。严重者如出现前庭沟处肿胀，肿胀形成或出现蜂窝织炎甚至全身症状时，需进行局部切开引流，并全身给药，如抗生素和消炎镇痛药。

（五）其他

1. 器械的误咽误吸

（1）原因：橡皮障未安装是其主要原因。

（2）预防方法：误咽误吸预防的最好方法是安装橡皮障。使用橡皮障可以使患牙在无菌环境中操作、保持术区干燥、术野明了，保护周围软组织，防止误咽误吸等优点，因此应大力推广使用。

（3）治疗方法：发生器械误咽时，嘱咐患者多吃高纤维食品，X线片追踪观察，待其自然排出。大多数病例能够自然排出，但也有将消化道刺伤穿孔的病例，此时需开腹手术。因此当误吞器械还在胃部时，及时转诊到消化内科在纤维内镜下将器械取出。

2. 皮下气肿

（1）原因和症状：用气枪强力吹干根管，空气通过根尖孔周围骨组织到达眼眶下部，颊部皮下软组织、组织间隙等部位造成皮下气肿。皮下气肿很少发生疼痛、炎症，但空气潴留其中发出捻发音，患者精神上感觉不安。一般数日到1周左右自然消退。

根管冲洗液使用不当也会产生皮下气肿。在使用过氧化氢溶液冲洗时，加压冲洗、根尖孔过大，冲洗液均可能流出根尖孔产生气肿。

根尖外科手术时，使用高速手机断根的时候，空气可能进入周围软组织，引起皮下气肿。

（2）预防方法：不要用压缩空气吹干根管，而应用纸尖和棉捻吸干根管根管冲洗时不要加压冲洗，根尖孔粗大的患牙慎用过氧化氢溶液冲洗，可用1.5%的次氯酸钠或2%氯己定溶液冲洗。根尖切断术时用锉或马达驱动的低速手机切断牙根尖。

（3）治疗方法：引起皮下气肿的空气可能不洁净，因此有感染的风险，可全身给予抗生素数日，预防感染。

3．残髓炎

（1）原因和症状

1）根管系统解剖复杂，既有主根管，也有侧支根管、副根管，因此期望将牙髓完全拔除干净是不可能的事情。残存的牙髓受细菌的刺激、器械的机械性刺激以及药物的化学性刺激，均可导致炎症反应，患牙的叩击痛、咬合痛以及患牙伸长感等症状不能消失。

2）神经肿胀：牙槽神经同其他神经末梢一样，切断后断端发生神经肿胀。临床上拔髓后可能引起神经肿胀，有可能因此而产生疼痛。

（2）预防方法：拔髓后次氯酸钠溶液充分冲洗。注意不要遗漏根管。刺激性强的药物、患者过敏的药物慎重使用。

（3）治疗方法：局部麻醉下将遗漏的残髓拔除，用 1.5% 次氯酸钠充分冲洗，然后封入刺激性小的氢氧化钙药物。除了因修复治疗拔除的健康牙髓外，拔髓治疗的患牙绝大多数伴随有根管感染，出现临床症状的病例厌氧菌培养常为阳性，此时可全身给予有效的抗生素治疗。待症状消失后，完成根管的严密充填。

十、根管治疗后疾病的诊断及处理原则

一种疾病获得完整正确的诊断，才能制订出一个正确而周密的治疗方案，才能正确评估该治疗过程中可能遇到的问题和客观评估疾病的预后和长期疗效。根管治疗后疾病的正确诊断，来源于对患者病史的全面采集和临床的客观检查。

（一）临床病史的采集

对于发生根管治疗后疾病的患牙，肯定有根管治疗史。因此除了了解患者全身情况外，重点围绕曾进行的根管治疗中的情况和治疗后情况详细收集病史。

根管治疗情况应包括治疗距目前的时间、就诊时患牙的疼痛性质、就诊的次数、根管充填前是否存在疼痛、是否使用橡皮障、牙体修复的时间等。

根管治疗后情况应包括根管治疗完成后患牙是否出现疼痛、是否出现咬硬物后剧烈疼痛、牙齿出现咀嚼不适或疼痛、牙龈反复肿胀或瘘管不愈。

（二）根管治疗后疾病的检查

根管治疗后疾病的检查主要包括临床常规检查、X 线检查和组织学检查。

1．临床常规检查

（1）视诊：牙冠主要观察牙体是否完整、有无龋坏、隐裂或冠折，修复体有无缺损、松动或脱落。牙周主要观察牙龈是否红肿、牙周是否有溢脓、有无根分叉病变，根尖区黏膜有无红肿和瘘管形成。如果患牙根尖区黏膜出现红肿和 / 或瘘管，提示患牙可能有根管治疗后疾病。

（2）叩诊、咬诊和扪诊：患牙叩诊、咬诊、扪诊出现疼痛或不适，在排除牙外伤、创伤以及牙周疾病的情况下，提示患牙持续存在根尖周病变，有根管治疗后疾病的发生。

（3）探诊：主要探查冠部充填体和修复体有无松动、有无缺损、有无冠折、牙周状况以及瘘管的方向。探诊发现窄而深的牙周袋可能是根管内持续感染所引起的，但需排除牙根纵裂。

2．X 线检查

（1）根尖片检查：X 线片检查是诊治根管治疗后疾病的重要手段。根尖片检查通过观

察根尖区骨密度的变化情况，确定患牙是否存在根管治疗后疾病。若根尖周出现新的透射影或原有透射影扩大，提示有根管治疗后疾病的发生。若根尖周病损既无扩大，也无缩小，同时患牙无根尖周疾病的临床症状体征，则每隔一年定期检查，连续追踪观察 4 年以上，透射影仍无改变，则根尖周透射影可能为愈合瘢痕。

根尖 X 线片除观察根尖周骨质破坏情况外，还可观察患牙龋损、修复体缺损、牙周状况、牙根是否折裂、根尖是否吸收以及根管治疗情况等。根管再治疗前对根管治疗情况的了解对于制订治疗方案有益，主要观察根管充填质量、是否存在根管偏移、根管台阶、根管侧穿、器械分离、根管遗漏以及根管解剖等信息。

（2）CBCT 检查：多数根管治疗后疾病的患牙可通过根尖 X 线片检查明确诊断。但根尖片只能显示牙及其根尖周组织的二维图像，提供的信息量较为有限。对于一些特殊复杂的病例，临床上可以采用 CBCT 进行辅助检查。CBCT 可以三维观察牙根、根管及其周围组织的影像，有助于明确病因，预测再治疗的预后，制订相应的治疗计划。

3. 组织学检查　组织学检查的目的在于排除根尖周区发生的病损与根管治疗和根管感染无关的疾病，包括上皮源性囊肿、牙源性和非牙源性肿瘤转移以及非肿瘤性的骨破坏疾病。因此，在根尖外科手术切除根尖和根尖周病损后，如对根尖周病损诊断不明，建议对其进行组织病理学检查，明确诊断。

（三）根管治疗后疾病的诊断

为了便于临床做出治疗决策和预测患牙的预后，根管治疗后疾病的一个完善诊断包括以下四个方面：患牙的确定、患牙根管系统状态的评估、根尖周组织病损状态的评估以及根管治疗后疾病病因的确定。

根管治疗后追踪观察时间是影响根管治疗后疾病诊断的重要因素。一般认为根管治疗后半年开始、以后每隔 1 年进行临床和 X 线片检查，对临床疗效评估，做出有无根管治疗后疾病的判断，并分成以下三类：①没有根管治疗后疾病：无症状，X 线片提示根尖周无透射影。②确诊的根管治疗后疾病：有症状或根尖周透射影范围扩大。③潜在的根管治疗后疾病：无症状，透射影范围不变或变小。可每隔 1 年继续追踪观察，如根尖周病变扩大或维持不变，则诊断为根管治疗后疾病。如连续观察 4 年后根尖周病变无变化，可能为根尖周的瘢痕纤维组织愈合或根管内存在持续感染所引起的慢性根尖周炎病损。

患牙根管治疗后持续存在根尖周透射影，在诊断时应注意明确以下鉴别诊断：①因感染根管所引起的慢性根尖周炎；②因根尖外感染所引起的慢性根尖周炎；③根尖周真性囊肿；④异物反应；⑤根尖周瘢痕。

对于根管治疗后出现新的根尖周透射影或透射影扩大，且新发生病变与根管治疗相关时，应注意以下鉴别诊断：①感染根管所引起的急性根尖周炎；②感染根管引起的急性根尖周脓肿；③感染根管所引起的慢性根尖周炎急性发作；④感染根管所引起的慢性根尖周炎急性发作形成脓肿；⑤感染根管所引起的慢性根尖周炎；⑥感染根管所引起的慢性根尖周脓肿；⑦感染根管所引起的面部蜂窝织炎；⑧根尖外感染；⑨根尖周袋状囊肿；⑩根尖周真性囊肿；⑪异物反应。

（四）根管治疗后疾病的处理原则

对于根管治疗后疾病的治疗，目前主要存在以下四种治疗方案：

1. 追踪观察和对病情的评估。

2. 进行根管再治疗。

3. 根尖外科手术治疗。

4. 拔牙。

患牙进行根管治疗或再治疗后,患牙出现以下情况,可对其追踪观察并对病情进行评估:①牙髓摘除术、感染根管治疗后,短期内出现临床症状,但 X 线检查根管充填良好、根尖周组织无病变的患牙;②牙根周围 X 线片出现骨质破坏,但牙齿松动度小、根管恰填的患牙;③出现牙槽脓肿,该牙根管恰填,作为邻牙的基牙,未出现松动的患牙;④进行性牙周炎患牙;⑤对根管再治疗后根尖透射影未见缩小的患牙。以上情况,可先行口腔卫生宣教、口腔卫生的维护及牙周治疗,再根据病况决定处理方案。

如果根管再治疗失败,或根管治疗后疾病的病因是持续性根管外感染、异物反应和真性囊肿,或不能从冠方建立进入根管的通道、患牙根管充填严密且没有冠部微渗漏、非手术治疗无法处理的根管治疗并发症如某些台阶或无法取出的根管内分离器械等,可选择根尖手术治疗。

当患牙没有保留价值时,可考虑拔除患牙。

十一、根管再治疗

(一)根管再治疗的适应证

对于根管治疗后疾病的处理,选择根管再治疗和根尖外科手术治疗,临床研究结果显示两者间治疗效果没有明显差异。因此对根管治疗后疾病治疗方案的选择主要取决于根管充填的质量、医疗单位的技术水平、医疗设备条件以及患者对手术风险的评估和治疗费用的评估。

以下几类情况在患者同意的前提下,术前评估经根管再治疗后可提高根管治疗质量,应首选根管再治疗。

1. 根管治疗后出现临床症状和体征的患牙,包括根管感染引起的疼痛、牙龈肿胀、瘘管、叩痛和压痛。X 线片检查患牙根管充填不良,经评估通过根管再治疗能够提高根管治疗的质量,应首选根管再治疗。

2. 由根管感染所引起的根尖周病损未愈合并扩大的根管治疗牙。

3. 由根管感染引发根尖周新病损的根管治疗牙。

4. 根管治疗后4~5年根尖周病损仍持续存在的根管治疗牙。

5. 根管治疗牙旧的修复体出现破损和裂隙,唾液进入根管系统超过 30 天,尽管原根充质量好,但在重新进行冠修复前需根管再治疗。

6. 根管欠填的患牙,尽管无根管治疗后疾病的临床症状和体征,在做新的修复体前应考虑根管再治疗。

7. 根管治疗 4 年后需要重新进行桩冠修复的患牙,即使根管充填恰填、根尖无病损、临床无症状,患牙需进行根管再治疗作为预防根管治疗后疾病发生的措施。

(二)根管再治疗的术前评估

根管再治疗的目的是保存患牙在口腔内行使功能。因此其治疗同一般根管治疗相同,彻底的根管预备、根管消毒和根管的严密充填。能够达到这些要求,则治疗效果佳。如果病例选择不当,可能造成治疗次数增加,甚至需要拔牙。在进行根管再治疗前,应做以下评估。

1. 患牙的保存价值　治疗后患牙恢复咬合咀嚼功能的价值。能否获得患者的大力配合。

2. 患者的全身状况　患有全身性疾病的患者，在全身性疾病治疗控制后再行根管再治疗。根管再治疗没有绝对的禁忌证。但是妊娠第 1～3 个月和临产前最后 1 个月应避免。糖尿病、结核、重度贫血患者，修复力较差，根尖周组织修复困难。血友病、白血病、紫癜等患者，这些疾病与根管再治疗的选择没有关系，但不能拔牙，只能进行保守治疗。

3. 患牙的状况

（1）根管充填材料能够取出；

（2）根管预备能到位；

（3）X 线片根尖透射影未到根长的 1/3；

（4）根管内的根充材料、分离器械不会进入根尖周病变区内；

（5）髓室底无大的穿孔；

（6）牙根中份到根尖部根管壁无侧穿孔；

（7）根尖周牙槽骨吸收未达根长的 1/2；

（8）牙齿松动度Ⅱ度以下；

（9）牙周袋与根尖周病变未交通。

4. 根管再治疗的难度分析　对于选择根管再治疗的患牙，临床上根据其根管内的情况，再治疗难度分为 10 级：1 级为根管内只有单纯的牙胶，无其他并发症；2 级为采用有树脂核载体的牙胶充填的患牙；3 级为初次治疗根管内形成台阶；4 级为根管内存在短而密合性不佳的根管桩；5 级为根管内有分离器械或根管壁侧穿，且位于根管冠段，靠近根管口；6 级为牙本质碎屑堵塞所导致的根管治疗不到位；7 级为根管钙化和根管遗漏；8 级为分离器械位于中上段的直根管段或根管侧穿位于根管中份；9 级为根管桩密封性佳且到达根管的深部或根管严重偏移，根尖孔拉开的患牙；10 级为分离器械位于根管根尖 1/3 或根管弯曲起点的根尖段。级数越大，难度越大。在再治疗前认真分析根管内情况，对于难度较大，超出医师诊治条件以外的患者，应及时转诊。

根据以上条件选择根管再治疗的患牙，在进行治疗前，应充分与患者交流沟通，包括患牙病情、治疗方法、可能遇到的并发症、疗效及费用，在患者知情同意并签署书面的知情同意书后，再进行相应的治疗。

（三）根管再治疗步骤

根管再治疗的生物学原则与根管治疗一样，彻底清除根管系统内的微生物并严密充填，治疗已经产生的根尖周疾病，预防健康根尖周组织的疾病发生。根管再治疗的基本步骤与根管治疗一致，建立进入髓室的通道（开髓）、进入根管的通道（髓室预备）、进入根管根尖部的通道（疏通根管），根管再预备、根管消毒以及根管再充填。然而与根管治疗不同的是，再治疗牙冠常有修复体，髓室内填满牙体修复材料、根管内存在充填材料、根管桩，以及根管内可能存在台阶、根管壁侧穿、分离器械、根管堵塞等，在根管预备通道的建立以及根管内并发症的处理上对医师和技术提出了更高的要求。

1. 冠部入口的建立　对于有银汞合金或树脂充填的患牙，在根管再治疗实施前应将所有的充填体及其周围可能存在的继发龋去除干净，防止唾液中的微生物通过充填体边缘的缝隙进入髓室；如果存在冠桥，应根据具体情况选择保留或去除全冠。如果要保留冠部修复体，则修复体边缘需有良好的适合性、完整性和密封性，能维持正常的咀嚼功能和美观，能维护健康的牙周组织，开髓洞形尽量宽大不妨碍器械直线进入根管，同时不会对冠造成严重破坏。如修复体边缘存在缺损或缝隙、继发龋，则去除修复体。修复体去除，有助于术者直视牙冠形态，正确评估残存牙体组织，准确判断牙体长轴的方向，减少开髓过程中髓室侧穿或底穿的危险，发现继发龋、牙隐裂和牙纵折以及遗漏的根管等。如果患牙存在桩核，应考虑建立冠部和根管入口的难度和风险。必要时可选择显微根尖外科手术治疗。

2. 根管入口的建立　根管再治疗患牙髓室内常常填满冠核材料和根管桩。进入髓室后，如何去净充填材料，在维护髓室底完整性的同时充分暴露髓室底的解剖结构，是根管再治疗时根管口定位、寻找遗漏根管的关键。

3. 到达根管工作长度通道的建立　建立到达根管根尖段的通道，首先应将根管充填材料以及可能存在的根管分离器械取出。在取出根管充填材料的过程中，为了避免根管被堵塞，材料推出根尖孔到达根尖周组织，应采用冠根向预备器械和预备技术。

4. 根管再预备　与根管治疗的根管预备不同的是，根管内存在充填材料、感染物以及可能存在分离器械、台阶等，再治疗的根管预备难度较大。

5. 根管诊间封药　根管治疗失败的患牙根管为感染根管，通过根管再预备以及化学药物冲洗消毒并不能完全保证根管内感染物完全清除，感染的根管充填材料残存在牙本质小管内。临床上推荐在根管充填前进行诊间封药。目前临床上应用的根管诊间封药的药物有氢氧化钙和2%的氯己定。氢氧化钙对粪肠球菌无杀菌作用，而氯己定对该菌具有强的杀菌作用，因此可以用氯己定将氢氧化钙调拌成糊剂，然后用螺旋针输送入根管内。封药时间为1~2周。

6. 根管充填　根管再治疗的根管充填时机与根管治疗相同。但根管再治疗是在原根充物清除后重新预备的根管，为了保证将感染的牙本质去除干净，根管管径增大，有些病例可能存在根尖缩窄区破坏、根尖止点确立困难、根管偏移、台阶等，因此如何获得完善的根管充填，预防充填材料超出根尖孔，是取得良好远期效果的前提。临床上在充填该类根管时，建议选用生物相容性好的根管封闭剂，大锥度非标准牙胶尖进行热牙胶垂直加压充填法，可获得良好的充填效果。

十二、根管外科

随着技术与材料的发展，根管治疗和再治疗的成功率有了很大的提高，但仍有部分患牙的根尖周病变无法治愈，此时就需要辅以外科手术治疗（图5-50）。

根管外科手术的类型包括外科引流、牙根外科手术、根尖外科手术、髓腔修补术及口腔种植手术等。这里将重点介绍根尖外科手术。

（一）适应证与禁忌证

1. 适应证

（1）根管治疗或再治疗失败：根管治疗失败且不适合根管再治疗，如患牙有良好的桩冠修复体、无法取出的折断器械或根管超填物、非手术治疗无法修补的根管侧穿等；根管再治疗失败。

（2）严重的根管解剖变异：牙根重度弯曲、根管重度钙化和根管分叉等解剖因素使根管治疗器械和充填材料无法到达根尖区。

（3）需要通过探查手术明确诊断。

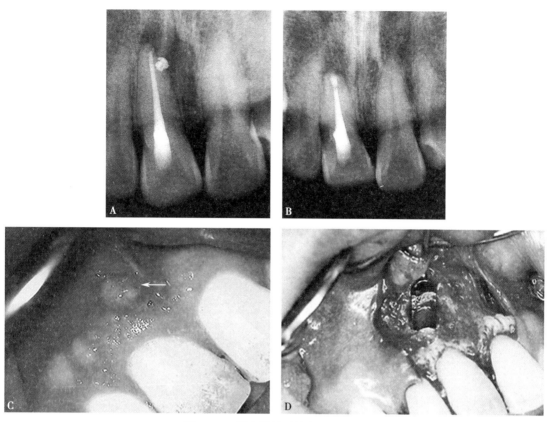

图 5-50　根尖持续感染行手术治疗

A. 11 根管再治疗失败　B. 根尖手术后 3 个月随访 X 线片　C. 根管再治疗后瘘管存在（箭头所示）　D. 根尖手术

2. 禁忌证

（1）患者有严重的全身性疾病，如严重高血压、白血病、血友病、重度贫血、心内膜炎、风湿性心脏病、肾炎、有出血倾向的疾病等。

（2）根尖周炎急性期。

（3）严重的牙周病变，如牙周支持组织过少，牙周袋深或牙齿松动明显。

（4）患牙附近有重要的解剖结构，如上颌窦、下牙槽神经等，有损伤危险或可能带来严重后果者。

（二）术前准备

1. 术前沟通　医师需向患者详细说明选择根尖手术的理由、手术过程和风险，近期可能出现的症状以及可能的远期疗效，术前和术后注意事项。良好的术前沟通，有助于建立患者对医师的信任，减少患者的恐惧。

2. 术前检查

（1）全身检查：包括回顾既往史，评估全身情况，排除系统性疾病的存在，预测可能发生的并发症。必要时也可请内科医师会诊。

（2）口腔检查：临床检查包括牙体状况、牙周袋位置和深度、附着龈宽度、所涉及术区牙齿的根分叉情况及牙间乳头的结构和健康状况等。X 线片检查包括牙根长度、数目和结构、牙根弯曲度、根尖解剖形态、根管充填情况、根尖病损类型和大小、牙槽骨解剖外形等，也可加拍全景片或 CT 以确切地了解手术中可能涉及的重要解剖结构，如颏孔、下颌神经管、上颌窦和鼻底等。

3. 术前给药　术前给药的目的是缓解患者的恐惧和焦虑，保持口腔卫生、减少唾液分泌。术前 1 天、当日早晨和术前 1 小时用 0.12% 氯己定漱口并在术后 1 周内坚持使用，可以控制口腔内的微生物数量，促进伤口愈合。

4. 器械和材料准备　根管外科手术器械包括手术刀片、骨膜剥离器、骨膜牵引器、组织镊、长柄球钻、刮匙、微型充填器和磨光器、微型根管倒充填器、MTA 输送器、超声器械等（图 5-51）。

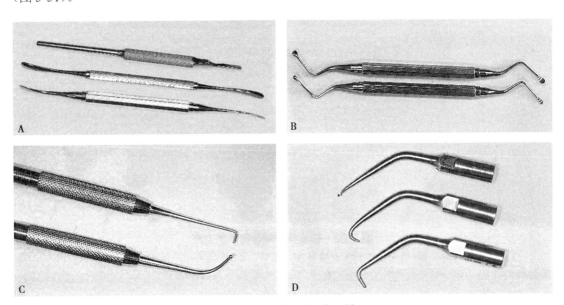

图 5-51　根管外科手术器械
A. 手术刀柄和骨膜剥离器　B. 刮匙　C. 微型倒充填器和磨光器　D. 超声倒预备器械

（三）麻醉

可选用阿替卡因或含肾上腺素的利多卡因溶液局部浸润麻醉。在靠近根尖处进针，于黏膜下推注少量药液，稍停顿后再继续进针斜刺入黏骨膜下，缓慢推注麻醉药物使其渗透并聚于根尖周围。麻药的用量与手术范围有关。浸润麻醉效果较差的区域，可行神经阻滞麻醉。

（四）手术步骤请参照实训十二根尖手术

（五）术后护理和复查

缝合完成后，用生理盐水纱布轻压术区 10～15 分钟，可以缩小血凝块的厚度并有利于止血。也可使用冰袋轻压术区 30 分钟以收缩血管、减小肿胀和促进血液凝固。术后应告知患者术后反应以及家庭护理的方法。嘱患者暂不要刷牙，术后第二天用 1:5 000 氯己定溶液含漱。在手术过程中，组织损伤特别是瓣的损伤较小时，术后疼痛一般较轻。如去骨较多、血凝块较大、上颌窦穿通等情况，应在术后服用抗生素。一般术后 5～7 天拆线。

术后 6 个月应该复查一次，并于术后 12 个月和 24 个月再进行两次复查。复查包括临床表现和 X 线片检查两个方面。如果患牙无临床症状和体征，X 线片示骨缺损开始修复和牙周膜形成，可视为成功；如果患牙出现咬合痛、牙松动、瘘管或 X 线片示骨缺损范围扩大，则视为失败；如果患牙未出现临床症状，X 线片的骨缺损较治疗前无明显变化，则可再继续观察一段时间。

十三、根管治疗后的牙体修复

临床实践和临床研究表明，根管治疗后冠方封闭不良、牙体修复不良，无论是短期的还是长期的，都可能导致根管治疗术的失败。因此，要将根管治疗后的牙体修复作为根管治疗术的一部分予以强调。

作为整个根管治疗术的一个部分，应该在制订诊断治疗计划之初，缜密分析、全面考虑，妥善安排根管治疗后的牙体修复。实施牙体修复前，需要仔细复习根管治疗的经过，重点了解根管治疗过程中对牙齿磨除的程度，分析剩余牙体组织的量与抗力，分析修复体在口腔所要面对的各种力，所需的耐久性和功能。权衡利弊，选择安全的、适合患者的恰当的修复材料和修复方式。

根管治疗后牙齿的椅旁修复如下：

1. 银汞合金充填修复术的选择

（1）适应证选择：只适用于对保守的开髓洞形的修复或作为核材料进行基底修复时使用。

（2）直接充填：对于前牙舌侧，或个别后牙保守的开髓洞形，牙体组织的缺损仅限于开髓的部位，或缺损较小、计划做冠修复的病例，可以在使用玻璃离子水门汀封闭根管并垫底后，直接用银汞合金充填，充填体的厚度应该保证在 2mm 以上。

（3）银汞合金核：当牙颈部髓腔周边剩余牙本质的量足以包绕充填的银汞合金并形成牙本质肩领的时候，可以使用银汞合金作为核材料，形成银汞合金核，作为后牙冠修复前的基底修复，也可以在根管内放置合适的预成金属桩，以水门汀粘接，然后，用银汞合金材料堆置基底核。要达到一定强度，一般要求根管口上方的充填材料有 2～3mm 厚。充填堆积银汞合金之前，要去净位于髓腔特别是髓室底的暂时充填材料，充分暴露牙体组织，将合金直接堆放在干净干燥的髓室壁上，并适当进入根管口下方 1～2mm。

银汞合金核修复不适用于前牙和前磨牙的美学区。

2. 复合树脂粘接修复的选择

（1）适应证选择：当经过根管治疗以后，剩余组织可以提供较多的粘接面积，具备较好的自体抗力，并且局部的环境有利粘接时，复合树脂直接粘接修复的效果是可以肯定的。

（2）用于根管治疗牙体修复的注意点：对剩余牙体组织与抗力的分析中可知每个牙在牙列中的位置不同，所承担的咬合力也就不同；同时，每个牙齿在发育过程中有特殊的融汇点，粘接修复时要充分了解这些部位，通过修复予以保护和加强。

（3）复合树脂核：复合树脂作为核材料可以与预成纤维桩材料联合应用，也可以独立应用。纤维桩材料、树脂核材料与牙本质的物理性能更为接近、同时现有的粘接剂可以使不同界面的连接更为可靠，复合树脂材料形成基底修复体具有足够的强度支持全瓷冠的修复体。

与制作银汞合金核的要求相同，剩余牙体组织要有足够的量以容纳和支持核材料。边缘至少要有 2.0mm 以上的剩余牙体组织，核材料与剩余牙体组织才能形成足够的粘接界面。

3. 椅旁 CAD/CAM 全瓷修复体的选择 椅旁 CAD/CAM 可以制作与各种牙体预备形

态精密适合的修复体，如贴面、嵌体、高嵌体、全冠等。其优点是椅旁一次完成修复体的设计制作。牙体预备后口内取光学印模。在计算机上进行修复体设计，然后用配套的切削系统加工完成修复体。椅旁 CAD/CAM 修复体邻面和接触点的修复、咬合面和轴面外形的恢复能达到或超过常规间接修复体的要求。系统精密度高，材料均质性高，技术敏感性低，质量稳定。根管治疗后的牙齿髓腔暴露，为 CAD/CAM 全瓷修复提供了更多的粘接支撑，特别适合制作嵌体冠、高嵌体、部分冠的修复体。

 小 结

　　牙髓病包括牙髓炎、牙髓坏死、牙髓钙化和牙内吸收等。其中以牙髓炎最多见。根尖周病多为牙髓病的继发病。牙髓病及根尖周病的病因多为感染引起，临床常见的龋病先引起牙髓病，再进一步发展为根尖周病。

　　牙髓病和根尖周病的临床表现复杂多样，正确诊断是制订合理治疗计划和治疗成功的基础。本章详细介绍了如何通过病史采集和正确的临床检查方法，对疾病做出准确的诊断；也详细介绍了牙髓病和根尖周病的临床表现以及治疗原则和治疗方法。

（陶　冶　杜秋红　马清璇）

思考题

1. 牙髓有哪些功能？
2. 引起牙髓病、根尖周病的主要致病因素有哪些？
3. 牙髓病的临床分类有哪些？
4. 各型牙髓炎的临床表现及诊断要点有哪些？
5. 急性牙髓炎应与哪些疾病相鉴别？
6. 急性根尖周炎临床各期的诊断要点有哪些？
7. 急性根尖周脓肿与牙周脓肿如何鉴别？
8. 慢性根尖周炎诊断依据有哪些？
9. 牙髓病和根尖周病的治疗原则是什么？
10. 简述盖髓术的步骤。
11. 简述牙髓切断术的步骤。
12. 简述根尖诱导成形术的操作步骤。
13. 什么是根管治疗术？
14. 根管充填的目的和时机是什么？
15. 理想的根管充填应符合什么标准？
16. 根管治疗的并发症发生的原因及预防措施有哪些？
17. 根管再治疗的适应证有哪些？

第三篇

牙周病

第六章　牙周病概述

　学习目标

1. 掌握：牙周病发病的微生物因素和常见局部促进因素；牙周病的分类。
2. 熟悉：牙周组织应用解剖和生理。
3. 了解：牙周疾病流行情况。

牙周病（periodontal diseases）是指发生在牙周支持组织（牙龈、牙周膜、牙槽骨和牙骨质）的疾病，包括牙龈病和牙周炎两大类。牙龈病是指发生在牙龈组织的疾病，而牙周炎则是累及牙龈、牙周膜、牙槽骨和牙骨质的炎症性、破坏性疾病。

牙周病是人类普遍罹患的口腔疾病之一，在世界范围内均有较高的患病率，随着我国进入老龄化社会，牙周病更将成为突出的保健问题。因此，口腔医务工作者有责任和义务进行口腔健康宣教，使人们真正了解防治牙周病的重要性，自觉提高口腔健康水平和口腔保健意识。现有的医疗水平表明牙周病是可以通过有效地控制菌斑而预防的，早期治疗的效果也是较好的。此外，牙周健康与很多口腔疾病密切相关，甚至与全身健康和疾病互为联系，口腔医师应具有全面、综合、系统的诊疗意识。

第一节　牙周组织应用解剖和生理

牙周组织（periodontium）由牙龈、牙周膜和牙槽骨组成。牙骨质虽然属于牙体组织，但它和牙周膜、牙槽骨一样，都是由牙发育期牙囊中分化的细胞生成，且它与牙龈、牙周膜和牙槽骨共同构成了一个功能系统。该系统将牙牢固地附着于牙槽骨，承受咬合力，同时使口腔黏膜与牙体硬组织间呈一良好的封闭状态。故将上述四种组织合称为牙周支持组织。

一、牙龈

牙龈（gingiva）是指覆盖于牙槽突表面和牙颈部周围的口腔咀嚼黏膜，由上皮及其下方的结缔组织构成，包括游离龈、附着龈和牙龈乳头三部分（图 6-1）。

1. 游离龈（free gingiva）　又称边缘龈，呈领圈状包绕牙颈部，宽约 1mm，正常呈粉红色，菲薄而紧贴牙面。游离龈与牙面之间形成的间隙，称为龈沟。牙完全萌出后，龈沟的底部位于釉牙骨质界。对于健康的牙龈，龈沟的组织学深度平均为 1.8mm。临床上常用一个带有刻度的牙周探针来探查龈沟的深度，称为牙周探诊深度。正常的探诊深度不超过 3mm。

2. 附着龈（attached gingiva）　与游离龈相连续，呈粉红色，质地坚韧，不能移动。其上皮为角化上皮，故可与游离龈合称为角化龈。上皮下方为固有层，紧附于牙槽骨表面，无黏膜下层。表面有橘皮样的点状凹陷，称为点彩（部分正常人也可无点彩）。牙龈发炎时，点彩可减少或消失。

附着龈的根方为牙槽黏膜，两者之间有明显的界限，称膜龈联合。牙槽黏膜的上皮薄，无角化，其下方的结缔组织较为疏松，且血管丰富，因而牙槽黏膜颜色深红，移动度大。

3. 龈乳头（gingiva papilla）　又称为牙间乳头，呈锥形，充满于相邻两牙接触区根方的楔状隙中，由游离龈和部分附着龈构成。每个牙的颊、舌侧乳头在邻面接触区下方汇合处略凹，称龈谷。该处上皮无角化、无钉突，对局部刺激物的抵抗力较低，牙周病易发生于此处（图 6-2）。

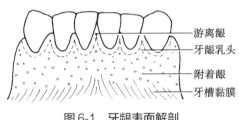

图 6-1　牙龈表面解剖

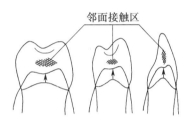

图 6-2　龈谷与牙形态的关系

牙龈有双重的血液供应，分别来源于牙槽骨间隔、牙槽骨骨膜表面以及牙周膜的血管，这些血管呈网状吻合。牙龈的神经主要来自三叉神经感觉支。

二、牙周膜

牙周膜又称牙周韧带（periodontal ligament），是围绕牙根并连接牙根和牙槽骨的致密结缔组织，最重要的成分是由胶原构成的主纤维。主纤维成束状排列，一端埋入牙骨质，另一端埋入牙槽骨，将牙齿悬吊、固定于牙槽窝内。

根据牙周膜主纤维束的位置、排列方向和功能可分为牙槽嵴组、水平组（横纤维）、斜行组（斜纤维）、根尖组、根间组等 5 组。牙周膜的纤维在静止状态下略呈波浪状，使牙有微小的生理动度。牙周膜主纤维在位置、排列方向及功能虽不相同，但它们之间能够互相协调，共同支持和稳固牙齿，以完成咀嚼功能。牙周膜中的细胞有成纤维细胞、成骨细胞、破骨细胞、成牙骨质细胞、未分化间充质细胞等，具有合成、防御、改建与再生等功能。大量的基质充填于细胞与纤维束之间，在维持牙周膜代谢、保持细胞的形态、运动和分化方面起到十分重要的作用。

牙周膜含有丰富的血管和神经。牙周膜的血液供应来自牙龈的血管和上、下牙槽动脉进入牙槽骨的分支及牙槽动脉进入根尖孔前的分支，血管间相互吻合成网。牙周膜内丰富的神经纤维来自三叉神经，牙周膜通过三叉神经传递触、压和痛、温觉。故当牙周膜处于急性炎症状态或临床叩诊检查时，患者能明确指出患牙的位置。

牙周膜的宽度随年龄和功能状态而异，一般为 0.15～0.38mm，以牙根中部支点附近最窄,牙槽嵴顶和根尖孔附近较宽。在 X 线片上,整个牙周膜呈现围绕牙根的窄黑线,在炎症状态时可有增宽等改变。

三、牙骨质

牙骨质(cementum)覆盖于牙根表面,硬度与骨相似。其中含 45%～50% 的无机盐,50%～55% 的有机物和水,终生可不断沉积。

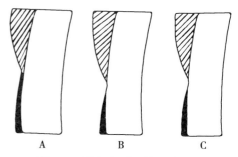

牙骨质既属于牙体组织,又属于牙周支持组织,它稳固牙齿于牙槽窝内,承受和传递咬合力,参与牙周病变的发生和修复,它的新生来源于牙周膜。

牙骨质近牙颈部最薄,向根方逐渐增厚。在牙颈部的牙釉质与牙骨质交界处为釉牙骨质界,有三种形式(图 6-3):60%～65% 的牙为牙骨质覆盖牙釉质,约 30% 的牙为两者端端相接,另外 5%～10% 为两者不相接,其间牙本质暴露。最后一种形式,当牙龈退缩而牙颈部暴露后,易发生牙本质敏感。

图6-3　釉牙骨质界的三种形式
A. 牙骨质覆盖牙釉质　B. 牙骨质与牙釉质端端相接　C. 牙骨质与牙釉质不相接

四、牙槽骨

牙槽骨(alveolar bone)亦称牙槽突,是上、下颌骨包绕和支持牙根的部分。其中容纳牙根的窝称牙槽窝,牙槽窝的内壁称固有牙槽骨,它在 X 线片上呈围绕牙根的致密白线,又称硬骨板(lamina dura)。当牙槽骨因炎症或创伤等而出现吸收时,硬骨板模糊、中断或消失。硬骨板是检查牙周组织的重要标志。牙槽窝在冠方的游离端称牙槽嵴,两牙之间的牙槽突称牙槽间隔。

牙槽突是牙周组织中代谢和改建最活跃的部分。牙槽骨的改建受局部和全身因素的影响,局部因素如功能的需要和改变以及炎症等,全身因素可能是性激素、甲状旁腺素、骨钙素等。牙和牙槽骨经常承受𬌗力,在受到侧方压力时,在受压侧,牙槽骨发生吸收,受牵引侧有骨新生。生理范围内的𬌗力使骨的吸收和新生保持平衡,牙槽骨的形态和高度保持相对稳定。例如,当牙主动萌出完成,牙的邻面可因长期磨耗而变扁平,牙的近远中径变窄,牙在咬合力作用下趋向于近中移动,称为牙的生理性近中移动。牙的这种生理性近中移动就伴随着牙槽骨的重建,在牙的近中受压区牙槽骨吸收增加,远中张力区形成新的束状骨层。

牙槽骨的主要功能是支持牙齿,使之固定于牙槽窝内以行使功能。

五、牙周组织的增龄性变化

随着年龄的增长,牙龈上皮角化程度降低,牙龈结缔组织中的细胞数量减少,细胞间质增加。在牙周膜,增龄使弹性纤维增多,血管数量、细胞有丝分裂活性以及胶原纤维量减少,牙周膜宽度改变。牙槽骨的增龄性改变与机体其他部位骨骼系统的增龄性改变相似,包括骨质疏松、血管减少、代谢率及修复功能下降等。

六、前牙美学区的临床特点

前牙区牙齿的颜色、形状、排列通常引人注意，牙龈也是牙齿美学的一个重要指标。牙龈包绕每一个牙齿的颈部，在两牙之前的邻间隙有龈乳头凸向咬合面方向。因此，每颗牙局部的牙龈都呈现曲线轮廓。龈乳头的高度根据牙槽骨水平、生物学宽度、邻牙接触区的位置及牙根外展隙形态而定。龈乳头不足以充满楔状隙时，就会在两牙的邻间形成"黑三角"；龈乳头肿大与其他部位龈乳头不协调，也会影响美观。

龈缘呈弧线形，其最根方的点称为牙龈顶点。上颌侧切牙的牙龈顶点比中切牙和尖牙更近切缘方向 0.5～1mm（彩图 6-4，见书末彩插）。上颌中切牙与尖牙的牙龈顶点连线称为牙龈平面。该平面应与上颌切端曲线及下唇曲线相平行、一致；而且，还应与口角连线、瞳孔连线平行，或垂直于中线。如果不平行，则会影响美学平衡感，严重时需要手术进行矫正。

正常情况下，两侧牙龈位置与牙冠形态一样，也是对称的，两个中切牙的牙龈顶点也应在同一水平线上。牙位置及排列异常则可以破坏龈缘曲线的一致性和对称性，造成临床上的美学障碍，应进行相应的治疗。

第二节　牙周疾病流行情况

牙周病是人类易患的口腔疾病之一，主要的影响因素包括口腔卫生、吸烟、地区、时间、年龄、性别以及民族等。

1982—1984 年，抽样检查我国 29 个省（区、市）的 7、9、12、15、17 岁五个年龄组的 131 340 名中、小学生龋病和牙周病的流行病学抽样调查结果表明，我国 5 个年龄组的中、小学生的龈炎患病率为 66.80%，其中，15 岁年龄组为 80.46%，牙周炎的患病率为 0.87%。1995 年—1997 年，第二次全国口腔健康流行病学调查，抽样检查了 11 个省（区、市）12、15、18、35～44 和 65～74 岁五个年龄组的 117 260 人的牙周状况。结果表明，全口 6 个区段均健康的人数很少，具体如表 6-1 所示。2005 年—2007 年，第三次全国口腔健康流行病学调查，抽样检查了 30 个省（区、市）5、12、35～44 和 65～77 岁四个年龄组的 93 826 人的口腔状况，牙龈探诊出血和牙石检出率如表 6-2 所示。2017 年国家卫健委公布了第四次全国口腔病学调查报告，此次调查抽样了全国 31 个省（区、市）3～5、12～15、34～44、55～64 和 64～75 岁 5 个年龄组的 172 000 万人的口腔状况，牙龈探诊出血和牙石检出率如表 6-3 所示。调查结果表明，各年龄组牙周病整体患病率呈上升趋势，龈炎在儿童和青少年中患病率稍有增加，成年人牙周探诊出血率与 10 年前相比上升约 10 个百分点，中老年牙周健康率呈现明显下降趋势，牙周健康情况有待进一步提升。

表 6-1　全国 12～74 岁年龄组 6 个区段均健康的人数和百分比（1995 年）

年龄	受检人数	健康人数	百分数 /%
12 岁	23 452	7 272	31.01
15 岁	23 452	5 062	21.58
18 岁	23 452	3 475	14.82
35～44 岁	23 452	668	2.85
65～74 岁	23 452	132	0.56

表 6-2　全国 12～74 岁年龄组牙龈探诊出血和牙石检出率（2005 年）

年龄	探诊出血阳性率 /%	牙石检出率 /%
12 岁	57.7	59.1
35～44 岁	77.3	97.3
65～74 岁	68	88.7

表 6-3　全国 12～74 岁年龄组牙龈探诊出血和牙石检出率（2015 年）

年龄	探诊出血阳性率 /%	牙石检出率 /%
12～15 岁	61.0	67.3
35～44 岁	87.4	96.7
55～64 岁	88.4	96.4
65～74 岁	82.6	90.3

　　国内外调查显示总的规律是龈炎在儿童和青少年中较普遍，患病率在 70%～90%。龈炎最早可在 3～5 岁患病，随着年龄的增加，其患病率和严重程度也逐渐增加，到青春期达到高峰。牙周炎的患病率和严重性也随年龄增加而增加，35 岁以后患病率明显增加，到50～60 岁时达高峰，以后患病率有所下降，可能与部分牙周破坏严重的牙被拔除有关。同时，牙周病损具有部位特异性。根据菌斑、牙石量、炎症程度及牙槽骨吸收程度等综合分析的结果表明，各个牙患病频率的概率、次序如下：最易受累的为下颌切牙和上颌磨牙；其次是下颌磨牙、尖牙和上颌切牙、前磨牙；最少受累的为上颌尖牙和下颌前磨牙。

第三节　牙周病的发病因素

　　牙周病的病因复杂，近一个多世纪以来，经过世界各国学者的共同努力，对于牙周病病因的研究已经进入一个崭新的时代。目前公认牙周病是多因素疾病，其中菌斑生物膜是最主要的致病因素，菌斑中的细菌及其产物是引发牙周病必不可少的始动因子，直接和间接地参与牙周病的全过程。但是，牙周病的发生、发展还受其他局部刺激因素的影响和全身因素的调控。各因素之间互相联系、互为协同，或互相影响、互为拮抗。Page 和 Kornman归纳的牙周炎致病因子的相互作用见图 6-5。

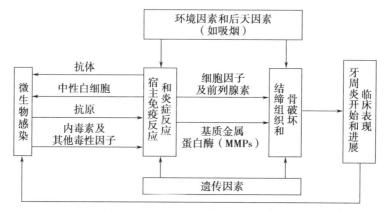

图 6-5　Page 和 Kornman 提出的牙周炎致病机制（1997 年）

一、牙周病发病的微生物因素

（一）口腔正常菌群

牙周组织包括牙龈、牙周膜、牙槽骨和牙骨质，这些解剖关系复杂、组织结构和理化性质不同的软硬组织，处于唾液和龈沟液的包围之中，形成从有氧到无氧各种氧张力的特殊微环境，加之口腔有合适的温度、湿度和营养，给许多微生物的定居、生长和繁殖提供了适宜的环境和条件。目前从牙周袋可分离出的微生物达 500 种以上，这些微生物包括需氧菌、兼性厌氧菌和专性厌氧菌，还有真菌、酵母菌、支原体、原虫和病毒等，其中大多数为口腔正常菌群或称固有菌群。

正常情况下，寄居在口腔的细菌保持着菌群之间的相对平衡，同时也保持着菌群与宿主之间的动态平衡。牙周菌群不是稳定不变的，它们的种类和数量取决于物理、化学和生物因子的影响，可随口腔卫生习惯、饮食、年龄等口腔局部或全身情况变动，因此，所谓的口腔正常菌群是相对的、动态的、可变的。正常菌群在环境失调，微生物和宿主之间的平衡被打破时也可造成牙周组织的破坏。

（二）菌斑生物膜

1. 菌斑生物膜（dental plaque biofilm） 1898 年，Hlack 首先把菌斑这一名词引入口腔医学，菌斑被描述为胶黏在牙面上不能被水冲去的细菌斑块。目前认为：菌斑是一种细菌性生物膜，是由基质包裹的互相黏附，或黏附于牙面、牙间，或修复体表面的软而未矿化的细菌性群体，不能被水冲去或漱掉。该概念强调菌斑生物膜是以整体生存的微生物生态群体，它不同于悬浮的单个细菌，细菌凭借生物膜这独特结构，黏附在一起生长，使细菌附着很紧，难以清除；另一方面，菌斑生物膜的形成是一种适应过程，使细菌能抵抗表面活性剂、抗生素或宿主防御功能等的杀灭作用，长期生存，并使各种细菌能在合适的微环境中发挥不同的致病作用。

2. 菌斑生物膜的形成 菌斑生物膜的形成过程大致可分为三个基本阶段：获得性膜的形成，细菌的黏附和共聚，菌斑的成熟。

获得性膜形成速度很快，在刚清洁过的牙面上，数分钟内便可形成，1～2 小时迅速成层增厚，在龈缘区较厚，牙尖区较薄。

获得性膜一旦形成，细菌通过黏附和共聚相互连接，逐渐形成复杂菌群。在菌斑成熟过程中，细菌定植有一定的顺序，首先黏附到牙面的是革兰氏阳性球菌，其中链球菌占优势，然后是丝状菌、放线菌，以后随着菌斑的成熟，细菌种类逐渐增多，菌斑大小和厚度随之增加，革兰氏阴性厌氧菌、能动菌、螺旋体和梭形杆菌等比例上升。一般形成 12 小时的菌斑便可被菌斑染色剂显示，9 日后便形成各种细菌的复杂生态群体，10～30 日的菌斑发展成熟达高峰。

3. 菌斑生物膜的结构 在激光共聚焦显微镜下观察菌斑生物膜，可见不同生物量的细菌群体被获得性薄膜和胞外基质包裹着，内部为丰富的大小不等的水性通道所间隔，通道内有液体流动（图 6-6）。细菌群体内部几乎无氧存在，为厌氧生存环境。菌斑生物膜不单纯是细菌群体数量与体积的叠加，它具有较强的抵抗力，耐受干燥，高黏度的基质屏障作用可有效抵抗宿主防御或药物的渗入，降低菌斑对药物的敏感性。

4. 菌斑微生物作为牙周病始动因子的证据 大量的实验研究、流行病学资料和临床观

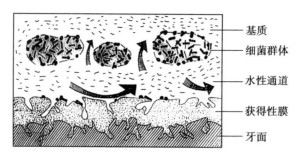

基质
细菌群体
水性通道
获得性膜
牙面

图6-6 菌斑生物膜结构示意图

察证明,牙周病是由菌斑微生物引起的感染性疾病,菌斑微生物是引发牙周病的始动因子,是造成牙周组织破坏的必需因素,证据如下:

(1)实验性龈炎观察:1965年,Löe等选择12名牙周健康的牙科学生,停止口腔卫生措施,使菌斑在牙周积聚,10～21日后均发生了实验性龈炎,菌斑量增多,牙龈有炎症、出血。菌斑的组成发生改变,牙周健康时菌斑中革兰氏阳性球菌和短杆菌占85%,龈炎形成过程中细菌数量增加,革兰氏阴性球菌的百分比增加至40%～55%。恢复口腔卫生措施,清除牙面菌斑后,炎症牙龈在1～8日内全部恢复健康。此实验有力地证明了菌斑的堆积可直接引起牙龈炎症。此后在动物试验中还证实长期的菌斑堆积可导致牙周炎的发生。

(2)流行病学调查:流行病学调查发现牙周的分布、患病率和严重程度与该人群的口腔卫生状况、菌斑积聚多少呈正相关。口腔卫生状况差、菌斑积聚者,牙周病的患病率明显高于口腔卫生状况良好者。如无菌斑存在,仅有修复体和其他机械刺激等局部因素,几乎不引起牙龈炎症。

(3)机械除菌或药物抗菌治疗效果:采用机械清除菌斑的方法,如洁治、刮治、根面平整等,临床上可见牙龈炎症和肿胀消退,出血、溢脓停止,对阻止牙周组织破坏有效,甚至可促进修复,袋内的细菌数也明显减少。抗菌药物对急性坏死性溃疡性龈炎有效,是明确提供细菌病因的直接证据。大量临床观察表明抗菌疗法,如用甲硝唑、替硝唑、四环素、氯己定、螺旋霉素等,治疗牙龈炎和牙周炎有一定疗效,能缓解症状。

(4)宿主免疫反应:在牙周病患者的血清或龈沟液内,常可检测到对牙周可疑致病菌的高滴度特异性抗体,这种抗体反应在牙周病治疗后下降。

(5)动物实验研究:无菌动物实验证明仅有牙石或丝线结扎等异物刺激,如无菌,不会引起龈炎;而用加有细菌的食物饲养,则可造成实验动物的牙周炎症,并有组织学证据表明细菌积聚与牙周破坏、骨吸收有关。

5. 菌斑生物膜的分类 菌斑在口腔卫生不良时积聚,菌斑积聚不是持续增加的,它受多种因素影响。不同个体之间,即使同一口腔的不同部位之间,菌斑形成的速度和成分差别也很大。根据其所在部位,以龈缘为界,分为龈上菌斑和龈下菌斑两种。

(1)龈上菌斑:龈上菌斑位于龈缘以上,主要分布在近牙龈1/3的牙冠处和其他不易清洁的部位,如窝沟、裂隙、邻接面、龋洞表面等,主要由革兰氏阳性需氧菌和兼性菌组成,与龋病的发生、龈上牙石形成有关,龈缘附近的龈上菌斑还会危害牙周组织。菌斑不经染色显示肉眼不能观察到。在颈1/3处、邻面及错位牙等不易清洁的位置常沉积肉眼直接可见的白垢。白垢也称软垢,为疏松地附着在牙面、修复体表面、牙石表面和龈缘处的软而未矿化的沉积物。白垢由微生物团块、脱落的上皮细胞、白细胞、唾液中的黏液素、涎蛋白、脂类及食物碎屑等混合物不规则堆积而成，附着相对松散，可用水冲去或漱掉。因白垢和菌斑主要的致病成分都是细菌及其产物，故现在对两者不进行严格区分。

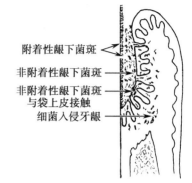

图6-7 龈下菌斑示意图

（2）龈下菌斑：龈下菌斑位于龈缘以下，分布在龈沟或牙周袋内，可分为两部分，即附着性龈下菌斑及非附着性龈下菌斑（图6-7，图6-8）。

1）附着性龈下菌斑：它由龈上菌斑延伸到牙周袋内，附着于牙根面。健康的牙龈因龈沟较浅，龈下菌斑量少，当牙龈炎症使龈沟加深或形成牙周袋后，龈下菌斑量随之增加。主要为革兰氏阳性球菌及杆菌、丝状菌，还可见少量革兰氏阴性短杆菌和螺旋体等，它与龈下牙石的形成、根面龋、根面吸收及牙周炎有关。

2）非附着性龈下菌斑：龈缘以下位于附着性龈下菌斑的表面或直接与龈沟上皮、袋内上皮接触的龈下菌斑，为结构较松散的菌群，主要为革兰氏阴性厌氧菌，如牙龈卟啉单胞菌，福赛拟杆菌和具核梭杆菌等，在牙周炎快速发展时，非附着性龈下菌斑明显增多，与牙周炎的发生发展关系密切，认为是牙周炎的进展前沿，毒力强，与牙槽骨的快速破坏有关。

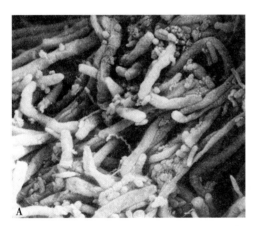
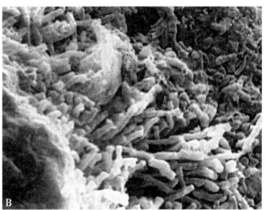

图6-8 龈下菌斑（扫描电镜）

A. 附着性龈下菌斑　B. 试管刷样附着性龈下菌斑

各种菌斑的特性比较见表6-4。

表6-4 各种菌斑生物膜的主要特性

菌斑生物膜分类	接触组织	优势菌	致病性
龈上菌斑生物膜	牙釉质或龈缘处牙骨质	革兰氏阳性需氧菌和兼性菌	龋病、龈炎、龈上牙石
附着性龈下菌斑生物膜	暴露在牙周袋内的根面牙骨质	革兰氏阳性兼性菌和厌氧菌	根面龋、根吸收、牙周炎、龈下牙石
非附着性龈下菌斑生物膜	龈沟上皮、结合上皮、袋内上皮	革兰氏阴性厌氧菌和能动菌	牙周炎、牙槽骨快速破坏

6. 菌斑生物膜的生态学　菌斑细菌之间以及与宿主之间的相互作用称菌斑生态系。

龈上菌斑直接暴露于口腔，易受口内食物及咀嚼摩擦作用的影响，还易受唾液冲洗和宿主防御成分的影响，细菌积聚受限。龈下菌斑藏匿在龈沟或牙周袋内，其生长受解剖空间限制和宿主先天性防御系统的制约，因此比较薄。牙周健康者可供细菌生长的龈下空间有限，在加深的牙周袋中，龈下细菌不断扩展生长空间，而宿主则通过完整的上皮细胞屏障以及其他先天性防御功能和获得性免疫成分来限制其扩展。龈下菌斑所处的环境较龈上菌斑具保护性，如缺乏唾液冲洗和自洁作用，不易受唾液防御成分的影响。龈沟或牙周袋是一个相对停滞的环境，使那些不易黏附于牙面的细菌有可能定居下来。龈沟液与血清成分相似，内含先天性和获得性免疫成分如溶菌酶、多形核白细胞、单核细胞、淋巴细胞、补体、抗体和 IL-8 等，对龈下细菌的抑制作用均较肯定。

而机体的防御机制之所以不能限制龈下菌斑的形成和扩展，主要在于龈下菌斑实际上也是一种细菌生物膜结构，不同细菌间有共聚或黏附倾向，可通过表面分子的相互作用或分泌细胞间黏附基质，以生态群体方式协同的生长繁殖，故能长期生存，难以控制。细菌团块之间基质的屏障作用，能阻止白细胞、抗体、补体等防御成分和药物渗入，使细菌免于被杀。此外，菌斑中的一些细菌，尤其是革兰氏阴性菌，如牙龈卟啉单胞菌能够不断释放外膜或膜泡，膜泡内含脂多糖、脂质和蛋白质等，能消耗宿主的免疫成分，有助于保护菌斑内细菌。

7. 菌斑的致病学说

（1）非特异性菌斑学说：非特异性菌斑学说强调菌斑细菌的量，认为牙周病的发生发展是菌斑内总体微生物联合效应的结果，即由非特异性的口腔菌群混合感染所致。然而此观点不能解释：为何有的患者仅某些牙发生牙周破坏，某些牙却不受侵犯；为何有些人菌斑、牙石很多，龈炎很严重，年代经久，却不发展成牙周炎，而有些人仅有少量菌斑，却发生严重的牙周组织破坏。

（2）特异性菌斑学说：该学说认为牙周病可能是一组病因和进程各异而临床表现相似的疾病，即认为不同类型的牙周病由不同的特异性细菌所致。在为数众多的口腔微生物中，绝大多数细菌是口腔固有菌群，只有少数具有毒力和能损害宿主防御功能的特异性致病菌，才对牙周病的发生发展起关键作用。虽然各方面研究支持特异性菌斑学说的观点，但是究竟何种细菌是何型牙周病的特异性致病菌，迄今仍无定论；临床上似乎还没有仅去除特异性致病菌，保留其他细菌而治愈牙周病的足够证据，某些被证明能有效抑制致病菌的药物，如四环素、螺旋霉素、甲硝唑等，多属广谱抗菌药。

（3）菌群失调学说：折中的观点认为牙周病是一组由不同病因引起的疾病，某些类型的牙周病可能是由外源性的特异性致病菌感染所致，而另一些类型可能由内源性的口腔固有菌群比例失调或某些细菌过度增殖而成机会性致病菌所致。

从微生态角度来看，口腔是一个复杂完整的生态区，由众多生态系组成，每个生态系的生物都可能与口腔的健康和疾病有关。某些重要的毒性菌株并非单独致病，可与其他菌共同或先后作用，导致疾病发生和加重。

（三）牙周致病菌

研究发现仅少数细菌（约 30 种）与牙周病的发生、发展密切相关。在各型牙周病的病损区，常可分离出一种或几种优势菌，它们具有显著的毒力或致病性，能通过多种机制干扰

宿主防御能力,具有引发牙周破坏的潜能,称为牙周致病菌。主要有以下几种:

1. 伴放线聚集杆菌 即伴放线放线杆菌(*Actinobacillus actinomycetemcomitans*),为革兰氏阴性短杆菌,是多年来在牙周炎的细菌病因学研究中,讨论得最多和研究较深入的细菌之一,公认与牙周炎(特别与侵袭性牙周炎)关系密切。

该菌较易定植在牙周袋内,可产生许多毒性因子,其致病作用包括以下 3 方面:①降低宿主抵抗力:它是能唯一分泌白细胞毒素的细菌,可阻止白细胞向炎症部位集中,降低牙龈部位的防御力。②具有内毒素,能造成牙槽骨吸收。③产生细胞毒素因子、成纤维细胞抑制因子和胶原酶等,导致组织破坏。

2. 牙龈卟啉单胞菌(*Porphyromonas gingivalis*) 又译作牙龈紫质卟啉单胞菌,为革兰氏阴性无芽孢的球杆菌,是牙周病,尤其是慢性牙周炎最主要的优势菌,而健康龈沟内很少,它的存在与牙周炎在治疗后复发或病情继续加重有关。

3. 福赛坦菌(*Tannerella forsythia*) 又名福赛拟杆菌(*Bacteroides forsythus*),为革兰氏阴性梭形类杆菌。常在重度牙周炎的附着丧失处的龈下菌斑中检出,吸烟者的检出率明显升高。

4. 具核梭杆菌(*Fusobacterium nucleatum*) 是龈上、龈下菌斑,牙周袋及感染根管等口腔感染部位的优势菌,大部分临床研究表明,具核梭杆菌检出数量、频率与牙周组织的炎症、破坏程度之间存在着正相关关系。它是口腔坏疽性病变的主要病原菌,如急性坏死性溃疡性龈炎、牙源性颌面部感染等。

5. 中间普氏菌(*Prevotella intermedia*)和变黑普氏菌(*P.nigrescens*) 以前归拟杆菌属,由于生物学特性与拟杆菌有差异,故划出而归入新的普氏菌属。中间普氏菌与中度或重度龈炎、急性坏死溃疡性龈炎和慢性牙周炎有关。有报道,特别在妊娠期龈炎,常为主要优势菌。

6. 黏放线菌(*Actinomyces viscosus*) 口腔中存在着数量很多、种类复杂的放线菌,数量仅次于链球菌,是口腔正常菌群成员,为革兰氏阳性杆菌,主要定植在菌斑、牙石、龈沟、口腔黏膜和唾液等部位。

一般认为它直接损伤牙周组织的毒力较弱,黏放线菌定植后的环境,适合许多有毒力或需复杂营养的革兰氏阴性厌氧菌生长,如黏放线菌产生的琥珀酸盐促进牙龈卟啉单胞菌的生长,进一步造成牙周组织破坏。此外,它刺激炎症反应的作用较强,能引起宿主对其抗原的过敏反应,间接影响牙周健康。

7. 齿垢密螺旋体(*Treponema denticola*) 口腔螺旋体是口腔常居菌群之一,很少出现于萌牙前的婴儿或无牙颌的成人,50% 的学龄儿童及青年存在口腔螺旋体,年龄较大者几乎 100% 存在螺旋体。螺旋体主要存在于菌斑的外表面,与龈沟和袋上皮接触,可入侵牙周组织,在一定条件下具有致病原体性。

(四)牙周微生物的致病机制

菌斑细菌可通过毒性产物进入或细菌本身侵入牙周组织,直接破坏牙周组织,或通过抑制宿主的防御功能而引发变态反应等,间接地损害牙周组织。

1. 牙周病发病中的直接作用

(1)牙周定植、存活和繁殖:细菌直接附着或间接地附着至组织表面,生长繁殖引起组织破坏。细菌繁殖的本能,由细菌的遗传特性所决定,还要具有抑制宿主防御功能的能力,否则就可能被宿主杀死或清除。

（2）入侵宿主组织：细菌及产物引发炎症过程，造成表面组织的损伤，通过上皮细胞及细胞间隙入侵表层下组织。

（3）抑制或躲避宿主的防御功能：致病菌仅依靠在营养环境中的生长繁殖能力是不够的，它们还必须抑制宿主的防御功能、非特异性免疫功能，特别是吞噬细胞。疾病的临床结局取决于细菌的侵袭、攻击与宿主的防御、修复能力之间的相互作用。

（4）损害宿主牙周组织：细菌引起牙周组织局部的免疫反应，造成组织损伤，归结起来可分为以下四大类。①菌体表面物质：如内毒素、脂磷壁酸、外膜蛋白等；②有关的致病酶：如透明质酸酶、蛋白酶、胰蛋白酶样酶、胶原酶、硫酸软骨素酶等；③毒素：如白细胞毒素、抗中性粒细胞因子；④代谢产物：如各种有机酸，硫化氢、吲哚、氨、毒胺等。

2. 引发宿主免疫反应在牙周病发病中的间接作用　牙周病的许多组织破坏，不是感染微生物直接引起的，而是宿主对感染微生物及其毒性产物的应答间接引起的。机体在阻止微生物入侵或扩散时发生的免疫反应，也会损害局部牙周组织，宿主免疫的保护 - 破坏机制也是牙周病进程的重要环节。

二、牙周病的局部促进因素

（一）牙石

牙石是附着在牙面或修复体表面的钙化或正在钙化的菌斑及沉积物，由唾液或龈沟中的矿物盐逐渐沉积而成，不易除去。

1. 牙石的分类　依牙石沉积的部位分龈上牙石和龈下牙石两类（图6-9）。

（1）龈上牙石：位于临床牙冠，肉眼可见到的牙石称龈上牙石，呈浅黄色或白色，常因烟、茶、药物、食物等外源性色素沉着而着色。龈上牙石体积较大，尤其是在与唾液腺导管开口相应的牙面上沉积更多，如上颌磨牙颊面、下颌前牙的舌面；也可沉积在无咀嚼功能的牙面上，如错位牙、无对𬌗牙和失用牙的牙面上。

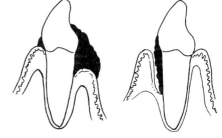

图6-9　牙石的分类

（2）龈下牙石：沉积在龈缘以下的牙面上的牙石称为龈下牙石，附着在龈沟或牙周袋内的根面，不能直接看到，需探诊才能查到，有时在 X 线片上也可见到。龈下牙石呈黑褐色，沉积慢，受龈下空间限制体积较龈上牙石小，质较硬，附着牢固，不易去除。

2. 牙石的成分　牙石中含无机盐 70%~80%，其中钙约占 40%，磷约占 20%，还有镁、钠、碳酸盐和铜、锌等微量元素，其余为有机物和水。

3. 牙石的形成过程　牙石的形成包括两个步骤，即菌斑生物膜形成和菌斑生物膜矿化。第一步是菌斑生物膜的形成和菌斑的聚集，是矿化的核心；第二步是菌斑生物膜的矿化。菌斑形成 2 周后矿化即可达到 2/3 以上，表面又有新菌斑形成，再矿化，反复进行，使菌斑体积增大。唾液中的钙、磷等矿物盐呈过饱和状态，是龈上牙石中无机盐的主要来源，而龈下牙石则来自龈沟渗出液中的矿物盐。牙石形成的速度因人而异，同一口腔不同牙位的沉积速度也不同，这与机体代谢、唾液成分、龈沟液成分、菌斑多少、食物种类及口腔卫生等因素有关。

4. 牙石的致病作用 牙石与牙周病的关系密切,流行病学调查表明,牙石量与牙龈炎症之间呈正相关,但牙石本身并非牙周病的始动因子。牙石的致病作用主要是由于其表面粗糙多孔,易于积聚菌斑和吸收细菌毒素,从而引起组织的炎症反应,牙石也妨碍口腔卫生措施的实施,因此牙石是牙周病发生发展的重要致病因素之一。

(二)食物嵌塞

在咀嚼过程中,由于各种原因使食物碎块或纤维被咬合力楔入相邻两牙的牙间隙内,称食物嵌塞。嵌塞的食物不仅可破坏牙龈乳头,导致龈炎,还可引起牙龈退缩,牙龈脓肿,邻面龋,口臭和牙槽骨吸收等。根据食物嵌塞的方式,可分垂直型与水平型食物嵌塞两类。

1. 垂直型食物嵌塞 咀嚼压力将食物从𬌗面以垂直方向嵌入牙间隙内。不易剔除,局部有明显的胀痛感。造成垂直型食物嵌塞的原因有以下几种:

(1)邻面接触异常:相邻两牙失去正常的接触关系,出现缝隙(尤其是窄缝),致使食物嵌入。这种情况常见于牙列不齐,牙错位或扭转,邻面龋破坏了接触区和边缘嵴,邻牙倾斜使相邻牙失去接触,缺失牙未及时修复或修复体未恢复正常邻接区,牙周病致牙松动、移位等(图 6-10)。

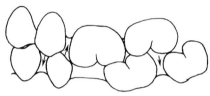

图 6-10 缺失牙未及时修复,邻牙倾斜对𬌗牙下垂,导致食物嵌塞

(2)来自对𬌗牙的楔力或异常的𬌗力(图 6-11):①牙形态异常,某个牙尖过高或位置异常,或不均匀磨损形成的尖锐牙尖、边缘嵴,在咬合时,牙尖像楔子一样将食物塞进相对的牙间隙中,引起食物嵌塞。②不均匀磨损或牙倾斜,使相邻两牙的边缘嵴高度不一致,呈"阶梯状",在咬合时将食物挤进牙间隙。③在上下颌牙咬合时发生的水平分力,可使牙间暂时出现缝隙。

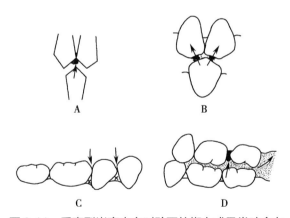

图 6-11 垂直型嵌塞来自对𬌗牙的楔力或异常咬合力

A. 楔形牙尖 B. 咬合时产生水平分力

C. 邻牙阶梯状边缘嵴 D. 牙间邻接损失

(3)由于𬌗面和邻面的磨损使食物溢出沟消失,致使食物被挤入牙间隙(图 6-12)。

2. 水平型食物嵌塞 由于牙龈乳头退缩或牙周组织手术后而导致牙龈退缩,使支持组织高度降低,外展隙增大。进食时由于咬合力及唇、颊、舌运动的压力将食物挤入牙间隙造成滞留(图 6-13)。

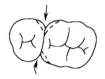

图6-12 外展隙不足引起食物嵌塞

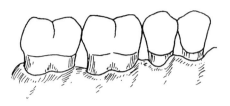

图6-13 水平型食物嵌塞

（三）𬌗创伤

1. 概念 不正常的𬌗接触关系或过大的𬌗力，造成咀嚼系统各部位的病理性损害或适应性变化称为𬌗创伤。造成牙周创伤的𬌗关系称为创伤性𬌗。

咬合力是咬肌肌群收缩而产生的力，正常的咬合力对牙周组织是一种功能性刺激，对保持牙周组织的正常结构和代谢是必需的。当对𬌗牙缺失时，失去功能的牙齿其牙槽骨可变稀疏。健康的牙周组织对于增大𬌗力具有一定的生理性适应调整能力，这种适应能力因人、因牙、因𬌗力的大小、方向和持续时间而异。在生理情况下，随咬合力增加，牙周膜增厚，牙周纤维增粗，牙槽骨密度增加。当𬌗力超过牙周组织承受力时，可造成牙周组织的损伤，即牙周纤维破坏，牙槽骨吸收和牙齿松动等。

从𬌗力与牙周组织两方面考虑，𬌗创伤可分为：

（1）原发性𬌗创伤：异常的𬌗力作用于健康的牙周组织。

（2）继发性𬌗创伤：𬌗力作用于病变的牙周组织，或经过治疗的支持组织减少的牙齿。由于支持组织的减少，使正常的𬌗力变成了超负荷，导致了继发性𬌗创伤。

（3）原发性和继发性𬌗创伤并存：在临床上患者的病因常两者并存，难以区分原发性和继发性𬌗创伤。

2. 造成𬌗创伤的因素 𬌗创伤是由于咬合力和牙周支持力之间不平衡所产生的，因此造成𬌗创伤的因素应从咬合力和支持力两方面来考虑。

（1）咬合力异常：即原发性𬌗创伤。与𬌗力大小、分布、方向、频率及持续时间有关，包括咬合力方向及咬合力分布不均匀。其中以力的作用方向最为重要。

1）咬合力方向：是指牙在咀嚼运动过程中，可以承受来自各个方向的咬合力，咬合力的方向大致可分为三种。①垂直压力：与牙体长轴平行的咬合力称为垂直压力。由于牙周主纤维的排列呈水平或斜行方向，因此，对与牙长轴一致的垂直压力具有最大的耐受性。但过大的垂直压力可使根尖区的牙周组织受压，造成根尖区骨吸收；②侧向压力：与牙体长轴成大于45°角的咬合力称为侧向压力或水平力。侧向压力使受力一侧的牙周膜纤维受压，牙槽骨吸收，另一侧的纤维受牵引。过大的侧向压力甚至可使牙移位；③扭转力：使牙发生扭转的咬合力称为扭转力。扭转力对牙周组织的损伤最大。

2）咬合力分布不均匀：是指在咬合活动时，全口牙尚未接触前，有个别牙或者几个牙先发生接触，这种情况称为早接触。比同颌其他牙先接触的牙称为早接触患牙。整个牙列的咬合力分布不均匀，集中在某个或某几个有早接触的患牙上，使之受到超过其承受范围的过大咬合力，便可引起牙周支持组织损伤。早接触可发生在牙排列紊乱、过高的修复体、牙移位或倾斜、深覆𬌗、𬌗面形态异常及牙尖干扰等情况。

（2）牙周支持力不足：即继发性𬌗创伤。由于牙周支持组织的病变，如牙槽骨吸收、牙周纤维疏松和减少、排列紊乱,使牙周支持力量不足。此时,即使正常的咬合力量,也可成为过重的负担,导致牙周组织损伤。

3. 粭创伤与牙周炎的关系 目前关于粭创伤对牙周组织作用的认识如下:

(1)单纯、短期的粭创伤不会引起牙周袋,也不会引起或加重牙龈的炎症。

(2)粭创伤会增加牙的动度,但动度增加并不一定是诊断粭创伤的唯一指征,因为牙周膜增宽和牙松动可能是以往粭创伤的结果。

(3)当长期的粭创伤伴随严重的牙周炎或明显的局部刺激因素时,它会加重牙周袋和牙槽骨吸收,但这种加重作用的真正机制尚不明了。

(4)自限性牙松动在没有牙龈炎症的情况下,不造成牙周组织的破坏。在牙周炎的治疗中,消除炎症是第一位的,在正畸治疗前必须先治疗已有的牙龈炎症。

总之,牙周炎的始动因子是菌斑,疾病的本质是炎症导致的牙周组织破坏,而炎症扩展至牙周支持组织的途径和破坏的程度,则在一定程度上受咬合力的影响,因此,粭创伤是一个重要的局部促进因素。

(四)解剖因素

某些牙体和牙周组织的发育异常或解剖缺陷,常成为牙周病发生的有利条件或加重牙周病。

1. 牙体解剖因素 牙体的特殊结构,如根分叉、根面凹陷的解剖位置易使菌斑积聚,附着丧失达根分叉水平,使牙周治疗和口腔卫生措施难以施。牙体解剖异常,如颈部釉突、釉珠或腭侧沟等易使细菌向根部侵袭,定植,促进牙周炎的发生发展。牙根形态异常,如牙根过短或过细、锥形牙根、磨牙牙根融合等均使这些牙对粭力的承受能力降低,一旦发生牙周炎症和骨吸收则疾病进展快。另外,"冠根比例失调"患者,即牙周炎患者、牙周接受治疗或手术后,或其他原因造成牙周支持组织高度降低、牙槽骨吸收,特别在各个面的牙槽骨均有不同程度吸收时,临床牙冠变长,冠根比例失调者,牙周膜内的应力随牙槽骨高度的降低而逐渐增大,牙槽骨吸收超过根长的 20% 以后,应力的增长幅度明显增大,因而可进一步造成牙周组织创伤。

2. 骨开裂或骨开窗 在上、下颌的前牙区、下颌前磨牙区及上颌第一磨牙区,由于唇颊侧骨板很薄,牙的颊向错位、牙根凸度过大或骨质吸收等,可能发生牙槽嵴畸形,根面的骨质很薄甚至缺失,根面仅覆盖骨膜和增厚的牙龈,易发生牙龈退缩或深牙周袋。若骨剥裸区延伸至边缘,即出现 V 形的骨质缺损,称为骨开裂,易引起牙龈呈 V 形退缩;有时骨嵴顶尚完整,而根面牙槽骨缺损形成一圆形或椭圆形的小裂孔,即为骨开窗(图 6-14)。牙槽嵴畸形能使膜龈手术的情况复杂化。

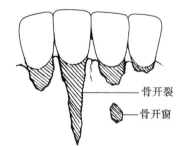

图 6-14 骨开窗和骨开裂

3. 膜龈异常 膜龈是指覆盖牙槽突的口腔黏膜部分,包括牙龈和相邻的牙槽黏膜。系带附着异常及附着龈宽度过窄是膜龈异常的两种常见形式。

(1)系带附着异常:唇颊系带附着位置过高而进入牙龈或龈乳头,使游离龈缘和龈乳头在咀嚼或唇颊活动时被拉离牙面,加重了菌斑滞留和牙周病的发生及牙龈退缩(图 6-15),对于前庭较浅或附着龈较少的区域而言此问题尤为突出。

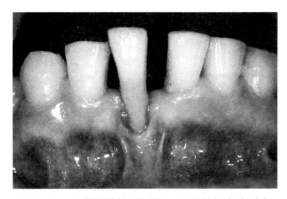

图6-15 系带附着位置过高,41附着龈宽度过窄

（2）附着龈宽度：角化龈包括附着龈和游离龈。角化龈的宽度减去牙周探诊深度即是实际附着龈的部分。一般在上颌和下颌牙齿的颊侧正中以及下颌牙齿的舌侧正中进行测量。因为附着龈紧密地附着于骨膜上，临床上一般认为附着龈是抵御感染、防止附着丧失的屏障。对于附着龈过窄者可实施附着龈增宽术。

知识拓展

附着龈宽度

  附着龈的宽度是一个重要的临床指标，是指从膜龈联合至正常龈沟底的距离。牵动唇颊，同时观察黏膜的移动度，即可确定膜龈联合的位置，从而测得附着龈的宽度。正常附着龈的宽度因人、因牙位而异，范围为1～9mm。前牙唇侧最宽（上颌3.5～4.5mm，下颌3.3～3.9mm），后牙区较窄。由于系带的附丽多位于第一前磨牙区，故该区的附着龈最窄（1.8～1.9mm）。有研究发现附着龈的宽度随着年龄的增长而增宽，这可能与咬合面磨耗后，牙继续缓慢萌出有关。

（五）牙齿位置异常、拥挤和错𬌗畸形

  个别牙的错位、扭转、过长或萌出不足等，均易造成接触区位置改变或边缘嵴高度不一致等，导致菌斑堆积、食物嵌塞，因而好发牙周疾病。当缺失牙长期未修复时，邻近的牙常向缺牙间隙倾斜，在倾斜侧常产生垂直型骨吸收和深牙周袋。错𬌗畸形与牙周病有一定的关系，如前牙拥挤者易患牙周疾患，可能因排列不齐，妨碍了口腔卫生措施的实施，使菌斑堆积。对于口腔卫生控制良好的患者，则牙槽骨吸收与牙列拥挤间没有任何关系。

（六）其他促进因素

  1. 充填体悬突 邻面银汞合金充填体的悬突是菌斑积聚和细菌增殖的场所，因为在这些区域难以进行牙间清洁。悬突能造成菌斑量的增加、菌斑成分改变，导致牙间乳头发生炎症，甚至牙槽骨吸收。

  2. 修复体设计

  （1）修复体的龈缘位置、密合程度与牙周病变有密切关系。一些研究者比较了修复体边缘的不同位置对牙周组织的影响，发现冠边缘放在龈缘以下的牙面菌斑量较多，牙龈炎症

较重，探诊深度较深；齐龈缘处的次之；在龈缘以上的牙周状况与无修复体的对照面相似。

（2）过凸的修复体外形对牙龈不利，易造成凸处与龈缘之间的牙面上菌斑堆积。如果修复体未能恢复适当的接触区、边缘嵴以及外展隙，则易造成食物嵌塞。

（3）修复体表面粗糙、与牙面的密合程度不佳，粘接剂外溢或溶解出现牙体与修复体之间的间隙等，易成为细菌生长堆积的有利条件，引发牙龈炎症。

（4）可摘局部义齿的设计和制作好坏对牙周组织有极大的影响。设计不良的局部义齿会增加菌斑的堆积和对基牙的咬合负担。一般认为金属支架或基托比树脂基托对牙周组织的危害小。

3. 修复材料　修复材料的光洁度和性能对牙龈有不同的影响，光洁度越高越不利于菌斑滞留。

4. 正畸治疗　矫治器不利于菌斑的清除，易引起龈炎甚至牙龈增生，或使原有的牙龈炎症明显加重。正畸治疗的对象大多为儿童，有的正处于萌牙期或替牙期，此时上皮附着尚在牙釉质上，如将矫治器（如带环等）过于伸入龈下，将造成对牙龈的刺激。矫正的力量也要适当，过大、过快都会造成牙周膜及邻近牙槽骨的坏死和吸收。此时再加上牙龈及牙周膜的炎症，将会造成不可逆的牙周组织破坏（图6-16）。

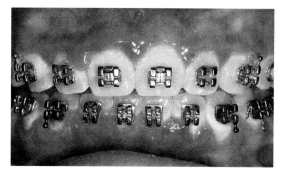

图6-16　固定矫治器助长菌斑堆积，引起龈炎（李晓军供图）

更有甚者，不恰当地使用橡皮圈来矫正替牙期儿童前牙之间的缝隙，常使橡皮圈滑入龈沟和牙周膜间隙，在短期内造成深牙周袋和牙槽骨吸收，使牙齿极度松动。

（七）不良习惯

1. 口呼吸　口呼吸患者常兼有上唇过短，上颌前牙牙龈外露，患龈炎和牙龈肥大的机会较大。有许多患者的增生区是以唇线明确为界（图6-17）。一般认为，口呼吸者的牙龈表面因外露而干燥，以及牙面自洁作用，均可使菌斑堆积而产生龈炎。

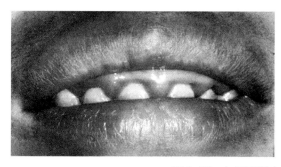 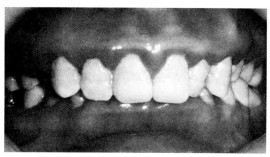

图6-17　与口呼吸有关的牙龈炎症及增生

2. 吐舌习惯　由于某些先天异常如巨舌症等，或由于幼时形成的不良习惯造成。有些人常将舌头置于上下颌牙之间，或在吞咽时将舌前伸，顶住前牙。吐舌习惯对牙（尤其前牙)造成过度的侧方力,使牙倾斜或移位,致使前牙出现牙间隙、开𬌗、牙松动等,也可使上下颌牙的𬌗关系紊乱及食物嵌塞等。

3. 不良的刷牙方法　使用不合理的牙刷或不正确的刷牙方法可引起软硬组织的损伤。使用新牙刷,尤其是硬毛牙刷,易造成牙龈的损伤。横刷法不仅可引起牙本质敏感,导致楔状缺损、牙髓或根尖周病变,也可引起牙龈退缩和牙根暴露。

4. 其他　如咬唇(颊)习惯,使下颌位置偏斜;不正确地使用牙线、牙签或其他不恰当的工具剔牙;吮指、咬指甲或咬铅笔,夜磨牙或紧咬牙;职业习惯,如木匠咬钉子、乐器吹奏者的唇、齿习惯等,均可对唇颊、牙周膜及骨、牙体及𬌗关系造成一定影响。

(八)牙面着色

牙面色素通常与食物、化学物质、烟草及色源细菌有关。牙面着色本身对牙龈刺激不大,主要影响美观,但由于色素往往沉积在菌斑牙石上,故它可作为口腔卫生情况和微生物积聚量的指标。大而厚的色斑沉积物能提供菌斑积聚和刺激牙龈的粗糙表面,继而造成或加重牙周组织炎症。

三、牙周病宿主的免疫炎症反应和促进因素

(一)牙周组织的防御机制

1. 上皮屏障

(1)龈牙结合部是龈上、龈下菌斑积聚处,是宿主防御系统与细菌相互抗争的重要场所,也是牙周病的始发部位。龈牙结合部的牙龈组织借结合上皮与牙齿表面连接,称为上皮附着,封闭软硬组织的交界处。结合上皮的更新约为 5 天,比牙龈表面上皮的更新约快 1 倍。表层的衰老细胞以较快的速率脱落到龈沟内,同时使附着于结合上皮的细菌也随之脱落,这是龈牙结合部的重要防御机制之一。

(2)结合上皮在抗菌防御中不仅具有上皮屏障的作用,而且能产生有效的抗菌物质,如防御素和溶酶体酶等。

2. 吞噬细胞

(1)中性粒细胞:①龈沟内的中性粒细胞(polymorphonuclear leukocyte,PMN)是抗牙周致病菌的第一道防线。有证据表明,某些伴有 PMN 数目减少或功能缺陷的全身性疾病,如周期性白细胞缺乏症、Chediak-Higashi 综合征、掌跖角化 - 牙周破坏综合征等患者常伴有严重的牙周炎;② PMN 在牙周炎症过程中不仅是重要的防御细胞,还具有致炎的双重作用。如果 PMN 对病原刺激物的反应过于激烈,便会对机体产生免疫损伤。其产生和释放的致炎细胞因子也会加重炎症。PMN 在炎症过程中还具有调节作用,通过合成和释放具有免疫调节作用的细胞因子而参与免疫应答的诱导。

(2)单核 / 巨噬细胞:是宿主防御系统的重要组成部分,在动员宿主的防御机制抗细菌感染中发挥关键作用,维持着宿主 - 微生物之间的平衡。

3. 龈沟液　指通过龈沟内上皮和结合上皮从牙龈结缔组织渗入到龈沟内的液体。龈沟液的液体成分主要来源于血清,其他成分则分别来自血清、邻近的牙周组织(上皮、结缔组织)及细菌。内容包括补体 - 抗体系统成分、各种电解质、蛋白质、葡萄糖、酶等,也含有白细胞(主要为通过龈沟上皮迁移而出的中性粒细胞)、脱落的上皮细胞等。

龈沟液具有以下作用:①冲洗龈沟内的外来物质,龈沟液这种清洗龈沟的作用是局部

防御的一种重要方式；②含有可以促进上皮附着于牙面的血浆蛋白；③具有抗微生物的特异性抗体；④在牙龈防御机制中，其所含补体可促进抗体的活化；⑤龈沟液中的白细胞是重要的防御细胞；⑥龈沟液中含有多种酶，其中天冬氨酸转氨酶、碱性磷酸酶、胶原酶等与牙周病的严重程度和活动期等有一定的关系，同时龈沟液中还含有酶抑制物，能抑制 PMN 产生的多种中性蛋白酶等；⑦能提供龈下细菌丰富的营养成分；⑧提供牙石矿化的物质；⑨从全身途径进入体内的某些药物如抗生素等，也可进入龈沟液，并达到高而持久的浓度，因而可被利用来进行牙周治疗。

4. 唾液　具有润滑、缓冲、清洁、抗微生物、凝集、薄膜形成、消化等多种功能，是宿主口腔免疫防御系统的重要组成部分之一。唾液的保护作用与其有效成分、流量、流速有密切联系，唾液功能失调会导致严重的口腔软硬组织疾患。

（1）唾液的物理特性可以起到生理性保护作用：有效的唾液流量／流速可以提供必要的润滑作用，帮助运送食物、清除细菌和脱落的上皮以及不断补充新鲜的抗菌成分，如溶菌酶及免疫球蛋白等。唾液的缓冲作用对保持牙釉质的动态平衡是非常关键的。

（2）唾液蛋白参与了菌斑的初始形成，还参与了菌斑的矿化，形成牙石。

（3）唾液中还含有丰富的抗微生物成分：如溶菌酶、过氧化物酶、乳铁蛋白、分泌型免疫球蛋白 A（sIgA）等，并存在抗牙周致病菌的特异性抗体。

（4）唾液中的其他蛋白质，如富脯蛋白等可能对口腔细菌的生态环境有影响。

（5）唾液中的细胞成分除脱落的上皮细胞外，还含有主要来自龈沟液的各种白细胞，主要是中性粒细胞。

综上所述，上皮附着的封闭作用、结合上皮细胞的快速更新和修复能力，唾液的冲洗、凝集作用，龈沟液的冲洗、唾液的免疫作用，以及唾液的缓冲、抗微生物作用等，构成了牙周组织的多重防御机制。此防御机制对于抵抗菌斑向龈沟延伸、保护牙周组织免受细菌入侵和破坏起了极其重要的作用。

（二）宿主的免疫炎症反应

随着对牙周病发病机制的进一步了解，已清楚地认识到牙周病的大多数组织损害是由于宿主对感染的应答引起的，而不仅是感染的微生物直接引起的。微生物与宿主的相互作用决定了疾病的过程和进展。宿主对微生物挑战的应答作用可分为先天性免疫反应和获得性免疫反应。

1. 先天性免疫反应　先天性（非特异性）免疫反应包括炎症反应，是抗感染的第一道防线，绝大多数有可能致病的细菌在导致明显的感染之前可被清除掉。牙周病的发生涉及一系列免疫炎症反应。先天免疫系统由不同的细胞和因子组成。其中可溶性因子 - 补体、急性期蛋白和干扰素具有广泛的活性。补体和急性期蛋白的固有功能是抗细菌和真菌，而干扰素是抗病毒感染。在感染期，这些可溶性因子的浓度增加，可达 100 倍。

（1）补体：补体是血清和体液中一组具有酶活性的蛋白质，其功能主要是抗感染、控制炎症和免疫调节。目前已明确补体有三种抗菌作用：①有些补体蛋白具有溶解细菌膜的固有能力，导致细菌死亡；②一些补体蛋白作为吞噬细胞的趋化因子可使吞噬细胞向损伤或感染处移出，血管扩张、通透性增加；③补体调理或包被细菌，使吞噬细胞得以识别细菌并吞噬。

（2）急性期蛋白：急性期蛋白如 C 反应蛋白，有利于补体结合，牙周炎时急性期蛋白增加，使细菌较易被吞噬。

（3）中性粒细胞：其表面不仅具有介导细胞趋化反应的受体，还具有与细胞吞噬有关的受体——Fc受体。中性粒细胞在控制牙周微生物中发挥着重要作用，其数目的异常和功能的缺陷均会大大增加牙周炎的易感性和严重程度。

如上所述，先天免疫反应与致病微生物为首次接触，免疫机制包括皮肤、黏膜上皮的物理屏障和炎症反应的血管和细胞成分。有效的反应可以快速消除炎症病损，或是根本不发生损害，无效反应则可能导致慢性病损或是破坏性的病损。

 知识拓展

先天免疫系统

先天免疫系统又称固有免疫系统，由不同的细胞（中性粒细胞、单核/巨噬细胞、NK细胞和肥大细胞）和因子组成。其中，可溶性因子——补体、急性期蛋白和干扰素具有广泛的活性。补体和急性期蛋白的固有功能是抗细菌和真菌，而干扰素是抗病毒感染。在感染期，这些可溶性因子的浓度增加，可达100倍。先天性（非特异性）免疫反应包括炎症反应，是抗感染的第一道防线，绝大多数有可能致病的细菌在导致明显的感染之前可被清除掉。

先天免疫系统的细胞会非特异地识别并作用于病原体，可以以非特异性的方式抵御外来感染。与获得性免疫系统不同，先天免疫系统不会提供持久的保护性免疫，而是作为一种迅速的抗感染作用存在于所有的动植物之中。

2. 获得性免疫反应　是个体在生活过程中与病原微生物等抗原物质接触后产生的，在出生后形成，具有特异性。获得性免疫系统通常由体液免疫和细胞介导免疫组成。体液免疫的特点是产生抗体。具有有效抗体的人可能较抗体反应的质和量均有缺陷的人更不易患牙周炎。牙周组织的炎症和组织破坏伴随着抗体的质、量和特异性变化。

（三）牙周病的全身促进因素

研究结果表明，没有任何一种全身性疾病会单独引起牙周病，但全身因素可增进宿主对细菌及其产物等致病因子的敏感性，降低牙周组织的抵抗力，促进牙周病的发生和发展，对牙周病影响较大。牙周病的发生与以下全身因素有关：

1. 内分泌因素　内分泌功能紊乱与牙周病的发生、发展有关，它们能改变牙周组织对菌斑等刺激物的反应。

性激素及其代谢物存在于牙龈组织中，炎症时浓度增加。因牙龈是一些性激素的靶器官，牙龈细胞中含特异性的雌激素、黄体酮和睾丸素受体，在青春期、月经期或妊娠期，患者的牙周组织对病原刺激因素的反应性发生变化，使牙龈的炎症加重，并发生青春期龈炎、妊娠期龈炎或妊娠期龈瘤。口服避孕药同样可加重牙龈对局部刺激物的炎症反应。此外，妊娠妇女的菌斑指数与妊娠前相比无明显改变，但龈炎的发生率和严重性却有所增加，均表明性激素水平与牙周组织关系密切。另外，甲状腺素、甲状旁腺素、胰岛素、肾上腺皮质激素等分泌量异常都可能影响牙周组织正常代谢和功能，从而导致或加重牙周病。

2. 遗传因素　单纯性遗传因素不会引起牙周病，但遗传因素可增加宿主对牙周病的易感性。侵袭性牙周炎患者有明显的家族史，父母、子女、孪生同胞等均可同时患病。其他一些遗传病也常伴有牙周破坏，如唐氏综合征、掌跖角化-牙周破坏综合征等，患者机体抵抗力降低，并有较严重的牙周病，造成菌斑堆积，牙周膜和牙槽骨严重破坏。

3. 营养因素　营养对牙周组织的正常生长发育和代谢有一定影响，良好的营养有助于维护健康的牙周组织，抵抗细菌的感染。动物实验表明，营养缺乏和代谢障碍与牙周组织疾病的发生有一定关系，可使原有的龈炎和牙周炎加重。如维生素 C 缺乏时，出现牙槽骨疏松、牙周纤维崩解、牙龈出血、牙齿松动等，并可发生维生素 C 缺乏症。维生素 A、D 缺乏时，影响钙、磷代谢，使骨质疏松、牙槽骨吸收等。

4. 有关的系统疾病

(1) 糖尿病：糖尿病患者发生牙周炎的风险比非糖尿病患者高 2～3 倍。糖尿病并发牙周病的病理机制可能是白细胞趋化和吞噬功能缺陷，组织内血管基底膜的改变、胶原合成减少、骨基质形成减少以及免疫调节能力下降，使患者的抗感染能力下降、伤口愈合障碍。

牙周病破坏程度与菌斑数量、年龄等因素有关，还与血糖、葡萄糖耐量曲线、糖尿病的严重程度和病程长短有关。

(2) 血液疾病：如白血病、再生障碍性贫血及其他贫血疾病等都可使机体抗感染能力降低，较易患牙周病，表现为牙龈出血、肿胀，坏死性溃疡等，短期内牙周组织破坏严重。

(3) 其他疾病：如艾滋病、骨质疏松症、慢性肾病、结缔组织病等均可使牙周组织抵抗力降低、牙槽骨吸收，成为牙周病的潜在因素。

5. 药物因素　主要由于长期服用抗癫痫药物（如苯妥英钠）、免疫抑制剂（如环孢素）和钙拮抗剂（如硝苯地平）等引起，据报道服苯妥英钠者 40%～50% 发生牙龈纤维性增生，年轻人多于老年人；服环孢素者，有 1/3 可发生牙龈纤维性增生。

6. 吸烟　研究表明吸烟是牙周病尤其是重度牙周炎的高危因素，吸烟者较非吸烟者牙周炎的患病率高，病情重，失牙率和无牙率均高。吸烟导致牙周病发病的机制尚未明了，但普遍认为吸烟影响局部的血液循环（小血管收缩）、影响体液免疫、细胞免疫和炎症过程，尤其是削弱口腔中性粒细胞的趋化和吞噬功能。许多研究表明：①吸烟不仅直接抑制中性粒细胞和单核吞噬细胞系统的防御功能，而且减少血清 IgG、IgM 和 IgA；②吸烟降低局部氧张力，有利于某些致病菌的生长；③吸烟者口腔卫生一般较差，牙面菌斑沉积多，牙石形成增加，舌侧牙龈退缩；④吸烟抑制成纤维细胞的生长并使之不易附着于根面，影响创口愈合；还抑制成骨细胞，导致骨质疏松和骨吸收。

第四节　牙周病的分类

一、牙周病分类目的和依据

疾病的分类是建立在人类对该病的认识的基础上的，它又转而指导临床的诊断、治疗和预后判断；准确而统一的分类法，还有助于对疾病的病因、发病机制等进行深入的研究。

纵观历来的分类方法，不外有以下几个原则：

1. 按病理学分类，如炎症、退行性变、萎缩、创伤、增生等。

2. 按病因分类，如内因（如全身性疾病、营养、药物、特发性等）或外因（细菌感染、创伤等）。

3.按临床表现分类,如急性、慢性、快速进展性;单纯性、复合性、复杂性;局限型、广泛型等。

二、牙周病分类

(一)1999年牙周疾病分类法

牙周病包括牙龈病和牙周炎两大类疾病。第一大类牙龈病中最多见的是菌斑引起的慢性炎症,即龈炎。还有一些是受全身因素以及局部刺激影响的牙龈疾病。在1999年美国牙周病学会(American Academy of Periodontology,APP)组织召开的世界牙周病分类研讨会上,对牙龈病做了较详细的分类标准(表6-5~表6-7)。

与1989年分类法相比较,该分类法的主要变动为:

1.增加了牙龈病的分类。

2."慢性牙周炎"取代"成人牙周炎"。此病多见于成人,但也可发生于青少年或任何年龄。

表6-5 1999年分类法的大纲

1. 牙龈疾病(gingival diseases)
   A.菌斑性牙龈病(dental plaque-induced gingival diseases)
   B.非菌斑性牙龈病(non-plaque-induced gingival diseases)
2. 慢性牙周病(chronic periodontitis)
   A.局限性(localized)
   B.广泛性(generalized)
3. 侵袭性牙周炎(aggressive periodontitis)
   A.局限性(localized)
   B.广泛性(generalized)
4. 反映全身性疾病的牙周炎(periodontitis as a manifestation of systemic disease)
   A.血液疾病(后天性白细胞缺失、白血病、其他)
   B.遗传性疾病(家族性和周期性白细胞缺失、唐氏综合征、白细胞黏附不良综合征、掌跖角化-牙周破坏综合征、Chediak-Higashi综合征、糖原储蓄病、婴幼儿遗传性粒性白细胞缺失病、Cohen综合征、Ehlers-Danlos综合征(Ⅳ型和Ⅷ型)、低磷酸酶血症、其他)
5. 坏死性牙周病(necrotizing periodontal disease)
   A.坏死性溃疡性龈炎(necrotizing ulcerative gingivitis)
   B.坏死性溃疡性牙周炎(necrotizing ulcerative periodontitis)
6. 牙周组织脓肿(abscesses of the periodontium)
   A.牙龈脓肿(gingival abscesses)
   B.牙周脓肿(periodontal abscesses)
   C.冠周脓肿(periodontal abscesses)
7. 伴牙髓病变的牙周炎(periodontitis associated with endodontic lesions)
   牙周-牙髓联合病损
8. 发育性或后天性(获得性)异常(developmental or acquired deformities and conditions)
   A.促进菌斑性牙龈病或牙周性的局部牙齿因素
   B.牙齿周围的膜龈异常
   C.无牙区的膜龈异常
   D.咬合创伤

表 6-6 牙龈病

一、菌斑性牙龈病 *

* 此类疾病主要发生在没有附着丧失的牙周组织，也可发生于虽有附着丧失，但附着水平稳定且不进展的牙周组织。

1. 仅与菌斑有关的龈炎
    A. 不伴其他局部促进因素
    B. 伴有局部促进因素
2. 受全身因素影响的牙龈病
    A. 与内分泌系统有关
        青春期龈炎
        月经周期龈炎
        与妊娠期有关
        a. 龈炎
        b. 化脓性肉芽肿
        伴糖尿病的龈炎
    B. 与血液病有关
        伴白血病的龈炎
        其他
3. 受药物影响的牙龈病
    药物性牙龈病
        药物性牙龈肥大
        药物性龈炎
        a. 口服避孕药
        b. 其他
4. 受营养不良影响的牙龈病
    A. 维生素 C 缺乏性龈炎
    B. 其他

二、非菌斑性牙龈病变

1. 特殊细菌引起的牙龈病
    A. 淋病奈瑟菌
    B. 苍白密螺旋体
    C. 链球菌
    D. 其他
2. 病毒性牙龈病
    A. 疱疹病毒感染
        原发性疱疹性龈口炎
        复发性口腔疱疹
        水痘-带状疱疹感染
    B. 其他

3. 真菌性牙龈病
    A. 念珠菌感染：广泛性牙龈念珠菌病
    B. 线形牙龈红斑（linear gingival erythema）
    C. 组织包浆菌病
4. 遗传性牙龈病损
    A. 遗传性牙龈纤维瘤病
    B. 其他
5. 全身病的牙龈表现
    A. 皮肤黏膜病损
        扁平苔藓
        类天疱疮
        寻常性天疱疮
        多形性红斑
        红斑狼疮
        药物性
        其他
    B. 变态反应
        牙科修复材料
        a. 汞
        b. 镍
        c. 丙烯酸树脂
        d. 其他
        对下列物质的反应
        a. 牙膏
        b. 漱口水
        c. 口香糖添加剂
        d. 食品及添加剂
        其他
6. 创伤性病损（人为的、医源性、意外）
    A. 化学性损伤
    B. 物理性损伤
    C. 温度性损伤
7. 异物反应
8. 未明确者

表 6-7　1989 年和 1999 年牙周炎分类的变迁

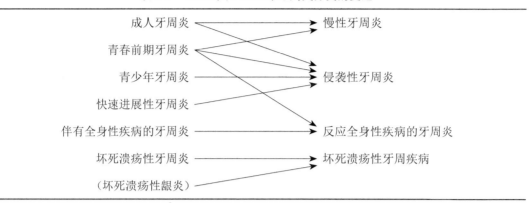

3. 用"侵袭性牙周炎"取代"早发性牙周炎",因为临床上很难准确知道发病时间和进展速度,不应以年龄和疾病发展速度作为分类的依据,故建议将具有高度破坏方式的牙周炎统称为"侵袭性牙周炎"。

4. 侵袭性牙周炎和慢性牙周炎均可表现出阶段性的快速破坏方式,因此建议取消快速进展性牙周炎的命名。大多数广泛型青春前期牙周炎实际上都患有某种全身性疾病,应归类为"反映全身性疾病的牙周炎",而对全身健康的牙周炎患者,则分别诊断为慢性牙周炎或侵袭性牙周炎。

5. 顽固性牙周炎缺乏明确的定义,它难以与因治疗不彻底而未能控制病情者,或治疗成功后又复发的病例区分,故不能算独立疾病。

6. 将坏死性溃疡性龈炎与坏死性溃疡性牙周炎合并称为坏死性溃疡性牙周病。

7. 将牙周脓肿、牙周 - 牙髓联合病变、软硬组织的先天或后天形态异常等单独列出。

（二）2018 年牙周疾病分类法

与 1999 年牙周炎分类法比较,2018 年新分类有以下重要变化:

1. 明确提出牙周健康和种植体周围组织健康的概念。

2. 关于牙周炎的分类。将"慢性牙周炎"和"侵袭性牙周炎"合并为"牙周炎"。确定牙周炎还需进一步明确分期和分级。根据牙周组织破坏、丧失和牙槽骨的吸收状况等分 4 期:Ⅰ期是最轻的;Ⅱ期是有轻中度的牙周炎,伴有牙周组织破坏;Ⅲ期是重度的牙周组织破坏伴随潜在牙齿缺失风险;Ⅳ期是重度的牙周组织破坏伴随潜在牙列缺失风险。根据疾病进展情况并结合全身因素分 3 级:慢速进展为 A 级,中等速度进展为 B 级,快速进展为 C 级。

3. 将种植体周围病进行国际统一分类,就种植体周围组织健康、种植体周围黏膜炎、种植体周围炎给出了明确的定义。

 小 结

　　本章内容为牙周病概述,主要包括牙周组织应用解剖和生理、牙周疾病流行情况、牙周病的发病因素和宿主的免疫炎症反应及牙周病的分类等四部分内容。为了学好本部分内容并为后续内容的学习（常见牙周疾病的诊治）打下良好的基础,要求同学们掌握牙周病的概念、牙周病发病的微生物因素、常见局部促进因素(牙石、食物嵌塞、𬌗创伤、解剖因素、牙齿位置异常、拥挤和错𬌗畸形、不良习惯等)及全身因素;熟悉牙周组织(包括牙龈、牙周膜、牙骨质、牙槽骨)的解剖特点,明确牙周病的分类;了解牙周组织的增龄性变化、前牙美学区的临床特点、牙周组织的防御机制、宿主的免疫炎症反应等内容,同时,为了做好牙周病的预防,要了解牙周疾病流行情况。

（杜凤芝　李欣欣　龚连喜　闫　闯　戚刚刚　李晓军）

思考题

1. 正常牙龈组织的解剖特点有哪些?
2. 牙周组织的增龄性变化有哪些?
3. 菌斑生物膜的新概念如何描述?菌斑生物膜的形成分哪几个阶段?
4. 牙周病的常见局部促进因素有哪些?
5. "𬌗创伤"是如何定义的?造成𬌗创伤的因素有哪些?𬌗创伤与牙周炎有什么关系?

第七章　牙周病的主要症状和临床病理

　学习目标

1. 掌握：炎症时牙龈的临床表现及意义、附着丧失的概念；牙周袋的概念、牙周袋的类型；牙槽骨破坏的形式、临床表现；牙松动和病理性移位的原因。

2. 熟悉：牙周袋形成机制；牙槽骨吸收的局部因素和病理。

3. 了解：牙周袋的病理；牙龈炎症的临床病理；牙槽骨吸收的机制；牙周病活动期和静止期的特点。

第一节　牙龈炎症和出血

龈炎和牙周炎是感染性疾病，主要感染源为堆积在牙颈部及龈沟内的菌斑中的微生物。首先导致牙龈的炎症反应。龈炎的病变局限于牙龈上皮组织和结缔组织内。当炎症扩延到深部牙周组织，引起牙龈及牙周膜胶原纤维溶解破坏，以及牙槽骨吸收，导致牙周袋的形成，此时即为牙周炎。

一、临床病理

Page 和 Schroeder 根据临床和组织学的观察资料，将牙周炎的发展过程分为"初期病损、早期病损、确定期病损、晚期病损"四个阶段，但它们之间并无明确界限，而是移行过程。近年来，对人健康牙龈的组织学观察表明，大多数在临床上表现为健康的牙龈，其组织学表现类似动物（狗）实验性牙龈的初期和早期病损。Kinane 和 Lindhe 以 Page 和 Schroeder 提出的四个阶段为框架，根据牙周疾病进展的最新知识提出补充和修改（图 7-1）。

（一）初期病损

指龈炎的初期，当菌斑沉积在牙面，牙龈炎症很快发生，24 小时内结合上皮下方的微血管丛即出现明显的变化，组织学可见牙龈血管丛的小动脉，毛细血管和小静脉扩张。此时微循环内的流体静压增加，毛细血管的内皮细胞之间形成细胞间隙。由于微血管床的渗透压增加，液体和血浆蛋白渗出到组织中，并通过上皮进入龈沟形成龈沟液。血管周围的胶原纤维减少。

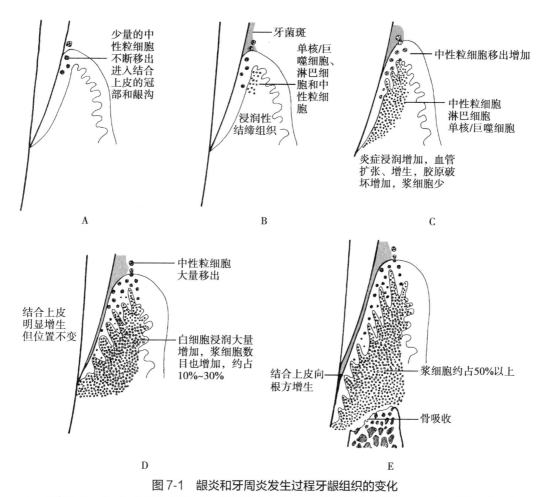

图7-1 龈炎和牙周炎发生过程牙龈组织的变化
A. 正常牙龈 B. 初期龈炎病损 C. 早期龈炎病损 D. 确立期龈炎病损 E. 晚期病损（牙周炎）

随着病损的扩大，龈沟液流量增加，微生物的毒性产物在组织和龈沟内被稀释，并从龈沟被冲洗出。龈沟液渗出的量与牙龈炎症程度成正比，其中包含来自血浆的蛋白防御性成分，如抗体、补体、蛋白酶抑制物和其他巨球蛋白等。

一般在菌斑堆积的第2～4天，细胞反应已很明显。在菌斑微生物和宿主细胞产生和分泌的趋化因子的作用下，白细胞穿过结缔组织到达结合上皮和龈沟区积聚。此期的炎症浸润区约占结缔组织的5%。

如上所述，这种初期病损在临床上表现为健康的牙龈，可视为正常的生理状况。上述防御反应如能有效地抵御微生物的挑战，则不发展为疾病状态。

（二）早期病损

指龈炎的早期。菌斑堆积后4～7天，组织学见结合上皮下方的血管扩张，数目增加。淋巴细胞和中性粒细胞是此期的主要浸润细胞，浆细胞很少见。炎症细胞浸润约占结缔组织体积的15%，病损内成纤维细胞退行性变，有较多的白细胞浸润，同时，浸润区的胶原细胞继续破坏达70%，主要波及龈牙纤维和环状纤维。结合上皮和沟内上皮的基底细胞增生，出现上皮钉突，反映了机体加强对菌斑的防御屏障。此起病损在临床上可见炎症表现，牙龈发红,探诊出血。

在人类,早期病损的持续时间还不明确,可能持续时间较长,由此期进入确立期病损所需的时间因人而异,可能反映个体易感性的差异。

(三)确立病损期

指龈炎已确立,随着菌斑不断积累,牙龈炎症状也进一步加重,组织和龈沟内的液体渗出和白细胞移出增加,临床上已经有明显的炎症和水肿,牙龈色暗红,龈沟加深,牙龈不再紧贴牙面,此期可视作慢性龈炎病损。

确立期病损是浆细胞为主的病损。大量的浆细胞主要位于近冠方的结缔组织,围绕血管。当炎症不断向深部和根方延伸,组织深处也发生胶原丧失和白细胞浸润。此期沟内上皮和结合上皮继续增生,钉突向结缔组织深处延伸以维持上皮的完整性和形成防细菌的屏障,但上皮附着的位置不变。沟内上皮有大量白细胞浸润,中性粒细胞穿过上皮向龈沟移出。此时的沟内上皮比正常的结合上皮通透性更强,使物质进出下方的结缔组织,并可能出现暂时的溃疡。

确立病损期可能有两种转归。一种是病情稳定长达数月或数年,另一种则发展为活动型,成为进行性破坏性病损。

(四)晚期病损

本期也可称为牙周破坏期。随着炎症的扩展和加重,上皮向根方生长并从冠方与牙面剥离,形成牙周袋,菌斑也继续向根方延伸,并在袋内的厌氧环境下繁殖。牙周炎病损除了具有确立期病损的所有特性外,重要的区别是结合上皮从釉牙骨质界向根方繁殖和迁移,形成牙周袋,牙槽嵴顶开始有吸收,牙龈结缔组织内的胶原纤维破坏加重,并有广泛的炎症和免疫病理损害。临床上探及牙周袋和附着丧失,X线片可见牙槽骨的吸收。

二、临床表现

(一)牙龈出血

牙龈炎症的临床最初表现是龈沟液量的增多和龈沟探诊出血。探诊出血是诊断牙龈炎症的重要指标之一,对判断牙周炎的活动性也有很重要的意义。健康牙龈即使稍微用力刷牙或轻探龈沟均不引起出血,而在初期或早期龈炎阶段,轻探龈沟即可出血。

(二)牙龈颜色

色泽变化是龈炎和牙周炎的重要临床体征之一。正常牙龈呈粉红色,患龈炎时游离龈和龈乳头呈鲜红或暗红色,重症龈炎和牙周炎患者的炎症充血范围可波及附着龈,与牙周袋的范围一致。当纤维增生或上皮角化增加时,牙龈颜色变浅或苍白。

(三)牙龈外形

正常的龈缘菲薄而紧贴牙面,附着龈有点彩。牙龈有炎症时组织肿胀,使龈缘变厚,牙间乳头圆钝,与牙面不再紧贴。点彩可因组织水肿而消失,表面光亮,但是轻度炎症时也可见部分点彩存在,故不能单以点彩的有无来判断牙龈有无炎症。在以炎症和渗出为主要病变者,牙龈松软肥大,表面光亮,龈缘有时糜烂渗出;在以纤维增生为主的病例,牙龈坚韧肥大,可呈结节状并覆盖部分牙面。

(四)牙龈质地

结缔组织内炎症浸润及胶原纤维消失,使原来质地致密坚韧的牙龈变得松软脆弱,缺乏弹性。有些慢性炎症时牙龈表面上皮增生变厚，胶原纤维增生，牙龈质地坚硬肥厚，而龈沟和牙周袋仍有炎症，探诊仍出血。

（五）探诊深度及附着水平

健康牙龈的龈沟探诊深度（probing depth，PD）不超过 2~3mm。当有牙周袋形成时，探诊深度超过 3mm，而且袋底位于釉牙骨质界的根方，也就是说已发生了附着丧失（attachment loss，AL）。当患龈炎时，由于牙龈肿胀或增生，龈沟探诊虽已超过 3mm，但结合上皮并未与牙面分离，仅开始向根方和侧方增殖，即上皮附着水平仍位于正常的釉牙骨质界处，没有发生结缔组织附着的降低，故又称为龈袋或假牙周袋，这是区别龈炎和牙周炎的一个重要标志（图 7-2）。

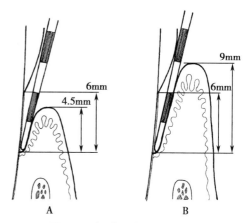

图 7-2 探诊深度和附着水平

A. 牙龈有退缩，探诊深度为 4.5mm，附着丧失为 6mm B. 探诊深度为 9mm，附着丧失为 6mm

（六）龈沟液

龈沟液渗出增多是牙龈炎症的重要指征之一。常用小滤纸条放入龈沟内 30 秒后取出，用龈沟液测量仪测定或用精密天平减重法称重；也可用茚三酮染色，根据染色面积来判断龈沟液的多少。

第二节 牙周袋的形成

当患龈炎时，龈沟加深是因为牙龈的肿胀或增生使龈缘位置向牙冠方向移动，而结合上皮的位置并未向根方迁移，此时为假性牙周袋，或称龈袋。而患牙周炎时，结合上皮向根方增殖，其冠方部分与牙面分离形成牙周袋，这是真性牙周袋。

一、牙周袋形成机制

牙龈边缘部的慢性炎症扩展到深部牙周支持组织，形成牙周炎。牙周炎必须有龈炎作为先驱，但并不是所有的龈炎都必然发展为牙周炎。

关于牙周袋形成机制有各种争议。早期认为，最先发生的主要病理改变是上皮附着增生和根向移位，导致牙周袋的形成。但 Fish 发现，结合上皮深部炎症细胞的积聚发生在附着上皮增生之前，认为此区是始发病损区，因而将注意力转移到下方结缔组织的改变。近年来对组织破坏机制有了进一步理解，认为上皮增生和根向移位也能够发生在牙周袋尚未形成时。概括起来，牙周袋的形成始于牙龈结缔组织中的炎症，以及炎症所引起的胶原纤维破坏和结合上皮的根方增殖。

二、牙周袋的病理

（一）软组织壁

牙周袋一旦形成，袋上皮是细菌生物膜和结缔组织之间的唯一屏障。袋上皮薄，表面常有糜烂或溃疡，使细菌得以进入结缔组织和血管。电镜观察可见细菌入侵到袋内壁和袋底的上皮及结缔组织内。

袋底的结合上皮通常短于正常龈沟的结合上皮,其冠根长度减少到 $50\sim100\mu m$。牙周袋的内壁发生炎症的退行性变化,袋内壁上皮显著增生,上皮钉突呈网状突起深入结缔组织内并向根方延伸。然而,牙周袋退行性变的严重性与袋的深度不一定一致。内壁溃疡可发生在浅袋,偶尔也可观察到深袋的内壁上皮相对完整,只有轻微的变性。牙周袋的袋口(龈缘)上皮一般完整且厚,有明显的钉突,形态类似龈炎的沟内上皮,有中性粒细胞移出。

牙周炎是慢性炎症病损,在组织破坏的同时不断发生着修复过程。牙周袋软组织壁的状况是组织被破坏和修复相互作用的结果。破坏的特征是液体渗出和细胞浸润、胶原纤维的溶解和减少,伴细菌引起的退行性变,修复的特征是血管形成和胶原纤维新生,以修复炎症引起的组织损害。但由于局部刺激物的存在,袋壁组织不可能彻底愈合,这些刺激物继续刺激液体和细胞渗出,并使新修复的组织成分退行性变。炎症和修复过程何者占优势,决定着牙周袋软组织的颜色、质地和表面结构(表7-1)。

表 7-1 牙周袋的临床表现与组织病理学改变

临床表现	组织病理学
1. 牙龈呈暗红色	1. 慢性炎症期局部血液循环阻滞
2. 牙龈质地松软	2. 结缔组织和血管周围的胶原破坏
3. 牙龈表面光亮,点彩消失	3. 牙龈表面上皮萎缩,组织水肿
4. 有时牙龈粉红,且致密	4. 袋的外侧壁有明显的纤维性修复,但袋内壁仍存在炎症改变
5. 探诊后出血及有时疼痛	5. 袋内壁上皮变性、变薄,并有溃疡。上皮下方毛细血管增生、充血。探痛是由于袋壁有溃疡
6. 有时袋内溢脓	6. 袋内壁有化脓性炎症

(二)根面壁

根面壁是指暴露于牙周袋内的牙根面。未经治疗的牙周袋内的根面均有牙石沉积,其上覆有龈下菌斑,使感染驻留,治疗复杂化。在牙石下方的根面牙骨质可发生结构上、化学性质和细胞毒性方面的改变。

1. 结构改变

(1)牙骨质表面脱矿:菌斑内细菌产酸,导致牙骨质脱矿、软化,易发生根面龋。在探诊和刮治时,软化的牙骨质易被刮除,引发根面敏感,甚至坏死形成根面龋。

(2)牙骨质高度矿化:当牙龈退缩、牙根暴露于口腔时,脱矿的牙根面可发生唾液源的再矿化。

2. 化学改变 袋内根面的牙骨质脱矿,钙、磷含量降低,而暴露于口腔中的牙根面则钙、磷、镁、氟均可增多。

3. 细胞毒性改变 牙骨质中也可渗入有害物质,如细菌及内毒素均可进入牙骨质深达牙骨质牙本质界。

(三)袋内容物

牙周袋内含有菌斑、软垢、龈沟液、食物碎渣、唾液黏蛋白、脱落上皮和白细胞等,白细胞坏死分解后形成脓液。袋壁软组织经常受根面龈下牙石的机械刺激,引起袋内出血。

三、牙周袋的分类

1. 牙周袋根据其形态以及袋底位置与相邻组织的关系,可分为两类:

(1)骨上袋:是牙周支持组织发生破坏后所形成的真性牙周袋,袋底位于釉牙本质界的根方、牙槽嵴的冠方,牙槽骨一般呈水平型吸收。

(2)骨下袋:此种真性牙周袋的袋底位于牙槽嵴顶的根方,袋壁软组织位于牙根面和牙槽骨之间,也就是说,牙槽骨构成了牙周袋壁的一部分(图7-3)。

2. 牙周袋也可按其累及牙面的情况分为三种类型:

(1)单面袋:只累及一个牙面。

(2)复合袋:累及两个以上牙面。

(3)复杂袋:是一种螺旋形袋,起源于一个牙面,但扭曲回旋于一个以上的牙面或根分叉区(图7-4)。

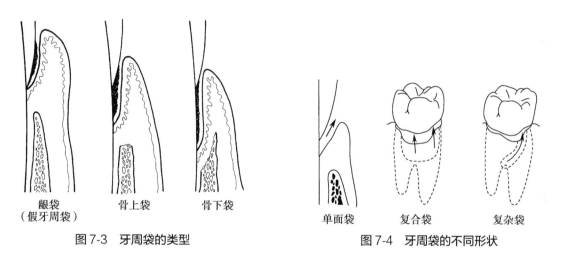

图7-3　牙周袋的类型　　　　　　　图7-4　牙周袋的不同形状

第三节　牙槽骨吸收

牙槽骨吸收是牙周炎的另一个主要的病理变化。由于牙槽骨的吸收,使得牙齿的支持组织丧失,牙齿逐渐松动,最终脱落或拔除。牙槽骨是人体骨骼系统中代谢和改建最活跃的部分。在生理情况下,牙槽骨的吸收和新生是平衡的,故牙槽骨的高度不变。当骨吸收增加或骨新生减少,或二者并存时,即发生骨丧失。

一、牙槽骨吸收的机制

近年来的研究明确与骨吸收有关的细胞受到一系列因素的局部调节,如 IL-1、IL-6、TNFα 和淋巴毒素。菌斑细菌释放脂多糖和其他产物到龈沟,刺激组织内的免疫细胞及成骨细胞释放炎症介质,激活的巨噬细胞和成纤维细胞分泌细胞因子和 PGE_2,诱导大量的破骨细胞形成和牙槽骨吸收。

地诺前列酮(PGE_2)即前列腺素 E_2 是牙周骨吸收最有力的刺激因素。其他一些局部因素如细胞因子 IL-1β、TNFα、IL-6 在牙周炎的进展和骨吸收中也起了重要作用。

二、牙槽骨吸收的病理

引起牙槽骨吸收的局部因素是慢性炎症和咬合创伤。

(一)炎症

慢性炎症是牙周炎骨破坏的最常见原因。当牙龈中的慢性炎症向深部牙周组织扩展达到牙槽骨附近时,骨表面和骨髓腔内分化出破骨细胞和单核吞噬细胞,发生陷窝状骨吸收,或使骨小梁吸收变细,骨髓腔增大。

在距离炎症中心较远处,即病变缓和处,可有骨的修复性再生。在被吸收的骨小梁的另一侧,也可见到有类骨质和新骨的沉积。在牙周炎过程中,骨吸收和修复性再生常在不同时期、不同部位出现。新骨的形成可缓解牙槽骨的丧失速度,也是牙周治疗后骨质修复的生物学基础。

(二)骀创伤

牙周炎常伴骀创伤。在受压迫侧的牙槽骨发生吸收;在受牵引侧发生骨质新生。一般认为创伤引起的常为牙槽骨垂直吸收,形成骨下袋;而炎症则多引起水平吸收。

三、牙槽骨吸收的类型及临床表现

(一)牙槽骨的吸收破坏方式

1. 水平型吸收　是最常见的吸收方式。牙槽间隔、唇颊侧或舌侧的嵴顶边缘呈水平吸收,而使牙槽嵴高度降低,通常形成骨上袋。

2. 垂直型吸收　也称角型吸收,指牙槽骨发生垂直方向或斜形的吸收,与牙根面之间形成一定角度的骨缺损,牙槽嵴的高度降低不多,而牙根周围的骨吸收较多。垂直骨吸收大多形成骨下袋。

骨下袋根据骨质破坏后剩余的骨壁数目,可分为下列几种(图7-5):

(1)一壁骨袋:牙槽骨破坏严重,仅存一侧骨壁。这种袋常见于邻面骨间隔区,因该处的颊、舌侧和患牙的邻面骨壁均被破坏,仅有邻牙一侧的骨壁残留。一壁骨袋若发生在颊、舌侧,则仅剩颊或舌侧的一个骨壁。

(2)二壁骨袋:即骨袋仅剩下两个骨壁。最多见于相邻两牙的骨间隔破坏而仅剩颊、舌两个骨壁。此外,亦可有颊邻骨壁或舌邻骨壁。

(3)三壁骨袋:袋的一个壁是牙根面,其他三个壁均为骨质,即邻、颊、舌侧皆有骨壁。这种三壁骨袋还常见于最后一个磨牙的远中面,由于该处牙槽骨宽而厚,较易形成三壁骨袋。

(4)四壁骨袋:牙根四周均为垂直吸收所形成的骨下袋,颊、舌、近中、远中四面似乎均有骨壁,牙根"孤立地"位于骨下袋中央,而骨壁与牙根不贴合。治疗效果最差。

(5)混合骨袋:垂直吸收各个骨壁的高度不同。在牙周手术中,常可见骨下袋在近根尖部分的骨壁数目多于近冠端的骨壁数。

骨下袋最常见于邻面,但也可位于颊舌面。骨下袋和骨上袋的炎症、增生和退行性变化都相同,它们的主要区别是软组织壁与牙槽骨的关系、骨破坏的类型、牙周膜越隔纤维的方向(表7-2)。

3. 凹坑状吸收　凹坑状吸收指牙槽间隔的骨嵴顶吸收,其中央与龈谷相应的部分破坏迅速,而颊舌侧骨质仍保留,形成弹坑状或火山口状缺损(图7-6)。

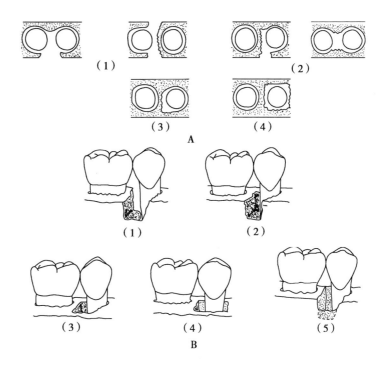

图7-5 骨下袋的类型
A.横断面观 B.立体图示
(1)一壁骨袋;(2)二壁骨袋;
(3)三壁骨袋;(4)四壁骨袋;
(5)混合骨袋。

表7-2 骨下袋和骨上袋的区别

	骨上袋	骨下袋
袋底位置	牙槽嵴顶的冠方	牙槽嵴顶的根方,骨与软组织壁相邻
骨破坏方式	水平式	垂直式(角形)
邻面越隔纤维	水平排列在相邻两牙袋底根方的越牙槽嵴顶	斜行排列。从袋底的牙骨质沿着骨面斜行过牙槽嵴顶,附着到邻牙的牙骨质
颊舌面纤维	从袋底根方的牙根面向着牙槽嵴顶走行	从袋底的牙骨质沿着骨面斜行走向冠方,越过牙槽嵴顶与骨外膜汇合

　　它的形成可能因临面的龈谷区是菌斑易于堆积的防御薄弱部位,容易发生牙槽骨吸收。此外,不良修复体或者食物嵌塞等也是凹坑状吸收的常见原因。

　　4.其他形式的骨变化　由于各部位牙槽骨吸收不均匀,使原来整齐而呈薄刃状的骨缘参差不齐,正常情况下颌牙间骨隔较高,而颊舌面骨嵴较低,呈波浪形。当牙间骨隔破坏而下凹,而颊舌面骨嵴未吸收时,使骨嵴呈现反波浪形的缺损(图7-7)。

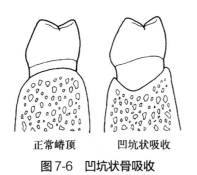

正常嵴顶　　凹坑状吸收

图7-6 凹坑状骨吸收

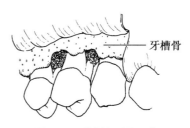

牙槽骨

图7-7 反波浪形骨吸收

（二）牙槽骨吸收的临床表现

牙槽骨吸收的方式和程度，可以通过 X 线片来观察，但 X 线片主要显示牙齿近远中的骨质情况，而颊舌侧骨板因牙与骨组织重叠而显示不清晰。牙周炎的骨吸收最初表现为牙槽嵴顶的硬骨板消失，或嵴顶模糊呈虫噬状。嵴顶的少量吸收使前牙的牙槽间隔由尖变平或凹陷，在后牙则使嵴顶由宽平变凹陷，以后牙槽骨降低。正常情况下，牙槽嵴顶到釉牙骨质界的距离约为 1~2mm，若超过 2mm 则可视为有牙槽骨吸收。

第四节　牙松动和移位

一、牙松动

在生理状态下牙有一定的动度，主要是水平方向的，也有极微小的轴向动度，均不超过 0.02mm，临床上不易察觉。在病理情况下牙松动超过生理范围，这是牙周炎的主要临床表现之一。

（一）牙槽嵴吸收

牙槽嵴吸收使牙周支持组织减少，是牙松动最主要的原因。早期牙周炎不会出现牙松动，一般在牙槽骨吸收达根长的 1/2 以上时，特别是牙齿各个面的牙槽骨均有吸收时，临床冠根比例失调，使牙松动度逐渐增大。

（二）𬌗创伤

有咬合创伤时可使牙槽骨发生垂直吸收，牙周膜间隙呈楔形增宽，牙齿松动，但单纯的创伤不会引起牙周袋的形成。当过大的力消除后，牙槽骨可以自行修复，牙齿动度恢复正常。当患有牙周炎的牙齿同时伴有创伤时，可以使动度明显加重。临床上若见到牙槽骨吸收不重而牙周膜增宽，且牙齿较明显地松动时，应考虑创伤存在的可能性。常见如夜磨牙、紧咬牙、早接触、牙尖干扰等。

（三）牙周膜的急性炎症

如急性根尖周炎或牙周脓肿等可使牙明显松动，这是由于牙周膜充血水肿及渗出所致。急性炎症消退后牙齿可恢复稳固。

（四）牙周翻瓣手术后

由于手术的创伤及部分骨质的去除，组织水肿，牙齿有暂时性动度增加。一般在术后数周牙齿即能逐渐恢复稳固。

（五）女性激素水平变化

妊娠期、月经期及长期口服激素类避孕药的妇女可有牙齿动度增加。

其他如生理性（乳牙替换）或病理性牙根吸收（如囊肿或肿瘤压迫等）也可使牙松动。

二、牙移位

引起牙齿病理性移位的主要因素有：

（一）牙周支持组织的破坏

牙齿在牙弓中的正常位置有赖于健康的牙周支持组织及其足够的高度。当牙周炎使牙槽骨吸收，支持组织减少后，与该牙所受到的力之间失去平衡，即发生了继发性创伤，使牙齿向受力的方向发生移位。牙周肉芽组织也会使患牙在经过治疗消除牙周袋后，可以自行复位。

（二）殆力的改变

正常的接触区、良好的牙齿形态及牙尖斜度、牙列的完整性、殆力与唇颊舌肌力的平衡等都是保持牙齿正常位置的重要因素。若有上述因素的异常，可对牙周组织产生侧向的异常力，使牙齿发生移位。邻牙缺失后长期得不到修复也会使牙齿向缺牙间隙倾斜，以及对颌的牙齿过长。

病理性移位好发生于前牙，也可发生于后牙。一般向殆力方向移位较多见，常伴有牙齿扭转。侵袭性牙周炎患者常在患病早期即可发生上、下颌前牙的唇向移位，出现较大的牙间隙，称为扇形移位。

小　结

龈炎和牙周炎都是感染性疾病，主要感染源为堆积在牙颈部及龈沟内的菌斑中的微生物。但龈炎的病变局限于牙龈上皮组织和结缔组织内，当炎症扩延到深部牙周组织，引起牙龈及牙周膜胶原纤维溶解破坏，继而牙槽骨吸收，导致牙周袋的形成，最后牙齿的松动、移位，此时即为牙周炎。当患龈炎时，结合上皮位置并未改变，只是牙龈肿胀或增生导致龈沟的变深，此为假性牙周袋，或称龈袋。而患牙周炎时，结合上皮向根方增殖，冠方部分与牙面分离形成真性牙周袋。

（李欣欣　顾长明　龚连喜　闫　闯　李晓军）

思考题

1. 简述牙周袋的形成机制和临床类型。
2. 牙龈炎症的临床表现有哪些？
3. 简述牙槽骨吸收形式及 X 线表现。
4. 简述牙松动和移位的原因。

第八章 牙周病的检查和专科病历书写

 学习目标

1. 掌握：牙周病史采集的内容；口腔卫生状况、牙龈状况、牙周袋和牙松动度的检查；正常牙周组织和牙周炎时的X线影像。
2. 熟悉：熟悉牙周病历的书写；正中𬌗、早接触、𬌗干扰、𬌗创伤的概念。
3. 了解：𬌗检查、食物嵌塞检查的方法。

第一节 牙周病的检查

一、病史采集

对患者全面地询问牙周病病史，进行仔细的临床检查并寻找危险因素，将所得的资料进行综合分析，是牙周病诊断的基础。牙周病与全身性疾病关系密切，应询问了解患者全身情况。本章结合临床需要，着重介绍牙周病的病史收集、检查和病历书写病史。

（一）系统病史

了解患者的全身健康情况，以及与牙周病有关的系统性疾病，如血液病、心血管疾病、糖尿病、免疫功能缺陷等，这些方面患者往往容易忽视。还应了解头、颈、眼、耳、鼻、消化道、内分泌系统、生殖系统、神经系统以及某些遗传性疾病等，如有些牙周组织迅速破坏的病变，可通过病史发现与某种全身性疾病有关。还有一些传染性疾病如肝炎、艾滋病等，不仅影响病情变化和病程，而且对于治疗方案的选择和治疗过程中的防护措施等均有所帮助。

（二）口腔病史

询问牙周组织以外的口腔疾病情况，特别是有些疾病可同时发生在口腔黏膜及牙周组织，如口腔黏膜白斑、扁平苔藓、天疱疮、类天疱疮等。此外，慢性根尖周炎患者也可在牙龈上发现窦道。颌骨外伤、颌骨肿瘤以及朗格汉斯细胞组织细胞增生症等能导致牙齿松动、移位等。有无正畸治疗史。总之，在检查牙周组织病变时，应考虑患者有无口腔其他疾病的存在以及与牙周病损之间的相互影响。

（三）牙周病史

主要通过问诊收集病史，了解患者就诊的目的、本次发病的时间、可能的诱因、主要症状和治疗的经过，以及过去有关该病的发生情况，如牙龈出血、牙周脓肿出现的情况、部位、频率，经治过程和治疗反应等。另外，患者的检查和沟通中需详细了解其口腔卫生习惯及措施等，如刷牙习惯，使用牙线、牙签的习惯和牙膏、漱口剂的应用等，这对牙周病的诊断、治疗计划的制订和预后判断等均有重要的参考价值。

（四）家族史

询问父母、兄弟姐妹或其他直系亲属的牙周健康状况，尤其是一些与遗传可能相关的牙周病，如侵袭性牙周炎、牙龈纤维瘤病等。此外，对发现颌面部有异常表现而怀疑与遗传相关时，应追问家族史。

二、牙周组织检查

牙周组织的检查器械，除口镜、牙科镊、光滑探针外，尚须备有牙周探针、牙线、咬合纸和蜡片等。检查是通过视诊、扪诊、叩诊、探诊、取研究模型和拍X线片等方法进行。

（一）口腔卫生情况

口腔卫生状况和牙周组织的健康关系是十分密切的。用菌斑显示剂、探针、牙线等手段检查菌斑、软垢、牙石、色素沉积的状况，并观察有无口臭和食物嵌塞。

菌斑的检查，一般使用菌斑显示剂，如四碘荧光素或2%品红溶液。患者用清水漱口后，用棉签或小棉球蘸取药液，涂拭在牙面上，再次漱口后，染色区域即是菌斑附着区。为了解门诊患者菌斑控制的一般情况，可按每个牙的四个面记录，有菌斑记为"+"；无菌斑不做记号（图8-1）。一般以有菌斑的牙面不超过总牙面的20%为口腔卫生较好的指标。

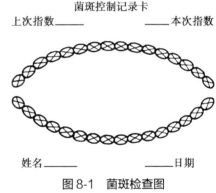

图8-1 菌斑检查图

牙石和软垢沉积情况，一般可分三度记录：

Ⅰ度：牙石附着在颈部不足牙冠1/3，软垢较少，口臭不明显。

Ⅱ度：牙石附着超过牙冠的1/3，但不足2/3者，有软垢和轻度口臭。

Ⅲ度：牙石附着超过牙冠的2/3，或软垢特多，有明显的口臭。

（二）牙龈情况

检查牙龈的色、形、质和探诊是否出血以及牙龈附着情况等。

颜色：正常牙龈呈粉红色。有炎症时牙龈色暗红，急性炎症时牙龈色鲜红；如牙龈薄且有龈下牙石，则牙龈色变暗或呈紫红色；如有严重贫血则牙龈色变白。吸烟、重金属污染、黑色素沉着时可见牙龈呈黑色或褐色，合并有白色病变的黏膜病时牙龈也可有白色改变。

形态：健康牙龈组织，边缘薄如刀刃，紧贴在牙颈部，牙龈乳头恰位于两牙间隙处。如有炎症则牙龈肿胀，边缘钝厚，甚至肥大增生，促进菌斑的积聚；如牙龈退缩，则牙间隙暴露，导致食物嵌塞。

质地：健康的牙龈质地坚韧而有弹性。一旦发生炎症，龈组织因有充血水肿而变得松软,以探针压迫,可见凹陷的压痕。

牙龈出血:健康的牙龈不出血,刷牙时也不出血,用牙周探针探诊健康龈沟亦不会出血。如牙龈发生炎症,丧失角化或出现龈沟内壁溃疡,则探针检查时牙龈易出血,此点可作为牙周炎症活跃的标志之一。

(三)牙周探诊

牙周探诊是牙周病,特别是牙周炎的诊断中最重要的检查方法,其主要目的是了解有无牙周袋或附着丧失,并探测其深度和附着水平。牙周袋是指龈缘至袋底的距离,附着水平是指釉牙骨质界至袋底的距离。

牙周探针带刻度,每个刻度为1mm或2～3mm,工作端为圆柱形,尖端逐渐变细,利于插入,尖端处为钝头,直径为0.5mm(图8-2)。

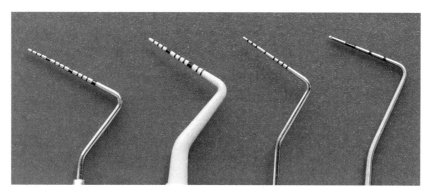

图8-2　各式牙周探针头

探测时应注意以下几点:

1. 支点应稳,尽可能靠近牙面进行探测。

2. 探测力量应掌握恰当,一般以20～25g的压力为宜。这一力量既能发现病变,又不致引起疼痛和损伤。训练这种感觉力量的方法是:轻轻将探针插入指甲内而不引起疼痛和不适。

3. 探测位置和角度要恰当,牙周探针始终紧贴牙面,探针应与牙长轴方向一致,才能了解牙周袋的真实情况。

4. 按一定的顺序探测,以免造成遗漏。牙周探测要能反映牙周袋在牙面的分布,分别在牙的颊、舌侧之近中、中央、远中共六点测量记录,在探诊过程中应沿着牙周袋底提插式行走,以便探明同一牙面上不同深度的牙周袋(图8-3)。

探诊深度是从龈缘到袋底计算的,但这不能反映牙周破坏的严重程度,只能作为治疗前后的参考。为了解牙周破坏的严重性,还需记录附着水平,即附着丧失位于根面的位置。其方法是先测量牙周袋深度(龈缘到袋底的距离),再记录龈缘到釉牙骨质界的距离(若龈缘位于釉牙骨质界的冠方,则其距离记为负值)。如是,附着丧失=牙周袋深度+龈缘至釉牙骨质界距离(图8-4)。

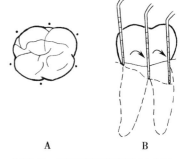

图8-3　牙周袋探测部位及方法
A. 牙周袋探测的六个点位
B. 提插式牙周袋底探测

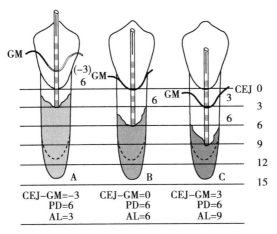

图8-4　附着水平探测

（四）牙松动度检查

正常情况下颌牙有轻微的生理动度。主要是水平方向的动度。单根牙的生理动度略大于多根牙。晨起时牙的动度最大，可能因为夜间上下颌牙没有接触，白天时由于咀嚼和吞咽动作，可将牙压入牙槽窝内。这种细微的变化在正常的牙周组织不明显。患牙周炎时，由于牙槽骨的吸收、咬合创伤、急性炎症及其他牙周支持结构的破坏而使牙的动度超过了生理动度的范围，出现了病理性的牙松动。

检查牙松动时，前牙用牙科镊夹住切缘，做唇舌方向摇动；在后牙，闭合镊子，用镊子尖端抵住𬌗面窝，向颊舌或近远中方向摇动，常分为三度记录：

Ⅰ度松动：松动度超过生理动度，但幅度在1mm以内。

Ⅱ度松动：松动幅度在1～2mm。

Ⅲ度松动：松动幅度在2mm以上。

也可以根据松动方向确定松动度，颊（唇）舌方向松动者为Ⅰ度，颊（唇）舌和近远中方向均松动为Ⅱ度，颊（唇）舌、近远中和垂直方向均松动者为Ⅲ度。

牙根的数目、长度和粗壮程度以及牙周炎症程度均影响牙的松动度。一般情况下，牙槽骨吸收的程度相同时，多根牙的动度要小于单根牙，牙根长而粗壮的尖牙其动度要小于其他切牙。若有急性炎症或咬合创伤存在，则牙的动度也会加重，所以检查牙的松动度应在炎症和𬌗创伤消除时进行，并应根据具体情况判断。

三、𬌗与咬合功能的检查

𬌗创伤是因早接触、𬌗干扰等使牙承受的𬌗力过大或产生侧向力，而使牙周组织损伤。过大的𬌗力会超出牙周组织的适应能力，而侧向力可使牙周组织承受不均匀的压力或张力，两者均可使牙周组织发生病理改变，并成为牙周炎的促进因素。因此对咬合的检查是牙周病诊断中的重要内容，通过调整异常的咬合关系和功能，消除咬合创伤，有利于减少牙的松动度和促进牙周组织的修复再生，巩固牙周病的疗效。

（一）𬌗的检查

下颌在各种功能运动中，上下颌牙的接触现象称为𬌗或咬合，这种接触关系亦称为𬌗关系或咬合关系。牙周病患者的𬌗检查主要包括以下几种情况。

1. 正中殆　又称牙尖交错殆，正常情况下，在吞咽闭口时下颌处于正中位置，上下颌牙应为最密切广泛的接触。检查时观察下颌位置是否在正中位，上下颌牙是否达到最广泛且密切接触的殆关系，属于何种殆类型。上下颌前牙的中线是否一致，牙排列是否正常，有无拥挤或牙错位、扭转等错殆。覆殆及覆盖程度是否正常，有无深覆殆、深覆盖或反殆、锁殆等。

2. 检查磨耗程度是否均匀　如前牙磨耗明显，多为内倾型深覆殆，如后牙呈杯状磨耗，可能有紧咬牙；如前牙的切缘尖锐不齐或后牙牙尖的功能斜面（如下颌牙颊尖的颊侧斜面）有光亮的磨损小平面，提示有磨牙症等。

3. 检查有无牙松动或移位、牙缺失或牙倾斜等。

（二）早接触的检查

当下颌从休息位置慢慢向上移到上下颌牙发生接触时，如果只有少数甚至个别牙接触，而不是广泛的密切接触，这种个别牙的接触，称为早接触；检查咬合有无异常时，首先要检查有无早接触以及早接触的位置。

（三）殆干扰的检查

在前伸咬合达到前牙对刃的过程中，后牙一般无接触，若后牙有殆接触，则称为殆干扰。检查时可用牙线或用镊子夹玻璃纸放在后牙区，若前伸时后牙能咬住牙线或玻璃纸，则说明后牙有殆干扰。

侧向殆时，工作侧牙接触，非工作侧牙一般无接触，若有殆接触，则为殆干扰。检查时按上述方法用牙线或玻璃纸放在非工作侧，当下颌侧向运动时，若非工作侧能咬住牙线或玻璃纸，说明非工作侧有殆干扰。

（四）殆检查的方法步骤

在检查前必须先调节好椅位，使患者坐正，双眼正视前方，视线与地面平行。还应教会患者正确地进行各种咬合运动。以便获得正确的检查结果，具体方法步骤如下：

1. 视诊　殆关系、早接触或殆干扰等均可先用视诊初步确定。再用其他的方法进一步确定准确位置。

2. 扪诊　用示指的指腹轻按于上颌牙的唇（颊）面近颈部。让患者做咬合动作，手指感到有较大的震动或动度的牙，可能有早接触的存在。但若早接触的牙不松动时，不一定有明显的震感。

3. 咬合纸法　擦干牙的殆面，将轻薄型的咬合纸放于下颌牙殆面上，令患者做正中咬合，然后取出咬合纸检查，一般在殆面的蓝色印迹比较均匀，若有浓密蓝点且范围较大，甚至将纸咬穿，该处牙面可呈中心点白点而周围蓝色，即为早接触点。重复检查时应先将蓝点擦去，以免蓝点过多不宜辨别。咬合纸还可用于前伸殆或侧向殆的检查。目前已有红、蓝两种薄型咬合纸，检查时先用蓝（或红）纸查正中殆，然后用红或蓝色咬合纸做前伸或侧向殆检查，就更为方便。

4. 蜡片法　用厚度均匀的薄型蜡片，烤软后放在被检查牙的殆面，令患者做正中咬合，待蜡片冷却后取出，然后对光透照检查蜡片上的咬合印记。若有菲薄透亮甚至穿孔区，即为早接触点。

5. 牙线　牙线主要用于检查有无殆干扰存在，进一步用其他方法确定该牙上的殆干扰部位。

6. 研究模型　对复杂而一次不易查清的创伤性𬌗，可制备研究模型，将𬌗关系移到𬌗架上做进一步的检查分析。

7. 𬌗力计　是测定咬合时最大𬌗力的仪器。

上述各种检查方法可根据需要综合应用，并根据各自的结果进行综合判断。

（五）𬌗创伤的临床指征

早接触或𬌗干扰等可能使牙周组织损伤，从而出现一些临床变化，根据这些结合咬合检查，以确定是否有𬌗创伤的存在。临床上有𬌗创伤的牙大多出现松动（多根牙可能不明显），这是由于患牙受到过大𬌗力特别是侧向力的作用，使近牙颈部的受压侧硬骨板消失、牙周膜间隙增宽，进一步发生垂直型骨吸收而出现牙松动，严重时可出现个别牙或一组牙的倾斜或移位、X线片可显示近牙颈部的牙周膜间隙增宽、硬骨板消失，牙槽骨可出现垂直型吸收，而受牵拉侧可显示硬骨板增厚。𬌗创伤牙的松动程度往往与骨吸收程度、探诊深度不成比例，特别表现在单根牙，常常是牙松动度重于骨吸收程度和牙周袋深度，因为𬌗创伤牙的松动不完全取决于骨吸收程度，还与侧向𬌗力的大小，频度，持续时间，牙根数目及形态等有关。

此外，还有一些临床变化可能与𬌗创伤有关，如个别牙出现牙龈退缩，有时还出现龈裂或龈缘突。松动严重的牙，当咬合时可出现该牙牙龈变苍白现象。还有可能发生磨耗小平面或根裂等。这些现象虽然不一定均在𬌗创伤时出现，龈裂和龈缘突与𬌗创伤的关系也缺乏充分的科学证据，但临床上若有这些变化时应怀疑有无𬌗创伤存在，并需作进一步检查。

（六）食物嵌塞的检查

在咀嚼食物过程中，由于咬合压力使食物碎块或纤维嵌入相邻两牙的牙间隙内，称为食物嵌塞。水平型食物嵌塞可有牙龈乳头退缩，龈外展隙中有团块状食物残渣，或有龈缘充血。垂直型食物嵌塞时，患者能指出牙位。在嵌塞的部位检查嵌塞的原因，首先检查𬌗面及边缘嵴有无磨损，邻面接触区是否增宽，颊舌外展隙是否变窄，对𬌗牙齿有无充填式牙尖或尖锐边缘脊，有无松动、移位、缺牙或排列不齐等情况，并用探针检查嵌塞部位有无纤维食物残渣，牙齿有无邻面龋。

牙线检查：取一段牙线放在𬌗面加压通过接触区压向牙龈缘，若牙线能无阻挡地通过邻面接触区，表示接触区不紧密，若通过有一定阻力，则表示接触区紧密。牙线还可查明邻面接触区的位置和大小。根据检查结果，可作适当处理。

四、X线检查

X线片是一项重要而常用的检查方法，对牙周炎的诊断和疗效的评价有重要意义。但它只是牙周炎的辅助诊断，应该结合临床检查，综合分析判断，不能单凭 X 线做出诊断或治疗计划。观察牙周病损以平行投照的根尖片为主，或者拍摄曲面断层片，这种 X 线片可以在一张片子上显示全口牙及牙周组织，但显示的牙周组织其清晰程度及精确性不如根尖片，因此，若要观察各个牙牙周组织的微细变化或作为疗效的对比研究，以分别拍标准根尖片为好。

（一）正常牙周组织的影像表现

1. 牙槽骨　牙根周围的固有牙槽骨表现为连续阻射的白线状致密影，称为硬骨板。松质骨的骨髓腔呈透射，骨小梁呈阻射，互相交织成网状。正常情况下，牙槽嵴顶到釉牙骨质界的距离为1～1.5mm，不超过 2mm。这是确定有无骨吸收的重要参照标志。

2. 牙周膜 牙周膜在 X 线片上占据一定的空隙称为牙周膜间隙,为宽 0.18～0.25mm 的连续而均匀的线状黑色透射带,其宽度的变化对牙周病的诊断有重要意义(图8-5)。

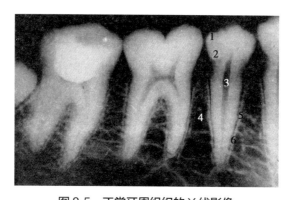

图8-5 正常牙周组织的 X 线影像

1. 牙釉质;2. 牙本质;3. 髓腔;4. 牙槽骨;5. 硬骨板;6. 牙周膜。

(二)牙周炎时的影像表现

患牙周炎时,由于牙槽骨的破坏,硬骨板常不完整或消失,而牙周膜间隙也相应显示增宽或明显增宽。

在 X 线片上主要显示牙齿近远中的骨质情况,而颊舌侧牙槽骨因与牙齿重叠而显示不清晰。在标准根尖片上,当牙槽嵴顶到釉牙骨质界的距离超过 2mm 时,即可认为有牙槽骨吸收。

在 X 线上颌牙槽骨吸收的类型表现为水平型吸收和垂直型吸收:

1. 水平型吸收 牙槽骨高度呈水平状降低,骨吸收面呈水平状或杯状凹陷。前牙因牙槽嵴窄,多呈水平型(图8-6)。

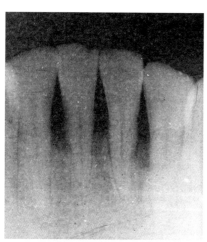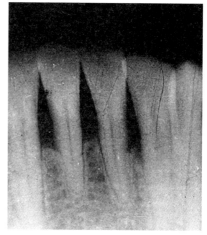

图8-6 水平型牙槽骨吸收 X 线影像

2. 垂直型吸收 X 线片显示骨的吸收面与牙根间有一锐角形成,也称角形吸收,多发生于牙槽间隔较宽的后牙(图8-7)。

骨吸收程度一般按吸收区占牙根长度的比例来描述，通常分为三度。

Ⅰ度：牙槽骨吸收在牙根的颈 1/3 以内。

Ⅱ度：牙槽骨吸收超过根长 1/3，但在根长 2/3 以内，或吸收达根长的 1/2。

Ⅲ度：牙槽骨吸收占根长 2/3 以上。

另一种方法是用 Schei 尺测量，主要是在牙片上标出三个点，即釉牙骨质界、牙槽骨最高点和牙根尖点，然后用带格线的标尺计算出牙槽骨高度占牙根长度的百分比，这种方法较为客观和可靠，因为三个点相互位置是恒定的，可部分抵消因投照角度不同所造成的差异，提高了牙槽骨吸收率的横向和纵向可比性。

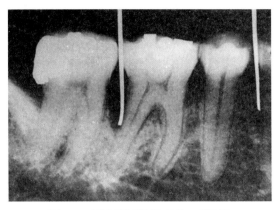

图 8-7　垂直型牙槽骨吸收 X 线影像

有时在 X 线片上可以看到牙槽嵴的高度虽然已降低，但吸收的边缘整齐，骨嵴顶端有致密的硬骨板，骨小梁致密且排列整齐，表明牙槽骨的破坏已经停止或有修复。X 线片的可靠性受多种因素的影响，X 线片观察结果必须结合临床检查，综合分析判断，方能做出准确的诊断。

五、其他辅助检查方法

（一）微生物学检查

牙周炎是以厌氧菌为主的感染性疾病，普遍认为不同类型的牙周炎，其菌斑微生物的组成不同。在一些重症患者，或对常规治疗反应不佳者，或怀疑患牙处于疾病活动期者，可以先检测牙周袋内的优势微生物，然后选择敏感的药物进行治疗，或者在某种治疗前后进行微生物检测以评价或监测疗效。下面介绍一些比较成熟的监测方法。

1. 培养技术　细菌培养是传统的微生物学检测的最基本、可靠的方法，是微生物学检查的"金标准"，通过培养可检测出优势菌，同时可进行抗菌药的敏感试验，以便有针对性地选择药物进行治疗。但过程比较烦琐而且牙周袋中不是所有的微生物都能被培养成活。

2. 涂片检查法　将菌斑样本在载玻片上涂成薄层，直接在显微镜下观察。涂片的方法较培养法简便而快速，缺点是不能检出特异性病原菌。牙周病常用的涂片镜检法有两种，暗视野显微镜检查法和刚果红负性染色法。

3. 免疫学技术　免疫荧光法是用特异性细菌抗体选择性地与菌斑中相应的细菌抗原结合，通过荧光标记抗体，在荧光显微镜下呈现黄绿色荧光者便为阳性，表明有该特异性细菌存在，其阳性检出率与培养法的符合率为 80%～100%。

4. DNA 探针　DNA 探针（DNA probe）即利用核苷酸碱基顺序互补的原理，用特异的 DNA 片段，通过核酸杂交技术来检测未知细菌的 DNA，若两者能杂交形成 DNA 双链结构则可认定该菌为与探针相同的细菌。

5. 聚合酶链反应　聚合酶链反应（polymerase chain reaction，PCR）即利用 DNA 聚合酶，以目标细菌的某个 DNA 片段寡聚核苷酸等为引物，扩增该 DNA 片段，可在短时间内得到大量的特定基因或 DNA 片段。在牙周细菌的检测中，应用最能表达某种微生物特异性的引物,对待测标本进行 PCR 反应,检查产物中是否有该特定的片段,从而确定是否有该微生物存在。

6. 以酶为基础的检测法 Loesche 对 40 余种菌斑微生物研究的结果,发现其中牙龈卟啉单细胞、福赛拟杆菌和齿垢密螺旋体三者均在代谢过程中产生大量的胰酶样蛋白。据此研制开发的试剂盒,可在取菌斑样本后,在椅旁检测,15 分钟后即可凭颜色反应程度判断有无上述三种微生物。其缺点是不能区分该三种菌。

(二)压力敏感探针检查

这类探针是通过电子装置来恒定地控制探诊的力量,精准的测量附着水平。缺点是在操作时,手感觉的敏感性不如手持探针,龈下牙石能明显干扰压力敏感探针的继续深入,而手持探针在触及龈下牙石时能很自然地绕过牙石到达袋底。因而只有经过龈下刮治后,探诊的结果才比较靠谱。目前这种探针已逐步用于临床和科研工作。

(三)X 线片数字减影技术和牙科 CT

在牙周炎的研究中,牙片是观察牙槽骨变化的常规检查手段,为了早期发现病变及进行纵向观察比较,就要求在同一部位不用时间所拍摄的一系列牙片具有高度的重复性。自 20 世纪 80 年代数字减影 X 线技术(digital subtraction radiography, DSR)被引入牙周领域后,牙片数字减影已被越来越多地用来作为检查牙槽骨动态变化的客观手段。DSR 的特点是定位投照,即 X 线球管、被照牙及 X 线片三者的相对位置恒定,从而使投照角度和距离固定,通过计算机辅助的图像处理并自动减影,最终显示出骨量的微细变化。它克服了普通 X 线技术所拍的牙片因其投照角度、曝光、冲洗条件等的不一致而造成的重复性差、不易进行比较的缺点,因而成为牙周病诊断和治疗中准确而灵敏的纵向观察牙槽骨变化的客观手段。

牙科 CT 又称锥形束计算机化断层摄影技术,应用于口腔牙齿及牙周检查有独特优势,由 X 线管在一定时间内围绕头部行 360° 旋转获得数据,再通过计算机在任何方向上进行轴位图像、冠状位图像、矢状位图像和曲面成像的重建,得到在扫描范围内的任何方向、层面和间隔的截面图。其优势在于放射量低、图像分辨率高,从而对牙周炎的诊断提供依据,并为治疗方案的选择提供支持。

(四)牙动度仪

测定牙的松动程度用常规的手持牙科镊子检查带有很大的主观性,且重复性差,故在临床研究中需要借助仪器来测定,以取得客观数据。如动度测量计(mobilometer)是一种精准测量牙动度的电子仪器。牙动度仪(periotese)的原理是用一恒速的小圆柱轻微快速冲击牙面,仪器能以数字显示牙周膜对该冲击力的阻力,牙越松则阻力越小,显示数值越大。用仪器测量松动度较为客观,重复性好,对于牙周临床的纵向研究有一定帮助。

(五)秴力计

上下颌牙齿在咬合时,牙周组织能承受一定的力,称为秴力。

秴力计是测量秴力的仪器,其种类较多,较常用的为应变电阻式或压电陶瓷式,均是通过受试者紧咬传感器,其压力信号通过放大,由示波器、描图仪等输出秴力值。一般所测的均为最大秴力值。牙周炎患者由于牙周组织的破坏,牙松动而使秴力明显减小。因此秴力的大小也可在一定程度上反映牙周组织的健康状况。

(六)龈沟液检查

龈沟液是来自牙龈组织的渗出液,其成分来源于血清和局部牙龈结缔组织。正常龈沟内液量极少，牙龈有炎症时不但液量增加，而且其成分也发生变化。对龈沟液的成分和量的检测，对于牙周炎的诊断、疗效的观察和预测疾病的发展有重要意义，可作为牙周炎诊治中的辅助手段。

（七）基因检测

与遗传有关的宿主易感性是牙周炎发病的主要决定因素之一，能影响和改变宿主对微生物的反应，并决定疾病的进展速度和严重程度，牙周炎与糖尿病、高血压、风湿病以及骨质疏松等疾病一样属于多基因病，因此对炎症介质及其他成分的基因多态性的检测，可能早期预测个体对牙周炎的易感性，目前尚处于初步研究阶段。

第二节　牙周病专科病历书写

病历是检查、诊断和治疗工作的全面记录，是总结经验、评价医疗质量和进行科学研究的重要依据和原始资料，在特定条件下它还是法律裁定的正式依据，因此必须以严肃认真的态度写好病历。要求病历书写正规而又扼要，内容准确，项目齐全，书写清楚，不得随意涂改，主要内容应围绕牙周疾病的演变和治疗过程以及与口腔其他疾病的关系进行记录，与牙周病相关的全身病也应予以记述。

一、病史

应以牙周病史为主，同时应包括相关的口腔病史及系统病史，内容及要求详见本章第一节病史采集部分。应包括主诉、现病史、既往史、家族史。主诉是指主要病症的部位、症状和持续时间，力求用一句话简明表达。现病史即对主诉的进一步陈述，包括主诉及其相关的自觉症状，依先后次序记述从发病到就诊时的病情演变过程，着重在现阶段的情况以及患者自己认为可能的病因及诱发因素，曾做何种治疗及其疗效等。既往史、家族史及系统病史则有选择地记录与主诉及牙周病有关的部分。

二、检查内容

检查不应只局限于牙周组织，应对口腔其他相关部位做全面的检查，必要时可做全身有关辅助检测，检查内容包括：

1. 牙周组织　是病历书写中的主要检查内容，详见本章第一节第二部分。

2. 口腔黏膜　颊、舌侧牙龈同属于口腔黏膜，某些病损如溃疡、斑纹、色素沉着等同时涉及牙龈及其他口腔黏膜，需要全面检查。

3. 牙及牙周围组织　龋齿、牙髓的病变及根尖周围病与牙周病的关系非常密切，如邻面龋引起的食物嵌塞、慢性根尖周炎引起的龈瘘等都直接影响牙周组织的健康。

4. 颞下颌关节　咬合是否正常直接影响颞下颌关节的功能，如深覆𬌗，磨牙症患者等可出现颞下颌关节的不适或弹响等症状，牙周炎患者也可以有𬌗关系的异常，因此，必要时可请专科医师会诊。

5. 其他检查　根据病情需要可做其他检查，如血液化验（血细胞分析、血糖、血脂等生化指标的检测）和牙龈的活体组织检查等。

三、病历书写

牙周炎因涉及多个牙,且检查指标又多,应设计按牙位记录探诊深度,附着丧失、炎症程度、出血情况、根分叉病变、牙动度等数据的牙周炎专用表或图。必要时还可以画出牙周袋深度及牙槽骨吸收的示意图,使病情一目了然(表8-1)。

表8-1 牙周记录表

姓名_____ 年龄_____ 性别_____ 日期_____ 检查医师

FI																	
AL																	
松动度																	
增生																	
BI																	
GR																	
溢脓																	
PD B																	
L																	
	8	7	6	5	4	3	2	1	1	2	3	4	5	6	7	8
PD B																	
L																	
溢脓																	
GR																	
BI																	
增生																	
松动度																	
AL																	
FI																	

咬合关系:

阻生齿:

口腔黏膜:

小 结

　　制订最佳的牙周治疗措施需要先作出正确的判断,即确定牙周病的类型、范围和严重程度,而正确的诊断则有赖于准确、全面的问诊和客观检查。牙周病的检查是通过详细的询问全身和局部的病史、一系列常规检查和辅助检查来完成的,从而能及时发现与牙周病发生发展密切相关的危险因素,有利于预测患者对牙周治疗的反应和对疾病预后的判断。

（李欣欣　龚连喜　顾长明　戚刚刚　李晓军）

思考题

　　1.临床上如何进行牙周探诊?

　　2.牙周病历书写有什么特点?

第九章　牙周病及种植体周围组织病的临床表现及诊断

学习目标

1. 掌握：慢性龈炎、急性龈乳头炎、妊娠期龈炎、慢性牙周炎、侵袭性牙周炎、牙周 - 牙髓联合病变、牙周脓肿的病因、临床表现、诊断及治疗原则。

2. 熟悉：药物性牙龈肥大及急性坏死性溃疡性龈炎、种植体周围组织病的病因、临床表现、诊断及治疗原则。

3. 了解：青春期龈炎、牙龈纤维瘤病及牙龈瘤的病因、临床表现、诊断及治疗原则。

第一节　牙　龈　病

牙龈病（gingival diseases）指发生在牙龈组织的疾病，多为炎症，也可为增生、坏死和瘤样病变。

一、慢性龈炎

慢性龈炎（chronic gingivitis）又称边缘性龈炎或单纯性龈炎。牙龈的炎症主要位于游离龈和龈乳头，在牙龈病中最常见。

【病因】

龈缘附近牙面上堆积的菌斑是慢性龈炎的始动因子。此外，牙石、食物嵌塞、不良修复体及牙错位拥挤、口呼吸等因素均可促使菌斑积聚，促进龈炎的发生和发展。

【临床表现】

1. 自觉症状　慢性龈炎患者常有刷牙或咬硬物时牙龈出血，这也是龈炎患者就诊的主要原因。但慢性龈炎患者一般无自发性出血，有些患者可伴有牙龈肿胀不适、发痒、发胀和口腔异味等症状。

2. 局部检查　牙龈颜色鲜红或暗红；由于炎症的刺激使牙龈肿胀，光滑发亮，点彩消失，龈缘变钝，不再紧贴牙面，质地疏松而失去弹性，触之易出血（彩图 9-1，见书末彩插）。龈沟可因龈缘水肿或增生而加深，形成假性牙周袋，探诊深度在 3mm 以上，但不能探及釉牙骨质界，重者可有龈缘糜烂、肉芽增生、龈袋溢脓。此外，龈缘附近有明显的菌斑、牙石堆积以及其他菌斑滞留因素存在。

【诊断要点】

1．龈缘处牙面有菌斑、牙石等。

2．有慢性龈炎的病损表现，如牙龈色泽、外形、质地的改变及探诊出血等。

3．无牙周附着丧失和牙槽骨吸收。

【鉴别诊断】

1．与早期牙周炎相鉴别　鉴别要点主要在早期牙周炎患者有牙周附着丧失和牙槽骨吸收。

2．血液病引起的牙龈出血　白血病、血小板减少性紫癜、血友病、再生障碍性贫血等血液系统疾病，均可引起牙龈出血。故对以牙龈出血为主诉并有牙龈炎症的患者，应注意与上述血液系统疾病相鉴别。

3．HIV 相关性龈炎　HIV 相关性龈炎是 HIV 感染者较早出现的相关症状之一，临床可见游离龈龈缘呈明显的线状红色充血带，称线形牙龈红斑。附着龈可有点状红斑，患者自述有刷牙后出血或自发性出血。在去除局部刺激因素后，牙龈充血仍不消退。血清学检测有助于确诊。

【治疗原则】

1．去除病因　通过洁治术彻底清除牙石、菌斑，消除造成菌斑滞留和局部刺激牙龈的因素，牙龈炎症可在数日内消退。对于牙龈炎症较重者，可配合使用 0.12%～0.2% 氯己定或 1%～3% 过氧化氢液等局部药物。对于不伴有全身性疾病的慢性龈炎患者，不应全身使用抗菌药物。

2．手术治疗　大多数慢性龈炎患者在去除病因后炎症消退，牙龈形态恢复正常；对少数牙龈纤维增生明显、炎症消退后牙龈形态不能恢复正常的患者，可施行牙龈成形术，以恢复牙龈的生理外形。

3．防止复发　慢性龈炎的病变局限于牙龈，无牙周组织的破坏，治疗并不难，疗效也较理想，治疗后牙龈的色、形、质及功能均能完全恢复正常，是一种可复性疾病。重要的是要防止疾病复发。积极开展椅旁口腔卫生宣教，指导并教会患者控制菌斑的方法，持之以恒地保持良好的口腔卫生状况，定期（6～12 个月）进行检查和维护，才能保持疗效，防止复发。

 课堂互动

病例分析

患者，女，21 岁，学生。刷牙时牙龈少量出血 1 年，出血可以自行止住。认为是"上火"，曾自服牛黄上清丸、头孢拉定片未见明显效果。近 1 周出血加重，故来我院就诊。

既往史：否认肝病、血液病、糖尿病等慢性病史，否认药物过敏史。

个人史：无特殊嗜好。每日刷牙 2 次，横刷法。

家族史：父母身体健康。

口腔检查：口腔卫生不良，牙石（+），牙面沉积大量软垢。牙龈呈暗红色，牙龈边缘肿胀,牙龈乳头圆钝,质地松软,表面光亮,探诊易出血,龈沟深度 3mm,未探及附着丧失。松动(-),叩痛(-),咬合关系正常。

辅助检查:血常规检查正常,X线片显示牙槽骨正常。

病例分析与思考:

1. 该患者疾病诊断是什么?诊断依据是什么?

2. 应与哪些疾病相鉴别?

3. 治疗原则是什么?

二、青春期龈炎

青春期龈炎(puberty gingivitis)指发生在青春期少年的慢性非特异性龈炎,与内分泌有关,男女均可患病,但女性患者稍多于男性。

【病因】

1. 局部因素 菌斑仍是青春期龈炎的主要病因。这个年龄段的人群,由于牙的萌出和替换、错𬌗畸形、口呼吸、正畸治疗等,致使牙齿不易清洁,口腔卫生差,易造成菌斑滞留,引起龈炎,而牙石一般较少。

2. 全身因素 青春期龈炎和内分泌尤其是性激素的变化有关,牙龈对菌斑的易感性增加,牙龈对局部刺激的反应增强,产生明显的炎症反应或加重牙龈炎症。

【临床表现】

患者主诉症状常为刷牙或咬硬物时出血、口腔异味等。本病为青春期发病,好发于前牙唇侧的龈乳头和龈缘。唇侧牙龈肿胀较明显,龈乳头常呈球状突起,牙龈颜色暗红或鲜红,质地松软,探诊易出血。龈沟可加深形成龈袋,但附着水平无变化,也无牙槽骨吸收。牙龈炎症、肥大的程度超过局部刺激的程度,易于复发。

【诊断要点】

1. 患者处于青春期。

2. 局部有刺激因素。

3. 病变好发于前牙唇侧的龈乳头和龈缘。

4. 牙龈的炎症反应超过了局部刺激物所能引起的程度。

【治疗原则】

1. 去除局部刺激 青春期龈炎反映了性激素对牙龈炎症的暂时性增强,青春期过后,牙龈炎症可有部分消退,但原有的龈炎不会自然消退,因此,去除局部刺激因素仍是青春期龈炎治疗的关键。通过洁治术去除菌斑、牙石,纠正不良的修复体等,必要时可配合局部的药物治疗,如龈袋冲洗、局部上药及含漱等,多数患者经基础治疗后可痊愈。

2. 手术治疗 对于病程长,牙龈过度肥大增生的患者,必要时可行牙龈切除术,手术最好在青春期过后进行。

3. 防止复发 进行口腔卫生宣传,指导患者正确刷牙和使用牙线等菌斑控制方法,养成良好的口腔卫生习惯,以防复发。正畸患者治疗前应治愈原有的龈炎,治疗中应定期做牙周检查和预防性的洁治,正畸矫治器的设计和制作应有利于菌斑控制。

课堂互动

病例分析

患者，女，14岁，学生。刷牙和吃苹果时牙龈出血8个月。8个月前开始患者于每日刷牙时甚至吃苹果时都会发生牙龈出血，但是含漱清水能够止血。曾做过牙周治疗，出血症状减轻。近1个月再次发生牙龈出血，故来我院就诊。

既往史：无血液病、肝炎等慢性病史，无药物过敏史。

个人史：无特殊嗜好，每日刷牙2次。

家族史：父母身体健康，无类似疾病。

口腔检查：上下颌前牙牙列拥挤，软垢（+），牙龈色鲜红、水肿光亮，牙龈乳头呈球状突起，质地松软，探诊出血，探龈沟深度4mm，松动（−）。

辅助检查：血常规检查正常，X线片显示牙槽嵴顶无吸收。

病例分析与思考：

1. 该患者疾病诊断是什么？诊断依据是什么？

2. 应与哪些疾病相鉴别？

3. 治疗原则有哪些？

三、妊娠期龈炎

妊娠期龈炎（pregnancy-associated gingivitis）指妇女在妊娠期间，由于孕激素水平的升高，使原有龈炎加重，发生牙龈肥大或形成龈瘤样病变，分娩后可自行减轻或消退。此病的发生率报告不一，在30%～100%。

【病因】

1. 局部因素　菌斑微生物是妊娠期龈炎的直接病因。妊娠期的妇女若不注意正确维护口腔卫生，致使菌斑、牙石在龈缘附近堆积，易引起牙龈炎症，若同时有食物嵌塞和不良修复体存在等，更易加重牙龈炎症。

2. 全身因素　妊娠本身不会引起龈炎，如没有局部刺激物及菌斑，也不会发生妊娠期龈炎。妊娠时孕激素（主要是黄体酮）水平增高，使牙龈毛细血管扩张、充血，炎症细胞和渗出液增多，使局部炎症反应加重。近年来发现妊娠期龈炎患者的龈下菌斑中细菌构成也发生了变化，中间普氏菌数量明显增多。该菌数量及临床症状随着妊娠月份增加及黄体酮水平增高而加重；分娩后，该菌数量降低，临床症状也逐渐减轻或消失。

【临床表现】

1. 妊娠期龈炎　患者在妊娠前即有不同程度的龈炎，妊娠2～3个月开始出现症状，至8个月时达到高峰，分娩后龈炎可逐渐减轻，约2个月后，可减轻至妊娠前水平。妊娠期龈炎常发生在个别或全口牙龈，以前牙区为重，牙间乳头最明显。牙龈呈鲜红或暗红色、质地松软、表面光滑，触之易出血（彩图9-2，见书末彩插），患者吮吸或进食时也易出血，此常为患者就诊时的主诉症状。一般无疼痛感，但重者可有溃疡和假膜形成。

2. 妊娠期龈瘤（亦称孕瘤）　发生于单个牙的牙龈乳头，下颌前牙唇侧龈乳头较为多见，在妊娠妇女中发生率一般为 1.8%～5%。一般发生在妊娠后 3 个月，牙龈乳头出现增生物，色泽鲜红或暗紫，表面光滑，质地松软，有蒂或无蒂，探诊极易出血（彩图 9-3，见书末彩插）。直径一般不超过 2cm，但严重的病例因瘤体过大可影响进食或咬破出血，是患者就诊的常见原因。分娩后，妊娠瘤多数能逐渐缩小，但必须去除局部刺激物才能使病变完全消失，有的还需手术切除。

【诊断要点】

1. 发生于妊娠期妇女，一般口腔卫生较差。

2. 可发生于全口牙龈，以牙龈乳头处较多见。但孕瘤多发生于单个牙龈乳头。

3. 牙龈鲜红或暗红色，质地松软、表面光滑，易出血。

【鉴别诊断】

本病应与化脓性肉芽肿相鉴别。化脓性肉芽肿可发生于非妊娠期妇女，临床表现为个别牙龈乳头的无痛性肿胀、突起的瘤样物，有蒂或无蒂，色泽鲜红或暗红，质地松软，极易出血。多数病变表面有溃疡和脓性渗出物，一般多可找到局部刺激因素。病理变化为血管瘤样的肉芽肿性病变，血管内皮细胞和新生毛细血管的大量增殖，并有炎细胞浸润，表面常有溃疡和渗出。

【治疗原则】

治疗原则同慢性龈炎相似。但应注意，治疗应尽量与相关的专科医师协商，尽量避免使用全身药物治疗，以免影响胎儿发育。

1. 去除一切局部刺激因素，如菌斑、牙石、不良修复体等。由于牙龈易出血和患者处于妊娠期，操作时动作要轻柔，尽量减少出血和疼痛。

2. 进行细致的口腔卫生指导。

3. 对于较严重的患者，如牙龈炎症肥大明显、龈袋有溢脓时，可用 3% 过氧化氢液和生理盐水冲洗，也可使用刺激性小、不影响胎儿发育的含漱液，如 1% 过氧化氢液。

4. 手术治疗 对体积较大的妊娠期龈瘤，若妨碍进食，则可在彻底清除局部刺激后考虑手术切除。手术时机应选择在妊娠期的 4～6 个月，以免引起流产或早产。术中应避免流血过多，术后严格控制菌斑，以防复发。

四、药物性牙龈肥大

【病因】

药物性牙龈肥大（drug-induced gingival enlargements）是指长期服用某些药物而引起牙龈的纤维增生和体积增大。与药物性牙龈肥大有关的三类药物为抗癫痫类药物（苯妥英钠）、免疫抑制剂（环孢素）、钙通道阻滞剂（硝苯地平、维拉帕米等）。

研究表明牙龈肥大的程度与原有的牙龈炎症和口腔卫生状况有关，也可能与年龄、服药剂量、服药时间和血清中药物浓度有关。

【临床表现】

药物性牙龈肥大常发生于全口牙龈，但以上、下颌前牙区为重。肥大起始于唇颊侧或舌腭侧龈乳头，病变初期牙龈乳头呈小球状突起，病变继续发展，龈缘与龈乳头连在一起，盖住部分牙面，严重可影响咀嚼。牙龈表面呈桑葚状或分叶状，质地坚硬，呈淡粉红色，一般不易出血。多数患者无自觉症状，无疼痛。由于牙龈肥大，使龈沟加深，形成假性牙周袋,加之牙龈失去生理外形,易使菌斑堆积。多数患者均合并有不同程度的牙龈炎症,此时的牙龈可呈深红或紫红色,质地较松软,牙龈边缘易于出血(彩图 9-4,彩图 9-5,见书末彩插)。药物性牙龈肥大只发生于有牙区,拔牙后肥大的牙龈组织可自行消退。

【诊断要点】

1. 有长期服用上述药物的历史。

2. 牙龈肥大明显,呈实质性、坚韧、色粉,也可伴发明显的炎症。

【鉴别诊断】

1. 牙龈纤维瘤病　此病无长期服药史,但可有家族史,牙龈肥大范围广泛、程度重。

2. 以牙龈增生为主要表现的慢性龈炎　一般炎症较明显,好发于前牙的唇侧和牙龈乳头,增生程度较轻,覆盖牙冠一般不超过 1/3,有明显的局部刺激因素,但无长期服药史。

【治疗原则】

1. 去除局部刺激因素　通过洁治、刮治清除菌斑、牙石,并消除一切导致菌斑滞留的因素。

2. 局部药物治疗　对牙龈有明显炎症的患者,可用 3% 过氧化氢液冲洗龈袋,以及局部使用抗菌药物,待炎症减轻后再做进一步治疗。

3. 手术治疗　牙龈肥大明显的,虽经上述治疗,肥大的牙龈仍然不能消退者,在全身病情稳定时可行龈切除和成形术。

4. 进行口腔卫生指导,严格控制菌斑。

5. 对牙周治疗后龈肥大状况改善不明显的患者应考虑与相关的专科医师协商更换使用其他药物或与其他药物交替使用,以减轻本病。

五、急性龈乳头炎

急性龈乳头炎(localized papillary gingivitis)是指病损局限于个别牙龈乳头的急性非特异性炎症。

【病因】

牙龈乳头受到机械或化学刺激,是引起急性龈乳头炎的直接原因。如食物嵌塞、不恰当剔牙、过硬食物的刺伤、邻面龋尖锐边缘的刺激及不良修复体,如义齿卡环尖、充填体的悬突刺激等均可造成牙龈乳头的急性炎症。

【临床表现】

牙龈乳头发红肿胀,探触或吸吮时易出血,有自发性的胀痛和明显的探触痛。女性患者常在月经期而疼痛感加重。有时疼痛可表现为明显的自发痛和中等度的冷热刺激痛,易与牙髓炎混淆。

检查可见牙龈乳头鲜红肿胀,探触痛明显,易出血;有时局部可查到刺激物;患牙可有轻度叩痛,这是因为龈乳头下方的牙周膜也有炎症、水肿。

【治疗原则】

1. 去除局部刺激因素　仔细检查,如有明显的刺激因素存在,应首先去除,如嵌塞的食物、不良修复体等。

2. 消除急性炎症　去除牙石、菌斑,消除或缓解龈乳头的急性炎症。

3. 局部使用抗菌消炎药物　如 3% 过氧化氢液冲洗等。

4. 彻底去除病因 待龈乳头的急性炎症消退后，应彻底去除病因，如消除食物嵌塞，治疗邻面龋和调改不良修复体等。

六、急性坏死性溃疡性龈炎

急性坏死性溃疡性龈炎（acute necrotizing ulcerative gingivitis，ANUG），又称文森（Vincent）龈炎、战壕口、梭杆菌螺旋体性龈炎，指发生在龈缘和龈乳头的急性炎症和坏死。

【病因】

1. 微生物 由多种微生物引起的机会性感染，主要优势菌为梭形杆菌、螺旋体和中间普氏菌。一般不致病，当宿主和局部组织抵抗力低下时，这些微生物的毒力才造成牙龈的坏死和炎症。

2. 业已存在的慢性龈炎或牙周炎是本病发生的重要条件。

3. 吸烟 多数患者有大量吸烟史。吸烟可使牙龈小血管收缩，影响牙龈局部血供。

4. 心身因素 心身因素与本病关系密切。如工作繁忙、休息不佳、过度疲劳或有精神紧张者常易发生本病。

5. 使机体免疫功能降低的某些因素 如营养不良的儿童，特别是维生素 C 缺乏；某些全身性消耗性疾病，如恶性肿瘤、急性传染病、血液病、严重的消化功能紊乱等）易诱发此病。艾滋病患者也常伴有本病，须引起高度重视。

【病理】

坏死性溃疡性龈炎的组织病理学表现为牙龈的非特异性急性坏死性炎症。病变由表及里可分为①坏死区：上皮坏死，在坏死区与生活组织间见大量梭形杆菌和螺旋体；②坏死区下方的结缔组织中有大量血管增生、扩张充血，白细胞密集浸润；③慢性炎症浸润区：更下方的结缔组织内有浆细胞和单核细胞为主的慢性炎症细胞浸润，并有螺旋体侵入。

【临床表现】

1. 好发人群 本病多见青壮年，以男性吸烟者多见。

2. 病程 发病急，病程短，常为数天至 1～2 周。

3. 牙龈坏死表现 以龈乳头和边缘龈坏死为其特征性损害。初起时在个别龈乳头顶端发生坏死性溃疡，表面覆有灰白色污秽的坏死物，易擦去（彩图 9-6，见书末彩插），去除坏死物后可见龈乳头中央凹下如火山口状。早期轻型患者应仔细检查龈乳头的中央，以免漏诊。病变可迅速沿牙龈边缘向邻牙扩展，使龈缘呈虫蚀状。龈乳头进一步破坏后可与龈缘成一直线，如刀切状。病损一般不波及附着龈。

4. 自发性出血 患处牙龈极易出血，甚至有自发性出血。

5. 疼痛明显。

6. 有典型的腐败性口臭。

7. 全身症状 重症患者可出现低热、疲乏、等全身症状。

急性炎症如未及时治疗且患者抵抗力低下时，坏死还可波及牙龈病损相对应的唇、颊黏膜，形成坏死性龈口炎；严重者使面颊部组织迅速坏死，甚至穿孔，形成"走马牙疳"。目前，走马牙疳在我国已基本绝迹。

ANUG 若治疗不彻底，可转变成慢性坏死性龈炎，龈乳头破坏严重，甚至消失，龈乳头的高度低于龈缘高度，呈反波浪形。若不及时治疗可波及整个牙周组织，称坏死性溃疡性牙周炎,引起牙槽骨吸收,牙周袋形成和牙齿松动。

【诊断要点】

1. 起病急,多有明显的诱因。

2. 龈乳头顶端典型的火山口状坏死,龈缘虫蚀状坏死。

3. 常以牙龈自发性出血和明显疼痛为主诉。

4. 有典型的腐败性口臭。

5. 病变区细菌学涂片检查可见大量梭形杆菌和螺旋体。

【鉴别诊断】

1. 慢性龈炎　该病病程长,为慢性过程,虽可有牙龈红肿、出血、轻度口臭等,但一般无自发性出血;无自发痛,无牙龈坏死,无典型的腐败性口臭。

2. 急性白血病　该病牙龈广泛肿胀、疼痛和坏死,并累及附着龈,有自发性出血和口臭。也可伴发 ANUG。血常规检查白细胞计数明显升高并出现幼稚白细胞,是诊断该病的重要依据。

3. 艾滋病　艾滋病患者由于细胞免疫和体液免疫功能低下,常由各种细菌引起机会性感染,可合并 ANUG。对可疑病例应进行适当和必要的检查,血清检查 HIV 抗体阳性有助于鉴别诊断。

【治疗原则】

1. 去除局部坏死组织　急性期应首先轻轻去除牙龈乳头及龈缘的坏死组织,并初步去除大块的龈上牙石。

2. 局部药物治疗　3% 过氧化氢液局部擦拭、冲洗和反复含漱。必要时,在清洁后的局部可涂布或贴敷抗厌氧菌的制剂。

3. 全身药物治疗　重者可口服甲硝唑或替硝唑等抗厌氧菌药物,必要时全身给予维生素 C、蛋白质等支持疗法。

4. 口腔卫生指导　立即更换牙刷,保持口腔清洁,养成良好的口腔卫生习惯;劝其戒烟。

5. 对全身因素进行矫正和治疗。

6. 急性期过后的治疗　急性期过后,应及时治疗原有牙周疾病;对外形异常的牙龈组织,可通过牙龈成形术等治疗。

七、牙龈纤维瘤病

遗传性牙龈纤维瘤病(hereditary gingival fibromatosis)又名家族性或特发性牙龈纤维瘤病,为牙龈组织的弥漫性纤维增生,较为罕见。

【病因】

病因不明,有的患者有家族史,但也有的无家族史。有家族史者可能为常染色体显性或隐性遗传。

【临床表现】

本病可在幼儿时就发病,最早可发生在乳牙萌出之后,一般开始于恒牙萌出之后。牙龈普遍增生,可发生于单颌也可同时波及上、下颌牙龈,同时累及边缘龈、龈乳头和附着龈,甚至达膜龈联合处,唇、舌侧龈均可发生。增生的牙龈可覆盖牙冠 2/3 以上,甚至整个牙冠,妨碍咀嚼。牙齿常因增生的牙龈挤压而发生移位。增生的牙龈颜色正常,点彩明显,表面光滑,质地坚韧,有时呈结节状,探诊不易出血。由于牙龈增厚,有时出现牙齿萌出困难(彩图 9-7,见书末彩插)。

【诊断要点】

1. 可有家族史。

2. 患者发病年龄较小。

3. 牙龈普遍增生,增生程度较重,可覆盖牙冠 2/3 以上。

4. 牙龈增生同时累及边缘龈、龈乳头和附着龈,甚至达膜龈联合处。

【鉴别诊断】

1. 药物性牙龈肥大 药物性牙龈肥大有服药史,肥大一般不波及附着龈,牙龈肥大程度较牙龈纤维瘤病轻,一般覆盖牙冠 1/3 左右。

2. 以牙龈增生为主要表现的慢性龈炎 该病主要以前牙的牙龈乳头和龈缘增生多见,增生程度较轻,覆盖牙冠一般不超过 1/3,多数伴有炎症,有明显的局部刺激因素,无长期服药史及家族史。

【治疗原则】

1. 牙周基础治疗 去除菌斑和牙石,可配合药物治疗。

2. 牙龈成形术 牙龈纤维瘤病的治疗以牙龈成形术为主,以恢复牙龈的外观与功能。一部分患者在青春期后进展减缓,故手术最好在青春期后进行。

3. 口腔卫生指导 本病术后易复发,口腔卫生不良者更易复发。术后指导患者保持良好的口腔卫生,可避免或延缓复发。

八、牙龈瘤

牙龈瘤(epulis)是指发生在牙龈乳头部位的炎症反应性瘤样增生物。它来源于牙周膜及牙龈的结缔组织,因其无肿瘤的生物学特征和结构,故非真正肿瘤,但切除后容易复发。

【病因】

1. 局部刺激因素 如菌斑、牙石、食物嵌塞或不良修复体等的刺激而引起局部长期慢性炎症,使牙龈结缔组织反应性增生。

2. 内分泌改变 妇女怀孕期间容易发生牙龈瘤,分娩后则缩小或停止生长。

【临床表现及病理】

牙龈瘤患者女性较多,常发生于中青年。多发生于唇颊侧的牙龈乳头,舌腭侧较少,一般为单个牙发生。肿块呈圆球形或椭圆形,大小不一,一般直径由几毫米至 1～2cm,表面有时呈分叶状。瘤体通常有蒂,也可无蒂,基底宽,界清,一般生长较慢。较大的肿块可被咬破而发生溃疡、出血或伴发感染。长时间存在的大的肿块还可以发生牙槽骨壁的破坏,X线片可见骨质吸收、牙周膜间隙增宽现象。牙齿可松动、移位。

根据组织病理学表现的不同,牙龈瘤通常分为纤维型、肉芽肿型及血管型。

1. 纤维型牙龈瘤 在组织学上表现为含有多量成束的胶原纤维和少量成纤维细胞,血管无明显充血或增生,炎症细胞不多。此型牙龈瘤的质地坚韧,色泽与正常牙龈无大差别,瘤体组织表面光滑,不易出血。临床上触之柔软者则镜下见胶原纤维略少。

纤维型牙龈瘤在组织学上有时还可见成骨现象,有不规则排列的骨小梁,但无牙源性上皮结构,又称外周性骨化性纤维瘤。这种纤维瘤被认为是牙周膜来源的一种反应性瘤样增生,并非真性肿瘤。

2. 肉芽肿型牙龈瘤　在组织学上主要由肉芽组织所构成,有较多的炎症细胞及毛细血管增生、充血,纤维组织较少。临床上可以是有蒂的瘤样物或扁平无蒂的肥大。表面呈红色或暗红色,质地一般较软,触之易出血。本型又属于化脓性肉芽肿。

3. 血管型牙龈瘤　含有丰富的血管,颇似血管瘤,触之极易出血。妊娠期龈瘤多属此型。

【诊断要点】

1. 瘤样表现。

2. 瘤体通常有蒂,基底宽,界清,一般生长较慢。

3. 确诊需手术切除后行组织病理检查。

【鉴别诊断】

牙龈的恶性肿瘤　若增生物表面呈菜花状溃疡,易出血,发生坏死,应与牙龈癌鉴别。瘤体切除后应做组织病理学检查以确诊。

【治疗原则】

牙龈瘤的主要治疗方法是手术切除。切除必须彻底,否则容易复发。手术时,应在增生物基底部周围的正常组织上做切口,将瘤体连同骨膜完全切除,刮除相应部位的牙周膜,以防止复发。复发后一般仍可按上述方法切除,若复发次数多,必要时可拔除患牙,防止复发。

第二节　牙　周　炎

牙周炎(periodontitis)是由菌斑生物膜引起的牙周组织感染性疾病,导致整个牙周组织,即牙龈、牙周膜、牙槽骨和牙骨质的破坏,其主要特征为牙龈炎症、牙周袋形成、牙槽骨吸收和牙齿松动。牙周炎是成人牙齿丧失的首位原因。

一、慢性牙周炎

慢性牙周炎(chronic periodontitis,CP)此病是一种慢性感染性疾病,其病程长、进展慢、发病率高,是最常见的一类牙周炎,约占牙周炎患者的95%。

【病因】

慢性牙周炎一般在慢性龈炎的基础上发展而来,其发病因素基本与慢性龈炎相同,主要为口腔卫生不良,牙面有大量菌斑堆积以及龈下牙石、食物嵌塞、咬合创伤、不良修复体和不良充填体等局部促进因素存在。研究结果表明龈炎是牙周炎的前驱和危险因素,长期存在龈炎的牙以后发生牙周炎的机会远高于无牙龈炎症的牙。然而,也不是所有龈炎患者都会发展成牙周炎。另外,此病可受全身系统性疾病,以及吸烟和情绪等影响。

【临床表现】

1. 此病多见于成年人,也可见于儿童和青少年。呈缓慢或中等速度进展,也可有快速进展期。病程长,可达10年以上。随着年龄增长,其严重程度也增加。

2. 早期表现为牙龈红肿、出血或口腔异味,能探及釉牙骨质界,有牙周袋形成,X线可见牙槽骨吸收,病变可发生于个别牙、一组牙或多数牙。由于早期无明显不适,不受重视;病变进一步发展,牙周附着丧失和牙槽骨吸收到一定程度时,会出现牙齿松动和移位,咀嚼无力或疼痛。机体抵抗力低下时,还可发生急性牙周脓肿(彩图9-8,见书末彩插)。

3. 分型和分度 根据附着丧失和牙槽骨吸收波及的范围,慢性牙周炎可进一步分为局限型和广泛型,一般认为全口牙中受累位点(site)数≤30%者为局限型,>30%者则为广泛型。根据牙周袋深度、附着丧失和牙槽骨吸收的程度,慢性牙周炎可分为轻、中、重度。

轻度:牙龈有炎症和探诊出血。牙周袋≤4mm,附着丧失1～2mm,X线片显示牙槽骨吸收不超过根长的1/3,可有或无口腔异味。

中度:牙龈有炎症和探诊出血,也可有溢脓。牙周袋≤6mm,附着丧失3～4mm,X线片显示牙槽骨吸收超过根长的1/3,但不超过根长的1/2,根分叉区可有轻度病变,牙齿可有轻度松动。

重度:牙龈炎症较明显,可发生牙周脓肿。牙周袋>6mm,附着丧失≥5mm,X线片显示牙槽骨吸收超过根长的1/2,有根分叉病变,多有牙齿松动。

慢性牙周炎患者除上述特征外,晚期常伴发以下病变:

(1)牙移位:由牙槽骨吸收和牙松动引起。

(2)食物嵌塞:由牙松动、牙移位和龈乳头退缩所致。

(3)继发性𬌗创伤:由于牙齿支持组织减少引起。

(4)急性牙周脓肿:深牙周袋内脓液引流不畅或抵抗力低下时可出现。

(5)口腔异味:牙周袋溢脓、食物嵌塞引起。

(6)根面龋:由牙龈退缩、牙根暴露,牙自洁作用差等引起。

(7)逆行性牙髓炎:深牙周袋近根尖时可引起牙髓逆行性感染。

【诊断要点】

1. 早期多有牙龈出血,晚期可有牙齿松动和移位。

2. 口腔卫生状况不良。牙龈炎症表现,牙龈色、形、质改变。

3. 牙龈探诊出血、牙周探诊深度增加、牙周袋形成,附着丧失。

4. X线检查见牙槽骨吸收。

5. 晚期有牙齿松动和移位。

【鉴别诊断】

早期牙周炎与龈炎的鉴别见表9-1。

表9-1 早期牙周炎与龈炎的鉴别

症状与体征	龈炎	早期牙周炎
牙龈炎症	有	有
牙周袋	无或假性牙周袋(龈袋)	有
附着丧失	无	有,能探到釉牙骨质界
牙槽骨吸收	无	骨嵴顶吸收,或硬骨板消失
治疗结果	病变可逆,恢复正常	炎症消退,病变静止,但已破坏的支持组织难以完全恢复

【治疗原则】

治疗首先应确定全口和每颗患牙的严重程度,通过全面细致的检查确定易感因素,以利于制订个性化治疗计划和判断预后。

1. 基础治疗

（1）口腔卫生指导：对患者进行口腔卫生指导，培养和建立控制菌斑的自觉意识和正确方法。

（2）清除局部致病因素：①彻底清除牙石等病原刺激物，行龈上洁治术、龈下刮治术和根面平整术。②凡是能促进菌斑堆积的因素，例如粗糙的修复体表面、不合理的修复体、牙齿解剖异常、未充填的龋齿等，均是牙周炎发生和复发的危险因素，在治疗过程中也应尽量加以消除或纠正。

（3）局部药物治疗：常选用 3% 过氧化氢冲洗牙周袋；袋内放置碘合剂、甲硝唑等，特别是缓释剂型，可起到较好效果。

2. 牙周手术　经上述治疗后 6～8 周，若仍有 5mm 以上的牙周袋，且探诊有出血，或有难清除的龈下牙石，则可视情况决定再次刮治，或行手术治疗，手术治疗可以更彻底地去除炎症并改正牙周软硬组织外形。

3. 建立平衡𬌗关系　通过调𬌗、义齿修复和牙周夹板固定松动牙等方法建立平衡𬌗关系。

4. 全身治疗　大多数患者在基础治疗后，牙周组织能恢复健康状态，不需全身使用抗菌药物。对伴有糖尿病、消化道疾病、贫血等全身系统性疾病的慢性牙周炎患者，须首先治疗并控制全身性疾病，以利于牙周组织愈合；牙周治疗前后可酌情全身使用抗生素，以预防和控制全身和局部的感染。吸烟者对牙周治疗的反应较差，应劝其戒烟。

5. 拔除患牙　对无保留价值的患牙，应及时拔除。

6. 维护治疗　患者经适当治疗牙周炎症消退后，为防止复发，应进入维护期治疗。复查的间隔期可根据病情和患者控制菌斑的程度来确定。鼓励和动员患者坚持维护治疗是长期保持牙周炎疗效的关键条件之一。

二、侵袭性牙周炎

侵袭性牙周炎（aggressive periodontitis，AgP）其特点是牙周结缔组织附着和牙槽骨迅速丧失，牙周卫生较好与牙周破坏情况不相符。侵袭性牙周炎包含了 1989 年分类法中的三个类型，即青少年牙周炎、快速进展性牙周炎和青春前期牙周炎。在 1999 年的国际研讨会上将之命名为侵袭性牙周炎。

【病因】

病因不明确，微生物感染和全身因素可能影响本病的发生发展过程。

1. 微生物　在患牙的龈下菌斑中，分离出伴放线聚集杆菌，阳性率 90%～100%，此菌是主要的致病菌。侵袭性牙周炎的龈下优势菌还有牙龈卟啉单胞菌、福赛坦氏菌等其他微生物，即所谓的红色复合体成分。

2. 全身因素　研究证明本病患者有外周血的中性粒细胞和 / 或单核细胞的趋化功能异常，这种缺陷带有家族性。本病存在家族聚集现象，也有种族易感性差异。

【临床表现】

侵袭性牙周炎根据累及的范围可分为局限型和广泛型。

1. 局限型

（1）年龄和性别：本病一般在 11～13 岁开始发病，早期无明显症状，常在 20 岁左右就诊，女性多于男性。本病也可发生在青春前期的乳牙列。

（2）口腔卫生状况：菌斑及牙石量较少，牙龈表面炎症较轻微，但已有深牙周袋和牙槽骨破坏（彩图 9-9，见书末彩插）。

（3）好发牙位：病变通常局限于上下切牙和第一恒磨牙，多为左右对称。

（4）X 线的典型表现：牙槽骨吸收局限于切牙和第一恒磨牙。第一恒磨牙的邻面有垂直型骨吸收，若近远中均有垂直型骨吸收，形成典型的"弧形吸收"。切牙区多为水平吸收。

（5）病程进展快：牙周破坏速度比慢性牙周炎快 3～4 倍，患者常在 20 岁左右即已需拔牙或牙自行脱落。

（6）早期即出现牙齿松动、移位：多见于上颌切牙，呈扇形散开排列。

（7）家族聚集性：在家族中常有多代、多人患病，患者同胞中有 50% 的患病机会，有人认为是 X 连锁性遗传或常染色体显性遗传 / 隐性遗传等。

2. 广泛型

（1）发病年龄多为 30 岁左右。

（2）具有广泛的邻面附着丧失，侵犯除切牙和第一恒磨牙以外的牙数在 3 颗以上。

（3）有严重而快速的牙周附着丧失和牙槽骨吸收。

（4）多数患者有大量的菌斑和牙石，也可较少。

（5）一般患者对常规治疗和全身药物治疗有明显疗效。

【诊断要点】

诊断此病并非存在所有的特征，可根据临床表现、X 线表现、病史等资料早期诊断及治疗。

1. 局限型侵袭性牙周炎

（1）好发于青春期女性。

（2）口腔卫生状况较好，牙周组织破坏程度与局部刺激物的量不成比例。

（3）多局限于切牙和第一磨牙。

（4）第一磨牙在 X 线片上表现为典型的"弧形吸收"。

（5）病变发展迅速。

（6）早期出现牙松动和移位，上颌切牙多见扇形移位。

（7）有家族史和遗传倾向。

2. 广泛型侵袭性牙周炎

（1）发病年龄多为 30 岁左右。

（2）除累及第一磨牙和切牙以外，至少还累及其他 3 颗以上的恒牙。

（3）有严重而快速的牙周附着丧失和牙槽骨吸收。

（4）多数患者有大量的菌斑和牙石。

（5）一般患者对常规治疗和全身药物治疗有明显疗效。

侵袭性牙周炎应与慢性牙周炎相鉴别（表 9-2）。

【治疗原则】

1. 早期治疗原则　消除感染，防止复发，加强维护，定期复查。

2. 抗生素应用　在洁治和刮治后辅助服用抗菌药物效果优于单纯刮治。近年来主张在龈下刮治后口服甲硝唑和阿莫西林（羟氨苄青霉素），两者合用，效果尚佳。局部也可配合使用抗厌氧菌类抗生素治疗。

表 9-2　侵袭性牙周炎与慢性牙周炎鉴别诊断

症状与体征	侵袭性牙周炎	慢性牙周炎
发病情况	发病率低，常见青年女性，病情发展迅速	发病率高，常见中老年人，男女均可，病情发展缓慢
病因	特异性菌斑	非特异性菌斑
好发牙位	多见于切牙和第一磨牙，广泛型可侵犯多个牙	个别牙、一组牙或全口牙
牙松动移位	早期出现	牙松动、很少移位
牙周袋	早期可无，但发展迅速，窄而深的牙周袋，骨下袋	宽而浅的骨上袋
X线表现	牙槽骨垂直吸收和弧形吸收为主	牙槽骨水平吸收为主，牙周膜间隙增宽

3. 调整机体防御功能　近年来，人们试图通过调节机体的免疫和炎症反应过程来减轻或治疗牙周炎，例如，小剂量多西环素可抑制胶原酶；非甾体抗炎药可抑制花生四烯酸产生前列腺素，抑制骨吸收。祖国医学强调全身调理，有报道在牙周基础治疗后服用六味地黄丸为基础的补肾固齿丸（膏），服药数月后，可明显减少复发率。吸烟是牙周炎的危险因素，应劝患者戒烟。还应努力发现有无其他全身因素及宿主防御反应方面的缺陷。

4. 正畸治疗　病情不重而有牙齿倾斜、移位的患者，可在炎症控制后，用正畸的方法将患牙复位。但治疗过程中必须加强菌斑控制和牙周病情的监控，加力也宜轻缓。

5. 定期维护，防止复发　定期的监测和必要的维护治疗是保持长期疗效的关键，应根据每位患者菌斑和炎症的控制情况，确定个性化的复查间隔。开始时为每 1～2 个月一次，6 个月后若病情稳定可逐渐延长。复查时若发现有复发或加重的牙位，应重新全面评价局部和全身的危险因素和促进因子，并制订相应的治疗措施，如必要的再刮治、手术或用药等。

三、反映全身性疾病的牙周炎

（一）糖尿病相关性牙周炎

糖尿病（diabetes mellitus）与牙周炎有着密切的关系，是长期研究的一个课题。大量的流行病学研究表明，糖尿病患者的牙周炎范围及严重程度均大于无糖尿病者；糖尿病患者患牙周炎的风险是无糖尿病者的 2～3 倍。因此，有学者建议牙周炎应列入糖尿病的第六个并发症。

糖尿病本身并不引起牙周炎，而是由于该病的基本病理变化，如小血管和大血管病变、免疫反应低下、中性粒细胞功能低下、胶原分解增加而合成减少等，在引起肾、视网膜和神经系统病变之外，也可使牙周组织对局部致病因子的抵抗力下降，使破坏加速、加重，愈合缓慢。

糖尿病主要影响牙周炎的发病和进程，尤其是血糖控制不佳的患者，其牙周组织的炎症较重，龈缘红肿呈肉芽状增生，易出血和发生牙周脓肿（彩图 9-10，见书末彩插），牙槽骨破坏迅速，导致深袋和牙松动。血糖控制后，牙周炎的情况会有所好转。

（二）艾滋病

艾滋病（acquired immunodeficiency syndrome，AIDS）由人类获得性免疫缺陷病毒（human immunodeficiency virus，HIV）引起，感染者由于全身免疫功能低下，容易发生口腔内的机会性感染。约30%的艾滋病患者先在口腔出现病变。

【临床表现】

与艾滋病有关的牙周病损有以下特征：

1. 线形牙龈红斑 龈缘处出现鲜红的宽2～3mm的线性病损，附着龈有瘀斑，极易出血（图9-11）。对常规治疗反应不佳，此阶段一般牙槽骨无吸收。

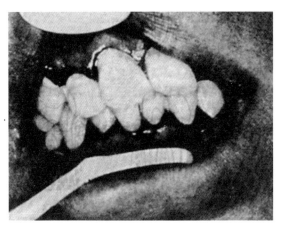

图9-11 艾滋病患者的龈缘红线

2. 坏死性溃疡性龈炎 艾滋病患者的坏死性溃疡性龈炎往往进展迅速，病情严重。

3. 坏死性溃疡性牙周炎 因患者抵抗力低下，由慢性牙周炎或坏死性溃疡性龈炎迅速发展而成。发生率为4%～10%，有严重骨吸收和牙周附着丧失，有时甚至有死骨形成，但菌斑指数并不一定相应高。

上述的这些艾滋病的口腔表现均可发生于无HIV感染者，或其他免疫功能低下者。因此，不能仅凭上述临床症状就作出艾滋病的诊断。口腔医师应提高警惕，对可疑的病例进行及时的化验检查以及转诊。

第三节 牙周炎的伴发病症

牙周炎的伴发病变并非独立疾病，可伴发于任何类型的牙周炎患者。

一、牙周-牙髓联合病变

【临床类型】

1. 牙髓病、根尖周病对牙周组织的影响 根尖周感染的急性发作形成牙槽脓肿，脓液可沿牙周膜间隙向龈袋排脓，也可由根尖组织穿透密质骨到达骨膜下，多向颊侧龈沟排出（图9-12），导致牙周袋深达根尖部。牙髓治疗也可造成牙周病变，如根管侧穿，髓腔或根管内封入烈性药均可通过根管侧穿处、牙本质小管、副根管和侧支根管而累及牙周组织。

本型特点是牙髓无活力或活力异常，牙周袋和根分叉区病变局限于个别牙，典型病例的X线表现为根尖区阴影与牙槽骨的吸收相连，形成典型的"烧瓶形"或"日晕圈"状病变（图9-13）。

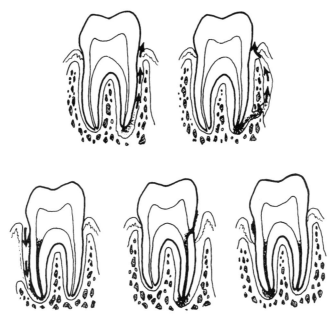

图9-12　牙周 - 牙髓联合病变

2．牙周病变对牙髓的影响　一般情况下，牙周病变对牙髓的影响较小。牙周袋内的毒素长期存在可刺激牙髓，轻者引起修复性牙本质形成，重者引起牙髓炎症、变性、钙化或坏死。深牙周袋内的细菌、毒素可通过根尖孔或侧支根管，进入牙髓，引起逆行性感染。检查患牙有深达根尖的牙周袋、牙龈退缩、牙松动等。

牙周治疗也可影响牙髓，如龈下刮治术和根面平整术常可造成牙本质暴露，使根面敏感和牙髓反应性改变。牙周袋内或根面应用的碘液、碘酚等药物，可通过牙本质小管或根管侧支刺激牙髓。

3．牙周病变和牙髓病变并存　指牙周病和牙髓病同时存在于一个牙齿，两者互相融合和影响，这种情况称为"真正的联合病变"。

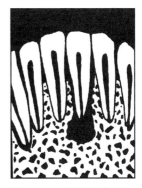

图9-13　"烧瓶形"病变

【治疗原则】

牙周 - 牙髓联合病变的治疗应尽量找出原发病变，彻底消除其感染源，同时也要积极治疗地治疗牙周、牙髓两方面的病变。牙周 - 牙髓联合病变的预后很大程度上取决于牙周病损的预后。

1．牙髓病引起牙周病的患牙，应先行牙髓治疗，对病程长久，牙周袋已存在者，则应在牙髓治疗开始后，同时或尽快开始常规的牙周治疗。

2．有的患牙在就诊时已有深牙周袋，而牙髓活力尚可，也可先行牙周治疗。而对一些病程长且反复急性发作，或虽经彻底的牙周治疗仍效果不佳者，则不宜过于保守，应同时做牙髓治疗，这有利于牙周病变的愈合。

3．牙周病和牙髓病共存者，应同时进行彻底的牙髓治疗和牙周治疗。

总之，凡不能明确诊断的，死髓牙先做根管治疗，配以规范的牙周治疗；活髓牙则先做系统的牙周治疗和调𬌗，再视情况行牙髓治疗。

二、根分叉病变

根分叉病变（furcation involvement）指牙周炎的病变波及了多根牙的根分叉区，在该处出现牙周袋、附着丧失和牙槽骨吸收。可发生于任何类型的牙周炎，以下颌第一磨牙发病率最高，上颌前磨牙最低，发生率随年龄增加而增加。

【病因】

菌斑微生物是主要的致病因素，牙根的解剖形态、咬合创伤、副根管等也起着重要作用。牙周炎一旦波及根分叉区，常造成凹坑状或垂直性骨吸收。

【临床表现】

正常根分叉区充满着牙槽骨间隔，从龈沟内是探不到的，一旦牙周破坏波及根分叉区，便可直接暴露于口腔，或虽被牙周袋所遮盖，但可被探及。临床上主要根据探诊和 X 线片来判断病变的程度。Glickman 将根分叉病变分为 4 度（图 9-14）。

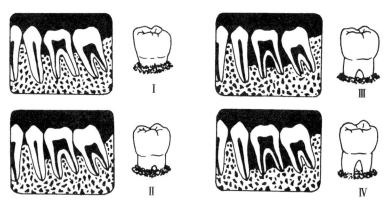

图 9-14 根分叉病变的分度（Glickman 分类）

Ⅰ度：根分叉区的骨质吸收很轻微，虽然从牙周袋内已可探及根分叉外形，但尚不能水平探入分叉内，由于牙槽骨吸收轻微，通常在 X 线片上看不到改变。

Ⅱ度：牙周探针或弯探针可从水平方向部分地进入根分叉内，但尚未贯通，根分叉区内尚有部分牙槽骨和牙周膜存在，X 线片显示此区仅有牙周膜增宽，或骨质密度小范围的降低。

Ⅲ度：根分叉区的牙槽骨全部吸收，形成贯通性病变，探针能水平向贯通分叉区，但它仍被牙龈覆盖而未直接暴露于口腔。X 线片可见该区骨质消失呈透射区。

Ⅳ度根分叉病变：根间牙槽中隔完全破坏，且有牙龈退缩，使根分叉区直接暴露于口腔。X 线片所见与Ⅲ度病变相似。

根分叉病变的另一分类方法是 Hamp 等提出的，根据水平探诊根分叉区骨破坏的程度来分度（图 9-15）。

Ⅰ度：探针能探入根分叉区，探诊深度不超过牙齿宽度的 1/3。

Ⅱ度：水平探诊深度大于牙齿宽度的 1/3，但尚未与对侧穿通。

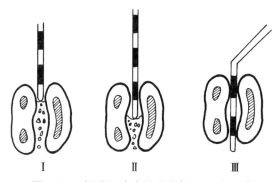

图 9-15 根分叉病变的分度（Hamp 提出）

Ⅲ度：水平探诊能贯通。

【治疗】

Ⅰ度根分叉病变：牙周袋较浅，且为骨上袋。牙槽骨外形无明显破坏者，仅行龈下刮治术。若牙周袋较深，且牙槽骨形态不佳，不符合生理外形，易造成菌斑堆积者，应在基础治疗后行牙龈翻瓣术和修整骨外形。

Ⅱ度根分叉病变：在牙周基础治疗后可行牙周组织再生术。对于骨质破坏较多，牙龈有部分退缩，术后难以完全覆盖根分叉者，可行根向复位瓣术和骨成形术，必要时还可附加隧道形成术，术后使根分叉区充分暴露以利于患者自我控制菌斑。一般不宜只做单纯的牙周袋切除术，因为会使该区的附着龈变窄，效果不佳。

Ⅲ度和Ⅳ度根分叉病变：治疗的目的是使根分叉区充分暴露，利于菌斑控制。因根分叉病变相通，可行颊侧根向复位瓣术和舌侧牙周袋切除术，充分暴露病变区。对效果不佳和严重者，可酌情行截根术、分根术或牙半切除术，保存患牙。

此外，患牙还应调𬌗，以减轻其咬合负担。牙髓活力异常者应在术前先行牙髓治疗。

三、牙周脓肿

牙周脓肿（periodontal abscesses）指发生在牙周袋邻近组织的局限性化脓性感染，可导致牙周膜和牙槽骨的破坏。此病并非独立疾病，而是牙周炎发展到中晚期，出现深牙周袋后的一个常见的并发症。

【病因】

1. 深牙周袋的化脓性炎症向深层结缔组织扩展，脓性渗出物不能顺利引流。

2. 复杂型深牙周袋，特别是有根分叉病变时，脓性渗出物不能顺利排出。

3. 洁治或刮治时，将牙石碎片推入牙周袋深部，或损伤牙龈组织。

4. 深牙周袋的刮治不彻底，或未经刮治就全身使用抗生素，虽然使袋口收紧，但袋底处的炎症仍然存在，得不到引流。

5. 牙周炎的患牙遭受创伤，或牙髓治疗时根管及髓室底侧穿，牙根纵裂等，有时也可引起牙周脓肿。

6. 牙周炎患者当机体抵抗力低下或有严重全身疾患，如未控制的糖尿病患者，易发生牙周脓肿。

【临床表现】

1. 急性牙周脓肿　发病急，在患牙的唇舌侧牙龈形成椭圆形或半球状的肿胀突起，伴有牙龈疼痛、肿胀、色泽改变，牙松动及浮出，化脓时扪诊可有波动感。脓液自袋内溢出或自行破溃，肿胀消退。脓肿可发生在单个牙齿、多个牙齿或此起彼伏（图 9-16）。也可出现全身反应，如发热、淋巴结肿大等。

2. 慢性牙周脓肿　由于急性期治疗不及时或反复发作所致。一般无明显症状，但可见牙龈表面有窦道形成。叩痛不明显，有时可有咬合不适。

【诊断与鉴别诊断】

牙周脓肿的诊断应结合病史和临床表现，并参考 X 线片。

1. 牙周脓肿与牙龈脓肿的鉴别　牙周脓肿是牙周组织的化脓性炎症，有深的牙周袋及牙槽骨吸收。而牙龈脓肿是仅累及游离龈及龈乳头的化脓性感染。

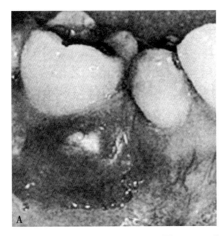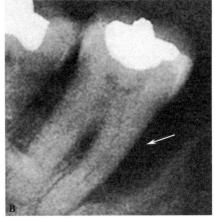

图9-16 急性牙周脓肿

A. 脓肿局限,靠近龈缘 B. X线片显示牙槽骨破坏(箭头示牙槽骨破坏区)

2. 牙周脓肿与冠周脓肿的鉴别 冠周脓肿是发生在不全萌出的牙冠周围组织内的局限性化脓性感染,常见于下颌第三磨牙萌出不全,临床检查可明确诊断。

3. 牙周脓肿与牙槽脓肿的鉴别 两者的感染来源和炎症的扩散途径不同,因此临床表现不同(表9-3)。

表9-3 牙周脓肿与牙槽脓肿的鉴别

症状与体征	牙周脓肿	牙槽脓肿
感染来源	牙周袋	牙髓病或根尖周病
牙体	一般无龋	有龋、修复体或非龋疾患
牙髓活力	有	一般无
脓肿部位	局限,接近龈缘	弥漫,位于根尖部
病变程度	相对较轻	较重
牙松动度	明显,消炎后仍松动	较轻,治愈后牙齿逐渐恢复
叩痛	较轻	很重
X线片所见牙槽嵴破坏	牙槽嵴破坏	根尖周可有骨质破坏
病程	相对较短,需3～4天	相对较长,需5～6天

【治疗原则】

急性牙周脓肿的治疗主要是止痛,防止感染扩散以及使脓液引流。在脓肿尚未形成前,可清除大块牙石,冲洗牙周袋并将碘合剂放入袋内,必要时全身给予抗生素或支持疗法。当脓肿形成、出现波动时,可选择性进行牙龈表面或牙周袋内引流。切开后应彻底冲洗脓腔,然后放碘合剂,嘱患者氯己定含漱,慎用过氧化氢液冲洗脓腔,以免因新生氧的气泡进入组织而引起剧痛。

慢性牙周脓肿行常规牙周治疗或可在牙周基础治疗后进行牙周翻瓣等手术。

四、牙龈退缩

牙龈退缩(gingival recession)指牙龈缘退缩至釉牙骨质界根方,致使牙根暴露,严重的牙龈退缩处也发生牙槽骨吸收。

【病因】

1. 解剖因素 牙齿的唇（颊）舌向错位使该侧牙槽骨变薄，在受到创伤或正畸力时，骨质易吸收，并发生牙龈退缩。附着龈过窄或唇颊系带高位附着也是牙龈退缩的原因之一。

2. 局部刺激因素 刷牙方法不正确、牙刷刷毛过硬、牙膏中摩擦剂的颗粒太粗等，都可刺激牙龈，多见尖牙和前磨牙，其牙根较突出，机械摩擦易发生牙龈退缩。不良修复体（如低位卡环、基托边缘）的压迫，也可刺激龈缘，或发生食物嵌塞。此外，不良口腔卫生习惯，咬硬物等也与其有关。

3. 牙周炎治疗后 牙周炎有牙槽骨吸收，经牙周治疗炎症消除或牙周手术后，也可引起牙龈退缩。

4. 正畸力与咬合力 当牙受到过度咬合力或进行正畸治疗时，牙可向唇、颊向移动，常发生牙龈退缩。

以上情况多发生于个别牙或一组牙上。

【临床表现】

1. 牙龈外形改变 所累及的牙位牙根暴露、龈缘高低不齐，影响美观。

2. 牙根敏感 牙龈退缩时导致牙根直接暴露于口腔内，当受到温度、机械或化学性刺激时，出现过敏性疼痛，这种疼痛是激发性的，刺激去除后，疼痛立即消失。

3. 食物嵌塞和根面龋 牙龈乳头退缩，牙间隙增大，常导致食物嵌塞。如不及时清理或未进行邻面菌斑控制，则易发生根面龋。

【治疗原则】

轻度、无症状的牙龈退缩一般不需要处理。如牙龈退缩持续进展，则应仔细寻找病因，针对性治疗，如改变刷牙习惯、改正不良修复体、调整咬合力或正畸力等。牙龈退缩也可酌情采用膜龈手术覆盖暴露的根面。

五、牙根面敏感

牙根表面覆盖着牙骨质，其中无神经、无血管。因此，即使牙根暴露在口腔中，外界刺激也不一定会引起疼痛。然而，由于牙颈部的牙骨质很薄，而且有5%～10%的牙颈部缺乏牙骨质覆盖，加上颌牙周治疗时，常将牙根面的牙骨质刮除，使牙本质直接暴露于牙周袋内或口腔内，使之产生牙本质敏感症状。有约60%的人在龈上洁治术或龈下刮治术后的当天或数天内发生牙齿敏感的症状。随着髓腔内相应部位的修复性牙本质形成，这种敏感症状大多能逐渐消失，时间2周至1个月不等。一般情况下，牙周治疗后一过性的牙根敏感不需特殊处理。少数症状严重、影响进食者，可脱敏治疗。

六、呼气异味

呼气异味（breath malodor）亦称口腔异味（oral malodor），是指人们在呼吸时呼出令人不愉快的气味，也称口臭。呼气异味可以是生理性或暂时性的，也可是病理性的。生理性口臭常见于晨醒时，由于睡眠时口腔活动减少，使细菌活动增加，产生更多异味，在进餐和刷牙后即能消失。某些食物如大蒜、葱、萝卜以及吸烟、饮酒等也可引起暂时性的呼气异味。病理性口臭则是持续的呼气异味，可以持续数月至数年。

【来源】

1. 源自口腔内的口臭　有文献报告 80%～90% 的口臭源自口腔,主要原因是舌苔和牙周病。

舌背是口腔内细菌最密集处,滞留于舌背的食物残屑、脱落细胞成为细菌降解的底物,并成为口腔异味的最主要来源。舌苔所产生的异味主要来源于硫化氢。

牙周炎是口臭的第二位原因,其异味来源主要是甲基硫醇。牙周炎患者的舌苔远比无牙周炎者多,牙周炎和舌苔可共同引起口臭。

口内未治疗的龋齿、不良修复体、食物嵌塞等,也可引起口臭。

2. 源自口腔以外的口臭　由于身体其他部位或系统的异常所产生的异味,通过口腔呼出,因此称为呼出异味。占 4%～10%。常见原因有:①呼吸系统疾病,如扁桃体炎、鼻炎等。②胃肠系统疾病,如反流性食管炎。③代谢异常,如糖尿病患者因体内酮体堆积,可呼出烂苹果味。肾衰竭患者可呼出鱼腥味。

【诊断】

1. 全面检查　采集病史,以确定该患者是否有真性口臭以及异味的来源。检查时要排除干扰因素,如异味食物、烟酒等。检测方法有:①感官法:亦称鼻闻法,简便易行,缺点是检测者须经过培训和校准。②仪器检测:检测硫化物浓度。

2. 区别真性和假性口臭　对于感官法和仪器法均不能确定患者有呼气异味者,可能为假性口臭,宜择日重新测定,或辅以其他手段检查,如可分解含硫蛋白质产生异味的微生物等。

【处理原则】

1. 治疗牙周炎和龈炎　彻底清除菌斑,刮除舌苔。
2. 化学疗法　漱口水漱口,刷牙。
3. 多学科合作　口腔以外因素需要和内科、耳鼻喉科等合作。

第四节　种植体周围组织及其疾病

一、种植体周围组织

1. 种植体与周围软组织界面　种植体周围黏膜(peri-implant mucosa)是指围绕种植体的软组织。种植体周围组织与种植体之间形成穿黏膜附着,构成生物学封闭,从而隔绝口腔内细菌及其代谢产物进入骨组织。穿黏膜附着由两部分构成:长约 2mm 的结合上皮和长 1.5～2mm 结缔组织附着区。这两部分构成了与天然牙类似的生物学宽度,这个距离为 4～4.5mm,也称生物学屏障。与正常天然牙周围的牙龈相似,种植体周围也有类似附着龈、游离龈及龈沟结构的形成,龈沟的深度一般为 1.5～2mm。

2. 种植体与骨界面　成功的种植体必须与骨之间形成骨结合(osseointegration)。骨结合是指负载的种植体表面与周围骨组织直接接触,是种植体与骨组织结合的理想方式,殆力通过种植体直接传导到颌骨,种植体与周围组织间无相对运动,殆力虽不能缓冲,但能较好地传导和分散,只要力量适度,就不会对种植体与骨组织的复合体造成损伤。

3. 种植体周围组织的生物学特点

（1）上皮组织：通过半桥粒和基底板附着于种植体表面。

（2）结缔组织：种植体周的结缔组织附着区血管结构稀少，炎症防御能力较弱，结缔组织胶原纤维来自牙槽嵴顶的骨膜，由骨膜向软组织边缘伸展，方向与种植体表面平行。而在远离种植体部分的胶原纤维呈环形围绕种植体，有助于形成围绕种植体的软组织封闭。

（3）骨结合：种植体与周围骨形成骨结合，无牙周膜结构，因此不能缓冲、感知并调节𬌗力的大小。

二、种植体周围组织病

【病因】

1. 种植体上的菌斑微生物　种植体上聚集的菌斑微生物是种植体周围组织病的始动因子。

2. 种植体上生物力学负载过重　①𬌗关系异常；②义齿设计和固位；③种植体数目和位置；④上下颌骨关系异常；⑤种植体周围无牙周膜，缺乏本体感受器。

3. 其他影响因素　①牙周炎病史；②种植义齿类型；③种植体表面；④手术技术和术后处理；⑤骨的质和量；⑥软组织附着类型；⑦生物学宽度；⑧种植体的机械故障；⑨吸烟；⑩酗酒；⑪患者的全身健康状况。

【临床表现与诊断】

1. 分类和临床表现　根据炎症累及范围可将种植体周围组织病分为：种植体周围黏膜炎和种植体周围炎。种植体周围黏膜炎的病变局限于黏膜，种植体周围黏膜红肿、探诊出血甚至溢脓，但不累及骨组织，类似龈炎，及时治疗可使之逆转。种植体周围炎的病变已突破黏膜屏障累及骨组织，除种植体周围黏膜炎的表现外还可出现骨吸收，并伴有种植体周袋和瘘管形成，甚至种植体松动，类似牙周炎，治疗只可防止其进展而不能逆转。

2. 检查和诊断　种植体周检查内容包括：①口腔卫生状况；②种植体周围黏膜色形质；③探诊检查：在健康和黏膜炎的部位，用 0.25N 的（20～25g）轻力探诊，探针尖端位于结合上皮的根方水平，探诊深度应≤4mm；另外探诊出血是诊断种植体周炎症的有效指标；④种植体及基台表面菌斑和牙石；⑤上部结构𬌗关系的检查；⑥ X 线检查：如出现种植体 - 骨间透射影，是晚期种植体周围炎的表现，常伴有种植体松动；⑦种植体松动度：一旦出现临床可见的松动，表明炎症已完全破坏骨结合，往往无法治疗，只能拔除。

【治疗】

1. 种植体周围黏膜炎　一般采取非外科翻瓣下使用器械机械清除种植体表面的菌斑牙石，并配合应用氯己定以及抗生素。

2. 种植体周围炎　一般在外科翻瓣直视下机械清除菌斑牙石和肉芽组织，可行种植体成形术，使暴露的种植体粗糙表面变得光滑以减少菌斑定植。配合应用化学制剂和抗生素可增强疗效。另外，还可采用激光治疗、光动力疗法以及引导性骨再生术等。

三、牙周病患者的种植治疗

（一）牙周病患者种植治疗前的准备

1. 牙周感染控制　良好控制牙周炎症后才能进行牙种植，一般需达到菌斑指数 <20%，

且全口牙周探诊出血<25%，余留牙的探诊深度≤3mm 或≤5mm。

2. 种植前的检查和危险因素评估　病史采集、口腔检查、研究模型和放射学检查，并对患者是否存在危险因素进行评估。牙周炎患者的牙周感染控制不佳或治疗后的维护不佳是种植治疗的危险因素，除此之外，还包括可能影响骨代谢或者影响愈合的全身性疾病、心理或精神疾病、不良行为习惯以及口腔局部因素。

（二）牙周炎患者种植治疗的特点

1. 种植修复计划力求全面、长期的功能和稳定，对牙周炎患者余留牙进行准确评估。

2. 上颌后牙区骨量不足是常见问题，下颌后牙区也常见骨量不足，包括颊舌向和垂直向不足。

3. 前牙区往往出现骨量不足和牙龈退缩，治疗应兼顾美学因素。

4. 对于伴有软组织缺陷的病例，可采用软组织移植方法解决。

（三）牙周炎患者种植治疗的风险和预后

牙周炎在经过牙周系统治疗后不是种植治疗的禁忌证，但有牙周炎病史的患者种植失败的风险增高，种植体边缘骨吸收较多，更易发生种植体周围炎。

小　结

　　牙周病包括牙龈病和牙周炎两大类疾病。牙龈病主要包括慢性龈炎、青春期龈炎、妊娠性龈炎、药物性牙龈肥大、急性坏死性溃疡性龈炎、牙龈纤维瘤病、牙龈瘤、急性龈乳头炎等。各型牙龈病虽然在临床表现、病理改变上存在显著差异，但均强调对因治疗。牙周炎包括慢性牙周炎、侵袭性牙周炎、反映全身性疾病的牙周炎及急性坏死性溃疡性牙周炎。此外，在牙周炎的发展过程中，可引起牙周病的伴发病症，如牙周 - 牙髓联合病、牙周脓肿、根分叉病变、牙龈退缩等。应依据患者牙周炎的临床表现，明确诊断，正确选择治疗方案。种植体周围组织包括软组织和骨组织，在菌斑微生物及其他因素的作用下导致种植体周围组织炎症，其临床表现类似于牙周炎，治疗主要为控制菌斑和 / 或消除种植体周围骨畸形。牙周病患者在种植治疗前应进行完善的牙周系统治疗，全面评估后才能进行种植治疗。

（李欣欣　龚连喜　杜凤芝　顾长明　邓　辉　李晓军）

思考题

1. 慢性龈炎的临床表现、诊断要点有哪些？如何治疗？

2. 简述急性龈乳头炎的病因、临床表现、诊断及治疗原则。

3. 简述药物性牙龈肥大的临床表现、诊断及治疗原则。

4. 简述龈炎与牙周炎的关系。

5. 慢性牙周炎的临床特点与侵袭性牙周炎的临床特点有何不同？

6. 侵袭性牙周炎的治疗原则有何特点？

7. 简述牙周牙髓联合病变的类型和治疗原则。

8. 根分叉病变的治疗有何特点？

9. 简述种植体周围炎的临床表现和分类。

10. 简述种植体周围炎的治疗特点。

第十章 牙周病的治疗和预后

学习目标

1. 掌握：牙周病治疗计划的制订；基础治疗中的洁治术、刮治术、松牙固定术常规治疗方法，牙周手术治疗中的牙龈切除术、翻瓣术、牙冠延长术，支持治疗阶段的复查、复治内容；整体牙列及个别牙位预后判断。

2. 熟悉：牙周病治疗的总体目标、程序；牙周病药物治疗中的常用药物，牙周病四个阶段治疗的主要内容；牙周病危险因素评估与预后。

3. 了解：牙周病修复治疗阶段的内容；伴全身性疾病患者的牙周治疗；牙周病患者的种植特点；伴有全身性疾病牙周炎的治疗注意事项。

牙周病具有个体差异性和牙位特异性。每位患者的病情表现和进展情况不同，各个牙的病变程度不同；牙的解剖形态、殆关系等也不同，所需治疗的难度和反应也不同。因此，须针对不同患者设计个性化牙周治疗计划，其治疗内容和项目多少是因人而异的。

牙周病治疗不彻底，或有效的治疗后不进行定期的支持治疗，龈下菌斑会在数周或数月后恢复到治疗前水平，导致牙周病复发甚至加重。因此，治疗计划和目标既应注重长期疗效，更应注重整体病情的稳定以及咀嚼功能和美观的重建维持。牙周病的预后与治疗的早晚和完善程度、患者的易感性、病史、家族史、年龄、病变类型、病变的进展、牙周组织的破坏程度、全身健康状况、患者就医的目的和患者的依从性等有关。

第一节 牙周病的治疗计划

一、牙周病治疗的总体目标

1. 消除炎症和菌斑控制 菌斑是牙周病的始动因子。菌斑即使被除去，也还会不断地在牙面重新形成，随时间变化矿化成牙石，越来越难以去除。因此，牙周炎患者只有重视菌斑的控制，才能消除牙周炎症，使牙周组织破坏停止，防止复发，长期保持牙周健康。

2. 恢复牙周组织的生理形态 牙周组织的炎症和破坏所造成的病损需要通过一系列的治疗（包括牙周手术）加以纠正，以恢复牙龈牙槽骨的生理外形，维持牙周组织健康和满足美观要求。及时恢复牙齿及邻接关系。如充填龋洞、纠正修复体边缘悬突、恢复边缘嵴及邻面接触点等以消除食物嵌塞并有利于菌斑控制。

3. 恢复牙周组织的功能　重建和维持牙列的功能，修复缺失牙、咬合调整及纠正不良咬合习惯。

4. 维持疗效和防止复发　牙周治疗计划执行过程中，对患者进行反复细致的、有针对性的口腔卫生指导，坚持自我控制菌斑，劝其戒烟、定期复查等使疗效得以巩固，以求长期或终生保存牙齿。

二、治疗程序

1. 第一阶段——基础治疗（initial therapy）　本阶段的目的在于首先帮助和指导患者建立起正确的口腔健康意识，并培养和掌握正确的口腔保健措施。此阶段亦称病因治疗。

指导患者自我菌斑控制方法，如建立正确的刷牙方法，养成良好口腔卫生习惯，使用牙线、间隙刷等辅助工具。

施行洁治术、根面平整术以消除龈上和龈下菌斑、牙石。消除菌斑滞留因素及其他局部刺激因素，如充填龋洞、改正不良修复体、治疗食物嵌塞等。拔除无保留价值或预后极差的患牙。在炎症控制后进行必要的咬合调整，建立平衡的咬合关系，必要时做暂时性的松牙固定。

药物辅助治疗，如刮治后袋内冲洗并置入抗菌药物，并给予漱口剂；对于侵袭性牙周炎和某些重度牙周炎患者，适当使用抗生素。发现和尽可能纠正全身性因素和环境因素，如吸烟、用药情况、全身性疾病的控制等。

第一阶段治疗结束后的4～6周，应复诊再评估前一阶段疗效，了解全身情况和危险因素的改变。基础治疗阶段时间较长，并需多次反复评估疗效。

2. 第二阶段——手术治疗（surgery）　一般在第一阶段治疗结束后1～3个月时对牙周情况进行全面再评估。此时，如果仍有5mm以上的牙周袋，且探诊仍有出血，或牙龈及骨形态不良、膜龈关系不正常时，可考虑行手术治疗。如翻瓣术（flap surgery）、植骨术（bone graft）、引导性组织再生术（guided tissue regeneration，GTR）、膜龈手术（mucogingival surgery）、牙种植术（dental implants surgery）等。

3. 第三阶段——修复治疗（restorative therapy）　一般于牙周炎症控制后进行，或牙周手术后2～3个月进行。此时，牙龈外形和龈缘位置已基本稳定，可进行永久性修复、正畸治疗。

4. 第四阶段——牙周支持治疗（supportive periodontal therapy）　牙周支持治疗也称牙周维护治疗，从第一阶段治疗开始，无论后续治疗内容多少，牙周支持治疗即应开始。牙周支持治疗内容包括定期复查、复治。一般每3～6个月定期复查一次，必要时拍X线片，监测治疗效果。复查内容包括菌斑的控制情况、牙龈及牙周状况、牙松动度、咬合功能和危险因素控制情况等。根据复查情况制订治疗计划和再治疗，并做针对性的口腔卫生指导。

三、治疗中的感染控制

1. 病史采集和必要的检查　询问患者有无传染性疾病，如肝炎、结核等。不能确定患者是否患有传染性疾病时，应按"一致对待"原则，即假定每位患者均有血源性传播的感染性疾病,在诊治过程中一律按严格的防交叉感染原则进行,必要时做相关的化验检查。

2. 治疗器械的消毒 根据治疗过程中涉及牙周组织的范围及深度,可将牙周治疗器械分类并分别采用不同的消毒方法。对穿透软组织、接触骨组织、血液等器械,必须经灭菌处理。对接触黏膜的器械,可采用灭菌或化学消毒等高效消毒法。对于使用过的器械要及时用流动水冲洗。对某些不能用高压灭菌消毒的大型设备,则需用可靠的消毒剂进行表面消毒。

3. 保护性屏障 医师在治疗过程中,应使用保护性屏障,避免和减少接触病原菌;污染的手套不得任意接触周围的物品。治疗结束后,一次性器械及保护性屏障物应妥善、单独收回,统一销毁。有条件者,尽量使用已消毒的一次性用品。

4. 减少诊室空气中的细菌量 牙周治疗前应尽量减少患者口腔中的细菌数量,可用1%~3%过氧化氢溶液、0.12%氯己定溶液等含漱液鼓漱1分钟,可大大减少超声洁治时的气雾污染。诊室内应有良好的通风,工作人员不要在诊室内饮水和进食。

5. 治疗台水管系统的消毒 1985年以前,所有的口腔综合治疗台的管道系统无防回流装置,手机中残留的细菌可随回流进入水管系统,形成生物膜。近年来,水管系统虽有防回吸阀和高压灭菌的手机,但目前条件下,仍应采取必要的措施,即每位患者治疗结束后,应空放水至少30秒。超声波洁治机、手机等尽量使用单独的净水储水器,并且每周用10%的次氯酸钠溶液冲洗储水系统,随后立即用蒸馏水冲洗。

课堂互动

制订治疗计划

患者李××,女,25岁,未婚,因刷牙出血1个月到牙周科就诊。全身无其他疾病。牙周专科检查:口腔卫生状况一般,牙石(+),牙龈红肿,出血指数(2~3)。13~23、33~43牙周探诊深度3~5mm,松动度(−),探及釉牙骨质界,叩诊(−)。14~17、24~27、34~37、44~47牙周探诊深度4~6mm,探及釉牙骨质界,根分叉(0~Ⅰ度),叩诊(−),松动度(−)。18、28、38、48缺失。咬合关系中性。X线检查显示牙槽骨呈水平吸收,吸收了根长1/5。临床诊断:慢性牙周炎(轻度)。

如何为此患者制订治疗计划?

第二节 牙周病的危险因素评估和预后

一、临床危险因素评估

牙周病与多种因素有关,如局部的、全身的、行为、心理等。在牙周病危险因素中,有些是可以改变的,而有些是不能改变的。危险因素的评估对牙周病的治疗具有重要意义。

1. 不可改变危险因素

(1)遗传因素:牙周炎家族聚集性,尤其是重度牙周炎家族史、易感基因携带者。

(2)年龄:老年人牙周病的患病率和严重程度都要高于年轻人,是牙周病常年累积效应的结果。

（3）种族：非洲裔易感侵袭性牙周炎。

（4）某些牙和牙周组织发育异常或解剖缺陷：先天牙根短小或根形态异常牙一旦发生牙周炎症和骨吸收则较快发展至根尖部。

2. 可改变危险因素

（1）菌斑、牙石：菌斑是引发牙周病的始动因子，牙石对牙周组织的主要危害亦来自其表面积聚的菌斑生物膜。

（2）咬合创伤：𬌗力如超过牙周组织的支持潜能，可造成牙周组织创伤。

（3）食物嵌塞：食物嵌塞是导致局部牙周组织炎症和破坏的常见促进因素。

（4）某些解剖因素和其他局部刺激因素：根分叉角度偏小、根面凹陷、牙颈部釉突、系带附着过高、附着龈过窄或缺失、牙齿位置异常、拥挤和错𬌗畸形等；其他有利于菌斑生物膜的形成、不利于菌斑的清除，或易造成牙周组织的损伤的，如悬突、修复体边缘密合性欠佳、表面粗糙、不恰当的正畸治疗等，常成为牙周病发生的有利条件或加重牙周破坏的进程。

（5）糖尿病：血糖控制不佳的患者牙周组织感染不易控制、组织愈合差、再感染的风险高。

（6）骨质疏松：骨密度的下降增加了牙槽骨丧失和牙周病的风险，但不引发牙周炎。

（7）艾滋病：艾滋病患者在经过清创治疗和牙科治疗后会出现明显的伤口延期愈合。

（8）吸烟：吸烟不仅提高了牙周炎的发病率，还会加重牙周炎病变的严重程度，其危险程度与吸烟的量呈正相关，且吸烟对牙周炎的治疗效果产生负面影响，易复发。

（9）精神因素：心理压力和神经紧张会增加肾上腺皮质激素的分泌，能抑制机体的免疫防御功能，从而影响牙周炎的发生发展。另一方面，心理压力也会改变个体的口腔卫生行为，从而加重牙周组织的破坏。

（10）依从性差：患者的依从性虽与牙周炎的发生发展不直接相关，但患者的依从性差是导致牙周病治疗预后效果不理想的重要因素之一。

二、牙周病的预后

1. 牙周病预后分类

（1）预后佳：无骨吸收，局部因素可消除，口腔卫生好，牙龈可恢复健康状态，患者配合良好，无全身和环境危险因素。

（2）预后较好：轻度骨吸收，可能有Ⅰ度根分叉病变和 / 或轻度松动，可疑致病因素可控制，能较好地维护口腔卫生，患者配合较好，不吸烟，无全身危险因素。

（3）预后差：中、重度骨吸收，Ⅱ～Ⅲ度根分叉病变，牙松动达Ⅱ度，治疗器械难以达到病变处以有效清除菌斑和牙石，或患者不合作，吸烟，有全身健康问题。

（4）预后无望：重度骨吸收，牙松动明显，病变处无法有效处理和清除菌斑和牙石，吸烟及全身健康问题明显或未控制，属拔牙指征。

2. 牙龈病的预后

（1）无系统性疾病的牙龈病预后：治疗时只要将菌斑、牙石等局部刺激彻底去除，纠正菌斑滞留的因素，认真进行菌斑控制，牙龈可完全恢复健康。对已有增生的龈炎病例，治疗后观察，酌情手术修整外形，牙龈也可恢复健康。

（2）伴有系统性疾病的龈炎预后：由于服用某些药物所致的药物性牙龈增生，经局部治疗后，病变情况会有明显改善。对于有纤维性实质增生的牙龈也可行手术切除纠正，但远期疗效还与患者能否自我控制菌斑、全身病能否控制等因素有关。白血病等血液病所致的牙龈病损，其局部病情的改善主要取决于对全身血液病的控制情况。青壮年及儿童期的急性坏死性溃疡性龈炎只要全身无严重疾病，治疗及时、得当，牙龈可完全恢复健康；但如延误了治疗时机，也可造成无法恢复的组织缺损。

3．牙周炎的预后

（1）牙列整体预后

1）牙周炎类型：①大多数轻、中度慢性牙周炎在经过彻底的系统治疗后，只要能坚持定期的牙周支持治疗，一般疗效比较稳固；②侵袭性牙周炎比慢性牙周炎预后要差，且常伴有某些全身易感因素，有的患者还伴有遗传因素，致使机体防御反应异常，在长期的发展和治疗过程中疾病易复发；③伴有系统性疾病的牙周炎则需考虑不同类型疾病的特点、程度、控制状况来综合判断。

2）牙槽骨破坏程度：若牙槽骨吸收普遍且严重，则疗效较差，且不宜做基牙，故有保留价值的牙就会减少。垂直型骨缺损的疗效和预后相对要比水平型缺损好。轻度牙周炎时，水平型骨吸收小于根长的 1/3；中重度牙周炎时，则水平型骨吸收大于根长的 1/3。一般牙周袋很深的牙就较难治疗或保留，而且，累积多个牙面的复合袋或迂回曲折的复杂袋要比简单袋的预后差。

3）局部因素的清除状况：预后的好坏主要不在于菌斑、牙石的多少，而在于能否彻底清除之，并保持疗效。有些隐匿部位不易清洁，有些患者不能坚持自我控制菌斑和定期复诊，则菌斑又将堆积，病变又会复发和加重。有创伤性𬌗者，若能通过调𬌗消除创伤，则预后良好。𬌗关系紊乱又难以用磨改或正畸改善，会影响疗效。其他如邻面龋、充填体悬突、修复体边缘、阻生牙等问题也都需考虑及时解决。

4）牙松动度：一些松动牙，在基础治疗及手术治疗后控制炎症，并消除创伤𬌗后，松动度可以减轻甚至变稳固。对于牙槽骨吸收严重而引起的牙松动，还需做完善的松牙固定。

5）余留牙数目：如果牙列中余留牙数目太少，或余留牙形态和分布不利于支持局部义齿，则会加重基牙的负担继而影响基牙的健康。

6）依从性：患者依从性好不仅会提高疗效缩短疗程，也会明显减少复发。治疗后已取得了满意疗效，仍需要定期复诊，一般间隔 3～6 个月。

7）环境因素：吸烟是牙周炎的重要危险因素，吸烟者的牙周炎较重；反之，戒烟能够提高治疗效果，有利于维护牙周的健康。

8）精神压力：心理情绪的变化，能改变患者对疾病及治疗的反应，从而影响预后。

9）年龄：患者的年龄与疾病的预后有关。一般情况下，年轻者对疾病的抵抗力和恢复力均较强，愈合也较快。当两位患者的骨吸收和牙周破坏程度相似，则年轻人可能预后较差。如果是中年以上患者，在其他因素相近时，则年轻者可能恢复更好。

10）危险因素评估：危险因素是指经流行病学研究已证实与疾病发生有关的因素。牙周病的危险因素需从生理、病理、环境、社会等多方面来综合评估。除可以人为干预而消除的危险因素，有些危险因素目前还没有完全有效的措施来干预。在治疗计划中，应当尽可能及时而有效地采取干预性措施，才能维持远期的疗效。

（2）个别患牙预后

1）探诊深度：一般而言，探诊深度与牙槽骨吸收的程度是相应的，但有时牙周袋的深度并不能完全反映牙周支持组织丧失的真实情况。探诊附着水平能反映出牙周支持组织丧失的实际情况。

2）牙槽骨吸收程度与类型：牙槽骨余留的量是预后的关键，一般牙槽骨吸收越多，牙齿就越难保留。牙槽骨吸收的类型与预后也有关，同样两颗牙其牙槽骨吸收程度相似时，垂直型吸收一般比水平型吸收的疗效及远期效果为好。

3）松动度：一般情况下，牙松动度越大，表明其牙周支持组织破坏越严重，牙就越难以保留。但个别牙的松动度要具体分析原因，若是急性炎症所致，消除炎症后或可变稳固。对于因殆创伤所引起的牙松动，在消除殆干扰后，牙松动度会减少。因此，对于牙周治疗后仍有一定松动度的患牙，可考虑做松牙固定。

4）牙齿解剖形态：牙根短细、冠根比例不协调、畸形根面沟、根分叉区釉突等，均会增加治疗难度。

（3）伴有系统性疾病的牙周炎预后：系统性疾病影响牙周炎的预后，因此，积极治疗系统性疾病（如糖尿病、骨质疏松症、传染性疾病等），有助于治疗伴有系统性疾病的牙周炎。对于疑有遗传危险因素的患者，应做到早诊断、早治疗。

第三节　牙周病的治疗方法与疗效维护

一、牙周病的基础治疗

牙周基础治疗即第一阶段牙周治疗，主要包括：①根据患者病情，进行个性化口腔卫生宣教；②去除龈上、龈下菌斑；③消除牙周病的促进因素。

（一）菌斑控制

菌斑控制是通过机械的或化学的方法消除或破坏菌斑黏附，以控制牙周组织炎症，从而恢复牙周健康和维持牙周疗效。菌斑控制的方法很多，包括机械的、化学的方法，以机械清除菌斑的效果较好。常用的有刷牙、使用牙线和牙间隙刷等。

1. 自我菌斑控制的方法

（1）机械性菌斑控制

1）刷牙：刷牙是自我清除菌斑的主要手段，一般主张每天早晚各刷一次，也可午饭后增加一次，但应强调刷牙质量。刷牙的方法很多。对于牙周病患者，建议采用改良巴氏刷牙法。（刷牙方法详见口腔预防）

电动牙刷的优势在于既增强菌斑清除的效果，又促进患者积极性。利用声波震动技术的电动牙刷除了清洁牙齿表面外，还可以清洁到刷毛难以触及的牙间隙和牙颈部的菌斑。这种"超出刷毛外"的清洁能力，归功于声波震动牙刷的刷毛高速摆动所带动口腔内唾液产生的流动洁力。

2）邻面清洁：应用牙线、软木牙签、牙间隙刷、家用冲牙器等进行邻面清洁。

（2）化学药物控制菌斑：应用有效的化学药物来抑制菌斑的形成或杀死菌斑中的细菌是控制菌斑的另一条途径，比较成熟的如氯己定溶液。

2. 特殊人群的菌斑控制　特殊人群是指因疾病或年龄幼小而缺乏生活自理能力的部分人群，需要他人的帮助来控制菌斑。特殊人群应针对不同的情况酌情选用控制菌斑的方法。

（1）对于手有残疾、智力障碍或因病卧床患者，最好选择电动牙刷。

（2）对于昏迷患者或植物人，可由他人用棉签或牙刷蘸抗菌剂擦洗牙面和口腔，每天2～3次。

（3）幼儿在乳牙萌出后即可由家长用棉签、指套牙刷或软塑料牙刷为其擦拭牙面，稍长后即应养成良好的口腔卫生习惯。

（4）对于口腔内各种手术后的患者，如能张口者除用含漱剂含漱外，对术区以外的牙面仍需用常规刷牙来控制菌斑。

（二）龈上洁治术

龈上洁治术是牙周病治疗的最基本措施，指用洁治器械去除龈上菌斑、龈上牙石和色渍并磨光牙面，防止或延迟龈上菌斑和龈上牙石再沉积。目前，用于龈上洁治的器械有超声洁治器与手动洁治器。

1. 适应证

（1）龈炎、牙周炎：洁治术是所有牙周治疗的第一步。通过洁治术，绝大多数的慢性龈缘炎可以治愈。牙周炎是在洁治术的基础上再做龈下刮治术及其他治疗，因此洁治术是各型牙周病最基本的治疗方法。

（2）预防性治疗：转为支持治疗的患者，除了进行持之以恒的自我菌斑控制外，定期做洁治除去新生的菌斑、牙石，是维持牙周健康、预防龈炎和牙周炎发生和复发的重要措施。

（3）口腔内其他治疗前的准备：修复治疗前、正畸治疗前和期间、口腔内一些手术前均需要先做洁治术，消除感染隐患。

2. 手持器械（图 10-1）

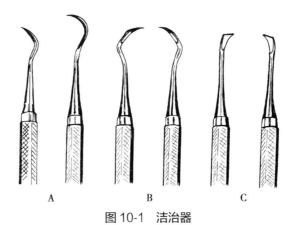

图 10-1 洁治器

A. 前牙洁治器　B. 后牙洁治器　C. 锄形器

（1）洁治器：①镰形洁治器：前、后牙各 2 件，前牙镰形器柄与喙在同一平面，相交成小弯形，用于刮除前牙邻面的龈上菌斑和龈上牙石。后牙镰形器柄与喙不在同一平面，相交成大弯形，用于刮除后牙邻面的龈上菌斑和龈上牙石。②锄形洁治器：成对，刃口一端为锐角，另一端为钝角。锐角端贴近牙颈部，深入龈沟，用于去除前、后牙颊舌面的龈上菌斑和龈上牙石。③磨光器：常用橡皮杯、环状刷、细砂纸片。洁治后用于磨光牙面。

（2）手持洁治器方法：①执握器械和支点：多以改良握笔式执握器械，即用拇指、示指握持器械，中指指端顶住器械柄，无名指做支点，一般置于邻牙上，以腕部发力刮除牙石

（图 10-2）。②洁治方法和顺序：洁治器械刃放于牙石底部，刀刃与牙面成 45°～90° 角，以 80° 为宜。利用手指、腕和前臂肌肉的运动，用拉推力做垂直、水平或斜向刮治，尽量整块刮除牙石。先用镰形器去除唇颊、舌腭面大块牙石，再用锄形器去除细小牙石。洁治顺序是先上颌前牙、下颌前牙，再上颌后牙、下颌后牙，共六个区分段进行。③磨光：洁治完毕后，在牙面涂磨光剂，用橡皮杯或环状刷磨光牙面，邻面以纸砂片磨光。④上药：洁治完成，3% 过氧化氢溶液冲洗，干燥，以镊子或探针将适量碘甘油置于牙周袋内。

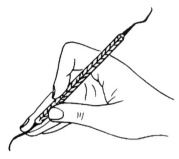

图 10-2 改良握笔法

3. 超声洁治器　超声波洁治机已广泛临床应用，该法省时、省力、且效果好。超声波洁牙机由超声波发生器（主机）与换能器（手机）组成。其工作原理是将电能转换成超声振动能，通过换能器上工作头的高频振荡去除菌斑和牙石。每台超声洁治仪配有多种工作尖，可依牙石的大小和部位来选择所需的工作尖。其喷水装置能减少工作尖产热，并冲洗牙面。

（1）超声龈上洁治术的操作方法：①调整椅位、光源。选择超声龈上洁治工作头。②排水、冲洗：每次使用前拆下手机，打开水阀流水冲洗 30 秒以上，以排除管积水中的大量细菌，防止空气污染。③功率调节：根据牙石坚硬程度调节输出功率，同时调节水量至产生大气雾或伴有水滴为止。④用握笔法执持手机，采用口内或口外支点。一般工作头前部与牙面平行或以小于 15° 角使用约 0.5N 的侧向力轻触牙石，连续快速重叠式运动击碎并震落牙石。勿使工作头停在一点处，以免造成牙面损伤或产热。⑤超声洁治完成后，可用必要的手持器械洁治，去净遗漏菌斑和牙石。⑥常规抛光牙面、冲洗和上药。

（2）超声洁治机应用注意事项：注意洁治机工作尖对牙面的角度和压力，防止对牙体组织造成过度的破坏，减少牙本质敏感。严重心脏病、安装心脏起搏器或患有传染病者禁止使用超声洁治。洁治术前、后必须应用消炎含漱剂含漱。种植体表面的洁治，应采用塑料工作头或碳纤维工作头或与植体材料相同的工作头。医护人员在治疗中要做好防护措施。超声波工作头及手柄要严格消毒，避免交叉感染。

（三）龈下刮治术及根面平整

龈下刮治术指用器械刮除位于牙周袋内牙根面上的菌斑和牙石，而且，在做龈下刮治时需同时刮除牙根表面感染的病变牙骨质及嵌入其内的牙石，使刮治后的牙根面平整光滑（此即根面平整术），以利于牙周新附着的形成。龈下刮治术也有超声波和手工刮治两种方法。以下主要介绍手工器械及操作方法。

1. 龈下刮治（根面平整）器械及用途

（1）牙周探针：有刻度、钝头，可探测牙周袋的深浅。

（2）尖探针：探查龈下牙石的位置和数量。

（3）匙形器：分通用和 Gracey 二种匙形刮治器，两者工作端不同（图 10-3）。临床多使用 Gracey 匙形刮治器（表 10-1）。

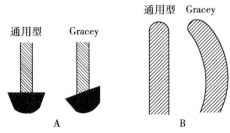

图 10-3 通用型刮治器与 Gracey 刮治器工作端特点
A. 工作端与颈部的角度：Gracey 型为 70°，通用型为 90°　B. 刃口形状：Gracey 型的外侧长弧形刃口，通用型为平行的双侧刃口

表 10-1 两种匙形刮治器比较

	Gracey 刮治器	通用刮治器
应用区域	9支,有区域特殊性,适合于不同牙面	仅1对2支,适用于各区各牙面切刃角度
应用角度	偏位刃缘,刃与器械柄颈部呈70°	非偏位刃缘,刃与器械柄颈部呈90°切刃缘应用
工作刃	仅用单侧切刃缘,长而大的外侧切刃缘为工作缘	两侧切刃缘皆可作为工作缘

Gracey 刮治器共有 9 支,均为双头成对,其使用部位为:Gracey1/2 及 Gracey3/4 适用于切牙与尖牙;Gracey5/6 适用于切牙、尖牙与前磨牙;Gracey7/8 适用于磨牙的颊舌面,前磨牙的颊舌面及邻面;Gracey9/10 适用于磨牙各面;Gracey11/12、15/16 适用于磨牙的近中面及前磨牙近远中面;Gracey13/14、17/18 适用于磨牙的远中面。最常用 Gracey5/6、7/8、11/12、13/14,可满足全口各区段刮治的需求。

2.龈下刮治(根面平整)操作方法

(1)常规消毒与探查:消毒术区,必要时使用局部阻滞或浸润麻醉。用刻度探针探测牙周袋的深度和范围,用尖探针查明龈下牙石的位置和数量。

(2)先用匙形器刮除各牙邻面的龈下菌斑和龈下牙石,再用锄形器刮除各牙唇、颊、舌、腭面的龈下菌斑和龈下牙石。刮治时刮治器应与牙齿两点接触,刃置根面牙石底部,上端接触牙面,以提拉动做刮除牙石。如牙石较多,可反复提拉刮治,且每一步刮治均应与前一步有部分重叠。最后用根面锉锉光根面。

匙形器工作端(尖)分 3 部分(即上、中、下),操作时,只有下 1/3 部分与根面紧贴。匙形器进入牙周袋时工作端与根面平行(交角为 0°),达袋底后,刮治器刃面与根面交角约呈45°,钩住牙石后转成 70°～80° 角度再做提拉动作(图 10-4),如此反复操作直至根面平整光滑,然后转成 0° 角,退出牙周袋。每次刀刃移动幅度为 2～4mm,不超出龈缘。各牙面刮治完毕后,冲洗牙周袋并上碘甘油。

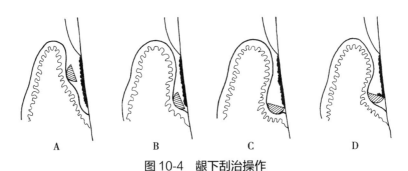

图 10-4 龈下刮治操作

A. 刮治器 0°角置入牙周袋内 B. 进入袋底置于牙石根方 C. 改变角度,与根面成 70°～80° 角 D. 向冠方用力,刮除牙石

3.超声龈下刮治术操作方法 选择细而长的工作头,便于深入牙周袋内,减少对软组织的损伤。操作方法基本同超声龈上洁治术,但在去除龈下牙石、菌斑时,由于肉眼不能直视,而手的感觉又不如手持器械敏感,若操作不当易损伤组织,因此治疗前应先做牙周检查,探明牙周袋深度与形态、根面及根分叉情况、牙石等,填写牙周记录表。工作头要与根

面平行,工作功率不宜过大,动作轻巧,侧向加压力较小。工作头是水平向、有重叠的迂回运动,由冠方向根方逐渐加深到牙周袋底。超声刮治后要用手持刮治器进行根面平整。最后用3%过氧化氢溶液冲洗牙周袋。注意事项同超声龈上洁治术。

(四)食物嵌塞的治疗

食物嵌塞分两类,即水平型和垂直型食物嵌塞。前者常需修复法矫治,后者则可用咬合调整方法矫治。

垂直型食物嵌塞咬合调整:

1.调整边缘嵴 殆面过度磨损和边缘嵴高低不平是食物嵌塞的常见原因,可选合适的磨削工具,调整锐利边缘或过高一端的边缘嵴,恢复边缘嵴的原有外形和高度。可多次调殆,应同时脱敏。

2.重建食物溢出沟 后牙殆面严重磨损后,常使食物溢出沟变浅、变小甚至消失,此时可用尖锥形或杯状磨具加宽、加深颊舌侧发育沟。有利咀嚼食物从沟内溢出(图10-5)。

3.恢复牙尖的生理形态 磨牙不均匀磨损易形成楔形牙尖,咀嚼时易将食物挤入对殆牙邻间隙。此时可适当调低牙尖,并尽可能恢复牙尖原有圆钝的生理外形,消除不规则牙尖的楔力作用。

4.加大外展隙 相邻牙邻面过度磨损使接触区变成面接触,颊舌侧外展隙缩小,食物易嵌入而不易排出。此时可用轮状砂石将邻面和轴面角磨改,加大外展隙,尽可能恢复小圆点接触,以利食物排溢(图10-6)。

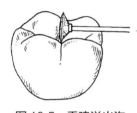

图10-5 重建溢出沟

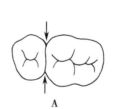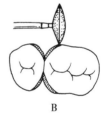

图10-6 加大外展隙

A.接触区变宽、外展隙减小 B.调磨,加大外展隙

咬合调整较复杂,应多次少量进行和慎重对待。医师应加强医嘱,定期观察,根据咀嚼效果和检查结果,决定是否继续磨改。

(五)殆治疗

牙周炎发展到一定程度,会出现牙松动和移位,从而导致殆创伤,而殆创伤又会加快牙周炎的破坏进程。因此,在牙周炎治疗早期就应纠正殆创伤,以利牙周组织的修复和重建。治疗指利用多种治疗方法建立平衡的功能性咬合关系,具体方法很多,如调磨牙齿的外形、牙体或牙列修复、正畸矫治、牙周夹板固定或拔除松动移位牙等。此处仅简单介绍调殆法。

1.调殆的适应证、禁忌证和时机

(1)适应证:①原发性和继发性殆创伤;②咬合关系异常使咀嚼功能障碍或效率降低。

(2)禁忌证:①无殆创伤的预防性调殆;②未做菌斑控制等基础治疗者;③严重松动、移位、无保留价值的牙;④未获患者同意、理解和配合。

(3)时机:牙周炎症消除后。

2. 调𬌗的目的 减少咬合对牙周组织的损伤、增加咬合的稳定性、降低牙松动度、促进牙周组织重建和修复;消除食物嵌塞;增加患者的舒适感,提高咀嚼效率。

3. 调𬌗治疗的选磨原则

(1) 指导患者做正中和非正中位咬合,通过视、扪、咬蜡片和寄存模型研究等方法找出早接触或干扰点,确定需选磨的患牙(图 10-7)。

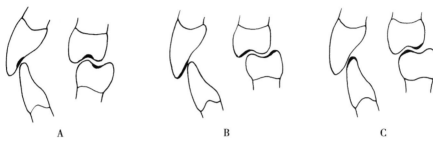

图 10-7 确定选磨点

A. 正中𬌗早接触,非正中𬌗正常 B. 正中𬌗正常,非正中𬌗不协调 C. 正中𬌗、非正中𬌗均不协调

(2) 早接触点的选磨原则:①若正中𬌗有早接触而非正中𬌗正常,应磨改牙尖对应的窝,即上颌前牙的舌面窝或磨牙的𬌗窝;②若正中𬌗正常而非正中𬌗有早接触,应磨改与牙尖对应的斜面,即上颌前牙的舌面窝至切缘或牙尖间的斜面,上颌磨牙颊尖的舌侧面或下颌磨牙舌尖的颊侧面;③正中𬌗与非正中𬌗均有早接触,应磨改有早接触的牙尖或下颌前牙的切缘。

(3) 𬌗干扰的选磨原则:①前伸𬌗时,多个前牙保持接触,后牙应无接触,若有接触,可磨改上颌磨牙腭尖的远中斜面与下颌磨牙颊尖的近中斜面上的干扰点。②侧向𬌗时,工作侧有多个牙接触,非工作侧一般无接触,若有接触,可调磨上颌牙腭尖或下颌牙颊尖𬌗斜面的𬌗干扰点。𬌗干扰点均位于磨牙的功能性牙尖上,调磨不要降低牙尖高度。

(4) 磨损牙的选磨原则:①磨牙非功能尖磨损形成的高尖陡斜面,磨改时应降低高陡的牙尖,形成相应的溢出沟并缩小𬌗面的颊舌径(图 10-8);②磨牙𬌗面磨损形成的平面,磨改时应缩减𬌗面的颊舌径、尽量恢复𬌗面的生理外形(图 10-9);③应恢复牙齿的球面外形、不应降低牙尖的高度(图 10-10)。

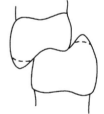

图 10-8 应沿虚线磨改高陡的牙尖

4. 调𬌗方法

(1) 选择合适的磨削工具,如金刚砂石、牙钻、磨头、橡皮杯、抛光粉等。在水冷却下,中速间断磨改,避免刺激牙髓。

(2) 先磨改正中位的早接触点,尽量保留功能牙尖高度,边查边磨,少量多次,避免过度磨削。

(3) 磨改时应以左手手指固定松动患牙,减少磨改对牙周的创伤。

(4) 应分次进行,以免患者肌疲劳后,咬合运动失调,影响诊断。

(5) 调磨后应抛光牙面,减少菌斑聚集,对暴露的敏感牙本质也可进行脱敏处理。

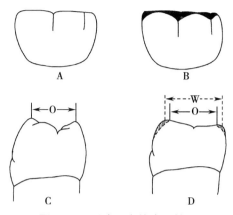

图 10-9 重建牙尖的生理外形

A. 𬌗面磨耗,边缘嵴消失 B. 磨除黑色区域,重建
牙尖,勿降低牙尖高度 C. 未磨耗牙的𬌗面宽度(O)
D. 磨耗后𬌗面变宽(W),调磨重建𬌗面宽度(O)

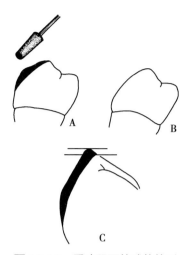

图 10-10 重建牙面的球状外形

A. 磨改磨耗小平面 B. 调磨后牙面呈圆滑
的球形 C. 调磨不当使牙尖高度降低

(六)松牙固定术

由于牙周炎、创伤和牙槽骨吸收,多数牙周病患牙都存在不同程度的松动,虽经治疗,牙松动也很难改变。松动牙可导致功能障碍,甚至导致或加重创伤。松牙固定术是将多个松动牙连接,并固定到健康牙上,形成一新的咀嚼单位,分散松动牙的𬌗力,减轻松动牙的负担,有利于牙周健康的恢复。

1. 适应证

(1)外伤致牙松动,移位,经复位固定能保留者。

(2)牙周炎常规治疗后炎症控制,但患牙仍松动,牙槽骨吸收不足根长 1/3 者。

(3)牙周手术前、后,为防患牙松动、移位加重或出现错位愈合者。

2. 牙周夹板的种类和制作方法

(1)暂时性牙周夹板:常采用不锈钢丝或树脂制作,也可两者联用。使用多为 1～3 个月,甚至长达 1 年以上。

树脂夹板:用光固化树脂做夹板,不需要牙体制备,也不损伤牙龈,美观易行,应用较多。常规清洗拟粘接的牙邻面,预处理后用树脂充填于接触点周围或邻面冠中 1/3 处,应保留龈乳头上方部分牙间隙以利清洁。

不锈钢丝加树脂联合夹板:用不锈钢丝加树脂粘接的方法做成联合夹板,既省去了钢丝夹板加力的步骤,又能避免多次加力使钢丝折断,美观,易抛光,使用更舒适,使用时间可达一年以上。有时可在后牙面备沟槽,内置不锈钢丝后加树脂封闭。

(2)永久性牙周夹板:分可摘式与固定式两种。前者唇颊侧多采用铸造式连续长环,舌腭侧多采用高基板,患者可自行摘戴,易清洁,同时可修复缺失牙;后者多利用连续全冠或联合嵌体将松动牙与基牙联成一整体,形成新的咀嚼单位。

3. 松牙固定术的注意事项

(1)应保持患牙原本正常的位置,不可因扭结牵拉使之移位。

(2)结扎固定后应注意夹板维护,不咬过硬食物或反复频繁磨牙,定期复查。折断或破损应及时修复。更应加强口腔卫生,防止菌斑堆积。

二、牙周病的药物治疗

药物治疗指用药物辅助治疗牙周病、抑制菌斑形成,包括针对病原微生物的抗菌疗法、调节宿主防御功能的药物疗法和中医中药治疗。

(一)抗菌药的全身应用

1. 全身应用抗菌药的原则

(1)急性感染性牙周炎如牙周脓肿,可先用抗生素治疗,取得明显疗效后立即停药。

(2)基础治疗疗效不佳者(如侵袭性牙周炎、成人重度牙周炎)可用抗生素作短期辅助治疗。

(3)用药前先做药物敏感试验和细菌学检查,针对性治疗和监控。

(4)用药前去净菌斑和牙石,破坏细菌的生态结构。

(5)尽量采用局部给药途径。

2. 全身应用抗菌药的方法

(1)甲硝唑:又名灭滴灵,属硝基咪唑类药物,能有效杀灭厌氧菌,对牙龈卟啉单胞菌、中间普氏菌、具核酸杆菌、螺旋体等均有较强杀菌作用,是目前治疗厌氧菌感染的首选药。用法为每次 200～400mg,每日 3～4 次,5～7 日为一疗程。主要副作用有恶心、厌食、头痛、共济失调等,停药后能消失。严重肝、肾及血液病者应慎重或禁用。服药期间忌酒。

替硝唑:是第二代咪唑衍生物,作用似甲硝唑,但疗效更佳,半衰期更长,疗程更短。用法为口服,首日顿服 2g,以后每次 0.5g,每日 2 次,3～4 日为一疗程。

奥硝唑:第三代硝基咪唑衍生物,与前两代产品基本相似,不良反应发生率低且症状轻微。用法,成人每日 0.5g,每日 2 次,连服 3 天一疗程。

(2)螺旋霉素:为大环内酯类抗生素,抗菌谱和作用方法似红霉素,对革兰氏阳性杆菌、奈瑟菌、黏性放线菌、产黑色素类杆菌和螺旋体有较强的抑制作用,对革兰氏阴性杆菌也有一定效果。一般服药后 3 日显效,药效可维持较长时间。服药后,龈沟液内药物浓度高出血药浓度近 10 倍,是治疗急性牙周炎、牙周脓肿的有效药。用法为每次 200mg,每日 4 次口服,连用 5～7 日。该药与甲硝唑合用疗效更好。其副作用主要有恶心、呕吐、乏力、头昏等。但较红霉素与甲硝唑的副作用少而轻。

(3)四环素族药物:系广谱抗生素,常用的有四环素、多西环素及米诺环素。该类药物对骨亲和力较强,口服吸收后龈沟的药物浓度可达血药浓度的 2～10 倍。用法:四环素每次 0.25g,每日 4 次口服,连续服用 2 周为一个疗程。多西环素:首日 0.1g,服用两次,以后每次 50mg,每日 2 次,1 周为一疗程。米诺环素:每天 200mg 口服,1 周为一疗程。该类药主要副作用多见长期使用者,有胃肠道刺激反应、药疹、肝肾功能损害、牙着色和菌群失调等。肝、肾功能不全者及孕妇、6～7 岁以下儿童禁用。

(4)青霉素类药物:属于 β- 内酰胺类抗生素,牙周常用为阿莫西林(羟氨苄青霉素),与甲硝唑联合使用治疗侵袭性牙周炎,可增强疗效。为半合成广谱抗生素,对革兰氏阳性菌及部分阴性菌有强力杀菌作用。用法:阿莫西林每次 0.5g,每日 3 次,1 周为一个疗程。阿莫西林克拉维酸钾片每次口服 0.75g,每日 3 次。本药不良反应少,偶有胃肠道反应、皮疹和过敏反应,对青霉素过敏者禁用。

（二）调节宿主防御功能的药物

1. 小剂量多西环素的全身应用　四环素族药物,因其具有抑制胶原酶和其他基质金属蛋白酶活性的作用,故作为调节宿主免疫功能的治疗方法之一。口服小剂量(10mg qd,20mg qd,20mg bid)多西环素辅助牙周基础治疗,在9～12个月的观察期中,与对照组相比,可使慢性牙周炎患者的探诊深度减少,临床附着增加,这一作用与其抗菌作用无关。越来越多的资料支持使用小剂量四环素族药物,通过调节宿主基质金属蛋白酶的产生而治疗牙周炎。

2. 非甾体抗炎药的全身应用　牙周炎有一些炎症因子参与,如花生四烯酸经环氧化途径产生代谢产物前列腺素是很强的促骨吸收因子,吲哚美辛类药能阻断环氧化酶的作用,常用于抑制前列腺素的合成,从而抑制和阻断牙周病的牙槽骨吸收。

（1）吲哚美辛(消炎痛)：每次 25mg,每日 3 次,7 日为一疗程。主要副作用为胃肠道刺激症状。

（2）布洛芬：每次 1 片,每日 2 次,7 日为一疗程。

（3）芬必得：为布洛芬的缓释剂型,每次 0.3g,每日 2 次,连用 3 日。布洛芬与芬必得的主要不良反应为过敏反应。

（三）牙周病的局部用药

牙周病的局部用药为牙周病药物治疗的首选方法,其用药剂量小,局部药物浓度高,效果可靠,毒副作用也相应减少。

1. 牙周冲洗药物　牙周冲洗是牙周病治疗的常用辅助方法,常用钝弯针头加注射针筒冲洗,针头进入龈下 2～3mm 稍加压冲洗。患者也可自用电动加压冲洗器。

（1）1%～3% 过氧化氢溶液：与组织体液中的过氧化氢酶接触后能产生大量气泡和新生氧,具清创、止血、灭菌、除臭等作用,形成有氧环境,抑制和减少厌氧菌的生长繁殖。应治疗 10～20 次。

（2）0.12%～0.2% 氯己定溶液：氯己定是双胍类高效广谱抗菌药,它能较快吸附于细菌表面,通过改变细胞膜渗透性而杀菌。每日冲洗,4 周以上才有明显效果。

（3）聚维碘酮：是碘与表面活性药的结合物,对各类革兰氏阳性、革兰氏阴性、病毒、真菌、螺旋体等均有杀灭作用。刺激性小,着色轻。

2. 牙周缓释、控制药　缓释药与控制药均通过载体发挥作用,前者施药后 2～3 日即释药 80%～90%,后者恒速释药,维持药物有效浓度时间长,效果较好。载体很多,有胶原膜、纤维空心管、凝胶等,常用药为甲硝唑、四环素、米诺环素和有效中药。市场出售有盐酸米诺环素凝胶、甲硝唑凝胶、甲硝唑药膜等。

3. 含漱药　含漱药在口腔停留时间有限,且很难进入牙周袋深处,故对牙周袋深部细菌无效,但对牙龈及黏膜浅表炎症仍有帮助,对减少菌斑附着也有一定的作用。

（1）0.12%～0.2% 氯己定溶液：每日 2 次,每次 10mL 含漱 1 分钟,能减少菌斑的形成、抑制牙龈的浅表炎症。长期使用安全,不产生耐药菌株,但易着色。

（2）复方硼砂溶液：又称朵贝液,为临床常用含漱液,有抑菌、收敛作用。

（3）复方氯己定含漱液：内含少量甲硝唑,临床常用。

（4）其他：有 2% 盐水,1% 过氧化氢液,0.02% 呋喃西林液,0.05% 西吡氯铵含漱液等。

4. 涂布收敛药　这类药消毒防腐作用强,可凝固蛋白质,有灭菌、收敛功效,但刺激性强,易使组织产生瘢痕愈合,故已少用。

（1）碘甘油：含碘化钾、碘、甘油等,有一定的收敛、消炎杀菌作用。刺激性小,患者可自用。

（2）碘酚：是一种强腐蚀剂,能凝固蛋白质,使组织变性,用于炎性肉芽组织创面。用镊子或探针送入牙周袋,应防外漏而灼伤正常黏膜。

（四）中医中药治疗

祖国医学认为疾病是由于机体气血瘀滞、阴阳失调的结果。除局部外邪侵入,更重要的是机体功能失调。因此中医辨证施治多从机体全身入手,在祛邪的同时,注重扶正、调和。可以弥补西医药仅从疾患局部着眼的不足,增强机体抗病能力。

1. 内服药

（1）阴虚有热型：类似于临床单纯性龈炎。治则养阴清热、或佐以补气之品。可服用下列汤剂：①生地、当归、白芍、川芎、丹皮、栀子、黄芩、黄连、生石膏。②沙参、黄芪、生地黄、麦冬、当归、丹皮、栀子。

（2）胃热炽盛型：相当于急性牙周炎、牙周脓肿。治则清胃泻火。可服用清胃散或牙周败毒饮。

（3）肾虚胃热型：相当于中、晚期牙周炎、牙周脓肿。治则滋阴补肾清胃热。可服用"玉女煎"加减。

（4）肾虚型：相当于侵袭性牙周炎。治则补肾固齿,可服用固齿膏。

2. 外用药 固齿散、黄玄含漱剂或三白含漱剂。

三、牙周病的手术治疗

第二阶段牙周治疗——牙周病的手术治疗主要内容包括：①牙龈形态修整与美学；②牙槽骨切除或成形；③牙周组织引导性再生。

（一）牙周手术治疗的原则

1. 牙周病手术治疗的主要目的 直视下彻底清除牙周袋内壁的病变组织及根面的菌斑、牙石和病变组织；使牙周袋变浅或恢复正常；矫正牙周病造成的软、硬组织不良外形,重建生理性外形,利于患者菌斑控制；促进牙周组织修复和再生,建立新附着；恢复美观和功能。

2. 牙周手术适应证 基础治疗后牙周袋深度≥5mm 且有探诊出血；基础治疗不能完全清除牙周袋内病变组织及牙石、菌斑；牙槽骨外形不规整,须手术进行骨成形、植骨术或牙周引导性组织再生术；根分叉Ⅱ度、Ⅲ度病变者；附着龈过窄、牙龈退缩等需膜龈手术治疗者；牙体充填治疗、修复或改善美观需手术延长临床牙冠者。

3. 手术禁忌证 病因和局部炎症未消除；依从性不佳以及不能配合者；患有全身性疾病不能经受手术者。

4. 牙周手术的时机 一般在牙周基础治疗后1～3 个月。通过牙周检查及 X 线检查评估患者的牙周状况,判断是否需要牙周手术及何种手术方法,对没有手术禁忌证且符合适应证的患者进行牙周手术治疗。

5. 手术基本要点 术前一定先完成牙周基础治疗,去除牙石和局部促进因素,患者必须菌斑控制良好。术前应向患者解释手术目的及术中、术后可能出现的情况。通过问诊、化验检查等了解患者的全身健康状况。详细记录术区的牙周临床指标。

根据术区解剖特点，选择局部浸润麻醉或传导阻滞麻醉。做牙周手术注重无菌观念及预防交叉感染。术中彻底清除菌斑牙石和病变组织，操作准确、轻柔，有效控制出血，避免对牙周组织医源性损伤。龈瓣缝合时要完全覆盖骨面，并与骨面和牙面贴合，缝合后进行牙周塞治。

术后护理的重点是患者良好的菌斑控制及保持术区牙龈组织的稳定。根据手术种类、范围及患者的全身状况酌情使用抗生素。

（二）牙龈切除术

牙龈切除术是切除肥大增生的牙龈组织或后牙某些部位中等深度牙周袋，重建牙龈正常生理形态，以利于菌斑控制的手术方法。

1. 适应证

（1）牙龈肥大或增生，有龈袋形成，经基础治疗未能消除。

（2）后牙区中等深度骨上袋，袋底不超过膜龈联合且附着龈宽度足够。

（3）备洞或冠桥修复时，牙龈覆盖过多，影响修复者。

（4）智齿冠周炎盲袋形成，龈瓣影响牙萌出者。

2. 非适应证

（1）未完成基础治疗者或炎症未控制。

（2）牙周袋过深，超过膜龈联合。

（3）有骨下袋而需作骨修整者。

（4）前牙的牙周袋，牙龈切除后影响美观。

3. 手术方法

（1）常规麻醉、消毒、铺巾。

（2）标定切口位置：用牙周探针或牙周袋印记镊在牙龈表面做标记（图10-11，图10-12）。

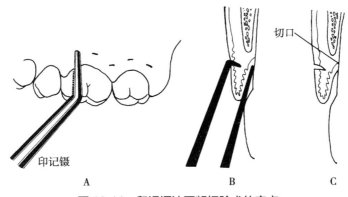

图10-11　印记镊法牙龈切除术的定点

A. 印记镊定袋底　B. 侧面观，印记镊直端位于袋底，带齿端从牙龈表面刺入

C. 由定点的根方1～2mm处做切口，与牙面成45°角外斜

（3）用斧形切龈刀或15号刀片在距标记线1～2mm的根方牙龈处切开，刀刃斜向冠方，与牙体长轴成45°角斜形切至龈袋底，做连续切口使龈缘呈扇贝状，再用牙龈乳头刀切断龈乳头。

（4）完整去除切断的牙龈组织，刮除残留的肉芽组织和牙石，修整龈缘接近正常生理外形。

（5）生理盐水冲洗创面，压迫止血。

（6）牙周塞治：牙周塞治的目的是在术后保护创面、避免组织损伤、暂时固定松动牙、防止肉芽组织过度生长、预防感染、预防术后出血疼痛和牙颈部过敏。

牙周塞治剂：塞治剂分为含丁香油和无丁香油两种。前者由氧化锌、精制松香等粉剂和丁香油、麝香草酚液调成糊剂。后者一管为氧化锌、油脂、胶类及制霉菌素等混合糊剂，另一管为不饱和脂肪酸、麝香草酚液，两者调制而成。塞治方法见图10-13。

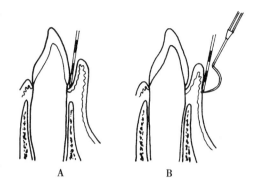

图 10-12 探针法牙龈切除术的定点
A. 探针测量袋深 B. 牙龈表面测量并标记袋深位置

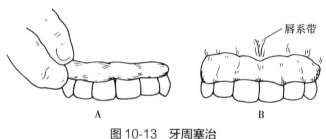

图 10-13 牙周塞治
A. 放置塞治剂 B. 覆盖术区，避开系带

先进行术区局部隔湿、止血。用调刀将其调制成面团状，搓成长度与手术切口相同的两条，分别贴至牙龈的唇颊面和舌面，并填入每一牙间隙中。如术区为牙列的1/4区且包括最后一个磨牙时，应将塞治剂弯成U状，放在最后磨牙的远中面，两端向前直达中线。用手指润油或蘸生理盐水轻压塞治剂，再牵拉唇颊部肌肉组织，修整塞治剂，避开系带区，勿影响咬合或超过前庭沟和口底。

（三）翻瓣术

翻瓣术是用手术方法翻起牙龈黏骨膜瓣，切除牙周袋及袋内壁，在直视下刮净龈下牙石和肉芽组织，修整牙槽骨，将牙龈复位、缝合，达到消除牙周袋或使牙周袋变浅、促进新附着形成的目的。

1. 适应证 基础治疗后1～3个月复查，确定是否需要做翻瓣术。

（1）深牙周袋或复杂性牙周袋，经基础治疗牙周袋仍≥5mm，且探诊出血者。

（2）牙周袋超过膜龈联合，不宜做牙周袋切除者。

（3）需修整骨缺损或行植骨术、牙种植术及需截根者。

（4）根分叉病变需直视下平整根面者（如暴露根分叉及畸形舌侧沟以方便刮除感染组织）。

2. 手术方法

（1）常规麻醉、消毒、铺巾。

（2）切口：应根据手术目的、需暴露牙面和骨面的程度、瓣复位水平来设计。

水平切口：指沿龈缘及龈沟底所做的近远中向的切口（包括 3 个切口），一般需包括术区患牙加左右各 1 个健康牙齿。

首先做内斜切口，内斜切口是牙周翻瓣术的关键切口。应根据手术的目的、牙龈厚度、龈瓣欲将复位的位置等情况，调整切口与牙龈缘的距离及切入角度。改良 Widman 翻瓣术，即在距龈缘约 1～2mm 处进刀，刀片与牙面成 10° 角，刀尖指向根方，刀片以提插方式逐个牙移动，每次插入均达牙槽嵴顶，此切口为切除炎症的袋内壁上皮。其次做沟内切口，将刀片从袋底切入直达牙槽嵴顶，目的是将欲切除的袋壁组织与牙面分离。最后做牙间水平切口，将刀片与牙面垂直，水平切断已被分离的袋壁组织。除颊、舌面外，重点深入邻间隙，从颊舌向将欲切除的牙间乳头断离牙面（图 10-14）。

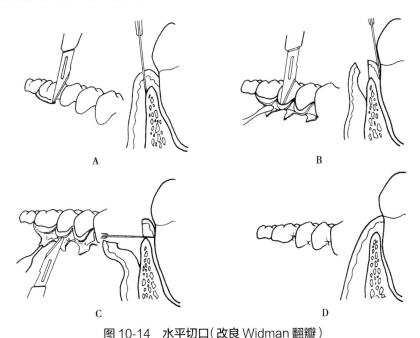

图 10-14　水平切口（改良 Widman 翻瓣）

A. 内斜切口　B. 沟内切口　C. 牙间水平切口　D. 龈瓣原位复位

纵行切口：为更好暴露牙根和骨面，常在水平切口的近中端或两端做纵行切口，切口应位于邻牙轴角处的附着龈或超过膜龈联合。一般将龈乳头包括在龈瓣内，以利术后缝合及愈合。是否做纵行切口，取决于手术目的和瓣的设计。

（3）翻瓣：从切口位置用骨膜分离器沿牙槽骨骨面钝分离翻起全厚瓣，暴露病变区，用宽的镰形洁治器刮除已被分离的领圈状袋内壁和肉芽组织，然后在直视下刮除根面的牙石，平整根面。牙周龈瓣分成全厚瓣和半厚瓣两种。大多数的牙周手术需要带骨膜的全厚瓣，在膜龈手术时常需要半厚瓣。

（4）修整软组织并复位：修剪掉龈瓣内面尤其是龈乳头内侧残留的肉芽组织和上皮，生理盐水冲洗创口，将龈瓣复位。根据手术的目的和龈瓣复位的水平，分原位、根向、冠向及侧向 4 种复位。

（5）缝合：龈乳头用间断缝合或悬吊缝合法缝合，纵切口多采用间断缝合，缝合后创面以牙周塞治剂覆盖。

间断缝合（interrupted interdental suture）：用于两侧牙龈高度一致，张力相当。缝合两侧相邻的创缘，先缝游离端，再缝固定端，进针时要等宽等距，然后打结（图10-15）。

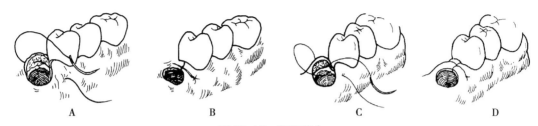

图10-15 间断缝合

A、B. 环形间断 C、D. 8字间断缝合

悬吊缝合（sling suture）：利用术区的牙齿悬吊固定龈瓣，使龈瓣紧贴牙面及骨面。多用于两侧牙龈高度不等、张力不同的切口缝合。①单乳头悬吊法：利用伤口邻近牙将翻起的单个乳头固定。先缝乳头，通过牙间隙将缝线绕邻牙一圈，再回原位，与原缝线打结。②双乳头悬吊法：利用两个乳头间的牙固定，将两个乳头同时固定。先穿过近中龈乳头，经近中邻间隙至牙舌面，再通过远中邻间隙至颊面，缝第二个乳头后，回原位，与原缝线打结（图10-16）。

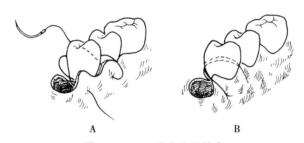

图10-16 双乳头悬吊缝合

A. 从龈瓣的近中乳头外表面进针，环绕牙齿到达同侧龈瓣的远中
乳头外表面进针 B. 缝线再次环绕牙齿到达近中的乳头，打结

除了上述悬吊缝合方法以外，还有连续悬吊缝合。

褥式缝合：用于两侧牙龈相距较远、张力较大或切口较长，能使组织边缘更密合。分为水平褥式缝合和交叉褥式缝合两种。

锚式缝合：用于最后一个磨牙远中的牙龈或缺牙间隙处的牙龈，使龈瓣紧贴牙面以锚样的方式固定在邻近的牙上（图10-17）。

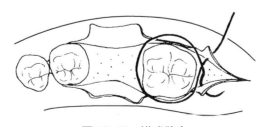

图10-17 锚式缝合

(6) 牙周塞治：保护创面，止血，促进组织愈合。

3．术后护理　术后 24 小时内可局部冷敷，以减轻术后水肿。刷牙勿刷手术区，可含漱，酌情应用抗生素。1 周后拆线。术后 6 周内勿探测牙周袋，以防破坏新附着。

4．术后并发症及处理

(1) 术后出血：一般术后半小时内出现局部渗血可自行停止。如出现持续性出血，则须去除塞治剂，检查出血点，局部压迫或电凝止血，止血后重新塞治。

(2) 术区肿胀、疼痛：术后 4 天内肿胀不消失者，应使用抗生素。术区出现感染化脓则应切开引流。牙齿出现咬合痛时，要分析原因（如咬合高点、炎症扩散等），对症处理。

(3) 塞治剂脱落：及时复诊，重新塞治。

5．翻瓣术后的组织愈合

(1) 愈合过程：翻瓣术后 24 小时，龈瓣与牙面间有血凝块，大量中性粒细胞渗出。术后 1～3 日，上皮爬行至龈瓣边缘并达牙冠。术后 1 周，上皮附于牙龈面，瓣下血凝块被结缔组织与肉芽组织代替，术后 2 周，胶原纤维开始形成并与牙面平行。术后 3～4 周，上皮与结缔组织的构建均已完成，龈沟内有正常上皮附着，结合上皮形成，牙槽嵴顶纤维成功能性排列。

(2) 愈合方式

1) 长上皮结合（图 10-18）：翻瓣术后复位的袋内壁与原来暴露于牙周袋内的牙根表面间被一层长薄上皮所隔开，该上皮只与牙根面紧贴，而非有机结合。由于根面有上皮覆盖，使新附着不能形成。在菌斑控制良好的情况下，长结合上皮处牙龈可长期保持健康。

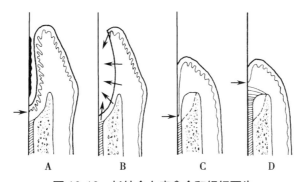

图 10-18　长结合上皮愈合和组织再生

A．治疗前，骨下袋　B．术后当时，箭头示愈合过程中细胞的来源（上皮、牙龈结缔组织、牙槽骨、牙周膜）　C．长结合上皮愈合，箭头示结合上皮位于术前水平，虽有部分新骨形成，但无新牙周膜　D．牙周组织再生，箭头示结合上皮位于术前袋底的冠方，有新的牙骨质、牙周膜及牙槽骨形成

2) 新附着：指原来已暴露在牙周袋中的病变牙根的表面有新的牙骨质形成，其中有新的牙周膜纤维长入，这些纤维束的另一端埋入新形成的牙槽骨内。新形成的结合上皮位于治疗前牙周袋的冠方，为牙周组织较理想的修复。

(3) 利于新附着和组织愈合的措施：①彻底切除袋内壁上皮；②术中少暴露骨面或缩短暴露时间，术后龈瓣严密覆盖骨面以减少骨吸收；③根面平整彻底，尽量保留近牙槽嵴处根面上健康的残余纤维；④保护血凝块，术后防止感染，保持良好的口腔卫生习惯。

（四）牙周组织引导再生术

引导组织再生术（guided tissue regeneration，GTR）是在翻瓣术和清创的基础上，用一种生物膜性材料覆盖根方的牙槽骨缺损嵴顶与冠方暴露的根面，以机械性阻止牙龈结缔组织、上皮与根面接触并形成一个牙周组织修复空间，保证根方残余的牙周膜细胞先附着在根面上、从而形成新的牙骨质并有牙周膜纤维埋入，达到理想的牙周组织修复性再生和新附着。

1. 基本原理　牙周炎经治疗后，愈合过程中再生细胞的来源有4种：口腔黏膜上皮、牙龈结缔组织细胞、牙槽骨骨髓腔细胞和牙周膜细胞。新附着能否形成，取决于上述4种细胞的生长速度和条件，只有牙周膜细胞优先向冠方生长才能形成新的牙骨质、牙槽骨和牙周膜，达到理想的牙周组织再生。因此，要获得牙周组织再生，应设法阻止上皮细胞与结缔组织细胞占据根面并为牙周膜细胞占据根面创造条件（图10-19）。

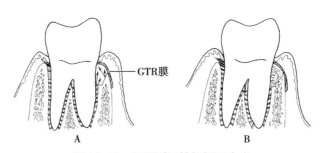

图10-19　牙周引导性组织再生术

A. 在术区放置屏障膜，引导具有组织再生能力的牙周膜细胞优先占领根面　B. 愈合后形成牙周组织的再生

2. 生物膜材料　目前生物膜分二类：非降解性生物膜和降解性生物膜。前者膜不能降解吸收，需二次手术取出，最常用聚四氟乙烯（PTFE）。后者术后可降解吸收，不需二次手术取出。可吸收性膜包括天然材料和人工合成材料两类。天然材料有胶原膜、硬脑膜和氧化纤维膜等。人工合成材料有聚乳酸膜、聚羟乙酸膜及其共聚物材料。膜性材料应具以下特性：生物相容性；阻止上皮细胞根向生长；保存根面和膜之间有一定的间隙；能与组织结合，保证在组织中愈合的位置稳定；临床可操作性。

3. 适应证

（1）牙周病的垂直型骨吸收，窄而深的骨内袋尤其是二壁或三壁骨下袋；

（2）Ⅱ度根分叉病变且牙龈高度足够者；

（3）Ⅰ度、Ⅱ度的牙龈退缩，邻间牙槽嵴无吸收且龈乳头完好。

4. 手术方法

（1）常规麻醉、消毒、铺巾。

（2）切口和翻瓣：沿龈缘或龈沟做水平切口，切透黏骨膜，翻开黏骨膜瓣，暴露缺损区。水平切口应在近远中向多延伸1～2牙暴露术区，可在缺损区远中或近中至少相隔一个牙的部位做垂直松弛切口增加瓣的移动性。

（3）清创和根面平整：清除袋内上皮和肉芽组织，去除菌斑牙石，彻底平整根面。

（4）膜的放置和固定：依缺损形态修整膜，使膜与牙颈部根面良好贴合，覆盖缺损区和牙槽骨边缘（至少2～3mm），悬吊缝合、固定。

（5）瓣的复位和缝合：黏骨膜瓣盖过膜 2～3mm 缝合，牙周塞治。术后 10～14 天拆线。使用不可吸收膜者，术后 6～8 周应将膜取出。

5. 影响引导性组织再生术疗效的因素

（1）患者：口腔卫生状况、牙列中是否存留感染部位和吸烟。

（2）骨缺损：深而窄的骨内袋缺损和下颌磨牙Ⅱ度根分叉病变疗效较好。

（3）技术：瓣的良好设计、膜材料的正确放置、膜与根面的间隙保持和伤口的良好封闭是获得满意疗效的必要条件。

（4）术后感染：术后感染不能使牙周新附着形成。

（五）牙槽骨切除（成形）手术

牙槽骨切除（成形）手术是用手术的方法修整病变区的牙槽骨，恢复牙槽骨的生理外形和功能（图 10-20）。这类手术能有效地消除深牙周袋，缺点是牺牲骨质。

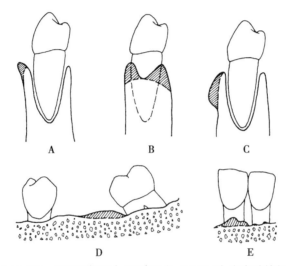

图 10-20　牙槽骨切除（成形）手术，阴影区为应去除的部分

（六）牙冠延长术

牙冠延长术是通过手术的方法，去除部分牙龈和 / 或牙槽骨，重建生物学宽度，使牙齿的临床牙冠延长，有利于修复或美观。

1. 适应证

（1）不满足生物学宽度的修复体，需暴露健康的牙齿结构，重新修复者（图 10-21）。

（2）龋坏达龈下，影响治疗或修复。

（3）牙折裂达龈下，影响牙体预备、取印模及修复。

（4）前牙临床牙冠短。露龈笑，需改善美观者。

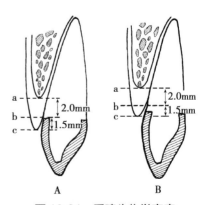

图 10-21　重建生物学宽度

A. 修复体龈端边缘达龈沟底，刺激牙龈炎症和骨吸收　B. 重建生物学宽度后修复体边缘位于龈沟中部

a. 牙槽嵴顶；b. 龈沟底；c. 龈缘。

知识拓展

修复体边缘对生物学宽度的影响

生物学宽度：正常情况下，龈沟底到牙槽嵴的距离是恒定的，宽度为2mm。修复体冠缘如果达到龈沟底，刺激牙龈引发炎症和牙槽骨吸收（图10-21A）。为了解决上述问题，需要重建生物学宽度（图10-21B）。

2. 禁忌证

（1）牙根过短，冠根比例失调大于1者；

（2）切除牙槽骨过多，导致与邻牙不协调者；

（3）牙槽骨切除后，剩余骨高度不足以支持牙齿行使功能者；

（4）全身情况不宜手术者。

3. 手术方法

（1）术前消除牙龈炎症，控制菌斑。

（2）探明断端，设计切口。

（3）根据术后龈缘位置确定内斜切口位置。若附着龈宽度不足，则需采用根向复位瓣术。

（4）翻瓣，除去被切除牙龈，暴露根面或断面。

（5）进行骨修整，满足生物学宽度。

（6）若为改善露龈笑的美容手术，还应注意中线两侧牙齿的龈缘位置要左右对称。

（7）彻底进行根面平整。

（8）修剪龈瓣的外形和适宜的厚度。

（9）将龈瓣复位于牙槽嵴顶水平，一般采用间断缝合，必要时配合水平或垂直褥式缝合，若为根向复位瓣，则采用悬吊缝合。

（10）冲洗、压迫、止血后，放置牙周塞治剂。

（11）术后7～10天拆线。

4. 术后修复的时机 一般在术后4～6周组织愈合，龈缘位置基本稳定。最好在术后1～2周时先戴临时冠，永久修复体最好在术后6周开始，涉及美容的修复至少在术后2个月后开始。

（七）根分叉病变的手术治疗

磨牙根分叉区有特殊的解剖结构，洁治与刮治术均较难彻底清除根分叉区的牙石、菌斑，此区域也很难进行长期有效的菌斑控制。因此，根分叉区病变常需要手术治疗。手术治疗的目标是去除根分叉区的炎症组织与坏死牙槽骨（牙骨质）、促使根分叉病变愈合、建立牙周新附着。不同程度的根分叉病变应选用不同的手术方法，除了上述的方法外，因为根分叉区的特殊解剖结构，还可以采用截根、分根、牙半切除等术式。

1. 截根术 常指切除患根分叉病变的磨牙中有根折或牙槽骨破坏很严重的一个或两个牙根，消除分叉区病变，保留牙冠和健康的牙根，使患牙能保持一定功能的手术方法（图10-22）。

2. 分根术 将下颌磨牙连冠带根从正中沿颊舌方向截开，使其分离为近中、远中两半，形成两个独立的类似单根牙的牙体（图10-23）。这样能较彻底地清除根分叉区深在的病变

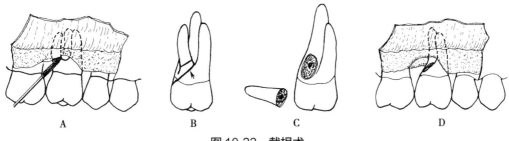

图 10-22　截根术

A．用高速金刚砂钻（细裂钻）将患根截除　B．箭头示应修整的部位　C．断面应修整成流线型，消除根分叉区的倒凹　D．修整后的截断面

组织，消除该处的牙周袋，同时也能消除原有的根分叉病变，有利于菌斑控制和自洁。被切割后暴露的牙本质和牙骨质部分，可用全冠修复体覆盖，以减少患龋的可能。

3．牙半切除术　是指将下颌磨牙的牙周组织破坏较严重的一个牙根连同该半侧牙冠一起切除，保留病变较轻或正常的另一半，使患牙成为一个"单根牙"，从而达到治愈根分叉病变的目的（图 10-24）。

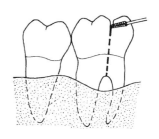

图 10-23　分根术

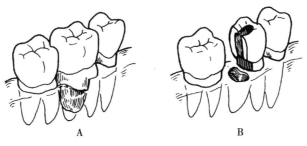

图 10-24　牙半切除术

A．磨牙根分叉病变，远中根牙周破坏严重　B．牙半切除术

（八）膜龈手术

膜龈手术是牙周软组织手术的总称。膜龈手术的目的包括增宽附着龈、暴露根面的牙龈覆盖、系带成形矫正等。

1．游离龈移植术　游离龈移植术是指为了增宽附着龈、加深前庭沟而将自体健康角化牙龈移植到牙龈缺损区（图 10-25）。

2．侧向转位瓣术　侧向转位瓣术是用相邻健康牙龈形成带蒂的半厚瓣或全厚瓣，向牙龈退缩区转位覆盖裸露的根面（图 10-26）。

3．系带修整术　如果系带附着位置过于靠近龈缘，则当唇或颊活动时可牵拉龈缘，因此应进行系带修整术（图 10-27）。系带切除术常可与翻瓣术或游离龈移植术同时进行。

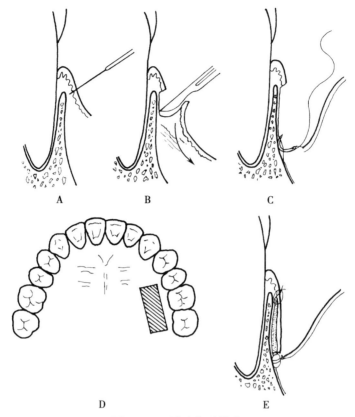

图 10-25 游离龈移植术

A. 膜龈联合区做切口　B. 锐性分离半厚瓣, 根向推移半厚瓣　C. 将半厚瓣缝合固定于根方骨膜上　D. 在供区切取带上皮的游离半厚瓣
E. 移植后缝合固定

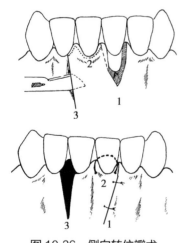

图 10-26 侧向转位瓣术

1. 受瓣区; 2. 带龈乳头的转换瓣; 3. 供瓣区。

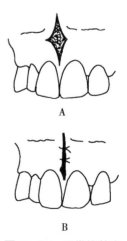

图 10-27 系带修整术

A. 系带切除后的创面　B. 缝合后

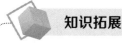

知识拓展

牙周手术发展简史

牙周手术始于 19 世纪末期,在漫长的发展过程中,逐渐形成了牙周切除性手术、重建性手术、再生性手术、成形及美学手术。

1. 切除性手术(resective surgery)　提出切除性手术的目的是清除"感染和坏死"的牙周组织,消除牙周袋。19 世纪末,Robicsek 提出了牙龈切除术,目的是切除"病变的牙龈"。20 世纪初,Neumann、Widman 等提出了翻瓣术。当时的翻瓣术由于切除的附着龈较多,对于附着龈过窄的病例导致附着龈丧失过多。1962 年 Friedman 提出了根向复位瓣术,在翻瓣时尽量保留角化龈,并将组织瓣向根方复位至刚刚盖过牙槽嵴顶,很好的保留附着龈。

2. 重建性手术(reconstructive surgery)　提出重建性手术的目的是使牙周袋变浅,重建牙周组织的生理外形,以利于菌斑控制。20 世纪中期,学者们对翻瓣术在瓣的设计,手术操作进行了许多改进。20 世纪 70 年代 Ramfjord 和 Nissle 提出改良 Widman 翻瓣术。

3. 再生性手术(regenerative surgery)　提出再生性手术的目的是促使牙周附着组织结构的再生,形成新的牙周附着。20 世纪 70 年代末,学者们通过大量的研究发现,来源于牙周膜的细胞才具有形成新的牙骨质、牙槽骨和牙周膜的能力。20 世纪 80 年代,Nyman、Gottlow 等在此基础上提出了引导性组织再生术。目前,牙周引导性组织再生术的疗效难于把握,适应证范围局限。

4. 成形及美学手术　提出此类手术的目的是为了获得美观修复效果。许多学者应用膜龈手术来改善美观。

四、牙周病的修复与正畸治疗

牙周病的修复与正畸治疗是部分牙周炎患者所经历的第三阶段牙周治疗。牙周炎患者经过系统的牙周治疗及患者良好的菌斑控制后,炎症消退,牙周组织恢复健康,为牙周炎患者缺失牙修复或正畸治疗创造了实施条件;另一方面,不当的修复治疗或正畸治疗又会给健康的牙周组织造成损伤。

1. 牙周病的修复治疗与修复体设计要求

(1)牙周病的修复治疗包括松牙拔除后的永久义齿修复和牙周夹板固定,详见口腔修复学中有关章节。

(2)修复体的设计与要求:修复体边缘应尽量置于龈缘的冠方;在美学要求高的牙位可位于龈下 0.5mm,不超过 1mm,但不能侵犯生物学宽度。冠的外形应有利于菌斑控制,如避免颊、舌面过突,恢复正确的接触区,冠缘与牙面密合,修复体边缘与牙体相移行等。修复材料应具有良好的生物相容性。修复体表面必须抛光光滑。修复重建稳定的咬合关系应有利于牙周健康的维持。

(3)修复时机和前提:牙周炎症得到控制,良好的菌斑控制和口腔卫生措施,治疗后得到稳定的咬合关系，才能进行修复治疗。患者修复治疗计划应在就诊早期即开始考虑，结合牙周状况、治疗反应、患者依从性等综合考虑治疗设计，并在治疗过程中不断纠正。

2. 牙周病的正畸治疗

（1）正畸对牙周组织的影响：正畸过程中的牙齿的移动是机械力作用下牙周组织重建的结果。在此过程中，加力的大小、方向、持续时间以及正畸装置的设计和安放等都会对牙周组织的改建发生预期的（治疗性）或不良的（破坏性）作用。本节仅简介正畸治疗过程中较易发生于牙周组织的不良临床反应。

菌斑堆积和牙龈炎症：正畸患者多为青少年，对口腔卫生重视不够，又是青春期龈炎的好发年龄，加之以正畸装置往往不利于菌斑的清除，因此大部分正畸患者在矫治过程中均会发生程度不等的龈炎。

牙龈退缩：受正畸压力侧的牙龈厚度和骨板厚度对防止正畸过程中的牙龈退缩很重要，在治疗前应充分检查角化牙龈的厚度和宽度。当需要扩弓或使牙齿向唇、颊侧移动，或由于牙轴改变而使牙根向唇侧倾斜，使原来很薄的骨板迅速吸收，容易造成牙龈退缩，使根面暴露。另一方面，对某些因牙位不正所致的轻度牙龈退缩，也可通过正畸治疗将该牙排入牙列内的正常位置，从而纠正牙龈退缩。因此，关键在于牙在牙槽窝中的位置以及局部牙龈和牙槽骨的厚度，与牙正畸移动方向相关。

牙根吸收：正畸加力时，除受压侧的牙槽骨会发生吸收外，相应的牙根也可发生吸收。当正畸加力过快或过大时，可引起明显的甚至严重的牙根吸收，通常发生在根尖处。也有少数患者发生牙颈部的牙根外吸收。

（2）牙周病患者正畸治疗适应证：牙周炎患者的下列问题可通过牙齿简易矫治术予以解决：①纠正前牙的深覆𬌗，前牙病理性的扇形移位、过长、扭转和出现间隙；②调整基牙的位置，使它们处于平行位置，利于义齿的戴入，也免除或减少对牙体组织的切割；③后牙缺失未及时修复，邻牙向缺牙间隙倾斜，形成深的骨下袋，可通过正畸治疗使其直立；④排齐拥挤错位的牙齿，建立良好的咬合关系和重要的咬合标志；⑤前牙折断达龈下时，可用正畸方法将牙根牵引萌出，以延长临床牙冠，利于修复；⑥改善软组织外形，如有些前牙龈缘不齐的病例，可通过正畸将牙排齐或压低，从而改正龈缘位置；⑦Ⅱ～Ⅲ度根分叉病变可做分根术，使多根牙成为两个"单根牙"，若分根后该两根过于靠近，可用正畸手段将此两牙根推开，有利于修复。但是，对于牙槽骨吸收已超过根长1/2的患牙，正畸治疗应谨慎。

（3）牙周病患者正畸治疗中应注意保护牙周组织

1）开始正畸治疗的时机：必须在牙周炎症已控制、刺激因素及深牙周袋已消除、牙龈保持在健康状态、患者已掌握菌斑控制的方法之时方能开始。最主要的禁忌证是未经治疗的牙周炎，或虽经治疗但炎症仍存在、菌斑未控制、病情仍处于活动阶段的患者。

2）正畸治疗开始前：对每位需要正畸治疗的患者应首先考虑如下"危险因素"：口腔卫生情况和习惯、有无未经治疗的牙周炎或龈炎、牙周炎是否定期进行维护治疗、受力区牙龈和牙槽骨的厚度、冠根比、治疗牙和全口的咬合负担、有无夜磨牙或紧咬牙习惯、有无不良修复体、牙周病的家族史、全身健康情况。

3）正畸治疗过程中：①正畸装置必须放置合理；②每次复诊均应监测菌斑控制情况，定期进行牙周检查和维护治疗；③对牙周支持组织已经减少的患牙，施力大小及方向应特别注意；④矫治过程中要经常检查有无咬合干扰和过度的牙松动，找出原因并纠正之。

4）正畸结束后：正畸加力停止后，甚至保持固位数月后，牙周纤维和牙槽骨的改建仍在继续，尤其是牙周炎患者通常有一定的松动，愈合过程更为缓慢，佩戴保持器的时间至少1年，有的需终身保持。此阶段仍应强调口腔卫生和定期的牙周支持治疗。正畸治疗的目的是使患者获得良好功能和健康、美观的牙列，其中必定包括牙周组织的健康。

3．牙周病患者的种植治疗

（1）牙周病患者种植治疗前的准备

1）牙周感染控制：良好控制牙周炎症后才能进行牙种植，一般需达到菌斑指数<20%，且全口牙周探诊出血<25%，余留牙的探诊深度≤3mm或≤5mm。

2）种植前的检查和危险因素评估：病史采集、口腔检查、研究模型和放射学检查，并对患者是否存在危险因素进行评估。牙周炎患者的牙周感染控制不佳或治疗后的维护不佳是种植治疗的危险因素，除此之外，还包括可能影响骨代谢或者影响愈合的全身性疾病、心理或精神疾病、不良行为习惯以及口腔局部因素。

（2）牙周炎患者种植治疗的特点

1）种植修复计划力求全面、长期的功能和稳定，对牙周炎患者余留牙进行准确评估。

2）上颌后牙区骨量不足是常见问题，下颌后牙区也常见骨量不足，包括颊舌向和垂直向不足。

3）前牙区往往出现骨量不足和牙龈退缩，治疗应兼顾美学因素。

4）对于伴有软组织缺陷的病例，可采用软组织移植方法解决。

（3）牙周炎患者种植治疗的风险和预后：牙周炎在经过牙周系统治疗后不是种植治疗的禁忌证，但有牙周炎病史的患者种植失败的风险增高，种植体边缘骨吸收较多，更易发生种植体周围炎。

五、伴全身性疾病患者的牙周治疗

牙周医学是牙周病学近年发展的新分支，指牙周病与全身健康或疾病的双向关系，即某些全身性疾病和状况对牙周病的发生、发展及治疗反应的影响，另一方面是指牙周病（主要是牙周炎）对全身健康和疾病的影响。近十年来的大量研究表明牙周感染可能是心脑血管疾病（动脉硬化、心肌梗死、脑卒中等）、糖尿病、妊娠并发症、呼吸道感染、类风湿性关节炎等疾病的危险因素，但不能充分证明牙周炎与这些疾病存在因果关系，可能是全身性疾病的一种危险因素。牙周炎影响全身性疾病的可能机制包括：直接感染、细菌进入血液循环扩散和牙周细菌及其产物引起机体的免疫反应和炎症。

1．糖尿病

（1）牙周治疗注意事项

1）病史：了解患者糖尿病类型、血糖控制情况、有无糖尿病并发症、目前所用药物及效果；患者家族史；必要时内科医师会诊。

2）感染控制：糖尿病患者抗感染能力较差，应加强卫生宣教。在进行根面刮治和平整时酌情应用抗生素有助于牙周组织愈合和血糖控制。

3）牙周治疗时间：将牙周治疗安排在胰岛素活性的高峰期前后，尽量安排在早饭后或应用降糖药物后。

4）牙周手术治疗：当患者血糖控制平稳，空腹血糖<7.0mmol/L，可进行牙周手术治疗；

空腹血糖 > 7.0mmol/L,可以进行基础治疗,并预防性使用抗生素。肾上腺素水平的增加加速胰岛素的利用,因此,手术麻醉时慎用含肾上腺素的麻药。

5)预防低血糖的发生:牙周治疗前,充分了解患者的饮食规律及是否应用了降糖药物,预防患者出现低血糖。

6)牙周维护:强化口腔卫生指导,缩短维护期的复诊时间。

(2)糖尿病患者的血糖控制水平与牙周治疗方法选择:①空腹血糖 4.4～6.1mmol/L,牙周治疗同全身健康者;②空腹血糖 > 6.1mmol/L 且 ≤7.0mmol/L,牙周治疗同全身健康者;③空腹血糖 > 7.0mmol/L,可进行牙周基础治疗并预防性应用抗生素,不能进行牙周手术;④空腹血糖 > 11.4mmol/L,牙周治疗急诊对症处理,血糖控制后开始牙周治疗。

2. 心脑血管疾病 牙周治疗时的注意事项:

(1)病史询问要尽量全面,临床牙周检查要尽量细致,积极应用多种牙周治疗手段阻断牙周感染。

(2)与内科医师密切合作,尤其对于既往有发作病史的患者,需要考虑可能的并发症及应对措施;与患者积极沟通,使之能积极配合治疗及自我预防。

(3)预防性使用抗生素。

(4)对有不稳定性心绞痛病史的患者不宜过多牙周处理,一般仅进行急症处置;高血压患者在治疗前要控制好血压,并了解其服药史。

(5)治疗时间:有心梗发作史或脑血管意外者,应在病情稳定 6 个月后再考虑进行牙周治疗;对于近期曾做过心脏搭桥术等治疗的患者,应结合内科医师再进行牙周治疗。

(6)局麻药中肾上腺素的浓度不应超过 1:100 000,避免使用血管收缩剂;治疗前后均要注意舒缓患者的紧张情绪,治疗中注意有效的镇痛、镇静;定期服药患者要保证在治疗前服用药物。

(7)对安装心脏起搏器的患者,应全面了解其心脏起搏器的各种情况,以判定超声治疗是否会干扰起搏器。

(8)血压状况对制订牙周治疗计划时的参考:①收缩压 120～139mmHg 或舒张压 80～89mmHg,牙周治疗同健康人;②收缩压 140～159mmHg 或舒张压 90～99mmHg,常规内科咨询,每次就诊测量血压,减小精神压力,牙周治疗同健康人;③收缩压 > 160mmHg 或舒张压 > 100mmHg,常规内科咨询,每次就诊测量血压;④收缩压 < 180mmHg 和舒张压 < 110mmHg,可进行选择性的牙周治疗,减小压力;⑤收缩压 ≥180mmHg 或舒张压 ≥110mmHg,建议立即进行内科治疗,只进行急症处理;⑥高血压未治疗的患者不应给予常规的牙周治疗。

总之,对患有较重心血管疾病的牙周炎患者,应详细了解病情,必要时咨询内科医师。

3. 传染性疾病注意事项

(1)判断系统性疾病的程度和是否急性期,必要时请内科医师会诊。

(2)临床操作尽量采用手工器械,以牙周基础治疗为主,尽量避免手术治疗。

(3)如采用超声器械或高速手机等操作,要注意自我保护,操作结束后严格消毒。

(4)HIV 相关的牙龈红斑对洁治刮治等治疗手段效果可能不明显,可应用药物配合治疗。

(5)对于肝病患者应注意慎用需要经过肝脏代谢的药物,以减少肝脏负担。

4. 妊娠、哺乳期女性患者注意事项

(1)询问全身健康状况以及平时的营养状况。

（2）在有效防护下，局部 X 线检查一般是安全的，但仍应尽量避免对孕妇进行 X 线检查。

（3）局部牙周袋内用药对发育中的胎儿影响尚未确定，应尽量避免孕期用药。

（4）手术治疗应避开月经期。

5. 老年患者注意事项

（1）首先应详细了解系统病史、用药史等，并进行必要的辅助检查，对牙周治疗进行风险评估。

（2）对老年患者的治疗原则是首先消除菌斑，控制炎症，并创造有利于患者自洁的牙周组织状况。

（3）重视对患者的心理辅导。

（4）根据患者全身状况稳定与否，决定是进行直接的牙周系统治疗还是以缓解症状为主、急症处理。

（5）手术治疗对老年患者并非禁忌，但一般慎选。

（6）对于重症卧床不能进行口腔自我保健的老年人，无论是否患有牙周炎，都应由他人帮助其完成口腔日常护理。

六、牙周病的疗效维护

牙周病的疗效维护（支持治疗）即牙周病第四阶段牙周治疗，主要内容包括自我维护及定期复查和维护治疗两方面。

（一）自我维护

应教育患者掌握口腔基本保健方法，如正确刷牙、使用牙线和牙间隙、适当的牙龈按摩等。

（二）定期复查和维护治疗

牙周治疗后 3～6 个月应复查一次，牙周检查应包括口腔卫生状况、牙龈炎症程度、有无牙周探诊出血倾向、牙周袋深度、附着水平以及牙齿松动度等，详细记录，必要时检查牙龈指数、菌斑指数、牙周指数等，根据病情半年至 1 年拍 X 线片观察牙槽骨、牙周膜等的变化。维护与治疗的措施为：

1. 根据菌斑染色情况指导患者加强口腔卫生。

2. 实施必要的龈上洁治术、龈下刮治术、根面平整术。

3. 实施必要的脱敏和牙面抛光。

4. 实施必要的调𬌗矫正食物嵌塞、拔除松动牙。

5. 确定复诊的时间和治疗方法。

小　结

　　牙周病治疗的总体目标为控制菌斑、恢复牙周组织的生理外形和功能、维持长期疗效和防止复发。为了实现目标，需要制订牙周治疗计划。牙周治疗计划分四个阶段即牙周基础治疗、牙周手术治疗、修复治疗、牙周支持治疗。牙周治疗的第二、第三阶段并不是每个患者都要经历的，应根据牙周病的情况进行个性化的治疗设计。牙周治疗中应预防院内交叉感染，保护患者和医师的权利和安全。预防的基本措施包括尽量使用一次性器械、器械和综合治疗台水管系统的消毒、诊室环境的消毒等。

牙周病的治疗包括辅助性的药物治疗、基础治疗、手术治疗、修复治疗、牙周维护治疗。需要强调的是基础治疗与牙周维护治疗是每一位牙周病患者都要经历的，而药物治疗和手术治疗是根据病情进行选择。伴有全身性疾病的牙周炎患者治疗前应详细了解患者全身情况并作出相应牙周治疗方法。

牙周病与多种因素有关，危险因素包括可逆和不可逆，对危险因素进行评估有利于牙周病预后判断。牙周病的预后与牙周炎类型、全身健康状况、牙周破坏程度等相关。

（龚连喜　顾长明　戚刚刚　李晓军）

思考题

1. 牙周病治疗的目的是什么？
2. 如何制订牙周病治疗计划？
3. 院内感染的控制方法有哪些？
4. 牙周病基础治疗包含哪些内容？
5. 简述松牙固定的分类和方法。
6. 牙周病手术治疗的适应证和禁忌证有哪些？
7. 简述牙周病手术治疗的方法。
8. 牙周炎疗效维护都包括哪些内容？
9. 简述糖尿病患者牙周炎的治疗特点。
10. 简述牙周病患者种植治疗的特点。
11. 牙周病的危险因素包括哪些？
12. 牙周病预后的判断标准有哪些？

第四篇

儿童牙病和老年牙病

第十一章 儿童牙病

第一节　乳牙及年轻恒牙的解剖形态与组织结构特点

一、乳牙的解剖形态

（一）乳牙体积及数目

乳牙体积小，数目少（分为切牙、尖牙及磨牙共 20 颗），咀嚼功能较同名恒牙低。

（二）乳牙牙体形态特点

1. 牙冠颜色为白色或青白色，光泽度较低。

2. 除乳磨牙外，余牙牙冠外形似其继承恒牙。

3. 牙冠近远中径较大，高度较短，颈部明显缩窄。

4. 𬌗面牙尖、牙窝多，发育沟深而窄。

5. 髓室底常有副根管，根分叉开度大。

6. 牙根与牙冠长度比例较恒牙大，乳牙显得根长。

（三）乳、恒牙的临床鉴别

1. 磨耗程度　乳牙咬𬌗面易磨损，切嵴平；恒牙磨损不明显，切缘有切嵴结节。

2. 色泽　乳牙色白或青白，光泽度较低；恒牙淡黄色，光泽度较高。

3. 形态　乳牙牙冠高度短，近远中径较大，牙冠近颈 1/3 处突出明显，颈部明显缩窄，恒牙无此特点。

4. 大小　乳牙较同名恒牙小，无前磨牙。

5. 排列 在完整牙列上可参考牙齿排列次序可以得到准确判断。乳牙和恒牙外形见图 11-1。

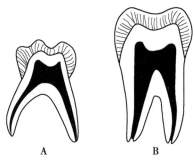

图 11-1 乳牙和恒牙外形示意图（近远中向剖面）
A. 乳牙 B. 恒牙

二、乳牙的组织结构特点

1. 牙釉质 厚度为恒牙的 1/2，水、有机物含量高于恒牙。

2. 牙本质 厚度为恒牙的 1/2～3/4，水含量低于恒牙，有机物含量高恒牙，硬度为乳牙牙釉质的 1/10。

3. 牙髓 细胞丰富，胶原纤维较少而细，神经纤维少，感觉不如恒牙敏感。

4. 髓腔 乳牙髓腔相对恒牙较大，髓角高，根管粗大。

三、年轻恒牙的特点

年轻恒牙是指已萌出，但形态和结构尚未发育完善的恒牙。根尖孔完全形成后则称为成年恒牙。年轻恒牙髓腔较大，随着年龄增长，髓腔逐渐缩小，恒牙一般在牙根形成 2/3 左右开始萌出，萌出后牙根继续发育，于萌出后 2～3 年牙根达到应有的长度，3～5 年根尖才发育完成。其特点是：

1. 因年轻恒牙萌出不久，牙体磨损少，前牙切缘结节明显，后牙牙尖高锐，𬌗面窝沟深，形态复杂，有些磨牙远中面有龈瓣覆盖，难以自洁，故临床工作中应重点预防窝沟龋，可选择窝沟封闭或氟化物防龋。

2. 年轻恒牙的牙体硬组织比成熟恒牙薄，髓腔大，髓角高，根管粗大，根管壁薄，钙化程度低，渗透性强。因此，一旦发生龋坏，进展快，且易波及牙髓组织。

3. 年轻恒牙的牙髓组织较成熟恒牙疏松，细胞成分多，血运丰富，活力旺盛，抵抗感染能力和组织修复能力强，有利于控制感染，应尽力保存活髓组织，临床治疗中常选择盖髓术和活髓切断术。

4. 年轻恒牙的根尖孔粗大，根尖组织疏松，牙髓感染易向根尖部扩散，形成根尖周炎。

5. 年轻恒牙牙根尚未完全形成，根尖孔常呈喇叭状（图 11-2，图 11-3），其下方为牙乳头。牙乳头是形成牙髓、牙本质和牙根的重要组织。如果牙乳头受到破坏，牙根的发育随之停止。因此，年轻恒牙的牙髓治疗，应尽可能地保存活髓；牙髓坏死者，治疗时应注意不要损伤牙乳头，应采用促进牙根继续发育形成的治疗方法，即根尖诱导成形术，待根尖发育完成后再行完善的根管治疗术。

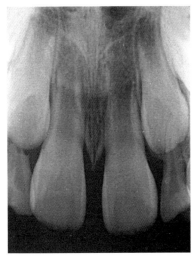

图 11-2　年轻恒牙（前牙）X 线

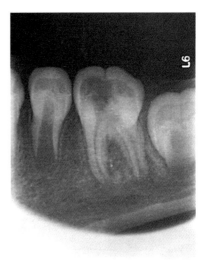

图 11-3　年轻恒牙（后牙）X 线

第二节　儿童颅面部与牙列的生长发育

一、生长发育分期及各期特点

儿童的生长发育表现出与年龄相关的规律性，一般按年龄划分为胎儿期、新生儿期、婴儿期、幼儿期、学龄前期、学龄期、青春期，各时期口腔发育情况不同，不同时期均有易患的口腔疾病（表 11-1）。

表 11-1　儿童年龄段分期和易患的疾病

分期	时间	易患疾病
胎儿期	0～40 周	乳牙牙釉质发育不良
新生儿期	出生～1 个月	白念珠菌感染
婴儿期	1 个月～1 岁	乳牙迟萌
幼儿期	1～3 岁	龋病，乳牙外伤
学龄前期	3～6、7 岁	牙外伤，龋病
学龄期	6、7～11、12 岁	龋病，乳牙滞留，牙列畸形
青春期	10～20 岁	恒牙龋病，龈炎，错𬌗畸形

二、生长发育的影响因素

（一）遗传因素

基因是决定遗传的物质基础，与遗传因素相关的某些代谢缺陷、内分泌障碍、染色体异常等可严重影响儿童的生长发育。在口腔相关疾病中，比较明确的遗传性疾病如无牙症、牙本质发育不全等。某些遗传性疾病除全身症状外，口腔颌面部会出现表征，如外胚叶发育不全综合征,可表现为部分牙齿先天缺失、锥形牙等症状;儿童掌跖角化综合征可出现牙龈肿胀、牙周组织破坏,乳、恒牙均可出现早期松动、脱落等症状。此外,还有一些和遗传相关的疾病,如唇腭裂、多生牙、牙釉质发育不全等。

(二)环境因素

出生前环境因素,主要指母体情况。胎儿在母体内的发育受母体的生活环境、营养、情绪、疾病等多因素影响,很多因素都对口腔发育产生影响。如钙、磷及某些维生素的缺乏可造成乳牙的牙釉质发育不全;妊娠 5 个月以上的孕妇若服用四环素族药物,可形成四环素牙;母体梅毒螺旋体感染,小儿出生后可有半月形切牙、蕾状磨牙等表现。

出生后环境因素,家庭环境、经济状况和社会因素等均可影响儿童的全面发育。家庭经济状况优良,生活环境适宜,儿童的生长潜能就能达到最好的发挥。营养素是儿童生长发育的基础,如营养摄入不均衡,钙、磷等微量元素的缺乏可造成恒牙的牙釉质发育不全;疾病的发生,某些药物的影响,可引起牙齿变色、四环素牙等;如某些地区水质含氟量过高,可引起氟牙症;监护人的口腔保健知识及婴幼儿的口腔卫生习惯,也与口腔颌面部发育密切相关,如低龄儿童龋的高发,牙颌面畸形等。

三、颅面骨骼的生长发育

儿童时期的咀嚼器官与全身其他器官一样,处在不断的生长发育变化之中。最明显的是颅面骨骼及颌骨内牙齿的生长发育。颅骨和面骨均由原始胚胎的支持性结缔组织通过膜内成骨和软骨内成骨发展而来,此种混合构成的成骨形式,使颅面骨骼的生长速率和生长型可有显著的不同。

颅骨的生长发育开始较早,生长发育曲线符合神经系统的生长发育曲线,而颌骨的生长发育曲线基本符合体格的生长曲线。在婴儿出生之时,颅骨与面骨之比约 8:1,随着颌骨的发育和牙齿的萌出,面部快速增长,成人时,颅骨与面骨之比约为 1:1(图 11-4)。

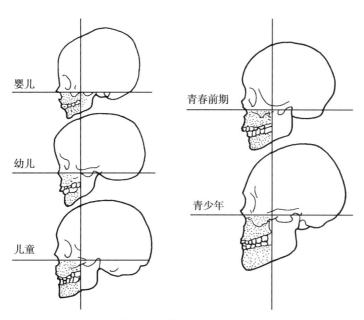

图 11-4 婴幼儿和儿童少年颅面增长的相对大小

乳牙开始萌出;第二快速期在 4～7 岁,乳牙列建𬌗完成,第一恒磨牙开始萌出;第三快速期在 11～13 岁,完成乳、恒牙列的交替,第二恒磨牙萌出;第四快速期在 16～19 岁,恒牙列形成且恒牙𬌗建立。

四、牙齿的发育与萌出

(一) 牙的发育

牙齿是咀嚼器官的重要组成部分,人类为双牙列,乳牙先发育,再替换为恒牙。牙齿的发育过程包括牙胚的发生、牙体组织的形成和牙齿萌出 3 个阶段,也称为生长期、钙化期和萌出期。在胚胎第 5～7 周,外胚间叶组织诱导上皮增生,形成原发性上皮板,上皮板进一步生长分叉为颊侧的前庭板和舌侧的牙板,牙板再向深层结缔组织内延伸,在其最末端细胞增生,进而发育成牙胚。牙体组织的形成包括牙本质、牙釉质、牙髓、牙根及牙周组织的形成。研究者通过 X 线片观察牙齿发育的全过程,用牙齿钙化程度来描述,分成 10 个阶段(图 11-5),作为临床常用的评估牙齿发育程度的参考指标。

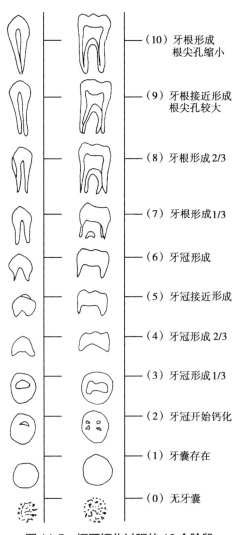

(10) 牙根形成
　　 根尖孔缩小

(9) 牙根接近形成
　　 根尖孔较大

(8) 牙根形成 2/3

(7) 牙根形成 1/3

(6) 牙冠形成

(5) 牙冠接近形成

(4) 牙冠形成 2/3

(3) 牙冠形成 1/3

(2) 牙冠开始钙化

(1) 牙囊存在

(0) 无牙囊

图 11-5　恒牙钙化过程的 10 个阶段

（二）牙的萌出

牙突破口腔黏膜，逐渐暴露于口腔，到牙冠全部萌出，并与对𬌗牙产生咬合关系的全过程称为牙萌出或出牙。牙齿萌出时间可作为儿童生长发育的一个标志。其生理特征是：每颗牙均有比较恒定的萌出时间，由于个体遗传或疾病等原因，牙齿萌出时间有一定差异；萌出有一定的顺序；左右两侧同名牙一般成对萌出；下颌牙的萌出略早于上颌同名牙；一般女性早于男性。

1. 乳牙的萌出时间和顺序　乳牙萌出一般在出生 6 个月左右，从下颌乳中切牙开始到上颌乳中切牙，上下颌乳侧切牙，上颌第二乳磨牙最后萌出，约在 2 岁半出齐。到 3 岁半时，乳牙的牙根基本形成（表 11-2，表 11-3）。

表 11-2　乳牙萌出时间

牙位	萌出时间 / 月龄
I	6～8
II	8～12
III	16～22
IV	12～16
V	20～30

表 11-3　乳牙萌出顺序

序号	牙位	序号	牙位
1	下颌乳中切牙	6	上颌第一乳磨牙
2	上颌乳中切牙	7	下颌乳尖牙
3	上颌乳侧切牙	8	上颌乳尖牙
4	下颌乳侧切牙	9	下颌第二乳磨牙
5	下颌第一乳磨牙	10	上颌第二乳磨牙

2. 恒牙的萌出时间和顺序　恒牙的萌出一般在 5～7 岁开始，12～14 岁完全萌出（表 11-4～表 11-6）。18 岁左右，第三恒磨牙萌出。

表 11-4　上颌恒牙萌出平均年龄 / 岁

牙位	男性	女性
中切牙	6.5～8	6～8
侧切牙	7.5～10	7～9
尖牙	10～13	9～12
第一前磨牙	9～12	8～12
第二前磨牙	10～13	9.5～12
第一磨牙	6～7.5	5.5～7.5
第二磨牙	11.5～14	11～14

表 11-5 下颌恒牙萌出平均年龄 / 岁

牙位	男性	女性
中切牙	6～7.5	5～8.5
侧切牙	6.5～8.5	5.5～9
尖牙	9.5～12	8.5～11.5
第一前磨牙	9.5～12.5	9～12
第二前磨牙	10～13	9.5～13
第一磨牙	6～7	5～7
第二磨牙	11～13.5	10.5～13

表 11-6 恒牙萌出顺序

序号	牙位	序号	牙位
1	下颌第一磨牙	8	上颌第一前磨牙
2	上颌第一磨牙	9	下颌第一前磨牙
3	下颌中切牙	10	上颌第二前磨牙
4	下颌侧切牙	11	下颌第二前磨牙
5	上颌中切牙	12	上颌尖牙
6	上颌侧切牙	13	下颌第二磨牙
7	下颌尖牙	14	上颌第二磨牙

五、乳牙牙根生理性吸收

（一）乳牙牙根生理性吸收的特点

乳牙牙根是人体唯一能生理性吸收、消失的硬组织，其吸收机制目前仍不清楚。乳牙牙根吸收呈间断性，分活动期和静止期，临床检查时可发现时而松动，时而稳固。一般左右同名乳牙的牙根吸收情况无明显差异。左右同名乳牙的继承恒牙的位置差异，可影响乳牙牙根吸收的表现。若一侧继承恒牙先天缺失、发育异常或乳牙根周组织感染、发生病变，均可致两侧同名乳牙牙根吸收程度不等。

（二）影响乳牙牙根生理性吸收的因素

1. 继承恒牙胚萌出的压力是导致乳牙牙根吸收的主要因素之一。
2. 咬合力与乳牙牙根吸收有密切关系。
3. 继承恒牙牙囊的作用。
4. 遗传因子的决定作用。

六、乳牙的重要作用

1. 利于儿童的生长发育　婴幼儿时期是生长发育的旺盛期，乳牙是儿童的咀嚼器官，健康的乳牙能发挥良好的咀嚼功能，在咀嚼功能的刺激下促进颌骨和牙弓的发育，并有助于消化吸收，利于生长发育。

2. 利于引导恒牙的萌出及恒牙列的形成　乳牙的存在为继承恒牙的正常萌出和排列

创造条件,并对恒牙的萌出有一定的诱导作用。乳牙因龋病或其他原因过早丧失,不仅影响咀嚼功能,且邻牙会向缺隙侧移位,使缺隙变小,造成恒牙萌出异常甚至牙列畸形。

3. 利于辅助发音　乳牙萌出期和乳牙列期正是儿童开始发音和语言学习的重要时期,正常乳牙列有助于儿童正确发音,上、下颌前牙龋坏或缺损造成唇齿音发音不准。

4. 利于美观及心理健康　乳牙在儿童颜面美观方面也有着重要作用,牙齿的龋坏或缺损也会给儿童心理上带来不良刺激,而健康洁白的牙齿使儿童更自信、笑容更灿烂。

因此,重视和保护乳牙尤为重要,口腔科医师都应重视儿童口腔卫生宣传教育工作,消除"乳牙是暂时的,无关紧要"的错误观点。

七、乳恒牙替换

在儿童生长发育的不同年龄段,乳、恒牙在颌骨的位置也在不断发生变化。婴儿6个月左右乳牙开始萌出,到儿童6岁左右开始陆续发生乳牙生理性脱落,再到12岁左右乳牙全部被恒牙替换。

乳恒牙替换是一个复杂的生物学过程,乳、恒牙胚生长在同一骨陷窝内,随着恒牙胚的生长发育、在颌骨中的移动,乳牙牙根开始出现生理性吸收,伴随乳牙根部牙骨质和周围牙槽骨的吸收,牙周膜和牙髓组织也出现吸收,乳牙松动、脱落,继而恒牙萌出,建立恒牙殆。

八、牙列与咬合发育

(一)儿童时期的3个牙列阶段

牙列的整个发育过程可分为三个牙列阶段,即乳牙列阶段、混合牙列阶段和恒牙列阶段。

1. 乳牙列阶段(6个月～6岁)　从第一颗乳牙萌出到恒牙萌出之前,称为乳牙列阶段。这个阶段口腔内没有恒牙。乳牙是幼儿的咀嚼器官,咀嚼的刺激可以促进颌骨和牙弓的发育,反射性地刺激唾液增加,有助于食物的消化、吸收。乳牙对恒牙的萌出位置具有一定的诱导作用。在此阶段,应加强对儿童及家长的口腔卫生宣教,了解保护乳牙的重要性,对于儿童口腔问题做到早发现、早治疗。

2. 混合牙列阶段(6～12岁)　恒牙开始萌出,乳牙逐渐脱落,被恒牙所替换,此期称为混合牙列阶段。这个阶段是儿童颌骨和牙弓的主要生长发育期,也是恒牙殆建立的关键期。这一阶段,乳牙龋病发生较多,此外,年轻恒牙龋病开始发病,出现恒牙龋病发生的第一高峰期。在此阶段,临床上还会遇到乳牙过早脱落或滞留,常常造成恒牙不能正常萌出,严重者可造成牙颌畸形。

3. 年轻恒牙列阶段(12～15岁)　全部乳牙被恒牙替换完毕,除第三磨牙外,全部恒牙均已萌出。年轻恒牙髓腔较大,牙根尚未完全发育形成,由于牙齿结构和解剖形态的特点,龋病的患病率较高,龋损较严重,好发急性龋。另外,此阶段的孩子已进入青春期,好发龈炎,并注意牙周疾病的防治。

(二)咬合发育阶段的分期

随着生长发育,口腔从无牙殆到乳牙殆、替牙殆和恒牙殆建立,牙列、咬合关系也在不断变化,临床上常用Hellman(1932)的咬合发育阶段分期。

1. 无牙期(乳牙萌出前期)(ⅠA期)　此期口腔内无乳牙萌出,口底浅。

2. 乳牙咬合完成前期(ⅠC期)　此期从生后6～7个月乳牙开始萌出到2岁半左右乳

牙全部萌出,是乳牙萌出的一个阶段。

3. 乳牙咬合完成期(ⅡA 期)　从 2 岁半到 3 岁乳牙全部萌出到 6 岁左右恒牙萌出之前,此期出现乳牙列生理间隙,牙弓发育的变化,乳牙咬合的变化,第二乳磨牙末端平面及乳牙的磨耗。

4. 第一恒磨牙或恒切牙萌出开始期(前牙替换期)(ⅡC 期)　6 岁左右,第一恒磨牙或恒切牙开始萌出,此期颌骨的长、宽、高度及牙弓都显著生长。

5. 第一恒磨牙萌出完成期(恒前牙部分或全部萌出完成)(ⅢA 期)　第一恒磨牙萌出结束,恒前牙相继萌出,此期尖牙间距增加,磨牙间距变化,牙弓向前生长,上颌恒切牙远中向萌出,下颌切牙拥挤。

6. 侧方牙群替换期(ⅢB 期)　临床上将恒尖牙、第一、第二前磨牙称侧方牙群。此期从 9 岁半开始到 12 岁左右,上颌切牙间隙和下颌切牙拥挤得到改善,牙齿的排列趋于正常。

7. 第二恒磨牙萌出开始期(ⅢC 期)和第二恒磨牙萌出完成期(ⅣA 期)　第二恒磨牙在 11 岁半左右开始萌出,13 岁左右完全萌出。这时恒牙列形成,尖牙、前磨牙和第二磨牙建𬌗完成后,恒牙𬌗基本建立,颜面和骨骼的生长发育发生明显的变化。

8. 第三恒磨牙萌出开始期(ⅣC 期)和第三恒磨牙萌出完成期(ⅤA 期)　此期第三恒磨牙萌出并建𬌗,恒牙𬌗建立完成。

A—Attained(完成);C—Commened(开始);B—Between A and C(A 和 C 之间)

第三节　儿童就诊行为管理

一、概述

儿童,由于其自身心理、生理等方面所具有特殊性,使得行为管理在儿童口腔临床工作中具有极其重要的作用。只有对患儿进行良好的行为管理,才能保证治疗工作的顺利进行,因此对行为管理技术的掌握水平也是衡量儿童口腔医师技术水平的重要指标之一。而行为管理(behavior management)就是指在儿童口腔医学临床工作中,医务人员为了能高质高效地顺利完成诊疗工作,并同时培养孩子良好口腔卫生态度所应用的各种方法的总称。

儿童口腔科临床工作与其他专业不同的是,它由患者(孩子)、监护人与医护人员三者构成相互影响的三角关系。在这一关系里,是以儿童为中心,医护人员与监护人共同努力,以达到保护和促进儿童口腔健康的目的。在这一过程中,医护人员不但要掌握口腔疾病诊治的专业知识和技能,制订诊疗计划和具体实施口腔治疗,还要与监护人沟通取得信任与支持、对儿童进行有效的行为管理,只有这样才能以保证诊疗工作的有序进行,获得良好的疗效。

行为管理的目的不仅是为了"控制"儿童的行为,保证治疗工作的顺利进行,避免对儿童的身心伤害,还要培养孩子良好的口腔卫生态度,帮助其养成健康的口腔卫生习惯。行为管理技术是医护人员使用的一种临床技术,同时也是心理学、教育学在儿童口腔医学中的具体应用。交流和教育是达成行为管理目标的两个主要途径,而医护人员自身的能力,主观意愿在其中起决定性的作用,这些能力包括:共情能力,与患者和 / 或其监护人的沟通技巧和交流能力,利他精神等。

行为管理是贯穿整个诊疗过程的，包括诊疗前，诊疗中和诊疗后三个阶段。诊疗前的各种媒体宣传，帮助监护人树立良好的口腔卫生观念，帮助儿童做好就诊心理准备等；诊疗中医护人员根据儿童及监护人的具体情况制订相应的诊疗计划，采取适合的行为管理技术等；诊疗后还要进行相应的工作，以保证患儿能在后续的治疗中进一步提高合作性，并在所有治疗完成后为监护人与儿童提出相适合的预防措施，以保证未来儿童口腔健康的维持等。

一般行为管理按照是否使用药物分为非药物介导的行为管理和药物介导的行为管理。非药物行为管理是临床治疗的基础，包括告知 - 演示 - 操作、治疗前的体验、正强化、分散注意力、示范作用、语音语调控制、保护性固定、积极倾听、适度反应等。药物介导的行为管理方法包括笑气 - 氧气吸入镇静、口服药物镇静、静脉给药镇静和全身麻醉下儿童口腔治疗。大多数儿童可以通过非药物行为管理方式完成诊疗，药物介导的行为管理，应严格掌握适应证，医生应根据儿童的心理行为特点、疾病状况、年龄、家长意愿等因素来制订个体化的行为管理策略。

二、非药物行为管理

进行口腔诊疗中，由于过往的不良就医经历、监护人不正确的引导等原因，儿童经常会出现恐惧、焦虑、歇斯底里、拮抗等不良心理反应，对诊疗工作的开展造成极大的影响，影响儿童口腔诊疗行为的原因较多，一般有：患儿的年龄、不良口腔诊疗史、监护人的行为、儿童的性格、医源性因素（包括医护的言谈举止、与儿童的交流、诊疗环境等）、诊疗内容（包括根据儿童实际情况做出的诊疗顺序、首次就诊的处理等）。

儿童口腔患者的接诊是一门艺术，首先，医护人员应与儿童、监护人建立信赖的关系。同时，儿童口腔医生应具备良好的职业素养，富有同情心、爱心、耐心，心理感受力强，有良好的沟通技巧，技术熟练，尽量避免和减轻患儿的痛苦，这样才会消除患儿紧张心理，顺利完成诊疗工作。

（一）非语言性交流

非语言性交流（nonverbal communication）是指医护人员与儿童间不通过语言，而是运用姿势、面部表情的变化等来强化并诱导孩子的行为。例如：轻拍肩膀、赞许的目光等。这是一种可以用于所有儿童的行为管理技术。通过它可以提高其他管理技术的有效性，获得或保持患者的注意与合作。

（二）告知 - 演示 - 操作

告知 - 演示 - 操作（tell-show-do）是儿童口腔科门诊最为常用与简单有效的行为管理方法。其应用方法如下：医护人员在进行儿童未知的操作前，用儿童理解的语言告知其将会发生什么，并让儿童在无危险的情况下进行体验，待其接受后，在进行真实的临床操作。例如把三用枪叫作会喷水的电动牙刷，先在口外示范，然后在口内"刷牙"，等儿童习惯并能够接受后在逐步进行真实的操作。这种方法能够有效降低儿童对陌生事物的恐惧感，在应用时要循序渐进，语言上要使用孩子能理解的描述方式。

（三）治疗前的体验

治疗前的体验（preappointment experience）是指让儿童了解不准备做任何治疗的基础上，带其到诊疗环境中参观和体验，以消除儿童因对陌生环境不了解而导致的恐惧。但在实施的过程中要注意,应让儿童看到其他患儿愉快、配合的诊疗过程,防止出现负面的影响。有时也可以做些如口腔检查、指导刷牙、氟化物涂布等简单处理。

(四)正强化

正强化(reinforcement)是指医生在临床治疗过程中,当儿童出现配合治疗的良性行为时,及时给予肯定鼓励,出现不配合的行为可以忽视或明确提出要求,希望其减少这些不配合的行为,并不断强化诱导,形成配合治疗的行为。整个过程要以鼓励表扬为主,少批评,不惩罚。医护人员在临床工作中切忌沉默无言,对儿童的言行缺乏应有的反应。

(五)分散注意力

分散注意力(distraction)是指通过应用某些手段分散转移儿童的注意力,以减少儿童对操作本身的关注,从而提高其耐受力,减少对操作的不良感受,防止出现干扰诊疗的行为。简单的可以由医护人员通过语言完成,如讲小故事,要求患儿思考一些其感兴趣的问题等。也可以通过小玩具、电子影音设备等辅助完成,但不可以干扰医生与儿童间的有效交流。

(六)示范作用

示范作用(modeling)是指在真实的诊疗环境中,通过观摩学习其他儿童的治疗过程,以提高其在治疗中的配合度。实施中可由医生或监护人带领患儿参观,并进行简要说明,也可由儿童间互相交流。例如,让一名刚刚完成某项治疗的儿童,来告诉准备进行相同治疗的孩子,这是一个无痛苦简单的过程,这样示范作用的效果更明显。要注意的是,在实施过程中要避免让患儿看到其他儿童不合作的表现。

(七)语言控制

语言控制(voice control)指医生通过语气、语调的变化,音量的控制,用词的强调,来与儿童建立有效交流,并最终诱导患儿形成良好口腔诊疗行为的方法。这种方式可以用于唤起孩子的注意、良好行为的鼓励、明确提出要求等。但一般适用于 3 岁以上,年龄相对较大的儿童。

(八)保护性固定

保护性固定(protective stabilization)指由医护人员或监护人用手,和一些辅助工具,如约束板和约束带等来帮助固定患者,防止其在治疗中因突然的体动而受伤。由于这样的儿童多数拒绝张嘴,治疗时应放置开口器,治疗前应空腹禁食,防止患儿治疗中呕吐。该技术只能用于其他非药物行为管理方法无效,而又有治疗需求的患者。这种方式绝不能作为一种惩罚措施或为了医务人员的方便而使用,应用前医生要与患者和监护人间进行充分交流,并签署知情同意书。在医生所处医疗环境以及患者自身状况许可的情况下,可以优先使用其他药物行为管理方式进行处理。

(九)其他方法

儿童口腔科临床的行为管理是一项综合性技术,除上面提到的方法外还有一些其他方法可用于临床工作中,如母子分离、行为塑造、系统脱敏、设定时限、积极倾听、适度反应等。由于孩子的年龄、个性不同,治疗条件不同,医生个人能力不同,在实际工作中可根据实际情况采用不同方法。在临床工作中表扬鼓励对所有孩子都适用,包括孩子在内所有人对表扬的反应都是积极的。医患之间的交流包括医生与患者和监护人之间的交流,良好的医患交流是建立彼此间相互信任的基础,而只有建立了互信关系医生才能更有效地帮助患者及其监护人克服对治疗的恐惧焦虑情绪,并逐步有针对性的帮助其确立良好的口腔卫生习惯。

三、焦虑与疼痛的控制

口腔有丰富的感觉神经是一个很敏感的区域,进行相应的治疗时很容易使患者产生恐惧的情绪体验。尤其是在口腔医学发展的早期,麻醉镇痛手段的欠缺使患者在治疗中忍受巨大痛苦。目前,依靠各种常规行为管理技术,医生可以与儿童建立良好融洽的医患关系,有效地减轻或消除的紧张焦虑情绪,并辅以局部麻醉等手段就可以使大多数儿童口腔患者的治疗能顺利进行。对于在此情况下仍不能适应口腔治疗的儿童,必须采取措施进一步地控制其恐惧情绪。不同深度的镇静,可以有效减轻患者恐惧情绪,同时多能提高疼痛阈值。特别需要指出的是,从无镇静的意识清醒到意识丧失的全身麻醉是一个连续变化的过程,各阶段间没有明确的标志点,其深度很难被区分,并且可能在不同深度间波动。按对意识的抑制由浅到深分为:轻度镇静,中度镇静,深度镇静和全身麻醉。对不同镇静深度的人员培训要求和设备要求是不同的,口腔科医生经过培训后可以实施轻、中度镇静,而深镇静和全身麻醉必须由具备麻醉医师资格的人员来完成。在口腔科临床工作中,笑气-氧气吸入镇静技术是一种有效简便的镇静方法。

(一)笑气-氧气吸入镇静技术(nitrous oxide/oxygen inhalation)

笑气为氧化亚氮(N_2O)的俗称,1772 年由 Priesffley 研制成功,1844 年 Horace Wells 首先将其应用于拔牙术中镇痛并取得初步成功,应用于口腔科已有 160 多年的历史。患者在清醒状态下吸入笑气-氧气(N_2O-O_2)的混合气体是目前公认的最安全、最有效而且是患者易于接受的镇静方式。在欧美国家调查发现超过 50% 的全科牙医、85% 的口腔颌面外科医生和 88% 的儿童牙医在临床工作中使用了笑气-氧气吸入镇静技术。口腔科医师经过相关的培训认定后,可独立操作。

1. 笑气-氧气的作用

(1)镇静及镇痛:笑气-氧气具有镇静及镇痛双重作用。50% 以下浓度的笑气可产生镇静及轻度镇痛作用,其间患者呼吸和心血管功能不受影响,保护性反射存在。在进行伴随疼痛的操作如拔牙术、开髓等操作时,还需辅以局部麻醉。但联合用药时应注意,药物的协同作用可能导致镇静深度超过预期。

(2)失忆性:笑气-氧气的应用能产生不完全的顺行性遗忘,有学者研究发现经笑气-氧气吸入镇静治疗后的患者,往往感觉治疗持续时间短,甚至忘记手术过程。

(3)快速起效复苏迅速:笑气-氧气作用起效时间 30~60 秒,使用 5 分钟左右可发挥最大效应,停止吸入后迅速失效。

2. 笑气-氧气吸入镇静技术的优点

(1)起效快:笑气血浆溶解度很低,易于通过血脑屏障,可快速达到起效浓度。

(2)复苏速度较快:笑气停止吸入后,血浆中浓度迅速降低,3~5 分钟后能完全从排出体内。

(3)镇静深度可调控:镇静深度可通过吸入笑气浓度和总量来调节控制,相比其他镇静技术在这点上该方法具有显著优点。

(4)副作用小:该技术无创,无肝脏、肾脏、脑、心血管系统和呼吸系统的副作用。最常见的副反应为恶心,多见于使用高浓度笑气,一般少见。

3. 笑气 - 氧气吸入镇静技术的局限性

（1）需患者配合该法仅当患者有治疗意愿，能遵医嘱使用鼻罩呼吸时才有可能成功。

（2）从业者自我保护微量笑气是安全的，但长时间高剂量的接触笑气可能干扰维生素 B_2 的代谢，因此相关的操作人员应控制暴露的时间，注意工作场所的通风。

（3）技术和设备要求高前期需要购买、安装设备，后期笑气和氧气的持续供应也需一定经费投入，另操作人员需经有资质的机构进行培训。

（4）影响操作临床操作是，笑气鼻罩会对某些治疗区域，如上颌前牙区的术野暴露产生一定影响，尤其是年幼患者。

4. 适应证的选择 笑气 - 氧气吸入镇静技术仅适用于意愿接受口腔诊疗但对治疗有焦虑的儿童，多数学者认为其只适用于 4 岁以上有轻度焦虑的儿童，该年龄段的儿童能领会医生的指示，懂得通过鼻罩进行鼻呼吸。扁桃体肿大、鼻塞等上呼吸道感染会妨碍笑气 - 氧气吸入；中耳炎、肠梗阻、气胸等闭合腔性疾病患者使用该技术可引起相应并发症，不宜采用。

5. 急救准备 笑气 - 氧气吸入镇静技术在绝大多数情况下是安全的，但不同镇静深度之间无明确的界限。随着笑气浓度的增加、使用时间延长，患者可能出现过度镇静甚至全身麻醉及其他并发症，临床医师应有效监控并具备相应急救技能以避免上述情况的发生。在临床应用前要全面评价患者的全身情况以保证镇静技术的合理应用。镇静全过程中确保氧气浓度不低于 30%，并配备专门的监护、急救设施。同时由一名专职监护人员协助，在镇静的全过程中对患者心率、血氧饱和度、血压、呼吸等生命体征进行监护，并准备自动体外除颤仪，负压吸引设备、氧气按需复苏器、复苏药品等相应的急救设施。

（二）口服药物镇静（oral sedation）技术

口服给药是儿童口腔科临床较为常见的轻、中度镇静时的用药途径。它具有方便、经济、毒副作用小等优点，同时也存在着由于个体差异大，医生对镇静深度的调控难以精确、药物起效时间长的不足。口服药物镇静与其他镇静方法类似，存在着潜在的镇静过度而导致呼吸抑制危及患者生命安全的问题，因此医生必须经专业培训，充分掌握药物的药理作用和代谢相关知识，才可以进行临床应用。目前儿童口腔临床工作中常用的是一种短效的苯二氮卓类药物——咪达唑仑，用量以不超过 $700\mu g/kg$ 体重为宜。应用前医生应正确计算患者所需药物剂量，并在单独安静的房间中进行，避免儿童受到其干扰。

（三）静脉注射镇静技术（intravenous sedation）

静脉注射镇静技术的优点在于：它是一种能准确滴定使用药量，以达理想镇静深度的给药方式；并且药物直接注射入血，无吸收过程限制，几个循环后便可获得最佳效果；在使用静脉靶控输入方式下，通过调节单位时间内进入体内的药量维持所需镇静水平。其技术缺点在于：由于儿童对注射的恐惧会造成建立静脉通路的困难；同时由于静脉给药直接入血，其风险也较其他给药方式加大，如等剂量药物静脉注射所引起的过敏反应比口服或肌肉注射所引起的反应更快、错误放置静脉导管产生一系列相关的并发症等。应用该技术前要先进行皮肤试验，观察患者有无过敏反应或对该药物是否敏感。治疗过程中要进行严格的监护，并事先建立静脉通路，防止出现意外时增加抢救难度。

（四）全身麻醉下儿童牙科治疗技术（dental general anesthesia for children）

自 1951 年 Thomason 第一次将牙科全身麻醉（简称：全麻）技术应用于儿童龋齿和拔牙治疗以来，全麻下进行儿童口腔治疗的技术，已成为对常规行为管理方法无效的儿童最常应用的行为管理方式。只要做到严格把握适应证,完善术前评估,运用正确的麻醉方法,那么全麻下实施儿童口腔治疗是一种安全的技术。

全身麻醉是医生解决患儿口腔问题的终极方法,需严格掌握适应证。在以下情况可以考虑进行:①患儿有智力或全身性疾病等问题,无法配合常规治疗;②3岁以下需即刻治疗且治疗需要大的低龄儿童;③非常不合作、恐惧、不能交流,且短期内其行为无法改善的多牙需要治疗者;④患儿有多牙需要治疗,患儿或/和监护人无多次就诊条件;⑤因急性感染、解剖变异或过敏等原因造成局部麻醉无效者;⑥为保护儿童心理免受伤害并避免医疗危险,使用全身麻醉而避免束缚下治疗。当患儿仅有个别牙需要治疗,且能配合完成治疗;或有不适宜做全身麻醉的身体状况时不采用全身麻醉技术进行口腔治疗。

四、儿童局部麻醉

儿童行为管理的重要一环就是对疼痛(pain)的控制。诊疗过程中的出现的疼痛经历,会对儿童行为产生较大的不良影响,而通过局部麻醉(local anesthesia)能够有效地控制疼痛,降低不适感。

儿童口腔诊疗中常用的部麻醉方法有表面麻醉法、浸润麻醉法和阻滞麻醉法。

表面麻醉法(superficial anesthesia)常用于注射针刺部位的麻醉、极松动的牙齿拔除或去除表浅的牙齿碎片和上橡皮障,表浅的黏膜下脓肿切开等。

浸润麻醉法(infiltration anesthesia)在儿童口腔临床操作中应用较多,由于儿童骨质较疏松,局部浸润麻醉效果较好。使用时可根据治疗的牙位不同、操作的不同选择相应的注射部位,并可以结合表面麻醉、注射手法的变化、药液推进速度的改变等进一步减少注射时疼痛的发生。

阻滞麻醉法(block anesthesia)由于儿童克制力差,注射时疼痛会使患儿体位突然变动,存在着引起针头折断或血管神经损伤的危险。麻醉剂注入血管会引起中毒或血肿。阻滞麻醉由于长时间的局部麻木易造成咬伤。小儿生长发育变化较快,很难把握其准确的解剖位置,容易引起麻醉并发症。因此,近年来,儿童牙科医师常使用局部浸润麻醉,对于多个牙齿治疗,需要长时间处置的情况,可选择阻滞麻醉。

儿童局部麻醉常见的并发症有:①局部唇、颊、舌等部位的软组织咬伤:在接受下牙槽神经阻滞麻醉或唇、舌侧的局部浸润麻醉后,部分区域的软组织在一段时间内会丧失痛觉,同时会自觉局部肿胀、麻木,儿童可能因好奇或无意咬伤软组织。②局部麻醉药的毒性反应:儿童因为体重轻,且经常为初次接触该类药物,因此出现麻醉药物毒性反应的概率高于成人。尤其当使用镇静药物后再进行局部麻醉时,毒性反应发生的可能性也会增加。

第四节 儿 童 龋 病

一、乳牙龋病

(一)患病状况

乳牙在萌出后不久即可患龋,有报道出生后6个月的婴儿上颌乳中切牙已患龋,乳牙患龋状况在1岁左右起即直线上升,7、8岁时达高峰,此后由于乳、恒牙的替换,新生恒牙的陆续萌出,乳牙的患龋率明显下降。乳牙龋病好发牙位,以上颌乳切牙、下颌乳磨牙多见,其次是上颌乳磨牙、上颌乳尖牙,下颌乳尖牙和下颌乳切牙较少。乳牙龋病好发牙面,在上颌为:乳中切牙易患龋牙面为近中面,其次是远中面和唇面。乳侧切牙以近中面、唇面多见;乳尖牙则多见于唇面,其次为远中面;第一乳磨牙多见于𬌗面,其次为远中面;第二乳磨牙则多发于𬌗面和近中面。在下颌为:乳中切牙和乳侧切牙较少患龋,患龋多出现于近中面;乳尖牙早现于唇面,其次是远中面和近中面;第一乳磨牙多见于𬌗面,其次为远中面;第二乳磨牙多见于𬌗面,其次是近中面。与恒牙相比乳牙龋病的发生较早,患龋率高,乳牙龋病的防治工作迫在眉睫。

(二)儿童龋病的分类

与恒牙相比,乳牙龋病的临床表现较为复杂,有其独特的临床表现,其分类除了临床上常用的按龋蚀波及的深度分为浅、中、深龋外还有一些特殊类型。

1. 常用分类方法

(1)浅龋(牙釉质龋):患儿无自觉症状,视诊点隙窝沟呈墨浸状着色,且不宜去除,探之粗糙或探针尖能稍插入,不易滑动,有钩挂感;平滑面可有白垩色或黄褐色斑块即可诊断。对邻面龋,可结合牙线、X线检查等协助诊断。

(2)中龋(牙本质浅龋):可有激发痛,但乳牙多不明显,无自发痛;龋洞内有食物残渣,有探痛和温度刺激痛,但不如年轻恒牙明显,洞底有软化牙本质,可呈黄褐色、棕褐色或棕黑色。

(3)深龋(牙本质中、深度龋):龋坏近髓但未穿髓,刺激痛较中龋明显,无自发痛。

2. 乳牙龋的特殊类型

(1)喂养龋(奶瓶龋):主要由于不良的喂养习惯造成,如含奶瓶入睡、有夜间就寝前喝牛奶或母乳的经历、过多饮用含糖饮料等。喂养龋在临床上常表现为环状龋。即乳前牙唇面龋坏环绕牙冠发展,最后仅切缘留存健康牙体组织(图11-6)。

(2)猛性龋(猖獗龋):突然发生,涉及牙位广泛,迅速地形成龋蚀,即使不易患龋的下颌乳前牙也受到龋蚀的侵及,而且随着乳牙龋蚀很快发生牙髓感染(图11-7)。猛性龋常出现于瘦弱型儿童,也有认为与情绪不稳定有关,多发生于喜好食用糖果、糕点或饮料,又不注意口腔卫生的幼儿,严重的乳牙牙釉质发育不全也是导致猛性龋的重要原因。

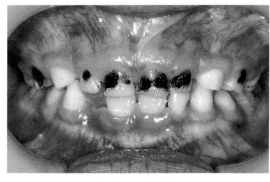

图 11-6 环状龋

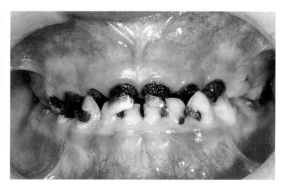

图 11-7 猛性龋

3. 四度分类 按乳牙龋蚀程度分为4度。

Ⅰ度龋：为牙釉质表面浅龋，可呈白垩色或褐色斑。轻度实质缺损或涉及牙本质浅表处时，可用探针在窝沟处探入深度约1mm。

Ⅱ度龋：牙本质龋坏明显，感染未波及牙髓。窝沟处探入深度约2mm。

Ⅲ度龋：龋坏致牙髓暴露，髓腔穿通，有牙髓病症状或牙已经变色。

Ⅳ度龋：指龋坏致牙冠崩溃成残根残冠。

（三）乳牙龋病的特点

1. 发病早，患龋率高 乳牙在萌出后不久即可患龋，7、8岁时达高峰。

2. 发展速度快 由乳牙的解剖、组织结构特点决定，龋坏很快波及牙髓，发展为牙髓炎、根尖周炎，甚至形成残根、残冠。

3. 多发，范围广 同一个儿童的多数乳牙同时患龋，也常见同一个牙齿的多个牙面同时患龋，唇面、舌面和牙颈部均龋坏。

4. 自觉症状不明显 乳牙龋病发展快，自觉症状不如恒牙明显，故常被家长忽视，往往患儿已发展成牙髓病或根尖周病才来就诊。

5. 修复性牙本质形成活跃 龋蚀能够促使修复性牙本质的形成活跃，此功能有利于龋病的防治；修复性牙本质能防御细菌感染牙髓，保护牙髓，避免露髓。

（四）乳牙易患龋的因素

1. 解剖形态特点 乳牙牙颈部明显缩窄，牙冠颈1/3处隆起，邻牙之间为面的接触，𬌗面的沟窝点隙及牙列中的生理间隙的存在均易滞留食物残渣，不易清洁。

2. 组织结构特点 乳牙的牙釉质、牙本质薄，钙化程度低，抗酸力弱，易发生龋坏。

3. 饮食特点 儿童的饮食多为流食或半流食等软性食物，含糖量高，黏性强，易发酵产酸。

4. 口腔自洁和清洁作用差 儿童年龄小，不能很好地刷牙，家长往往也不够重视，使食物残渣、软垢容易滞留在牙面上成为致龋因素。又由于儿童的睡眠时间长，口腔处于静止状态时间也长，唾液分泌减少，自洁作用差，有利于细菌的繁殖，增加患龋机会。

（五）乳牙龋病的危害

乳牙龋病对儿童口腔局部和全身都有不良影响，特别是乳牙龋及其继发病变造成的后果，有时比恒牙龋更广泛、更严重。

1. 局部影响

（1）影响咀嚼功能：乳牙因龋蚀导致牙体缺损，尤其在涉及大部分乳磨牙时，咀嚼功能明显下降。有时还会导致偏侧咀嚼，长期会导致面部发育不对称。

（2）对恒牙及牙列的影响：乳牙龋蚀，使食物残渣、软垢等易停滞在口腔内，口腔卫生恶化，容易导致新萌出的恒牙发生龋坏。乳牙龋发展成根尖周炎后，炎症影响后继恒牙牙胚，可导致恒牙牙釉质发育不全，如特纳牙的发生。乳牙根尖周炎导致局部牙槽骨破坏、感染根管的牙根吸收异常、残根滞留等使后继恒牙的萌出过早或过迟，影响恒牙萌出顺序和位置。乳牙大面积邻面龋坏，甚至过早缺失，破坏邻接关系，近远中径减小，相邻牙相向移动，导致乳牙所占间隙变小，影响继承恒牙的正常萌出，引发错𬌗畸形。

（3）损伤口腔黏膜软组织：破损的牙冠可刺破局部舌、唇颊的黏膜。慢性根尖周炎牙的根尖有时穿透牙龈黏膜外露于口腔内，使局部接触的软组织形成慢性创伤性溃疡。

2. 全身影响　多数乳牙患龋、牙冠破坏,使患儿咀嚼功能下降,影响营养摄入。儿童正处于生长发育的旺盛期,故颌面部和生长发育受到影响,机体抵抗力也降低。由龋病发展成的慢性根尖炎可作为病灶牙使机体的其他组织发生病灶感染,如过敏性紫癜、风湿热、肾炎等。乳牙的龋坏和早失会影响美观和发音,对儿童心理发育产生不良影响。

乳牙龋病的危害概况如图 11-8。

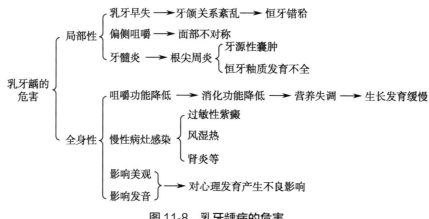

图 11-8　乳牙龋病的危害

(六) 诊断方法

对儿童龋病的诊断,基本上同成人龋,可用以下方法进行诊断。

1. 问诊　通过问诊主要是了解患龋病牙齿的部位、时间、症状。另外,还要了解患儿的喂养史、饮食习惯、口腔卫生习惯。由于儿童往往描述不准确,因此,对年龄小的患儿可询问家长,作为参考。

2. 视诊　通过视诊可发现患龋病牙齿颜色、光泽的改变,浅龋在光滑面有白垩色或黄褐色改变,点隙窝沟可有墨浸状着色。

3. 探诊　浅龋时,点隙窝沟或邻面探诊会有粗糙感或探针尖能插入。对已形成龋洞的中龋、深龋,可探查其深度,了解洞底的软、硬度,有无穿髓点和探痛。

4. 叩诊　先叩正常对照牙齿,再叩待查牙。一般单纯龋齿叩诊为阴性,合并其他疾病时叩诊为阳性。

5. 温度测试　冷诊法可用三用枪的冷气或冷水、小冰棒、氯乙烷棉球等接触患牙;热诊法可用热牙胶刺激患牙。根据对刺激的反应,可判断牙髓健康状况。由于患儿年龄小,加上恐惧心理,此项检查结果一般不可靠,仅供参考。

6. X 线检查　邻面龋、继发龋、龈下龋等用一般检查不易被发现,可摄 X 线片,龋病在 X 线片上显示透射影像。利用 X 线片还可以判断洞底与髓腔的关系。

(七) 乳牙龋病的治疗

乳牙龋病治疗目的是终止龋病的发展,保持牙髓的正常活力,避免继发病症;恢复牙体的外形和咀嚼功能,维持牙列的完整;为恒牙的正常萌出,颌骨的正常发育创造良好的条件。同时有利于正常发音和美观,有利于儿童的心理发育。乳牙龋病的治疗分为两部分,即药物治疗和修复治疗。

1. 药物治疗　用药物终止龋病发展的方法,称龋病的药物治疗。主要适用于龋损面广泛、表浅的龋坏或剥脱状的环状龋，不易制备洞型的乳牙。这类龋损常见于乳前牙邻面或唇面，有时也可见于乳磨牙的𬌗面和颊面。

（1）常用治疗药物有 2% 氟化钠、8% 氟化亚锡、酸性氟磷酸盐、硝酸银、38% 氟化氨银和 10% 氟化钼酸铵等溶液。除硝酸银和氟化氨银外均无腐蚀性，可用于特别不合作的儿童。也可用再矿化液治疗早期牙釉质龋。

（2）操作步骤：去除软化的龋坏组织，磨除锐利边缘，修整外形，形成自洁区（图 11-9）；磨除中注意保护正常牙体组织和牙龈。局部冲洗、隔湿、干燥；用小棉球蘸药液涂于磨除后的牙面上，反复涂擦 2～3 分钟，每周 1～2 次，3 周为一疗程。使用腐蚀性药物时，切忌棉球浸药过多，结束时必须拭去过多的药液，以免损伤黏膜组织。涂氟剂时，应防患者吞咽。

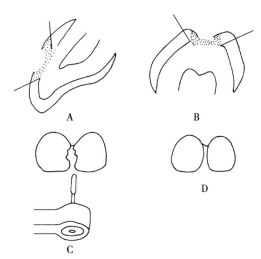

图 11-9　乳前牙邻面浅龋修整外形的要求示意图

A、B. 应去除的软化龋坏组织　C. 修整外形 D. 形成自洁区

 知识拓展

再矿化法

再矿化治疗是配制不同比例的钙、磷和氟化物的矿化液，通过含漱或置于牙面一定时间，使早期牙釉质龋或牙本质龋再矿化。它使早期平滑面龋再矿化，但不能使龋洞恢复，故对早期窝沟龋应采用充填或窝沟封闭治疗。再矿化液的组成如下：氯化钙 8.9g；磷酸三氢钾 6.6g；氯化钾 11.1g；氟化钾 0.2g；蒸馏水 1 000mL。

2. 修复治疗

（1）充填修复：即去除龋坏组织，制备洞形，用充填材料充填窝洞，以恢复牙冠形态和功能的方法。在制备洞形时应考虑到乳牙牙体解剖组织结构特点，在修复外形时也应考虑到生理间隙的特别，不必勉强恢复接触点，尽可能恢复原形但不拘泥于牙尖嵌合的修复，若多牙龋坏时，应注意恢复咬合高度。常用的充填材料有光固化复合树脂、玻璃离子水门汀、流动树脂、银汞合金等。具体方法同成人恒牙龋治疗。

（2）金属预成冠修复：牙体严重缺损，不能常规备洞充填修复时，可采用这种方法修复。到目前为止，尚无任何充填材料在固位方面能优于金属预成冠。

1）适应证：①牙体缺损范围广，难以获得抗力形和固位形者；②一个牙患有多个牙面龋坏者；③牙釉质发育不全牙或部分冠折牙；④在间隙保持器中做固位体等。

2）操作步骤：①牙体预备：𬌗面一般去除 1.0mm 牙体表面，邻面以能容纳金属预成冠的厚度，颊面颈 1/3 隆起处较多切削。②成品冠的选择、修整：按牙类及其大小选择合适的预成冠，参照所制备牙的牙冠高度及颈缘曲线形态剪除、修整预成冠的高度及颈缘，颈缘以达龈下 0.5～1.0mm 为妥。磨光颈缘以免刺牙龈。③粘固：试戴，仔细检𬌗面有无高点，牙颈部是否密合，最后用玻璃离子水门汀或羧酸水门汀粘固（图 11-10）。

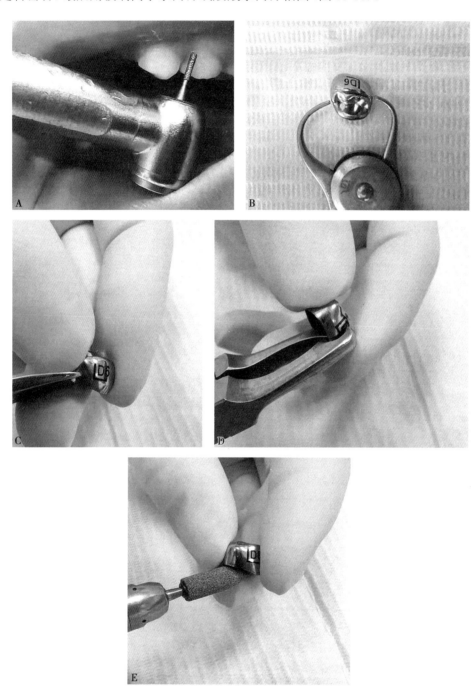

图 11-10 金属预成冠修复法的操作步骤（王压冲提供）

A. 牙体预备 B. 选择预成冠 C. 修整冠缘 D. 修整冠外形 E. 磨光

（八）治疗中的注意事项

儿童心理发育未健全和耐受力低等因素，在治疗儿童龋病时应注意以下问题：

1. 耐心做思想工作，处理好患儿、家长与医护人员之间的三角关系，具备三勤（嘴勤、眼勤、手勤），五心（责任心、虚心、耐心、爱心、童心），以童心交流。在治疗开始前，首先用形象语言说明龋病的害处，治疗目的、意义和方法，同时还要以和善的态度、熟练的技术取得患儿和家长的信任和配合，争取患儿自愿接受治疗。必要时需家长陪同患儿治疗。

2. 治疗中尽量采用无痛技术，在局麻下去龋或采用微创去龋法治疗。治疗后给予患儿鼓励或奖励，以便后期治疗更好配合。

3. 防止意外露髓，由于乳牙的牙釉质薄、髓腔大、髓角高，制备洞形时若操作不慎易造成意外穿髓；对于深龋洞，因接近牙髓，应进行护髓；深龋近髓者，应考虑到牙髓的潜在炎症因素，向患儿家长交代如有症状需进一步做牙髓治疗；垫底材料应对牙髓无刺激，并保证充填体的厚度和强度。

4. 选择对牙髓刺激性小、易于操作、具有释放氟离子的修复材料；预成冠是修复乳牙大面积牙体缺损的最佳方法。

5. 若乳牙龋损范围广，剩余牙体组织较少，治疗时应适当降低功能尖或作成品冠修复，以防止充填后牙体折裂。

6. 分次分批治疗患牙，对患牙多的患儿首次可治疗 1～2 个患牙或仅做一般检查，避免治疗中产生疼痛等不愉快的经历不利于后期治疗。

7. 对于不合作的患儿，在征求家长同意的情况下，可采用 TSD 法（tell-show-do）、HOM法（hand over mouth）、观摩法、固定法、药物镇静法、笑气吸入镇静法、全身麻醉等方法达到治疗目的。

二、年轻恒牙龋病

（一）患病状况及特点
1. 在混合牙列，随着恒牙的逐渐萌出，患龋率开始升高。第一恒磨牙（俗称六龄牙）萌出早，常常被家长误认为乳磨牙，不予重视而延误治疗。

2. 年轻恒牙窝沟深、钙化程度低、耐酸性差易患龋。

3. 好发部位　第一、二恒磨牙的𬌗面、邻面、腭侧沟和颊侧沟，上颌中切牙的邻面。

4. 年轻恒牙髓腔大，髓角高，龋蚀进展快，易波及牙髓形成牙髓炎和根尖炎。

5. 第一恒磨牙常因为釉板结构的存在，致龋细菌可直接在牙体内部形成龋洞，而牙齿表面完好无损称隐匿性龋。

（二）治疗方法及特点
1. 再矿化法　用于早期脱矿但无缺损的牙釉质龋，同乳牙龋。

2. 间接盖髓术　年轻恒牙根尖或根尖孔未完全形成，健康牙髓是牙根发育形成的根本保证，因此，对年轻恒牙的治疗，保护牙髓尤为重要。对深龋应采用间接盖髓，同时选择对牙髓刺激性小的垫底材料。操作方法见牙髓治疗。

3. 二次去腐法（gross caries removal therapy）　因年轻恒牙髓腔大，髓角高，所以备洞时应避免意外露髓。又因年轻恒牙的修复能力强，对深龋治疗必要时可采用二次去腐法。

4. 充填术　采用银汞合金充填术、复合树脂粘接修复术，见第二篇第三章龋病。

5. 预防性树脂充填术（preventive resin restoration，PRR）　年轻恒牙龋病充填时，应注意相邻窝沟点隙的防龋处理，提倡采用微创的预防性树脂充填术。即在窝沟点隙龋仅限于牙釉质或牙本质表层时，去净腐质后用复合树脂充填窝洞，然后其余相邻的深窝沟用封闭剂封闭,这种技术称为预防性树脂充填术。与传统备洞时的预防性扩展相比,预防性树脂充填术保留了更多的健康牙体组织,是一种在年轻恒牙龋病治疗中值得推广的微创技术。

6. 嵌体修复 用于龋损面积较大的患牙。

7. 全冠修复 适用于牙面龋损严重,累及多个牙面的患牙。

8. 由于年轻恒牙邻接点未固定,修复时不强调恢复邻接关系,而应以恢复牙冠的解剖形态为目的,使之建立正常的恒牙咬合关系,以防影响以后正常的邻接关系。

9. 对覆盖于牙面上的龈瓣,治疗时应先切除,便于制备洞形。

知识拓展

二次去腐法治疗年轻恒牙深龋

有学者提出对去净腐质可能露髓的年轻恒牙深龋病例,有意留下部分软化牙本质,采用氢氧化钙使之再矿化。由于氢氧化钙具有强碱性,对龋坏牙本质的细菌有一定的杀菌作用,并刺激牙髓细胞的防御和修复,从而消除牙髓表面炎症和感染,使牙本质桥形成在健康的牙髓表面上,同时使大量的钙和磷自牙髓进入脱矿的牙本质。覆盖氢氧化钙后 10~12 周,窝洞底脱钙的牙本质可再矿化。具体操作分两步完成,第一步:去腐质,近髓处的软化牙本质不去除干净,窝洞干燥消毒后,用氢氧化钙制剂覆盖于洞底,然后用氧化锌丁香油粘固剂垫底,选用封闭性能好的充填材料充填,观察 10~12 周,如无症状进行再次去腐。第二步:去除全部充填物,见原淡褐色湿润的牙本质已变为灰色或黑褐色的干燥牙本质,用挖匙去除残留的软化牙本质,确定无露髓,再做氢氧化钙制剂间接盖髓、垫底后永久充填。两次 X 线片对比可见软化牙本质再矿化。

第五节 儿童牙髓病和根尖周病

一、乳牙牙髓病和根尖周病的检查和诊断方法

乳牙牙髓病和根尖周病基本的检查方法是在临床上借助口镜、镊子、探针等进行的常规检查,并通过问诊、探诊、扪诊、叩诊、冷热诊等检查方法进行。在此基础上选择性应用如:电活力测试、X 线片法等进行选择性检查。临床上诊断牙髓病记根尖周病依靠病史,结合临床症状和各种诊断手段和方法,综合判断病变性质和程度,才能做出比较准确的诊断。以下几点是临床诊断乳牙牙髓病和根尖周病重要依据:

1. 疼痛史 疼痛发作的时间及性质是诊断牙髓病的主要依据,值得注意的是儿童乳牙牙髓炎往往没有典型临床表现。急性牙髓炎的疼痛往往夜间发作,影响患儿睡眠,但常不能指出患牙的部位。急性根尖周炎的疼痛常表现为咬合痛、咀嚼痛,一般能指出患牙的部位。乳牙牙髓炎和根尖周炎的疼痛表现悬殊较大,有疼痛历史表明牙髓已有炎症或已经坏死,但牙髓已有病变或坏死不一定都有症状。

2. 龋病露髓和出血 探诊时有明显的疼痛或出血。露髓孔处出血的量和颜色对判断牙髓的状态十分有帮助。如露髓处出血量多,颜色暗红,常说明牙髓有感染,如颜色鲜红,

且容易止血，说明牙髓多是健康的或炎症较局限。乳牙根尖周炎时可存在活髓，因乳牙牙髓组织疏松，血运丰富，侧支根管及副根管多，牙髓的感染很快通过侧支根管及副根管扩散到根尖周组织，引起根尖周感染，一部分牙髓仍保持活力。

3. 叩诊与松动度　当乳牙牙髓病炎症感染影响到根尖周组织或牙周组织时，患牙可出现叩痛和松动。幼小患儿对叩痛不能准确回答或诉说不清，可观察患儿表情及眼神的变化。

4. 牙髓活力测定　乳牙和年轻恒牙无论电测或温测，很难得到确切反应，应引起注意。

5. X线检查　X线检查对牙髓病和根尖周病的诊断和疗效的判断具有重要意义。急性根尖周炎时根尖部无明显改变或仅有牙周膜间隙增宽影像，慢性根尖炎或急性发作时可见根尖部和根分歧部牙槽骨破坏的透射影像。

从乳牙X线片中可以观察以下内容：①龋病的深度与牙髓腔的关系；②髓腔内有无钙化及牙体内吸收；③乳牙根是否出现生理性或病理性的吸收；④恒牙胚的发育情况及牙囊骨壁有无受损；⑤根尖周组织病变程度；⑥显示治疗后根尖周病变愈合情况和牙髓治疗的效果。

因乳牙髓腔大，髓角高，侧支根管多，乳牙牙髓病变常累及根分歧，X线片显示乳磨牙根分歧部位的根周膜腔增宽，硬骨板破损。

二、乳牙牙髓病和根尖周病的临床表现与诊断

（一）乳牙牙髓病

1. 乳牙牙髓病的发病特点

（1）早期症状不明显：儿童牙髓病发展较快，病变早期无明显的临床表现，再加上患儿对主观症状的叙述也不准确，就诊时病变常较严重。

（2）乳牙牙髓炎症多为慢性过程：乳牙牙髓炎症期多无典型牙髓炎症状，这是由于乳牙髓腔较大，根管较粗，牙髓血液循环丰富，一方面感染易扩散，而另一方面防御力强，慢性炎症状况持续较久。另外龋病进展快，早期可造成髓腔开放，外界感染易于进入，炎症分泌物得以引流，这是牙髓炎慢性过程的一个重要原因。

（3）乳牙慢性牙髓炎可伴有根尖周感染：这种情况多发生于根分歧下方的根尖周组织。由于根分歧处硬组织薄，侧支根管多，牙髓感染易通过这些途径扩散到根分歧下方的组织，引起根尖周炎。

（4）牙髓炎易导致牙根吸收：牙髓炎易刺激破骨细胞，使其活性增强，加之乳牙牙根钙化程度低，常易引起牙根吸收，给临床治疗带来困难。

2. 乳牙牙髓炎的临床表现及诊断要点　由于牙髓病的临床表现和组织病理学改变的不一致性，乳牙牙髓病的分类多按临床表现分为：急性牙髓炎、慢性牙髓炎牙髓坏死与坏疽和牙内吸收等。

（1）乳牙急性牙髓炎：多发生在受过意外创伤和最近进行牙体手术的牙齿。如在制备洞形时切割牙体组织过多，充填时使用树脂类材料而未垫基底或未垫好基底，备洞时意外穿髓而未能发现予以充填者。

临床表现：

1）疼痛性质：疼痛是乳牙牙髓炎的主要症状，可呈自发性、间歇性疼痛有时夜间痛醒或难以入睡。冷热刺激可诱发疼痛，但这种反应不如成人强烈。

2）临床检查：通过询问病史了解患儿有无意外创伤及治疗史。①探诊：敏感，如探及穿

髓孔,有的可见少量脓液或血液溢出,溢出后疼痛缓解。②叩诊:在牙髓炎症早期,患牙对叩诊无明显不适,当炎症波及根尖周组织或根分歧部位根周组织时可出现叩诊不适。③X线检查:根尖周正常,随着病变的发展,有时可出现牙周膜间隙增宽,硬骨板破坏等异常现象。

诊断要点:

1)了解病史及疼痛特征,如自发性、间歇性疼痛,有时夜间痛醒或难以入睡。冷热刺激可诱发疼痛或加重疼痛。

2)确定患牙,可见牙齿有龋洞或充填体。

(2)乳牙慢性牙髓炎:慢性牙髓炎是最常见的乳牙牙髓病,绝大多数来源于龋病,出现急性症状时多数是慢性牙髓炎急性发作。临床上根据穿髓与否分为两类,穿髓者称为慢性开放性牙髓炎,未穿髓者称为慢性闭锁性牙髓炎。慢性开放性牙髓炎又分为慢性溃疡性牙髓炎和慢性增生性牙髓炎。

临床表现:

1)慢性溃疡性牙髓炎:较多见,因髓室已穿孔,利于引流,多无自发痛;当有食物嵌入洞内或冷、热温度刺激时常引起疼痛;龋源性慢性牙髓炎的病程较长,当炎症范围广泛时则有叩痛,X线片可以显示乳磨牙根分歧部位的根周膜腔增宽,硬骨板破损。

2)慢性增生性牙髓炎:因乳牙的根尖孔粗大,血运丰富,当穿髓孔较大时,炎症牙髓组织过度增生呈息肉状,并自髓腔突出。一般无自发痛,进食时可引起疼痛,检查时可见龋洞内有红色肉芽组织,探之不痛,易出血。

3)慢性闭锁性牙髓炎:一般有不定时的自发痛,有的无明显的自发痛,仅有冷热刺激痛,刺激去除后还可维持一段时间。

诊断要点:患儿曾有对冷、热温度刺激痛或进食痛的病史。少数患儿无明显的自觉症状。如患牙有深龋洞,探之疼痛,已穿髓,是慢性溃疡性牙髓炎的特征。患牙有深龋洞,已穿髓,洞内有红色肉芽组织,探之不痛,易出血,息肉的蒂来自牙髓,即为慢性增生性牙髓炎。无明显的自发痛,仅有冷热刺激痛,刺激去除后还可维持一段时间,即为慢性闭锁性牙髓炎。注意与深龋相鉴别。

(3)乳牙牙髓坏死与坏疽:牙髓坏死是牙髓炎症发展的自然结局,除细菌感染外,牙外伤或毒性药物如砷制剂、多聚甲醛等都可引起牙髓坏死。牙髓组织因感染而死亡或牙髓坏死后继发感染者称牙髓坏疽。

临床表现:一般无症状,牙齿多有变色。如引起根尖周炎症可出现疼痛或咀嚼时疼痛,有时在儿童抵抗力低下时感觉患牙不适。龋源性牙髓炎发展所致的牙髓坏死,开髓时多有恶臭,牙髓坏疽者尤甚。牙髓坏死或牙髓部分坏死的X线片可能见到根分歧区域硬骨板破坏、骨质稀疏现象。

诊断要点:主要根据牙髓无活力,有牙齿变色、牙髓炎和牙外伤史。深龋穿髓无探痛,开髓后有恶臭味为牙髓坏疽。

(4)牙内吸收:牙内吸收是指正常的牙髓组织肉芽性变,分化出破牙本质细胞,从髓腔内部吸收牙体硬组织,导致髓腔壁变薄。

临床表现:牙内吸收的乳牙一般无自觉症状,常常是在X线片检查时才发现。吸收部位各不相同,可发生于髓室,也可发生于根管口或根管内。当髓室吸收接近牙面时,牙冠内富有血管的肉芽组织颜色可透过菲薄的牙釉质,使牙冠呈粉红色。当吸收使牙面破坏穿孔,牙髓暴露时,可引起疼痛、出血等症状。位于乳磨牙髓室的吸收也可使髓底穿通。位于根管的内吸收可使根管口或根管腔某部位扩大甚至穿通,可使牙根折断。

诊断要点:X线片的典型表现是诊断牙内吸收的主要依据。例如,髓室壁出现边缘不规则的透射区,根管内某部位呈圆形扩大,大范围的吸收显示出穿通牙齿的透射区或窝状透射区。

(二)乳牙根尖周病

乳牙根尖周病是指根尖周围或根分歧部位的牙骨质、牙周膜和牙槽骨等组织的炎性病变,又称根尖周炎。

1. 乳牙根尖周病的发病特点

(1)根尖周炎时可存在活髓:因乳牙牙髓组织疏松,血运丰富,侧支根管及副根管多,牙髓的感染很快通过侧支根管及副根管扩散到根尖周组织,引起根尖周感染,但一部分牙髓仍保持活力。

(2)软组织容易肿胀:由于儿童时期牙周组织的特点,根尖周感染易扩散到骨膜下,导致牙龈脓肿或瘘管形成;炎症在骨膜下不易局限,处理不及时会出现间隙感染;因乳牙根尖牙周膜宽,纤维组织疏松,根尖周炎症易从牙周膜扩散,经龈沟袋排脓引流。

(3)易导致牙根吸收:根尖周炎症可刺激破牙本质细胞、破骨细胞,使之活跃,加之乳牙牙根钙化程度低,容易引起牙根病理性吸收。

(4)乳磨牙髓室底组织薄,牙体组织渗透性高,侧支根管多,髓腔内感染易通过髓室底向根分歧扩散,引起根分歧病变。根分歧病变导致牙槽骨破坏和牙根吸收,是造成乳牙早失的原因之一。

(5)牙槽骨骨质疏松,代谢活跃,对治疗反应较好。

2. 乳牙根尖周病的临床表现及诊断要点

临床表现:

(1)急性根尖周炎多数是慢性根尖周炎急性发作,多因引流不畅、机体抵抗力下降时出现。表现为剧烈的自发痛、咬合痛和咀嚼痛,患牙有松动、叩痛、根尖或根分歧处牙龈红肿,可伴发面部肿胀、所属淋巴结肿大、全身发热等症状。

(2)慢性根尖周炎可无明显自觉症状,偶有咀嚼不适,可有牙龈瘘管、反复肿胀及溢脓史。临床检查多可见深龋洞、充填体或其他牙体硬组织疾患;牙冠变色、失去光泽;叩诊反应不明显,多无松动;有瘘型慢性根尖周炎可见瘘管口。

(3)X线片检查,急性根尖周炎根尖部无明显改变或有牙周间隙增宽影像。慢性根尖周炎或慢性根尖周炎急性发作课件根尖部或根分歧部牙槽骨破坏的透射影像。

诊断要点:急性根尖周炎可有典型的咬合痛或自发性、剧烈持续性的跳痛,牙龈或颌面部肿胀等;慢性根尖周炎确诊的关键是X线片上根尖或根分歧区域骨质破坏;对于有瘘型慢性根尖周炎,瘘管的存在也是要点之一。

三、乳牙牙髓病和根尖周病的治疗

(一)乳牙牙髓病的治疗

乳牙治疗的目的是尽可能保持牙齿功能,使其能达到按时替换和尽可能避免过早失牙,防止对继承恒牙产生病理性影响。

1．直接盖髓术　一般不推荐用于乳牙，只有当牙髓活力正常，无任何症状和体征，备洞或外伤导致的露髓，露髓孔小于 1mm 时可采用。操作步骤同恒牙。

2．活髓切断术　是在局部麻醉下将冠髓切断去除，于牙髓断面上覆盖盖髓剂，保持根部生活牙髓的治疗方法。

（1）适应证：①乳牙深龋露髓或外伤露髓，露髓孔大于 1mm，不能做直接盖髓术者；②乳牙冠髓牙髓炎。

（2）乳牙活髓切断术的药物：临床有氢氧化钙活髓切断术、甲醛甲酚活髓切断术和戊二醛活髓切断术 3 种（图 11-11）。

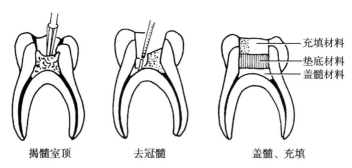

揭髓室顶　　　　去冠髓　　　　盖髓、充填

充填材料
垫底材料
盖髓材料

图 11-11　乳牙活髓切断术示意图

1）氢氧化钙活髓切断术：同恒牙。

2）甲醛甲酚活髓切断术：利用甲醛甲酚对牙髓断面的固定和杀菌作用而保留牙髓的治疗方法。取 1% 甲醛甲酚和丁香酚各 1 滴与适量氧化锌粉调成糊剂，也可用 40% 甲醛甲酚和蒸馏水各 1 份，甘油 3 份配制成甲醛甲酚甘油混合液，用时将此液稀释 5 倍与氢氧化钙粉调成糊剂，作盖髓剂盖髓。近年认为，甲醛甲酚活髓切断术临床应用中有其局限性：①术后可能发生牙根内吸收或牙根病理性吸收，这可能与手术创伤、甲醛甲酚刺激、边缘性渗漏、剩余根髓感染和炎性变有关；②因甲醛甲酚溶液中的甲醛渗透性强，容易引起根尖周组织、牙周组织的刺激；③甲醛甲酚具有半抗原作用，可能导致根尖周、牙周组织的免疫学反应。目前，甲醛甲酚已逐渐被其他生物相容性更好的药物所取代，如氢氧化钙制剂、硫酸亚铁溶液、矿物三氧化物凝聚体（MTA）等。

3）戊二醛活髓切断术：用 2% 戊二醛小棉球处理牙髓断面后，将 2% 戊二醛与适量氧化锌调成糊剂，覆盖根髓断面，然后垫底，封闭窝洞观察。据报道，戊二醛的固定和杀菌作用较甲醛甲酚强，且毒性和刺激性小，盖髓后根髓断面发生机化，再形成修复性牙本质，覆盖根髓，保持根髓活力。

（3）操作步骤：①术前拍 X 线片，了解牙根吸收情况，若牙根吸收超过根长的 1/2，禁做；②局部麻醉，最好用橡皮障隔离手术区；③消毒手术区，去净洞壁龋蚀组织，制备洞形；④揭去髓室顶，用锐利挖匙或大球钻去除冠髓；⑤用生理盐水冲洗髓室，轻压止血，选择不同的药物如：氢氧化钙制剂、甲醛甲酚、戊二醛、硫酸亚铁溶液、矿物三氧化物凝聚体（MTA）等，对牙髓断面进行相应的处理；⑥垫底充填。

（4）定期复查：乳牙活髓切断术后需要定期复查有无临床症状和体征，X 线检查有无病理性根吸收，首次复查在术后 3 个月，以后为 6 个月。如有牙髓病变的症状和体征，需考虑进行根管治疗;如有内吸收或牙髓炎症累及下方恒牙胚,需拔除患牙。

3. 干髓术 是用药物使牙髓失活,切除冠髓,将多聚甲醛干髓剂覆盖于根髓断面,通过干髓剂的作用,使根髓干燥、硬化、固定,成为无菌干化组织的治疗方法。

乳牙干髓术虽操作简单,疗程短,易被患儿接受,但因乳牙根管粗大,其根髓组织不易被干髓剂完全干尸化,常出现牙根过早吸收,或并发根尖周炎现象。因此,干髓术并非乳牙牙髓炎的理想治疗,对距离替换期远而又处于重要位置的乳牙应慎用。

4. 去髓术 是在局麻下或牙髓失活后,将全部牙髓去除,去除后预备根管,用能被吸收的根管充填材料充填根管,保留患牙的治疗方法。

(1)适应证:牙髓炎症涉及根髓,不宜行牙髓切断术的患牙。

(2)术前准备:摄取 X 线片了解乳牙牙根和恒牙牙胚情况。

(3)治疗步骤

1)局部麻醉。

2)制备洞形:去除龋坏组织,制备洞形,揭去髓室顶,使髓室充分暴露,切去冠髓。

3)去除牙髓:用拔髓针去除根髓,预备根管、冲洗、吸干。

4)充填根管:用根管器械将根管充填糊剂反复导入根管至根尖,垫底、充填。

(二)乳牙根尖周病的治疗

目前治疗乳牙牙髓坏死、坏疽和根尖周感染最有效的方法就是根管治疗。乳牙根管治疗术:是指通过根管预备和根管药物消毒去除感染物质对根尖周组织的刺激,并用可吸收的充填材料充填根管,促进根尖病变愈合的方法。

1. 适应证

(1)牙髓坏死而应保留的乳牙。

(2)牙髓炎症波及根髓、根尖周炎症具有保留价值的乳牙。

2. 禁忌证

(1)根尖及根分歧区骨质广泛破坏,炎症累及恒牙胚者。

(2)根吸收超过根长的 1/3。

(3)髓底穿孔者。

3. 治疗步骤 乳牙根管治疗术的基本方法与恒牙根管治疗术大体相同,但有其特点需要注意:

(1)术前必须拍 X 线片,了解根尖周病变、牙根吸收情况,以及恒牙胚发育情况。

(2)根管预备时,参照术前 X 线片估计根管工作长度,一般的电子根管长度测量仪不适用于乳牙。由于乳牙根管壁薄,不强调根管扩大和成形,勿将根管器械超出根尖孔,以免将感染物质推出根尖孔或损伤恒牙胚。

(3)由于乳牙牙根有生理性吸收,因此根管充填应采用可吸收的、不影响乳恒牙交替的材料。

(4)为了避免损伤继承恒牙胚,对乳磨牙牙龈瘘管不宜进行深搔刮术,可通过根管治疗消除乳磨牙根尖周及根分歧部位的炎症(图 11-12)。

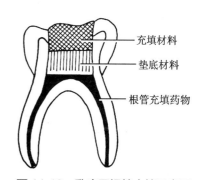

充填材料
垫底材料
根管充填药物

图 11-12 乳磨牙根管充填示意图

四、年轻恒牙牙髓病和根尖周病

（一）年轻恒牙牙髓病和根尖周病的治疗原则

年轻恒牙牙髓组织与牙齿的发育有密切关系，牙齿萌出后，牙根的继续发育有赖于牙髓的作用。因此，保存生活牙髓应是最有益于年轻恒牙的首选治疗。治疗原则是：尽力保存活髓组织，如不能保存全部活髓，也应保存根部活髓。如不能保存根部活髓，也应保存牙齿。

临床上根据牙髓炎症的性质、程度，以及牙髓是否外露而选择不同治疗方法达到保存生活牙髓和促进牙根顺利发育的目的。由于目前临床检查手段尚难以确定牙髓炎症的性质、程度和范围，使活髓保存治疗受到限制，同时也由于所用的盖髓剂还未能具备能为牙髓、牙本质修复提供诱导因素又兼有预防感染功效的理想条件，导致活髓保存治疗的疗效不稳定。因此，适应证的选择和理想的盖髓剂仍是活髓保存治疗存在的主要问题。年轻恒牙活髓保存治疗成功的因素为：

1. 治疗前的临床诊断。

2. 治疗中的无菌操作和最小的损伤程度。

3. 良好的盖髓剂和密封性能好的充填材料。

年轻恒牙牙髓一旦坏死，牙根则停止发育，而呈短而开放的牙根，因此，对牙根敞开，牙根未发育完全的死髓牙应采用根尖诱导成形术。

（二）年轻恒牙牙髓病

年轻恒牙的牙髓病多数由龋病引起，常常与牙外伤、牙齿发育异常有关，如畸形中央尖折断等，也有医源性的因素。牙根发育尚未完成的患牙，在牙髓治疗前，对其牙髓及根尖状态进行正确判断是十分重要的。判断方法与乳牙相似，这里不再重复介绍，需要注意的是X线片的检查十分关键，必须很好地评估牙根发育情况，并观察是否有根尖稀疏影像或牙根吸收。正常情况下，在健康的年轻恒牙开放的根尖周围，有一骨密度稀疏区，为根尖牙乳头的部位，其外围有一致密的硬骨板，应与病理性的骨密度稀疏影像相鉴别。

1. 年轻恒牙牙髓病的临床表现及诊断要点　年轻恒牙牙髓炎按临床表现分为：可复性牙髓炎、不可复性牙髓炎（急性牙髓炎、慢性牙髓炎）和牙髓坏死与坏疽。其临床表现及诊断要点同成人。

2. 年轻恒牙牙髓病的治疗方法　年轻恒牙治疗的目的主要是尽可能维持生活牙髓，使牙根继续发育完成。如果牙髓不能保留，也应根据具体情况尽量保留牙齿，以维持正常牙列和功能。

（1）活髓保存治疗：包括盖髓术和活髓切断术。

1）盖髓术：同恒牙。

2）活髓切断术：治疗步骤与乳牙活髓切断术相似，值得注意的是：年轻恒牙活髓切断术主要目的是保留根髓健康活力，促使牙根继续生理性发育，因此用于断面处理的药物应有活髓保存功能，常用氢氧化钙制剂作为盖髓剂，也可采用MTA、羟基磷灰石、磷酸三钙生物陶瓷、骨形成蛋白等材料作盖髓剂。

（2）根尖诱导成形术：在年轻恒牙牙髓发生严重病变或根尖周感染时，由于开放的根尖无法形成有效的封闭，不能进行常规的根管治疗，因此治疗时首先通过诱导患牙根尖钙化屏障的形成或诱导牙根发育不全的患牙根尖继续发育、根尖孔形成而达到根尖闭锁的目的,见成人恒牙牙髓病和根尖周病的治疗部分(图 11-13)。

（3）牙髓血运重建术：是基于生物学,运用组织工程的基本原则,从时空上有效的调控干细胞、生长因子和骨架,从而获得牙髓组织的功能性再生的方法。

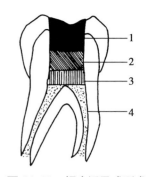

图 11-13 根尖诱导成形术
1. 充填体；2. 垫底材料；
3. 盖髓剂；4. 牙髓。

1) 适应证：包括牙髓坏死伴根尖发育不成熟的患牙；不需要为桩 / 核、最终修复体留出空间；患者 / 家长依从性好；患者对完成治疗所需的药物和抗生素不过敏。

2) 牙髓再生治疗是否成功主要通过以下首要、次要及第三目标来衡量：

首要目标：症状消除,骨质愈合。

次要目标：根管壁厚度和 / 或长度增加(令人满意的目标,但可能不是必须的)。

第三目标：牙髓活力测试呈阳性反应(如该目标实现,可能表明有活髓组织形成)。

（三）年轻恒牙根尖周病

1. 年轻恒牙根尖周病的临床特点

（1）年轻恒牙的根尖周病多由牙髓炎或牙髓坏死发展而来,感染的牙髓可通过宽阔的根尖孔引起根尖周组织的炎症或病变。如机体抵抗力弱,局部引流不畅,很快发展为急性根尖周炎；如机体抵抗力增强,炎症渗出物得到引流,又可转变为慢性根尖周炎。

（2）年轻恒牙牙髓活力较强,常常见到牙冠颜色未变,牙髓尚有活力,而出现牙龈或颌面部肿胀的情况。牙龈出现肿胀或瘘管是诊断年轻恒牙根尖周组织存在炎症的可靠指标。

（3）年轻恒牙的牙根发育尚未完成,尚未建立完善的神经传导,牙髓活力测试尤其是电活力测试准确性低,可能出现假阳性或假阴性,很难得到确切反应,应引起注意。

（4）叩诊也是检查根尖周炎的方法之一。

（5）X 线检查是年轻恒牙慢性根尖周炎诊断的主要依据。通过 X 线片了解年轻恒牙牙根的发育情况,以及根尖周病变程度。

（6）由于年轻恒牙根尖周组织疏松,血运丰富,感染容易扩散,如治疗及时,炎症也容易控制和恢复。

2. 年轻恒牙根尖周病的治疗　急性期时开髓引流,脓肿切开,全身应用抗生素控制感染。慢性期时的治疗方案是根尖诱导成形术。根尖诱导成形术具体内容见成人恒牙牙髓病和根尖周病的治疗部分。

 知识拓展

牙髓血运重建术

牙髓血运重建术(dental pulp revascularization)是由 Iwaya 等在 2001 年首次提出,作为牙髓感染或坏死的根尖孔未闭合的年轻恒牙的一个新的治疗选择。

牙髓血运重建术通过在操作中彻底有效的根管消毒,尽量保护牙髓干细胞和牙乳头间充质干细胞,并为这些干细胞的增殖和分化提供良好的环境,这些干细胞在信号分子和盖髓剂矿物三氧化物凝聚体（mineral trioxide aggregate，MTA）的诱导下，可以分化为成牙本质细胞和成牙骨质细胞等，从而在牙根继续发育中发挥着重要作用。其理论依据：一方面是因为年轻恒牙的根尖孔不是闭合或者狭窄的，而是开阔的漏斗状，这样使牙髓腔的容积更大牙髓组织疏松；另一方面由于牙髓组织疏松使牙髓组织中血运丰富，能使新的牙髓组织相对较快地生长，如牙髓腔内，而牙髓是牙根生长管壁增厚的基础。

主要应用于牙髓感染或坏死的根尖孔未闭合的年轻恒牙，可伴随或不伴随根尖周炎症和窦道。

临床一般操作步骤是：橡皮障局麻下，常规去除腐质，充分揭髓顶打开进入根管的通路；清理根管后大量 2.5%～6.0% NaOCl 溶液、2% 葡萄糖酸氯己定或 3% H_2O_2 溶液和生理盐水反复冲洗根管，不进行根管预备。消毒纸尖擦干根管，将三联抗生素糊剂（环丙沙星，甲硝唑，米诺环素粉末 1:1:1 混合后与蒸馏水混合调制成新鲜糊剂）用螺旋输送器导入根管，无菌小棉球和暂封材料严密封闭窝洞；2 周复诊，常规临床检查。如有叩诊不适或叩痛，牙龈红肿，扪痛或瘘管，继续重复上述步骤。当症状消失，功能正常后，再次彻底冲洗，消毒根管，隔湿干燥后，25#K 锉轻柔刺破牙髓及根尖周组织引起根管内出血，使出血达到 CEJ 下方 2～3mm 处，静待 15min 形成血凝块，MTA 覆盖其上以封闭根管口，玻璃离子垫底，复合树脂恢复牙体；术后每 3～6 月复诊，如出现肿胀及疼痛等情况时考虑改行根诱。如无症状随访 18～24 个月，通过临床及 X 线片评价术后疗效。

第六节　儿童牙外伤

牙外伤（dental Trauma）是指牙齿受急剧创伤，特别是打击或撞击所引起的牙体硬组织、牙髓组织和牙周支持组织的损伤。因儿童身体、生理、心理正处于发育期间，心智不健全，较成年人更易发生外伤。同时随着社会发展，交通工具涉事的变化，以及生活环境的转变，儿童运动、游戏内容的多样化，也进一步加剧了儿童牙外伤的发生。目前，牙外伤是仅次于龋病造成儿童牙齿缺损或缺失的第二大疾患。

一、儿童牙外伤临床分类及临床检查

（一）儿童牙外伤临床分类

牙外伤的形式和程度具有多样性和复杂性，准确的牙外伤分类需兼顾其病因、解剖、病理以及治疗、损伤程度等多种因素。从而帮助医生快速、准确的判断病情，做出适合的治疗方案。目前 Andreasen 牙外伤分类法因其全面性和科学性而被国际牙外学会（International Association of Dental Traumatology，IADT）认可，在世界范围内应用最为广泛，在文献中的采用频率最高。Andreasen 牙外伤分类法如下。

1. 牙体硬组织和牙髓组织损伤（Injuries to the hard dental tissues and pulp）（图 11-14）

牙釉质裂纹（enamel infraction）：牙釉质表面有裂纹，但牙齿组织无实质性缺损。

牙釉质折断（enamel fracture）：牙齿折断局限于牙釉质缺损。

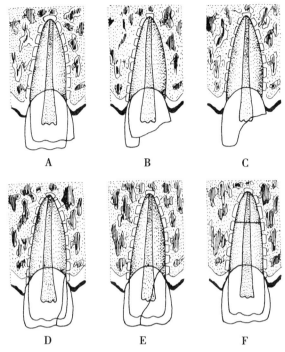

图 11-14 牙体硬组织和牙髓组织损伤模式图

A. 牙釉质折断　B. 牙釉质 - 牙本质折断　C. 冠折露髓（复杂冠折）

D. 简单冠根折　E. 复杂冠根折　F. 根折

牙釉质 - 牙本质折断（enamel-dentin fracture）：冠折造成牙釉质和牙本质实质缺损，未暴露牙髓。

复杂冠折（complicated crown fracture with pulp exposure）：牙釉质和牙本质折断且牙髓暴露。

简单冠根折（uncomplicated crown-root fracture）：牙体组织折断包括牙釉质、牙本质和牙骨质，但未暴露牙髓。

复杂冠根折（complicated crown-root fracture with pulp exposure）：牙体组织折断包括牙釉质、牙本质和牙骨质，且暴露牙髓。

根折（root fracture）：牙齿根部牙本质、牙骨质折断，伴有牙髓受损。

在上述分类中，又把牙釉质折断和牙釉质 - 牙本质折断统称为：简单冠折（uncomplicated crown fracture）。

2. 牙周组织损伤（injuries to the periodontal tissues）（图 11-15）

牙震荡（concussion）：单纯牙周支持组织损伤，牙齿无异常松动或移位，有明显叩诊不适。

亚脱位（subluxation）：牙周支持组织损伤，牙齿明显松动，但没有牙齿位置改变。

半脱出（extrusive luxation）：牙齿从牙槽窝向牙冠方向部分脱出。

侧方移位（lateral luxation）：牙齿沿牙长轴侧向移位伴有牙槽骨折断或裂纹。

挫入（intrusive luxation）：牙齿向牙槽骨方向移位，同时造成牙槽骨损伤。

全脱出（avulsion）：牙齿从牙槽窝完全脱出。

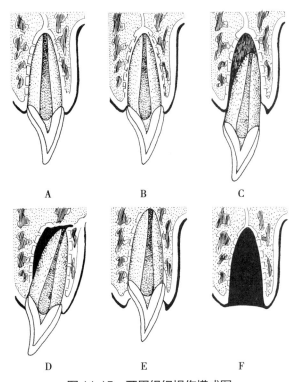

图11-15 牙周组织损伤模式图

A. 牙震荡 B. 亚脱位 C. 半脱出 D. 侧方移位（唇侧移位） E. 挫入 F. 全脱出

李宏毅外伤分类，是由李宏毅在参考国际上的各种分类法后所提出。

1. 牙震荡

2. 牙齿折断

（1）牙冠折断

（2）牙根折断

（3）冠根折断

3. 牙齿移位

（1）牙齿挫入

（2）牙齿侧向移位

（3）牙齿部分脱出

（4）牙齿完全脱出

（二）儿童牙外伤的临床检查

1. 采集病史　采集外伤牙齿信息前，应首先确定儿童的全身状况，如有无头晕、恶心、呕吐、胸闷、憋气肢体活动障碍等症状，如出现颅脑损伤和肢体骨折等症状，要首先对全身症状进行救治。其次，外伤患者常涉及保险赔付、责任赔偿等法律问题，在病史采集前应清楚记录病人的姓名、年龄、性别，以及陪同监护人与患儿关系，联系方式。另外，还应询问患者的既往病史，如：过敏反应、癫痫症、血友病等全身情况，这些疾病会影响患者的急诊诊断和处理。在口腔情况采集时，需注意以下几点：外伤时间和地点；外伤是如何发生的；是否经过初步处理和是否有过牙外伤史。在询问中还要注意患儿的自觉症状，如有无自发痛、冷热刺激痛、咀嚼痛、牙齿移位等。

2. 视诊 观察下颌运动情况、口腔软组织及口周颜面、头部的损伤情况，初步确认患牙有无位置改变或折断，有无露髓。

3. 触诊 检查颌骨的连续性、关节动度、颌面部软组织肿胀程度等。

4. 叩诊和牙齿动度检查 检查牙齿叩诊情况、牙周组织损伤情况；松动度、移位的程度。

5. 咬合检查 主要检查正中𬌗时是否有咬合创伤。

6. 影像学检查 外伤即刻影像学检查主要用于观察：牙齿是否折断，特别是是否存在根折；牙周间隙有否改变、是否存在牙槽骨折断；邻牙情况；是否有陈旧性外伤。年轻恒牙外伤还应观察牙根发育情况；乳牙外伤应注意牙根有无吸收及吸收方式和继承恒牙胚情况。

7. 外伤后复查 由于儿童处于生长发育期，其牙外伤的预后较成人复杂，需要定期复查。初期可在1个月、3个月、6个月、12个月复查，年轻恒牙至少复查到外伤牙根发育完成后。复查的内容主要有：牙冠颜色有无改变，修复体是否完整。牙髓活力测试以及牙周情况。拍X线片，与外伤初诊X线片相对比，观察疾病的转归，乳牙外伤还应观察继承恒牙情况，年轻恒牙应观察牙根发育情况。

二、乳牙外伤

（一）乳牙外伤发病情况

1. 好发年龄 乳牙外伤好发于1~2岁，约占乳牙外伤的50%，主要由于此时儿童开始学习走路，运动能力、反应能力正处在发育阶段，容易摔倒或撞在物体上而造成牙外伤。

2. 好发部位 乳牙外伤多发生于上颌前牙，尤其是中切牙。

3. 受伤类型 乳牙外伤以嵌入、脱出、唇向移位及不完全脱出等，约占乳牙外伤的80%，主要是因为乳牙根粗短、牙槽骨较薄具有弹性、牙根发育未完成或有生理性吸收等。

（二）乳牙外伤对继承恒牙的影响

儿童上颌前牙区继承恒牙位于乳牙根尖区，乳牙挫入和伴发的牙槽骨骨折，可直接伤及其下方的继承恒牙胚，造成恒牙胚发育不全，导致继承恒牙畸形、阻生，严重时不得不被拔除。所以，相对而言，乳牙挫入对儿童危害最大。在婴幼儿，严重的牙齿脱出会使牙齿极度松动或全脱出，处理不当可能造成误吞或误吸，若误吸入气道可危及生命。乳牙硬组织折断和牙周组织损伤还可继发牙髓、牙周组织感染，如不能及时治疗，同样可危害恒牙胚的正常发育，导致不良后果。常见的影响有：

1. 恒牙胚的萌出异常（位置异常、迟萌）。

2. 牙冠形成异常（牙釉质发育不全、牙冠形态异常、白斑或黄褐色斑）。

3. 牙根形成异常（牙根弯曲、短根、牙根发育部分或全部停止）。

4. 严重的创伤甚至可使恒牙胚坏死，牙胚停止发育，牙齿埋伏、倒生、牙瘤样形态等。

（三）乳牙外伤的治疗原则

乳牙外伤后，因患儿配合困难，难以取得预期疗效，治疗不宜过于保守；应尽可能地防止和减轻对继承恒牙的影响；对接近替换的牙齿可采取拔除的方法。

（四）临床表现及治疗

1. 乳牙牙震荡

（1）临床表现：患牙表现为无异常松动或移位，有明显的叩诊不适，龈沟可有血性渗出。

（2）治疗：可采用降低咬合，避免用患牙咀嚼食物；同时注意口腔卫生，预防感染；定期观察，必要时需行牙髓治疗。

2. 乳牙冠折断

（1）临床表现：乳前牙冠折露髓者可见红色小点，有明显触痛，未露髓可无明显症状。

（2）治疗：乳牙牙冠折断范围较小可采取调磨的方法，去除尖锐边缘，以防划伤软组织；牙本质外露的可在行间接盖髓术后光固化复合树脂修复。一般在术后 3 个月、6 个月复查，如发现有牙髓感染症状，应及时行牙髓摘除术。如果冠折露髓可在局麻下行活髓切断术或根管治疗术。

3. 乳牙根折断

（1）临床表现：乳牙根折常发生在根中 1/3 或根尖 1/3。根中 1/3 折断，患牙松动明显，叩击痛或触痛，牙周、牙龈可见损伤、出血；X 线拍片可明确诊断（图 11-16）。

（2）治疗：根尖 1/3 折断，只有轻微松动，可不做处理，嘱患儿避免用患牙咀嚼食物，随访观察如出现牙髓感染症状及时行根管治疗。根中 1/3 折断后出现冠方松动度较大的情况，一般需拔除患牙，根部断端如拔除困难，为防止对继承恒牙产生影响，可不处理，一般可以生理性吸收。如患儿配合较好，冠部移位少，可以考虑复位固定，但效果欠佳。

4. 乳牙移位　当牙齿受外力时，造成牙齿脱离其正常位置，称牙齿移位。由于作用的外力方向程度不同，移位可分为牙齿挫入、牙齿侧向移位、牙齿部分脱出。

（1）乳牙挫入：牙齿受外力后，被嵌入牙槽骨内，称为牙齿挫入。

1）临床表现：临床检查牙冠缩短或见少许牙冠露出，不松动，可伴有牙龈和牙周软组织损伤、出血或淤血，重者有撕裂伤。X 线片显示根尖进入牙槽窝内，根尖周膜间隙和硬骨板消失（见图 11-16）。

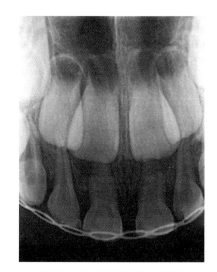

图 11-16　乳牙根折 X 线片

2）治疗：患牙的处理取决于牙根挫入方向与恒牙胚的关系，如果牙冠偏向唇侧，则牙根倾向腭侧，X 线片显示牙根变长，为保护恒牙胚应立即拔除。如果牙冠偏向腭侧，则牙根倾向唇侧，一般不影响恒牙胚的发育，但不应拉出复位，应待其自行萌出，以避免二次创伤或感染。术后定期复查，如发现牙髓感染，应及时行牙髓摘除术。临床上还应注意鉴别乳牙全部挫入和全脱出。

（2）乳牙侧向移位和牙齿部分脱出：侧向移位是指外伤后牙齿发生唇舌向或近远中向错位。牙齿部分脱出牙槽窝，明显伸长，称为牙齿部分脱出。

1）临床表现：移位牙常偏离原牙体长轴。牙齿可能伸长，与对𬌗牙常有咬合创伤。移位方向和脱出程度不同，牙齿松动的程度也不同。X 线片显示部分脱出的牙齿根尖区牙周间隙增宽，侧向移位的牙齿可见近远中两侧牙周间隙不对称，根尖移位侧牙周间隙减小或消失，而相对侧牙周间隙增宽，有时伴有牙槽骨骨折。

2）治疗：在局麻下复位，行松牙固定术，降低咬合，可考虑复位后钢丝 + 复合树脂固定或预成钛链+复合树脂固定，对于就诊及时，移位不严重，可顺利复位的牙齿，一般固定10～14天。定期复查，如果出现牙髓感染症状，应及时做牙髓治疗。如果牙齿松动明显，移位严重，应考虑拔除。

5. 牙齿完全脱出　牙齿受外力完全脱出牙槽骨称为牙齿完全脱出。

（1）临床表现：完全脱位的牙齿游离于牙槽窝，或仅有软组织附丽，或已脱离，就诊时同时带来已脱落的牙齿。

（2）治疗：乳牙完全脱出，一般不考虑再植，但要警惕继承恒牙的萌出和发育情况，发现问题及时做相应的处理。

三、年轻恒牙外伤

（一）年轻恒牙外伤发病情况

1. 好发年龄　年轻恒牙外伤多发生于7～9岁的儿童，占恒牙外伤的50%～70%，男孩高于女孩。

2. 好发部位　多发生于上颌中切牙，其次为上颌侧切牙，下颌切牙较少见。

3. 受伤类型　年轻恒牙外伤牙齿折断较多见，占恒牙外伤的40%～60%。

（二）年轻恒牙外伤的危害

1. 年轻恒牙外伤牙齿折断、牙齿松动或移位影响咀嚼功能。严重的影响美观和发音，给患儿及家长造成心理负担。

2. 由于年轻恒牙牙根发育尚未完成，牙髓组织损伤严重或处理不当，会造成牙髓感染，甚至根尖周炎症，严重时影响牙根的正常发育，甚至牙齿丧失。

3. 牙齿缺损严重或牙齿缺失，如不及时进行合理的间隙管理，可导致间隙丧失，造成牙颌畸形，给成年后修复带来困难。

4. 由于儿童处于生长发育期，牙外伤后，需要定期复查彻底完成治疗需要到成年以后，疗程长，费用高，增加了患儿家长的负担。

（三）年轻恒牙外伤的诊断和治疗

牙震荡、牙折断和牙脱位是牙外伤最多见的几种形式，其临床表现、检查基本同成人牙外伤。但由于儿童处于生长发育活跃期，年轻恒牙牙根发育尚未完成，在治疗方法上有其特点。

1. 牙震荡　临床表现和治疗同成人。

2. 牙冠折断（图11-17，图11-18）。

（1）临床表现：同成人。

（2）治疗：①仅有少量牙釉质缺损，可调磨锐利的断端至光滑。部分牙釉质折断，可用复合树脂修复，观察。②当牙本质暴露时，由于年轻恒牙牙本质较薄，牙本质小管粗大，应采用间接盖髓术保护牙髓后复合树脂修复。③冠折露髓，生存状态的牙髓是年轻恒牙牙根继续发育的保障，因此保存活髓非常重要。若露髓孔在1mm以内，且露髓时间短

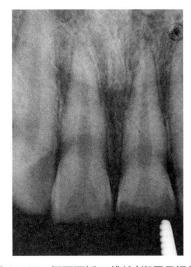

图11-17　恒牙冠折X线片（郑霄月提供）

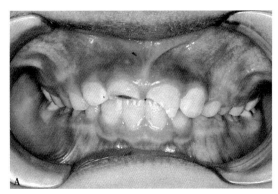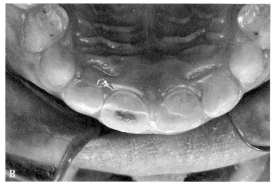

图 11-18　冠折

A. 唇侧观　B. 舌侧观

（1～2 小时内），可行直接盖髓术，然后修复缺损的牙体，密切观察牙髓活力。若露髓孔较大，露髓时间较短，可做冠髓切断术或部分冠髓切断术。若露髓时间较长，牙髓弥漫性感染或牙髓坏死，应去除感染牙髓，行根尖诱导成形术，待牙根发育完成后再做根管治疗。牙冠切角缺损后要及时恢复牙冠外形，以防应有的间隙丧失，给成年后修复带来困难。如患儿家长将折断的牙冠断端带来，可行断冠再接术，这是一种过渡性的修复方法，待患儿成年后改为其他永久性修复。

　　断冠再接术的操作步骤：①在进行粘接前要进行临床检查并完成牙髓治疗。断冠保存在生理盐水中。②预备：制备倒凹、舌侧排溢沟、唇侧洞斜面。③酸蚀，涂粘接剂。④用树脂对位粘接。⑤调磨，抛光。⑥定期复查：术后 1 个月、3 个月、6 个月、12 个月、24 个月临床检查及 X 线检查。⑦医嘱：嘱患儿不能用患牙咬东西。

　　3. 冠根折　因外伤引起牙齿牙釉质、牙本质和牙骨质同时折断，在牙冠、牙根均有折断。牙齿冠根折断可分为横折和纵劈两种情况。横折是近远中方向，临床较多见，通常牙冠唇侧龈缘上 2～3mm 处有一近远中方向横折线，有时唇侧部分已松动，舌侧仍与根面或牙龈相连。纵劈是折断线自切缘斜向根方。

　　临床表现：

　　（1）牙齿叩痛，折裂片松动，因与牙龈和根面相连，松动而不脱落，触诊折裂牙片常见龈沟或裂缝溢血。

　　（2）牙髓多已暴露，症状明显，常出现冷热刺激痛和触痛。

　　（3）X 线检查：由于冠根折断线多为斜线，X 线显示不清时，需变换角度投照，并结合临床症状进行诊断。

　　治疗：

　　（1）简单冠根折断，牙髓未受累及的，可通过排龈止血，然后进行光固化复合树脂修复，或根据情况进行断冠再接术。

　　（2）复杂冠根折断，牙髓暴露，治疗复杂，预后不确定，需要向家长交代病情，并签知情同意书。无条件时可先应急处理，将折断部分用复合树脂和邻牙一起固定，使患牙处于稳定状态，应在 2～3 日内开始系统治疗。一般有：①断冠粘接术（同前）；②冠延长术：即利用牙龈切除术和去骨术使龈下断面变为龈上断面后修复牙冠。这种方法仅适用于手术不会影响外形美观的情况，一般用于暴露腭侧的断面；③根管治疗 - 正畸联合根牵引术：对于根折线在龈上或龈下牙体组织很少的牙齿，牙根发育完成者，采用根管治疗和正畸牵引的方法，将牙根拉出 2～3mm，以便于成年后的牙体修复。

4. 牙根折断 牙根折断的发生明显少于冠折，且多发生于年龄较大者，牙根基本发育完成的牙齿。根据折断的部位临床上分为近冠 1/3、根中 1/3 和根尖 1/3 三种情况（图 11-19）。

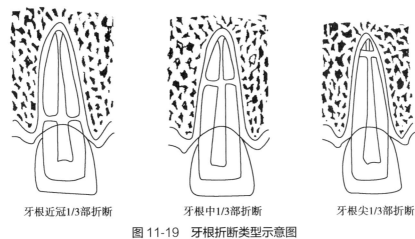

牙根近冠1/3部折断　　牙根中1/3部折断　　牙根尖1/3部折断

图 11-19　牙根折断类型示意图

临床表现：

（1）根折后可出现牙齿松动、咬合痛和叩痛。有时可见患牙牙根稍显伸长。

（2）根折后的症状与根折部位有关，越近牙颈部的根折症状越明显，而近根尖处的根折常无明显症状。

（3）X 线片是诊断根折的主要依据（图 11-20）。需结合临床症状进行诊断，可疑时，应变换角度再次投照，或结合 CBCT 片进行诊断。

治疗：

（1）治疗原则：使断端复位、患牙固定、消除咬合创伤、关注牙髓状态。

（2）近冠 1/3 根折：局部麻醉下取下冠部断端，未暴露根面可做冠延长术，去除部分牙龈及牙槽骨。牙根未发育完成的牙齿行根尖诱导成形术，并做功能性间隙保持器，既可行使功能，又可保持间隙，防止邻牙移位，待牙根完全形成后，做根牵引，将断根逐渐加力牵出，做桩核冠修复。如牙根发育已完成，可直接做根管治疗，行根牵引，修复牙冠。

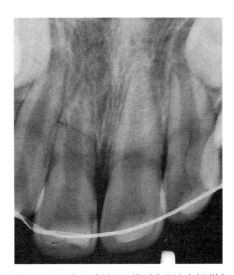

图 11-20　恒牙根折 X 线片（冯汝舟提供）

（3）根中 1/3 根折：局部麻醉下复位患牙，消除咬合创伤，固定 2～3 个月，定期复诊，通过 X 线片观察断端愈合情况，并观察牙髓状况。复诊时牙髓已失去活力甚至坏死时，如断端已愈合，可行根管治疗，如断端未愈合，可行根管治疗后放入合金根管固位桩或纤维桩做内固定。

（4）根尖 1/3 根折：一般来说预后较好。如果牙髓状况良好，可调𬌗观察，嘱患儿不能用患牙咀嚼，定期复查牙髓、牙周组织状况和断面愈合情况。有的折断可自行愈合，且牙髓保持活力。如发现根尖出现病变或牙髓钙化，可在做根管治疗后行根尖切除术和根尖倒充填术。

5. 牙齿移位　当牙齿因受外力脱离其正常位置时，称为牙齿移位。由于作用的外力方向不同，移位的类型也不同。可分为牙齿挫入、牙齿侧向移位、牙齿部分脱出。外伤造成牙齿移位与牙齿的发育程度有密切关系，正在发育中的牙根体积小，外形短粗，根尖尚未形成，牙周膜和牙槽骨组织疏松，当牙齿受到外力打击时，牙齿移位较高发。同样的力量作用在牙根已发育完成或基本形成的牙齿上，则更易造成牙冠或牙根折断。

（1）牙齿挫入

1）临床表现：临床牙冠变短，叩诊音高，不松动，X 线片显示根尖进入牙槽窝，根尖周膜间隙变窄或消失。

2）治疗：治疗原则应根据牙根发育阶段来决定。年轻恒牙，根端开阔，血管神经愈合能力强，为了避免根尖周组织再次损伤，不宜拉出复位，应观察待其自行萌出，定期观察牙髓状况，发现有根尖透影或炎性牙根吸收时，立即拔除感染牙髓，行根尖诱导成形术。牙根发育完成的患牙，应行正畸牵引，并密切观察牙髓状况，当出现牙根外吸收或替代性吸收时，可考虑摘除牙髓后应用氢氧化钙类药物充填根管治疗根吸收。

（2）牙齿侧向移位和部分脱出

1）临床表现：患牙向唇、舌侧或近远中方向移位，或从牙槽窝内部分脱出，牙齿可能有伸长，常会与对𬌗牙产生咬合创伤。移位的方向和脱出的程度不同，牙齿松动的程度也不同。多数存在叩痛，伴有龈沟溢血或牙龈淤血。一般情况下，位置发生改变的牙齿，X 线片上可观察到其牙周间隙不均匀。部分脱出时根尖区牙周间隙增宽。侧方移位的牙齿可表现为近、远中两侧牙周间隙不对称，一侧减小，另一侧增宽。但当牙齿唇舌向移位时，根尖片上可能看不出变化，必要时拍摄 CBCT 明确诊断。牙齿侧方移位时，由于牙齿在牙槽窝内部发生位置改变，常伴有牙槽窝骨折。

2）治疗：局麻下复位、固定、消除𬌗创伤、定期复查牙髓、牙周情况和牙根状况。脱位性损伤的牙齿，因伴有牙周膜充血、撕裂、出血，在愈合过程中，患牙应保持一定的生理动度，否则易发生牙齿固连，所以，应采用弹性固定。常用的固定单位是 1 个外伤牙 ＋ 两侧各 2 个正常邻牙构成的 5 牙固定单位。在临床实际中，根据外伤牙位和邻牙情况会有所变化，如果邻牙是刚刚萌出的年轻恒牙，或牙体较小的乳牙，需要增加支抗牙数，甚至利用磨牙固定。临床常用的弹性固定的方式有：正畸托槽 ＋ 弹性唇弓、预成钛链（或玻璃纤维束）＋ 复合树脂构成的夹板、钢丝唇弓 ＋ 树脂夹板固定等。也可以采用全牙列𬌗垫固定等方式。

6. 牙齿完全脱位

（1）临床表现：完全脱位的牙齿游离于牙槽窝，或仅有软组织附丽，或牙槽窝空虚无牙体存在（注意与完全嵌入区别）。多发生于单根年轻恒牙。是一种最严重的牙齿损伤，会造成牙周膜韧带撕裂，牙髓组织丧失血供，对牙骨质和牙槽窝均造成损伤。

（2）治疗：应尽快完成再植术。患牙的牙周膜状况对再植的效果有着直接的影响，因此，脱落牙的保存方式、牙齿的离体时间和再植的操作过程等均会对再植的效果产生较大的影响。牙齿再植术操作步骤：

1）牙齿的储存：牙齿完全脱位后，储存的条件和时间的长短对再植的成功愈合是非常重要的。Hanks 平衡盐溶液（HBSS）是较佳的储存液体，生理盐水更容易获得且效果亦佳。其他液体如：牛奶、血液、组织培养液等也可以作为储存液体。无法获得其他储存液体时，可置于口腔环境保存，但时间不应超过 2 小时。注意患牙不可干燥或用纸包起储存。

2）清洁患牙：手或器械夹持患牙冠部，使用生理盐水冲洗清洁牙根表面的污染物，污染严重的用沾有生理盐水的纱布轻拭，切不可刮根面，以免损伤根面的牙周组织影响愈合。清洁完成的牙齿应放在生理盐水中备用，勿将牙齿浸泡于抗生素液内，有学者证实，将牙齿浸泡于抗生素液内会损伤根面的正常生活组织，不利于再植成功。

3）植入患牙：局部麻醉下，用生理盐水冲洗并清理牙槽窝内的血凝块等异物或污物，但不可搔刮牙槽窝。用最小的压力将患牙植入牙槽窝，如遇到阻力，应检查牙槽窝是否有骨折，复位折断的骨片并修整牙槽窝形态后，再完成再植。

4）固定患牙：采用弹性固定，方式同侧向移位与部分脱出，通常固定 7～10 天。在急诊条件下，可临时使用牙釉质粘接材料固定、或经唇腭侧牙龈，跨越患牙切缘的缝线悬吊固位，然后转诊至门诊再行其他方法进行固位。

5）抗生素应用：再植后应常规全身使用抗生素，减少感染，并在一定程度上减少牙根吸收的发生。

6）再植牙的牙髓处理：由于完全脱出的牙齿牙髓血管完全断裂，再植后牙髓成活的机会很小，应在牙髓坏死分解前行牙髓摘除术，一般在再植后 2 周内进行，并使用氢氧化钙制剂充填根管，以预防牙根吸收的发生。对于根尖孔较大的年轻恒牙，血管可能重建，可试保留牙髓，密切观察牙髓活力。一旦出现牙髓坏死，应进行根尖诱导成形术。

7）定期复查：对再植牙应进行长期观察，通过拍 X 线牙片和临床检查，观察牙齿预后，一般第 1 个月内应 1～2 周复查 1 次，半年内应 2～3 个月进行复查。半年后应每 3～6 个月根据情况进行复查。

第七节 儿童口腔外科治疗

一、乳牙与年轻恒牙的拔除

乳牙是婴儿期、幼儿期和学龄期咀嚼器官的主要组成部分，承担着主要的咀嚼任务，辅助儿童生长发育。此外乳牙还具有引导恒牙的萌出及恒牙列的形成、辅助发音、利于美观及心理健康等多种重要的作用，因此要尽量避免乳牙的早失。但当出现生理性替换、严重的牙体疾病等状况时，拔除乳牙也是必要的选择。

（一）乳牙拔除的适应证

1. 不能保留的患牙，如：牙冠破坏无法修复、严重的乳牙根尖周炎，骨质破坏范围大，炎症波及继承牙胚、牙外伤近颈部 1/2 区域的折断或骨折线上不能治愈的乳牙、全身病灶感染迹象不能彻底治愈的乳牙以及因放疗等特殊治疗而需要拔除的乳牙等。

2. 因咬𬌗诱导需要拔除的乳牙，如：替换期明显松动的乳牙或滞留牙、影响恒牙正常萌出的乳牙以及正畸需要拔除的乳牙等。

3. 其他，如：不能保留的诞生牙或新生牙等。

（二）乳牙拔除的禁忌证

1. 全身状况，如：患者有白血病、血友病、贫血等血液病；甲状腺功能亢进、糖尿病等内分泌疾病；某些心脏、肾脏方面的疾患；以及急性感染、发热等。

2. 局部因素，如：病灶牙处于急性感染期时、伴有急性广泛性的龈炎或口腔黏膜疾病时，都应在控制相关的疾病或症状后再拔除。

恒牙是人生中重要的咀嚼器官，保护年轻恒牙对正常恒牙列的完整、发挥正常的咀嚼功能、𬌗关系的建立以及牙颌系统的发育等都具有非常重要作用，所以年轻恒牙的拔除应采取慎重态度。但是由于年轻恒牙的解剖和组织结构特点、儿童时期的饮食条件、口腔清洁卫生状况等因素，年轻恒牙患龋率高。尤其是第一恒磨牙，萌出早，龋病进展快，若未及时治疗，常导致牙冠和根尖周组织破坏严重而难以保留，此时拔除患牙是最后的选择。

（三）年轻恒牙拔除的适应证

1. 不能治疗的残根、残冠且患有严重的根尖周病变，骨质破坏范围较大的患牙。

2. 外伤牙不能保留者。

3. 正畸治疗需要减数者。

（四）第一恒磨牙的拔除

当第一恒磨牙患龋、根尖周病或外伤，不能修复治疗时，常用第二恒磨牙代替第一恒磨牙。患儿适宜年龄为8～9岁；第二恒磨牙尚未萌出，牙胚位于第一恒磨牙牙颈线以下，牙根尚未形成；有第三恒磨牙时方可拔除后替代。若第三恒磨牙先天缺失，不宜采用此法。第一恒磨牙拔除后也可采用无功能的第三磨牙自体移植术恢复牙列完整和咀嚼功能。

若患儿年龄偏大，第二恒磨牙虽未萌出，但牙根已大部形成，不易移位替代时，应对第一恒磨牙尽量做暂时性的保守治疗，维持至第二恒磨牙萌出后再拔除第一恒磨牙，行义齿修复或人工牙种植术恢复牙列完整和咀嚼功能。

二、阻生牙的开窗助萌与多生牙的拔除

（一）阻生牙的开窗助萌

1. 儿童口腔临床工作中经常会遇到上颌前牙骨埋伏阻生的患者，这是造成错𬌗畸形的常见原因之一。出现这种情况的主要原因是牙胚位置异常和萌出通道障碍。其中，牙胚位置异常多伴发于牙外伤、严重的根尖周病变、多生牙等疾病；萌出通道障碍与乳牙早失、多生牙等疾病的关系密切。这类患者的牙根通常发育完成，自主萌出动力不足，多数需要外科手术开窗并结合正畸牵引。开窗导萌术前需进行详细的影像学检查，了解阻生牙的位置、形态与周围组织之间的关系等，以确定手术方案。目前闭合式开窗导萌法因其可以形成美观的龈缘外形和良好的牙周附着，成为多数学者推荐的术式（图11-21）。

2. 对于在临床上常见的，因为软组织阻力而导致萌出困难的恒牙，一般采用切龈助萌术。这类情况多发生于上中切牙或侧切牙，常因乳牙早失，长期使用牙龈咀嚼，使得局部牙龈角化增生，变得比较肥厚、坚韧，从而影响恒牙的萌出。临床工作中乳牙早失的患者很多，但是大多数并不需要进行切龈助萌，如果手术时机选择不当，手术切口会重新愈合，甚至形成瘢痕进一步影响恒牙的萌出。因此，在术前首先要进行影像学检查，排除多生牙、牙胚位置异常等其他问题，并确定该牙胚的发育情况，是否进入萌出期；其次，临床检查中应能观察到牙龈有隆起，如能超过邻牙的龈缘则较佳。手术多采用梭形切口，唇侧切口高

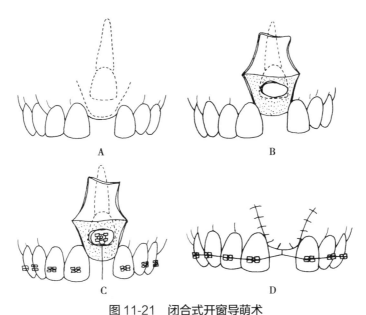

图 11-21 闭合式开窗导萌术
A. 切口设计 B. 翻瓣、去骨、开窗 C. 粘接正畸件 D. 缝合及牵引

度可以邻牙的龈缘为标志,切除增厚的牙龈组织,充分暴露牙胚的切缘。一般恒牙会很快萌出。

(二)多生牙的拔除

多生牙多见于上颌前牙区,形态多样常为锥形,数目不一,以1~2颗较为常见(图11-22)。因其出现在颌骨内的位置高低以及牙冠方向的不同,部分会萌出,部分会长期埋伏。多生牙会对恒牙列的发育产生多种病理干扰,例如恒牙迟萌,扭转,移位,牙间隙增大等,部分还会形成含牙囊肿,造成邻牙根尖吸收等。

在临床上,已经萌出的多生牙应尽早拔除(除少数因如先天缺牙等特殊情况可能需要利用该多生牙的),以减少对其他恒牙萌出的影响。对于埋伏较深的多生牙要综合考虑儿童的耐受性、手术的复杂程度、术中可能对周围牙胚及其他组织造成的风险以及该多生牙的危害性等多方面因素。如果可以应尽早拔除,如暂不拔除应定期进行临床与影像学的检查。

在多生牙的检查或手术拔除中,影像学是最重要的手段。其中,根尖片费用低,但拍摄范围有限,对位置较高或多个多生牙的情况容易漏诊。并且因其为

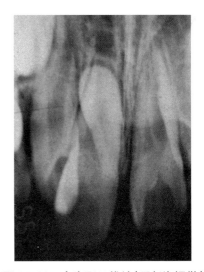

图 11-22 多生牙 X 线片(吕长海提供)

二维影像,不能够定位多生牙在颌骨中的相对位置,需通过角度变化拍摄两张或以上的定位片来解决。全景片信息量大,多用于整体的观察,但因儿童颌骨内大量牙胚的存在,以及其技术本身的原因,对于前牙区有时观察相对困难,并且同样为二维影像也存在着与根尖片类似的问题。随着影像技术的发展,三维成像的口腔科专用 CBCT 可以对多生牙进行精

确定位,并能够对图像三维重建,从而精确地显示多生牙与周围牙胚、软硬组织的关系,为手术的开展建立良好的基础(图 11-23)。

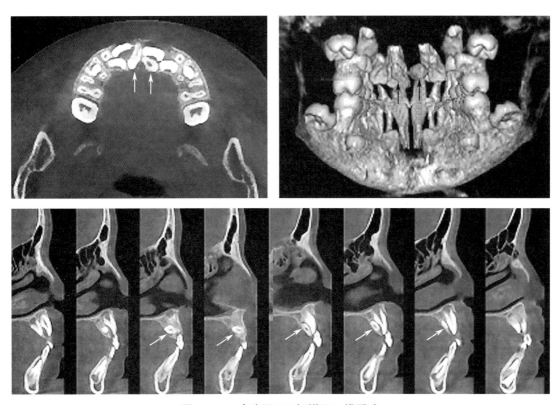

图 11-23 多生牙 CT 扫描及三维重建

第八节 儿童时期的间隙管理

一、间隙保持的意义和适应证

(一)间隙保持的意义

替换后的恒牙能够在牙弓中保持正确的位置,是多方面因素共同作用的结果。其中间隙,包括灵长间隙、发育间隙以及剩余间隙的存在具有极其重要的作用。如果出现乳牙早失,可能会导致这些间隙的部分或全部丧失,从而影响继承恒牙的萌出,产生错𬌗畸形。恒牙列受影响的程度与儿童丧失乳牙时的年龄、牙列阶段、牙位与丧失牙齿的数目等相关。同样,对于正在生长发育中的儿童,恒牙的早期丧失,也会引起邻牙移位,造成间隙异常,导致错𬌗畸形的发生。所以,当儿童口腔内出现疾病时要及时处理,防止出现牙齿的早失。当出现牙齿早失的情况时,应设计间隙保持器来保持早失牙齿的近远中和垂直间隙,保证继承恒牙的正常萌出。这种方法也叫被动咬合诱导。

(二)保持间隙应考虑的有关因素

1. 儿童的年龄和牙龄 乳牙丧失时年龄越小,越易造成邻牙倾斜。乳牙早失后 1 个月内牙槽骨出现快速吸收,4 个月左右吸收基本终止。而判断继承恒牙萌出的时间,对于是否进行间隙保持就非常重要了。通常在儿童口腔的临床工作中会根据年龄来判断牙齿萌出时间,但是由于个体差异较大,应该以影像学检查牙龄为主,结果更为可靠。

2. 恒牙胚发育情况 继承恒牙胚是否存在、发育是否有异常、能否萌出、牙胚上方骨质情况等都对恒牙的萌出有影响,需要通过影像学检查确诊。

3. 牙齿萌出的顺序与部位 乳切牙、乳尖牙、乳磨因在口腔内部位的不同,其邻牙发生位移导致间隙丧失的程度也会有所不同。同时还要观察早失牙的邻牙与正在发育及萌出牙齿之间的关系,判断是否需制作间隙保持器和应用何种间隙保持器。如:第一乳磨牙在侧切牙积极萌出时早失,就会导致乳尖牙远中移位。在第一恒磨牙积极萌出时早失,容易造成第二乳磨牙前移,第一前磨牙萌出的间隙缩小。

4. 骨量与牙量的关系 若患儿骨量明显大于牙量,患儿牙列中有散在的间隙,无拥挤的趋势,可暂时进行临床观察,选择时机决定是否做间隙保持器。

5. 年轻恒牙早失的间隙处理 儿童常因恒前牙因外伤或第一恒磨牙因为龋病而引起间隙的改变或早失,短期内其他牙齿就可能出现位置变化,出现各种错𬌗畸形。因此,当出现这些问题时要及早治疗防止出现间隙的改变,如果已经早失,需尽早间隙保持。当已有间隙改变明显甚至关闭,则应扩展间隙后再制作间隙保持器。

二、间隙保持器的分类和应用

(一)间隙保持器应具备的条件

1. 能保持间隙的近远中距离,防止对颌牙伸长,使继承恒牙顺利萌出。
2. 不妨碍牙齿萌出及牙槽骨高度的增长。
3. 不妨碍颌骨及牙弓的正常生长发育。
4. 恢复咀嚼及发音功能。
5. 维持正常的下颌运动和咬合关系。
6. 不引起邻牙龋坏或牙周黏膜组织疾病。
7. 制作简单,容易调整、修理,不易变形。
8. 设计制作保持器应取得患儿及家长的理解和配合。

(二)间隙保持器的种类及优缺点

1. 固定式 远中导板、带环丝圈式、全冠丝圈式、充填式、舌弓式、Nance 弓间隙保持器。
2. 活动式 可摘式功能性保持器。

各种间隙保持器的优缺点见表 11-7。

表 11-7　各种间隙保持器的优缺点

间隙保持器	优点	缺点
固定式	不需要取戴	无咀嚼功能
	维持近远中径可靠	垂直距离不能保持
活动式	维持近远中径可靠、垂直距离可靠	不合作者效果差
	恢复咀嚼功能	
	美观、便于发音	
	预防口腔不良习惯	

（三）常用的间隙保持器

1. 带环丝圈式或全冠丝圈式间隙保持器（band/crown loop space maintainer）　带环（全冠）丝圈式间隙保持器是在选择的基牙上装配带环（全冠），在缺牙处弯制的金属丝维持缺隙的近远中距离。常用于单侧第一乳磨牙早失、第一恒磨牙萌出后，第二乳磨牙单侧早期丧失、拆除远中导板式间隙保持器后更换此装置，以及双侧乳磨牙早失，用其他间隙保持器装置困难的病例。

2. 远中导板式间隙保持器（distal shoe space maintainer）　第一乳磨牙做基牙，戴入预成的或自制的合金全冠，冠的远中端焊接弯曲导板，插入牙槽窝内，贴合于未萌的第一恒磨牙的近中面。用于第二乳磨牙早失、第一恒磨牙尚未萌出或萌出中。

3. 充填式间隙保持器（filling single-arm space maintainer）　将钢丝的一端埋在充填体里，另一端弯成弧形接触缺失牙另一邻牙的邻面。操作简便，可在临床上直接完成，但适用范围较窄。多用于单个乳磨牙早失，间隙前端的牙齿有远中邻面龋，或后端的牙齿有近中邻面龋，龋坏均波及牙髓需做根管治疗者。

4. 舌弓式间隙保持器（lingual arch space maintainer）　将舌弓的两端固定在第二乳磨牙或第一恒磨牙上，以保持牙弓周长和牙齿间隙用于下颌的保持器。通常在下颌切牙萌出后使用，以免影响其萌出。多用于下颌乳牙列及混合牙列期多个后牙早失，且两侧第二乳磨牙或第一恒磨牙存在者。如两侧多个牙齿早失，患儿不合作佩戴活动式间隙保持器者也可应用。

5. Nance 弓（腭弓）式间隙保持器（Nance maxillary holding arch）　用于上颌缺牙间隙保持，与舌弓式间隙保持器的用途一致，其前方不应与下颌前牙的切缘相接触。

6. 可摘式间隙保持器（removable space maintainer）　功能性活动保持器相当于局部义齿，用于乳磨牙缺失两个以上者，或两侧乳磨牙缺失，或伴有前牙缺失。

间隙保持器的适用对象是颌面部处于生长发育中的儿童，它不同于成人的修复体，定期检查、管理是非常重要的。原则上 3～4 个月应来院定期检查一次，主要检查的目的是：装置是否达预期、对周围组织的发育，咬合关系及继承恒牙有无影响、是否引起牙龈、黏膜、邻牙和其他牙齿损伤、装置本身有无问题是否需要调整、患儿是否认真佩戴、口腔卫生状况如何等。

小　结

　　本章重点阐述了儿童时期的 3 个牙列阶段、乳恒牙萌出的时间和顺序、乳恒牙的区别以及乳牙和年轻恒牙的解剖生理特点。儿童就诊时的行为管理。乳牙龋的发病情况、患病特点、患龋的因素和乳牙龋病的危害。阐述了年轻恒牙龋病治疗方法及特点。乳牙牙髓病的特点、临床表现、诊断要点及治疗方法。年轻恒牙牙髓病的治疗特点及方法。乳牙根尖周病和年轻恒牙根尖周病的临床特点及治疗方法。介绍了第一恒磨牙和额外牙拔除的适应证，讲述了阻生牙的开窗助萌。儿童牙外伤的临床分类和临床检查方法；各类牙外伤的临床表现、诊治原则；讲述了乳牙外伤对继承恒牙的影响；年轻恒牙完全脱位再植术操作步骤；儿童时期间隙管理的方法。

（吕长海　杜　宁　王压冲）

思考题

1. 年轻恒牙的解剖生理特点有哪些？
2. 常见的儿童口腔科非药物行为管理方法有哪些？
3. 乳牙龋病的患病特点有哪些？
4. 简述年轻恒牙龋病治疗特点。
5. 简述乳牙牙髓病有哪些特点。
6. 年轻恒牙牙髓病的治疗原则是什么？
7. 乳牙根管治疗术和恒牙根管治疗术的异同点是什么？
8. 根尖诱导成形术的适应证及操作要点有哪些？
9. 乳牙外伤对继承恒牙的影响有哪些？
10. 简述年轻恒牙牙齿折断的诊治原则。
11. 简述影响再植成功的因素。
12. 间隙管理的意义与应考虑的相关因素是什么？

第十二章 老年牙病

第一节　老年牙病概述

随着现代科学技术和卫生保健事业的发展，人的寿命普遍延长，人口组成情况发生了改变，老年人占总人口的比例逐年提高，人口老龄化越来越受到全社会的重视。口腔疾病是老年人的常见病和多发病，老年人在口腔科的就诊患者中占有较高的比例，同时老年人的口腔疾病可因衰老而有其自身特点及特殊性，且老年人在患有口腔疾病的同时，还常患有多种全身系统性疾病，多种口腔疾病与全身性疾病相互交错，使得疾病诊疗更为复杂。因此，需要根据老年人群的特有口腔疾病特点制订合适的诊疗方案和计划，采取特殊的预防措施。

一、社会人口老龄化

（一）人口老龄化进程

人口老龄化是目前世界上一个普遍的趋势，是指在总人口中老年人口的比重不断上升的过程。按照联合国的传统标准，一个地区 60 岁以上老人达到总人口的 10%，即视为该地区进入老龄化社会，目前新标准更改为 65 岁老人占总人口的 7% 即视为进入老龄化社会。2000 年日本老年人口也占其人口的 20%；2010 年我国进行了第六次全国人口普查，统计资料表明，我国 60 岁以上的老年人已超过 13%，据预测，我国到 2025 年老年人口将占我国人口总数的 20%。随着老年人口的迅速增长，老年人群逐渐成为医疗服务的对象。老年人群随着全身各项生理功能的老化，疾病表现呈现一定的特点，并且为治疗带来了一定困难。因此，社会和政府对老年人的饮食、卫生、衰老和心理健康等问题倍加关注，其中，老年人的口腔保健也日受重视。

（二）老年人的年龄界定

1. 老年的定义　老年在时序上指成年人受到身体、生理、心理、社会的影响，组织器官走向老化，生理功能趋于衰退。现根据身体受影响的程度分以下 3 类：①功能不受影响，能独立生活；②身体虚弱；③功能受影响，不能独立生活。

2. 老年的分期　通常老年以退休年龄为准，我国和日本的退休年龄为 60 岁，而欧美国家退休年龄则定为 65 岁。1982 年联合国规定 60 岁为老年，45～59 岁为老年前期，60～89 岁为老年期，90 岁以上为长寿期。在科研工作中，习惯于将 5 年为一组，进行分组研究。

3. 年龄和期望寿命

（1）年龄：年龄分为时序年龄和生物学年龄。时序年龄指我们通常使用的年龄。由于身体各器官衰老的进程个体差异极大，所以又根据各器官衰老程度提出了生物学年龄概念。

（2）期望寿命：期望寿命是指该国家和地区的平均年龄，即不同年龄组在一定时间内（年）平均渴望的生存时间，如上海市 1979 年新生儿的期望寿命是 73.87 岁，85 岁年龄组平均生存时间为 4.83 年。生物学年龄和期望寿命决定了口腔疾病治疗的方法和繁简程度，其意义是用最简单的治疗方法来保证患者有生之年行使良好的口腔功能。如对平均生存年龄为 3～5 年，而生物学年龄较高者，不宜做复杂治疗，而只做保守治疗。

二、老年人的口腔组织器官特点

随着年龄的增长，口腔颌面部组织器官在结构和功能等方面亦出现一系列变化，即增龄性变化。口腔增龄性变化常见于颌面部骨、颞下颌关节、口腔黏膜、唾液腺以及其他口腔软硬组织。衰老过程本身对口腔组织和功能具有多方面的影响，包括牙槽骨萎缩，颞下颌关节盘弹性降低、关节软骨含水量下降、关节软骨和皮质骨退行性改变，口腔黏膜弹性降低、创口愈合延迟、上皮变薄萎缩、上皮下结缔组织退行性改变，以及继发性牙本质的沉积等硬组织增龄性改变等。随着人均寿命延长、人群牙齿数目存留增多、牙齿存留时间延长，口腔颌面部软组织和硬组织的增龄性变化也将增多。一方面，口腔组织的增龄性变化与口腔疾病的表现相交叠，使口腔临床表现多样化、复杂化，老年人的口腔表现由口腔组织的生理性增龄变化、病理性改变和医源性因素组成；另一方面，口腔组织的增龄性变化对口腔治疗具有一定影响。

（一）牙体组织的增龄变化

牙齿的整体形态和颜色均会发生明显的增龄变化。牙的𬌗面、切缘以及邻面均因生理性的磨耗和 / 或病理性的磨损，发生形态上的改变，釉质表面如釉面横纹的丧失日渐明显。与年轻牙相比，老龄牙的釉质表面变得更为光滑和平整。随着年龄的增长，釉质的结构也发生了改变，矿化程度升高，透明度增加。牙本质增厚以及其成分改变，使老年人的牙齿对光的折射率发生变化，牙齿颜色变黄、色泽更深，并且失去其正常半透明度。此外，解剖学上的缺陷、侵蚀作用以及口腔卫生不良，导致的外源性的色素沉着所致的牙的颜色改变也常常可见。

（二）牙周组织的增龄变化

牙周组织包括牙龈、牙周膜和牙槽骨，三者共同完成支持牙齿的功能。而牙龈、牙周膜和牙槽骨均会随着年龄增加而产生增龄性改变。牙龈退缩在老年人中十分普遍。牙间乳头退缩，可导致牙间隙显露，引起食物嵌塞。牙龈的退缩可导致牙根的暴露。牙周膜厚度的改变是重要的增龄变化。通常牙周膜厚度为 0.15～0.38mm。一般认为牙周膜的厚度与该牙的功能状况相适应，当牙承受的咀嚼压力大时，其牙周膜厚度增加。在同一颗牙，牙周膜的厚度也不相同，在牙根中部最薄，该处是牙齿生理性移动的支点。随着年龄的增长，口腔咀嚼功能下降，导致牙周膜的功能性刺激减弱，故老年人牙周膜常常变薄。牙槽骨和身体其他组织一样，随着年龄的增长而发生相应的退化。在临床上的老年人骨减少症或骨质疏松症的发病率都相当高，在形态学或影像学上常可见老年人骨密度下降，骨皮质变薄，骨松质稀疏等。总体来看，随着年龄的增长，牙槽嵴的高度降低。牙的长期磨耗，牙龈萎缩，牙的咬合移动，牙槽嵴高度的减少，几者之间的关系对牙和牙周组织之间稳定性的保持至关重要。牙槽嵴降低是生理性的萎缩和炎症所致病理性反应共同作用的结果。

（三）口腔黏膜组织的增龄变化

随着年龄的增长，口腔黏膜的结构化和功能均会发生改变。口腔黏膜结构的变化主要表现为上皮层的厚度变薄，细胞密度、层次减少，棘层减少，出现过度角化现象；基底膜变平坦，上皮钉突变短且不明显，各种舌乳头中的味蕾萎缩，数量减少，导致味觉不同程度退化。固有层和黏膜下层中的细胞成分减少，成纤维细胞体积缩小、数目减少。不溶性胶原纤维增多且紧密交联，弹力纤维直径增大，还可出现胶原变性断裂等现象。成纤维细胞蛋白质合成量下降等。口腔黏膜如唇黏膜的小唾液腺出现明显的萎缩，导管扩张，纤维、脂肪组织增多，炎症细胞浸润灶明显增多。血管的改变可表现为动脉变性伴毛细血管网减少和管腔变小等。

口腔黏膜功能变化主要包括上皮屏障功能的降低，对外界刺激因素的抵御能力下降，同时受损伤后的愈合修复功能降低等。同时老年对各种味觉特别是咸味和苦味的感觉功能明显减退。所以，在老年患者中，常有味觉异常（味觉敏感度下降）等。另外，老年人的本体感受器数量减少、灵敏度降低，导致其黏膜的空间感觉能力和两点辨别能力减退。除此之外。老年人的唾液腺功能减退，容易出现口干、黏膜烧灼感、口腔自洁作用低下等，影响食物团的吞咽。菲薄而萎缩的黏膜对刺激的抵抗力差，对义齿的负重和摩擦的抵抗力也降低。

三、老年人牙病

（一）老年人牙病分类和常见疾病

1. 老年人牙病可分为 4 类

（1）老年人特有的牙病，如根面龋。

（2）老年人多发的牙病，如牙齿缺失、根折等。

（3）老年人和青壮年人都有，但其临床表现不同的口腔疾病，如老年人的牙周病以牙龈退缩为主，而青壮年人则以牙周袋的形成为特征。

（4）老年人和青壮年人都有，但治疗方法有差异，如老年人牙髓病可做变异干髓治疗，黏膜病用药也较特殊；而青壮年人牙髓病则多作根管治疗术，黏膜病用药较普遍。

2. 重点疾病　老年牙病很多，重点疾病是龋病、牙周病、和牙齿缺失。调查表明，丹麦老年人的患龋率为 30%，有 2/3 老年人患牙周病，而 1/3 老年人牙周病需要治疗。2016 年我国第四次全国口腔健康流行病学调查结果显示，65～74 岁老年人患龋率为 98.0%，根龋患病率为 61.9%；牙周健康率为 9.3%，牙龈出血检出率为 82.6%，牙周袋检出率为 64.6%，附着丧失等于或大于 4mm 的检出率为 74.2%；老年人平均存留牙数为 22.5 颗，有牙齿缺失的为 86.1%。龋病、牙周病和牙列缺损在老年人群中患病率仍然很高。龋齿、牙周病和牙缺失是危害老年人口腔健康的三大主要疾病，应重点加以防治，尤其应重视口腔健康教育，并改善口腔疾病的治疗。

（二）老年牙病与全身健康

良好的口腔健康是整体医疗保健体系中维系整体健康所必需的一个组成部分。医疗界也逐渐开始认识到口腔健康状况的好坏会影响许多全身系统性疾病的进程。而且还与其他疾病的发展息息相关。因此，口腔健康状况不良已经被认为是影响全身健康的一个重要风险因素。随着现代医疗卫生技术的发展，老年人群的寿命的延长，口腔疾病所带来的医疗负担也随着寿命的延长不断加重。研究表明牙周炎不仅与糖尿病之间存在相互促进的关系还可能是心血管疾病的独立危险因素，对于患有多种全身系统疾病的老年患者，牙周炎的治疗就与多种系统疾病的控制相关。同时在老年人群中，口腔健康与肺炎之间的关系非常密切，还与老年人营养不良和智力下降有重要联系。随着科学的进步与发展以及人类对老年口腔医学的理解的不断深入，人们意识到，早期预防和治疗可以减少口腔疾病的发生，并且有利于对全身系统性疾病的管理控制。综上所述，我们必须将口腔与身体其他部分联系在一起，将其视为整体健康的重要组成部分。

（三）老年口腔疾病的研究现状

老年口腔医学既是口腔医学的一门新兴学科，也是老年医学的重要组成部分。老年口腔医学是研究老年口腔组织器官的增龄变化，老年口腔疾病的流行病学，常见老年口腔疾病的病因、临床病理、临床表现、诊断、治疗及预防。

此外，老年口腔医学还涉及老年口腔保健学、老年心理学、老年社会学以及老年口腔医学和其他相关学科的知识和技能。老年口腔医学是口腔医学的重要组成部分。随着年龄的增长无牙颌曾经是老年化的标志，现已急剧下降。1957—1983 年，美国 65～74 岁老年人口的无牙颌率为 55.4%～34.1%。随着人类文明和口腔医疗技术的发展，老年人口腔中存留的自然牙也增多，但龋病和牙周病的患病率日益增加，加上口腔和牙齿的增龄性改变，使老年人口腔疾病的治疗变得更加复杂。一方面医师要具备老年口腔医学的知识和技能，对其所患口腔疾病进行精心诊治；另一方面，医师又要了解老年人的心理，懂得心理治疗，通过与老年人的沟通与交流，对其进行心理教育，疏散老年患者的心里迷雾，畅通其心理障碍，从而促进老年人的身心健康。

研究老年口腔健康状况的增龄性改变是老年口腔医学的重要内容。以往多用横向调查法，即研究同一时期不同年龄组人群间的差异。但它不能反映实际的增龄改变，因为同一时期、同一地区，不同年龄组人群的经历不同，其文化层次、知识水平、经济状况、饮食结构、口腔卫生、医疗保健、身体状况也有区别，相互间可比性差。故现在多用长期纵向观察法，即同一地区的人群，每 5 或 10 年调查一次，对比同年龄及不同年龄组人群，观察其增龄性改变。

2016 年我国第四次全国口腔健康流行病学调查结果发现，65～74 岁老年人中，存留牙数为 22.5 颗，城市高于农村，全口无牙的比例为 4.5%，农村高于城市；缺失牙已修复的比例为 63.2%，城市高于农村。与十年前相比，老年人存留牙平均增加了 1.5 颗，全口无牙的比例下降了 33.8%，修复比例上升了 29.5%。龋病、牙周病和牙列缺损在老年人群中患病率仍然很高。

（四）老年人口腔健康的标准

世界卫生组织推荐的 65 岁以上老年人的口腔健康标准包括：

1. 牙缺失在 10 个以内。

2. 牙患龋和充填在 12 个以内。

3. 功能牙有 20 个。

4. 患者的主观感觉

（1）对影响美观缺失牙的修复满意；

（2）无疼痛症状；

（3）无不可接受的牙石；

（4）牙齿殆关系在功能和美观上都能接受。

世界卫生组织认为牙齿健康并不意味着保留所有的 32 颗牙，也不意味着牙周附着保持在釉牙骨质界是生物学和社交的需要。

第二节　常见老年牙病的临床诊疗

一、老年牙病的治疗设计

（一）治疗设计的意义

1. 随着生活水平的提高，老年人的寿命普遍延长。根据期望寿命和生物学年龄，应对老年人口腔疾病的治疗做出短期计划和长期计划。

2. 老年人口腔疾病的发生率较高，且治疗复杂，常需口腔内科、口腔外科、修复科及预防科的综合治疗；因治疗时间长，故应对老年人口腔疾病的治疗进行细致的设计，即对每一个患者制订一个与其相应的计划。

3. 老年人口腔健康意识在不断增强，期望医师为他们的口腔疾病设计出最佳方案，并积极进行治疗。

（二）治疗设计的要求

1. 必须具备老年口腔医学的知识和技能，诊断要正确，设计要周密，治疗要认真，效果要最佳。

2. 应了解患者的全身健康情况，口腔疾病的症状和体征，患者的心理需求及经济状况。

3. 了解患者的期望寿命，判断患者的生物学年龄，做出短期治疗和长期治疗的计划，以求得老年口腔疾病患者的认可。

二、老年牙病的治疗原则

老年人口腔疾病的治疗应遵循"解决、从简、结合、先后"的原则。

（一）解决原则

应抓住老年人口腔疾病的主要症状加以解决，即以解决主诉作为首选设计。老年人口腔疾病的主要症状包括：①疼痛；②牙齿松动；③咀嚼困难；④牙龈出血；⑤口干；⑥颞下颌关节功能紊乱综合征。

（二）从简原则

要求治疗设计既要简单，又要解决主要矛盾。

（三）结合原则

局部治疗与全身治疗相结合。

（四）先后原则

先诊断、后治疗，先拔牙、后修复。

三、老年牙病的治疗特点

（一）拍 X 线片

通常拍 X 线片用于检查老年人口腔中的根面龋、牙周病、残冠、残根、充填体、修复体及骨质吸收情况等。根据需要可投照全景片。

（二）以根面龋、牙周病、牙缺失为治疗重点

老年人多患根面龋和牙周病，常需作患牙充填，龈上洁治和龈下刮治术；牙缺失通常要及时修复。

（三）分区和分次治疗

目的是减少患者的治疗痛苦，减少因治疗而产生的并发症。每次治疗牙不宜过多，一般不超过 3 颗牙，复杂治疗与简单治疗结合进行，尽量减少复诊次数。

（四）功能和美观兼顾

牙体缺损治疗既要恢复功能，又要注意美观；既要牢固耐用，又要物美价廉。

（五）卫生宣教

治疗和预防相结合，医师在治疗的同时，应对老年口腔疾病患者进行口腔健康教育，如宣传牙齿保健和介绍义齿的使用方法等。

四、老年牙病治疗的注意事项

1. 老年人应受到社会的尊重，应关心和体贴老年人，尽可能为他们提供方便和照顾。

2. 对待老年人态度和蔼、语言亲切，检查、诊治操作要轻柔。就诊时耐心地向他们解释病情及治疗方案，治疗的时间勿太长，尽量采用简单有效的治疗方法；治疗还应考虑功能和美观，满足老年患者的心理需求。

3. 应详细了解老年患者的全身健康情况，确保其在诊疗中的安全。

4. 对行动不便、长期卧床的老年患者，应进行家庭治疗；有条件的医院可成立老年口腔门诊或开设老年口腔医院。

5. 对老年人进行牙髓病和根尖周病治疗时，一定要考虑到并熟悉髓腔的增龄性变化。

小 结

本节重点阐述了社会人口老龄化和老年人牙病，老年牙病的研究和老年口腔健康标准。老年牙病的治疗设计、治疗原则、治疗特点和治疗的注意事项。

（刘 学 王压冲）

思考题

1. 老年的年龄界定标准是什么？
2. 简述老年牙病的分类和重点老年牙病。
3. 简述老年牙病的研究和老年口腔健康标准。
4. 老年牙病的治疗设计是什么？
5. 老年牙病的治疗原则是什么？
6. 老年牙病的治疗特点是什么？
7. 老年牙病的治疗注意事项是什么？

第五篇

口腔黏膜病

第十三章　口腔黏膜病概述

学习目标

1. 掌握：口腔黏膜病的定义；口腔黏膜病基本损害的临床特点。

2. 熟悉：口腔黏膜的组织结构和主要功能；口腔黏膜的 3 个危险区；口腔黏膜病的病史收集和检查方法。

3. 了解：口腔黏膜病的分类；口腔黏膜病病史的记录方法。

第一节　口腔黏膜组织

一、口腔黏膜与口腔黏膜病

（一）黏膜与口腔黏膜

黏膜（mucosa）是指口腔、鼻腔、肠管、阴道等与外界相通体腔的湿润衬里。口腔黏膜（oral mucosa）在功能或结构上具有皮肤和消化道黏膜的某些特点，但又具有其自身的特点。组织学上口腔黏膜由上皮组织和结缔组织构成，除皮脂腺外，没有其他的皮肤附件。

（二）口腔黏膜病

口腔黏膜病（oral mucosa diseases）是指发生在口腔黏膜与软组织上的类型各异、种类众多疾病的总称。根据损害的来源，可包括 4 大类：①仅发生于口腔黏膜上的疾病，如复发性口疮、唇舌疾病；②可同时发生于口腔黏膜和皮肤上的疾病，这类疾病最多，如扁平苔藓、盘状红斑狼疮、天疱疮和感染性疾病；③全身性或系统性疾病在口腔的表现，如维生素缺乏、血液病和某些代谢性疾病；④合并起源于外胚层和中胚层的某些疾病，如多形红斑和白塞病可同时累及外阴、肛门、眼结膜和虹膜等多部位。

口腔黏膜病除具有来源复杂的特点外，通常具有性别、年龄、部位、损害、诊断方法、治疗、转归 7 个基本特点。某些疾病的发病频率上具有明显的性别差异，如扁平苔藓发生于女性多于男性；某些疾病则具有年龄上的特点，如复发性阿弗他溃疡好发于青壮年；另外，某些疾病有其特殊的发病部位，如复发性阿弗他溃疡通常单纯累及非角化黏膜，而带状疱疹可以累及角化黏膜，但病变不过中线等。

口腔黏膜病在分类上，基本以临床症状为主干，兼顾病因及病理学的特征。通常，发生于口腔黏膜及相关软组织上的肿瘤，不属于口腔黏膜病的讨论范畴。本书将口腔黏膜病分为：感染性疾病、溃疡类疾病、变态反应性疾病、大疱类疾病、斑纹类疾病、唇舌疾病、性传播疾病及全身性疾病的口腔表征和色泽异常。

（三）口腔黏膜病学

顾名思义，口腔黏膜病学是研究口腔黏膜病基础理论与临床诊治的学科。其研究范围主要是口腔内的表浅软组织，包括口腔和口腔周围组织，主要探讨与口腔疾病有关的内科学原则，以及采用药物等手段进行口腔疾病治疗的规律。由于涉及的疾病和临床损害的多样性，口腔黏膜病学在很大程度上与药理学、微生物学、免疫学、组织病理学、皮肤病学和内科学存在交叉。

二、口腔黏膜的结构与功能

（一）口腔黏膜的结构

口腔黏膜由上皮和上皮下的结缔组织构成，两者由波纹状的基底膜分隔开来。在胚层来源和组织学特点上，前者相当于皮肤的表皮，后者相当于皮肤的真皮。

1. 上皮层　口腔黏膜上皮细胞按照功能可以分为角质形成细胞和非角质形成细胞两大类。前者形成复层鳞状上皮，后者散在分布于上皮层内，包括黑色素细胞、朗格汉斯细胞、梅克尔细胞。根据角化程度的不同，复层鳞状上皮又可以分为角化上皮、不全角化上皮和无角化上皮。角化上皮由上皮的浅层到深层依次为角化层、颗粒层、棘细胞层和基底层，基底层的深部有基底膜。不全角化上皮与角化上皮相似，仅是角化层中有固缩的细胞核和残留的细胞器，而角化上皮的角化层中细胞核消失。非角化上皮棘层以上的细胞形态变化不大，细胞扁平，呈2~3层，无角化层。

2. 固有层　固有层是致密的结缔组织，可分为乳头层和网状层两部分。由胶原纤维、弹性纤维等纤维成分及结缔组织基质构成。该层对上皮层起到支持、营养等功能。

3. 黏膜下层　该层组织为疏松结缔组织，内含腺体、血管、淋巴管、神经及脂肪组织等。

4. 基底膜　基底膜位于上皮基底层深部，是上皮层与固有层的分界。在该分界区域，上皮层形成钉突状结构与固有层的乳头层相交错。

在口腔的不同部位，以上几种结构并非总是完全一致，如牙龈部位无黏膜下层，这与临床诊断与治疗关系密切。

口腔黏膜按部位可大致分为8个区即：唇、前庭穹隆、牙槽黏膜、牙龈、颊、腭、口底和舌黏膜；按黏膜功能可分为咀嚼黏膜、被覆黏膜和特殊黏膜三类。硬腭和牙龈属于咀嚼黏膜，能够耐受食物的摩擦，因而也属于角化上皮，是口腔内主要承受外力和摩擦的部位；舌背属于具有特殊功能的角化上皮；其他部位属于被覆黏膜，亦属于非角化上皮。口腔黏膜有三个危险区：

（1）口底-舌腹区，包括口底、舌腹、舌缘。

（2）唇联合区即颊黏膜在口角区的三角形区域。

（3）软腭复合区包括软腭、咽前柱、舌侧磨牙后垫。

这些部位是癌肿、癌前病变高发区，受外界的长期慢性刺激时，容易发生恶变。

（二）口腔黏膜的功能

1. 屏障保护功能 口腔黏膜防御屏障包括四大方面：唾液屏障、上皮屏障、免疫细胞屏障和免疫球蛋白屏障。

2. 感觉功能 口腔黏膜具有痛觉、温度觉、触觉、味觉的作用，一定程度上感觉功能可以视作保护功能的一部分。另外口腔黏膜上还有渴觉感受器。

3. 其他功能 口腔黏膜还具有温度调节功能和分泌功能。

第二节　口腔黏膜疾病的临床病损特点

一、斑和斑片

黏膜上的颜色异常损害。一般直径小于 2cm 的较为局限的颜色异常称为斑（macule），大于 2cm 的损害称为斑片（patch）。损害部位黏膜的质地、外形无改变，损害大小不等，不高出黏膜表面，形态各异，有圆形、椭圆形和其他不规则形态。色泽可呈白色、褐色、红色、红棕色和棕黑色。

1. 红斑 一般为黏膜固有层血管扩张，充血或血管增生所致。炎性红斑早期为鲜红色，晚期为暗红色。

2. 出血性斑 如出血小称瘀点，出血较多呈斑块状，则称瘀斑。其原因为血管受损、严重感染、中毒、过敏、血管性改变、凝血机制改变、血小板减少、第Ⅷ因子缺乏等。

3. 黑斑（色素沉着斑） 下唇多见，牙龈、颊、腭黏膜亦可累及，多单发，呈片状或小团块状，周界清楚，不高出黏膜表面。而外源性黑斑往往是由于金属颗粒的沉积，如铅、银、铋、汞等金属中毒。

4. 色素减退斑 如盘状红斑狼疮和白癜风患者唇、颊的色素减退。

二、丘疹与斑块

丘疹（papule）是黏膜上一种小的实体性突起，针头大小，直径一般小于 1cm，基底形状为圆形或椭圆形，表面的形状可为尖形、圆形或扁平形，颜色多为灰白色或红色，一般消退后不留痕迹，或有浅色素印记。扁平苔藓在口腔黏膜上表现为典型的针头大小的丘疹损害，丘疹可以排列组成各种图案，亦可单独出现。

斑块（plaque）也常称为丘斑，是一种界限清楚，直径大于 1cm，高出或不高出稍增厚的病损，多数由多个丘疹密集融合而成，为白色或灰白色，表面平滑或粗糙。对薄而不高出的白色损害多用斑片描述，如扁平苔藓、盘状红斑狼疮、白色角化病等。对厚而高出的白色损害多用斑块进行描述，如白斑。需要指出的是，口腔黏膜病的概念中，白斑和白色斑块是不同的概念，前者是一种疾病的诊断名称，而后者是对损害的描述。

三、疱、大疱和脓疱

黏膜内贮存液体而成疱，呈圆形突起，疱的内容物有浆液（水疱）、血液（血疱）及脓液（脓疱 pustule）。直径 1cm 以下称为疱（vesicle），直径 1cm 以上称为大疱（bulla）。

根据疱与上皮的关系，又分为位于上皮内的上皮内疱或棘层内疱（天疱疮、病毒性水疱），位于上皮下的上皮下疱（如类天疱疮）。上皮内疱位于上皮的棘层，只有上皮的一部分形成被膜，故其疱壁较薄易破，在口腔内常不容易见到完整的疱性损害；上皮下疱位于基底层深部，由上皮全层构成其被膜，故其疱壁较厚。相邻的疱性损害可相互融合形成大疱，因而疱的大小不是诊断疾病的必要因素；由于口腔内唾液浸润和进食摩擦等原因，疱性损害容易破裂，而表现为残留少量疱壁上皮的糜烂面，需要与纯粹的糜烂型损害相鉴别。

四、糜烂

糜烂（erosion）是黏膜的一种表浅缺损，为上皮的部分损伤，不损及基底细胞层，大小不定，边界不清，表面光滑呈红色，有刺激痛。由于不损害基底层细胞，因而糜烂愈合后无瘢痕形成。

五、溃疡

溃疡（ulcer）是黏膜上皮的完整性发生持续性缺损或破坏，因其表层坏死脱落而形成凹陷。浅溃疡只破坏上皮全层，而不累及固有层，愈合后无瘢痕，如轻型口疮。深溃疡则破坏固有层甚至黏膜下层，愈合后留有瘢痕，如腺周口疮。

六、结节

结节（nodule）是一种突起或不突起于口腔黏膜的实体病损，多为结缔组织成分的团块，大小不等，形状不定，颜色从粉红至深紫色，如纤维瘤或痣。

七、肿瘤

肿瘤（tumor）是发生于黏膜内或黏膜下组织的实体生长物，或向外突起呈外向生长，或向内呈浸润生长。小者如黄豆，大者似鸡蛋或更大，形态各异。肿瘤在组织学上有真性肿瘤（有良性和恶性之分）和瘤样病变（肉芽肿、血管瘤、囊肿）之分，确诊需要依赖组织病理学检查。

八、萎缩

萎缩（atrophy）是黏膜和结缔组织细胞的体积缩小，但数目不减少。表现为上皮变薄，由于固有层的血管暴露，且常伴有血管扩张充血，因而表面多呈红色，如舌乳头的萎缩，可使舌面光滑而发红。

九、皲裂

皲裂（rhagades）是黏膜表面的线状裂口，由于炎性浸润使组织失去弹性变脆而成，如维生素 B_2 缺乏引起的口角皲裂。浅的皲裂位于上皮内，愈合后不留瘢痕；深的皲裂可达黏膜下层，能引起出血、灼痛，愈合后留有瘢痕。

十、假膜与痂

假膜（pseudomembrane）为灰白色或黄白色膜，痂（crust）多为黄白色痂皮，如有出血则成深褐色，由炎性渗出物的纤维素、坏死脱落的上皮细胞和炎性细胞聚集在一起形成，它们不是组织本身,可以擦掉或撕脱。在黏膜的湿润环境下形成假膜。在皮肤或唇红上形成痂皮。

十一、坏死与坏疽

体内局部细胞的病理性死亡,称为坏死(necrosis)。较大范围的坏死,又受到腐物寄生菌作用而发生腐败,称为坏疽(gangrene),由于当前生活质量的提高和抗生素的大量应用,头面部的坏疽已非常少见。坏死组织腐败后产生的硫化氢可产生明显的恶臭。坏死性龈口炎、坏死性黏膜腺周围炎、白血病的牙龈均属于坏死范畴;走马牙疳为坏疽。

课堂互动

正常口腔黏膜的颜色和形态

请相邻的两位同学用口镜相互检查对方的口腔黏膜,检查的过程按照从口外到口内的原则,依次检查唇红、唇颊黏膜、口底舌腹、舌、腭、咽和牙龈,并对各部位的色泽、形态、质地和特殊结构加以描述。

第三节 口腔黏膜疾病的检查与诊断

一、病史

完整的病史包括主诉、现病史、治疗史、既往史、家族史、检查和诊断。主诉、现病史是诊断疾病的重要依据,要重视皮肤和系统疾病病史的收集,这是鉴别诊断的重要参考,在询问病史的过程中应当特别加以强调。

二、检查

1. 口腔黏膜的检查 一般遵循由口外到口内的原则。

(1)唇红:应检查皮肤黏膜交界是否清楚,注意观察唇红的色泽、有无皲裂、脱屑及痂壳等。

(2)唇、颊黏膜:应检查系带位置、颊白线、腮腺导管开口以及迷脂症等。

(3)口底及舌腹:应检查舌系带、舌下腺、舌下肉阜等。下颌下腺导管开口位于舌系带两侧的舌下肉阜,舌下腺的主导管开口位于舌下肉阜或附近,一些小的导管分别开口于舌下皱襞。

(4)舌:应检查伸舌有无震颤或歪斜,舌乳头颜色和舌苔。检查方法:用纱布包绕舌前份,用手握持并向前拉出。

(5)腭:应检查腭皱襞、切牙乳头(腭乳头)、硬软腭交界的腭小凹、软腭的活动性及腭垂的形态。

(6)咽:应检查咽前后柱是否充血,扁桃体是否肿大。

(7)龈:应检查牙龈的形态,色泽,有无起疱或上皮剥脱。

2. 辅助检查

（1）血液学检查：血液学检查既是诊断的需要，也是设计治疗方案、判断治疗效果的重要参考。常见的血液学检查包括血常规、血生化、凝血功能、血清铁、叶酸和维生素 B_{12} 等。一些较为特异性的自身免疫性疾病，如干燥综合征等，也可通过检查外周血的自身抗体来加以诊断。

（2）免疫学检查：免疫功能及免疫成分的测定，抗核抗体和抗上皮基底膜抗体。免疫组织化学检查，具有敏感、快速且能在组织原位检测目标抗原的优点。有时也用于某些黏膜病的诊断和鉴别诊断。

（3）组织病理学检查：是极为重要的辅助检查手段，其目的是：①辅助诊断；②排除恶变。要求：组织块大小不少于 0.5cm×0.5cm，深浅达黏膜下层，应含有正常组织的边缘。

（4）脱落细胞学检查：主要了解上皮细胞的种类和性质，也可作为病毒性疾患及天疱疮的辅助诊断。

（5）微生物学检查：直接涂片检查微生物，如真菌、螺旋体、细菌等。

（6）分子生物技术：分子生物技术如聚合酶链反应（PCR）、印迹杂交等已逐渐应用于病原微生物的检测和鉴定。目前也用于某些黏膜病的病因和发病机制的研究。

知识拓展

口腔黏膜病诊疗中常用的实验室检查

口腔黏膜病涉及的疾病领域极为广泛，与相关学科，特别是内科的交叉非常丰富，合理应用实验室检查是正确诊断疾病、获得良好疗效的重要前提。常用的实验室检查包括：

1. 血常规　评价红细胞、白细胞、血红蛋白的数量或浓度，对于诊断因贫血而造成的口腔黏膜病，如萎缩性舌炎，是首要的诊断依据之一。

2. 血生化　主要是肝肾功能和血糖。

3. 免疫学检查　这里指狭义的针对自身抗体的检查，多为自身免疫病的诊断依据，如系统性红斑狼疮、干燥综合征、白塞病等，可存在相关抗体的水平变化。

4. 病原学检查　包括真菌、细菌的培养和药敏实验，梅毒螺旋体的抗体效价实验、人类免疫缺陷病毒的基因学检查等。

小　结

口腔黏膜是口腔内的湿润衬里，包括上皮（含角化层、颗粒层、棘层、基底层和基底膜）和上皮下组织（固有层和黏膜下层）；口腔黏膜具有生物屏障、感觉等功能；发生或累及在口腔黏膜上的疾病，统称为口腔黏膜病，包括全身性疾病的口腔表现；口腔黏膜病的基本病损根据其发生机制和组织来源，被划分为十一类 17 种，掌握基本病损是诊断疾病的基础和前提。

（尚书　李霞　姚华　郑沛　李晓军）

思考题

1. 简述口腔黏膜的结构和功能。
2. 简述疱的定义和分类。
3. 简述斑片和斑块定义及区别。
4. 如何鉴别糜烂、溃疡、皲裂和萎缩？
5. 简述口腔黏膜检查的原则和顺序。
6. 简述口腔黏膜的三个危险区。

第十四章　口腔黏膜感染性疾病

 学习目标

1. 掌握：单纯疱疹、手足口病、口腔念珠菌病的病因、临床表现、诊断和治疗原则。

2. 熟悉：带状疱疹、口腔结核的病因、临床表现、诊断和治疗原则；单纯疱疹、带状疱疹、手足口病的鉴别诊断；手足口病的传播途径和预防方法。

3. 了解：单纯疱疹、带状疱疹、手足口病、口腔念珠菌病、口腔结核的发病机制；了解球菌性口炎、坏死性龈口炎的病因和临床表现。

第一节　病毒感染性疾病

一、单纯疱疹

【概述】

口腔单纯疱疹是由单纯疱疹病毒（herpes simplex virus，HSV）引起的黏膜皮肤疾病。临床特征为皮肤黏膜上出现成簇聚集的小水疱，有自限性，可复发。

单纯疱疹病毒是 DNA 病毒，其大小为 120～300μm，根据 HSV 的生物学特征，分为 HSV-Ⅰ型和 HSV-Ⅱ型。前者主要导致腰以上的皮肤黏膜损害，而后者主要引起腰以下的皮肤黏膜损害，如引起生殖器黏膜的损害，HSV-Ⅱ型与宫颈癌关系密切。有 30%～90% 的居民曾经或正在感染单纯疱疹病毒。病毒主要通过飞沫、唾液、疱疹液直接接触传播。病毒通过与宿主细胞的细胞膜融合或通过胞饮作用而进入细胞内，在胞浆中脱去蛋白衣壳，进入细胞核，利用宿主细胞核中的核酸合成新的病毒。大量的病毒颗粒使细胞变性、肿胀、破裂，并释放出大量病毒进入邻近的新细胞，使细胞相互融合，形成水疱。原发感染者仅约 10% 出现临床症状，之后在机体免疫作用下，大部分病毒被杀灭，少部分病毒潜伏于神经节等部位，当机体遇到激发因素（如身体疲劳、失眠、情绪烦躁、感冒发热、日照、女性月经期）时病毒会活化，出现复发性疱疹。有的病毒核酸与人体的 DNA 发生整合，长期潜伏在局部的上皮细胞内，一是可以导致此处反复感染。二是有学者认为可导致细胞突变，推测 HSV-Ⅰ型与唇癌发生有关，但 HSV 与唇癌关系尚存在争议。

【临床表现】

单纯疱疹在临床上可分为原发性和复发性两型。

1. 原发性单纯疱疹（primary herpes simplex）　6 岁以下儿童多见，尤其是半岁至 2 岁易患。潜伏期 4～7 天，以后出现发热、头痛、疲乏不适、全身肌痛、咽喉肿痛、下颌下淋巴结肿大、患儿流涎、拒食、烦躁不安，经 1～2 天，口腔黏膜可出现广泛充血水肿，附着龈和边缘龈红肿明显，易出血。在口腔黏膜的任何部位皆可发生成簇的小水疱，针头样大小，疱薄而易破，破后形成糜烂，并相互融合，形成外形不规则、面积较大的损害，可继发感染，被覆黄色假膜。唇及口腔周围皮肤亦可有类似病损，疱破后覆以假膜和痂皮。

本病预后较好，病程一般 7～10 天，但极少数患者可引起脑炎或脑膜脑炎。患病期间可形成抗体，但抗体不能防止疾病复发（彩图 14-1，见书末彩插）。

2. 复发性单纯疱疹（recurrent herpes simplex）　原发性损害愈合后，30%～50% 可发生复发性损害。复发性单纯疱疹多发生于成人，多见于唇部尤其是唇红黏膜与皮肤交界处，又称复发性唇疱疹。如发生在口角，称疱疹性口角炎。其临床表现有如下特征：①复发损害常发生在已发生过的部位或相邻处；②发病前局部先有刺痛、痒痛、缩紧感或麻木感；③损害以出现成簇的小水疱开始，可相互融合成数个较大水疱；④ 10 小时内出现水疱，24 小时左右破裂、糜烂、结痂，痂皮呈橘黄色，10 天左右愈合。愈合后可留有色素沉着（彩图 14-2，见书末彩插）。

【鉴别诊断与诊断要点】

1. 诊断要点

（1）原发性单纯疱疹

1）症状：婴幼儿多见，急性发作，上呼吸道感染史。

2）体征：牙龈红肿明显，口腔黏膜成簇的小水疱或融合性糜烂面。

（2）复发性单纯疱疹

1）症状：成人多见，无全身症状，有劳累等抵抗力下降的诱因。

2）体征：成簇的水疱或橘色痂皮或血痂，好发于唇红黏膜皮肤交界处。

2. 鉴别诊断

（1）原发性单纯疱疹与疱疹样阿弗他溃疡的鉴别诊断见表 14-1。

表 14-1　原发性单纯疱疹与疱疹样阿弗他溃疡的鉴别

	原发性单纯疱疹	疱疹样阿弗他溃疡
好发年龄	6 岁以下，多见于 6 个月～2 岁	成人
发作情况	急性发作，全身反应较重	反复发作，全身反应较轻
病损特点	1. 成簇小水疱，疱破后融合成大片糜烂面 2. 损害可在口腔黏膜任何部位，溃疡周围黏膜发红，可累及牙龈 3. 可伴皮肤损害	1. 散在小溃疡，无发疱期 2. 损害仅限于口腔非角化黏膜，不累及牙龈 3. 无皮肤损害

（2）原发性单纯疱疹与带状疱疹的鉴别：带状疱疹由水痘带状疱疹病毒引起，疱疹沿三叉神经的分支排列成带状，但不超过中线，疼痛剧烈，极少复发。

（3）原发性单纯疱疹与疱疹性咽峡炎鉴别：疱疹性咽峡炎是由柯萨奇病毒 A4 所引起口

腔疱疹损害,病损只分布于口腔后面,如软腭、腭垂和扁桃体处,疱疹丛集成簇,牙龈不受影响。

（4）原发性单纯疱疹与手足口病的鉴别:后者在口腔黏膜、手掌、足底出现散在水疱、丘疹、斑疹。斑疹的中央有小水疱,数日后结痂。

（5）原发性单纯疱疹与过敏性口炎:过敏性口炎有过敏因素,口腔黏膜突然发生广泛糜烂,易出血,不以牙龈为主要损害部位。

【治疗原则及方案】

1. 治疗原则　抗病毒治疗。对症治疗减轻症状,促进愈合;预防感染,防止出现并发症。为预防感染扩散,禁用肾上腺皮质类药物。

2. 治疗方案

（1）抗病毒治疗:常用药物为阿昔洛韦(无环鸟苷):成人每日 5 次,每次 200mg,5 天一疗程;利巴韦林(病毒唑):成人 200mg,每天 3～4 次;肌内注射 5～10mg/(kg·d),分 2 次注射。

复发性唇疱疹可采用 3% 阿昔洛韦等抗病毒药物软膏局部涂搽。

（2）支持和对症治疗:急性发作应卧床休息,保证饮水及饮食量,维持体液平衡,补充营养、B 族维生素和维生素 C 等,必要时静脉输液。

（3）预防感染:口腔创面较大者可应用氯己定溶液、复方硼砂溶液等含漱预防细菌感染,唇疱疹创面可用金霉素软膏局部涂搽。继发感染者应口服或静脉用广谱抗生素。

氯己定(chlorhexidine)有广谱杀菌作用,且能抑制单纯疱疹病毒生长。含漱液常用浓度为 0.1%～0.2%,每日 3～4 次。

复方硼砂溶液又称多贝尔液,呈弱碱性,能溶解腐败组织,具有抗菌、防腐、消毒及清洁作用。可用于各类口腔黏膜充血、糜烂、溃疡性病损,使用前加水 5 倍稀释后含漱,每日 3～4 次。

（4）中医药治疗:以疏风清热、凉血解毒、泻火通腑为主。冲剂、散剂、煎剂均可使用。如银翘散、板蓝根冲剂、抗病毒冲剂、口炎颗粒等。

二、带状疱疹

【概述】

带状疱疹(herpes zoster)是由水痘 - 带状疱疹病毒所引起的皮肤黏膜病,以出现单侧沿周围神经分布的群集水疱和神经痛为特征。水痘 - 带状疱疹病毒为本病的病原体。为 DNA 病毒,经呼吸道传染。侵犯儿童可引起水痘,在成年人和老年人则引起带状疱疹。机体的全身状态与发病有密切关系。机体患水痘为不全免疫,病毒可长期潜伏于脊髓神经后根神经节或三叉神经节内,当机体免疫力低下时(极度疲劳、肿瘤、年老体衰、严重的系统性疾病、免疫系统疾病、艾滋病等),可诱发带状疱疹。

【临床表现】

1. 前驱症状　发病前 1～2 天常有低热、乏力。发疹部位有烧灼、疼痛感,三叉神经带状疱疹可出现牙痛。本病最常见为胸腹或腰部带状疱疹,约占整个病变的 70%。其次为三叉神经带状疱疹,约占 20%。损害沿神经支分布。

2. 局部表现　病损部位先出现不规则的充血性红斑,数小时后在红斑上发生水疱,成簇聚集,逐渐融合为大疱,数日后疱液吸收或破裂,终成痂壳,1～2 周脱痂。遗留色素沉着,可逐渐消退,不留瘢痕。损害常不越过人体中线。

颜面及口腔损害沿三叉神经三支的分布范围出现,可同时单支或多支累及。第一支:累及额部皮肤、眼角膜,可致失明;第二支:累及上唇、腭及颞下部、颧部、眶下皮肤;第三支:累及舌、下唇、颊及颏部皮肤。口腔黏膜上的损害为大疱或糜烂面,形态不规则,表面有残留疱壁或假膜(彩图 14-3)。

如病毒侵入面神经的膝状神经节可出现鼓膜疱疹,表现为耳痛、面瘫及外耳道疱疹,愈后可能发生听力障碍。称为赖 - 亨综合征(Ramsay-Hunt syndrome)。

剧烈疼痛为本病的特征之一,多数患者在病损愈合后 1 个月左右消失。少数患者遗留长时间神经痛,多见于老年患者,可能存在半年以上。

【诊断要点与鉴别诊断】

1. 诊断要点　主要根据体征确定诊断。特征性的单侧性皮肤、黏膜成簇疱疹,沿三叉神经支分布及剧烈疼痛,一般易于诊断。

2. 鉴别诊断

(1)单纯疱疹:见单纯疱疹鉴别诊断。

(2)疱疹性咽峡炎:疱疹性咽峡炎病损分布于口腔后面,如软腭、腭垂和扁桃体处,双侧累及。带状疱疹局限于同侧,不过中线,疼痛明显。

【治疗原则及方案】

1. 治疗原则　止痛,抗病毒,促进疱疹愈合。

2. 治疗方案

(1)止痛:带状疱疹患者常有剧烈疼痛,止痛是患者最迫切的要求。常用药物有:阿司匹林每次 0.5g,每天 3 次;芬必得每次 0.2g,每天 2 次;卡马西平每次 100mg,每天 3 次。

(2)抗病毒治疗:应尽早应用,用法同单纯疱疹。

(3)免疫调节:免疫球蛋白(0.6～1.2mg/kg)肌内注射,每周 2 次;转移因子口服 6mg,每天 3 次。

(4)糖皮质激素:早期使用短疗程小剂量泼尼松(每日 30mg),对防止持久性脑神经麻痹和严重的眼部疾患有积极意义,但要结合患者感染程度和全身状况慎用。

(5)中医中药:龙胆泻肝汤等。

(6)局部治疗:①抗病毒治疗:同单纯疱疹;②物理疗法:紫外光局部照射、神经节部位照射或穴位照射,对减轻疼痛、加快愈合均有一定辅助治疗效果。

三、手足口病

【概述】

手足口病是一种儿童传染病,又名发疹性水疱性口腔炎。该病以手、足和口腔黏膜疱疹或破溃后形成溃疡为主要临床特征。其病原为多种肠道病毒。最常见的病原微生物为柯萨奇 A16 型病毒与肠道病毒 71 型。

【临床表现】

3 岁以下的幼儿是主要患者。手足口病可发生于四季,但夏、秋季最易流行。手足口病潜伏期为 3～4 天,多数无前驱症状而突然发病。常有 1～3 天的持续低热,口腔和咽喉部疼痛,或有上呼吸道感染的特征。皮疹多在第 2 天出现,呈离心性分布,多见于手指、足趾背面及指甲周围,也可见于手掌、足底、会阴及臀部。开始时为玫红色斑丘疹,1天后形成半透明的小水疱,如不破溃感染,常在2~4天吸收干燥,呈深褐色薄痂,脱落后无瘢痕。

口内颊黏膜、软腭、舌缘及唇内侧也有散在的红斑及小疱疹,多与皮疹同时出现,或稍晚1~2天出现。口内疱疹极易破溃成糜烂面,上覆灰黄色假膜,周围黏膜充血红肿。患儿常有流涎、拒食、烦躁等症状。本病的整个病程为5~7日,个别达10日。一般可自愈,预后良好,并发症少见,但少数患者可复发。

本病预后良好,但要注意患儿全身状况,少数患儿可并发无菌性脑膜炎、脑炎、急性迟缓性麻痹、呼吸道感染和心肌炎等,个别重症患儿病情进展快,易发生死亡。

【诊断要点与鉴别诊断】

1. 诊断要点

(1)疾病多发于幼儿,口咽部疼痛。

(2)口腔黏膜散在疱疹或糜烂面(口),伴离心性分布皮疹(手、足)。

2. 鉴别诊断

(1)水痘:向心性分布,痒痛明显。

(2)单纯疱疹性口炎:详见单纯疱疹部分。

(3)疱疹性咽峡炎:疱疹主要发生于软腭及咽周,无手足的病变。

【治疗原则及方案】

1. 治疗原则 对症支持治疗为主,预防并发症。

2. 治疗方案

(1)对症治疗:由于手足口病的症状较轻,预后良好,主要应注意患儿的休息和护理,给予稀粥、米汤、豆奶及适量冷饮,口服维生素B_1、维生素B_2、维生素C。注意全身情况,警惕并发症。

(2)抗病毒治疗:详见单纯疱疹部分。

(3)中医中药治疗:口服口炎颗粒、板蓝根颗粒或抗病毒颗粒;特别是托幼单位群体发病情况下用中草药口服,有较好的疗效。

(4)局部用药:如各种抗病毒糊剂和软膏,口腔可用0.1%氯己定含漱。

 知识拓展

口腔黏膜病毒感染性疾病的预防及预后

单纯疱疹、手足口病、带状疱疹均是由病毒感染导致的疾病,主要由口-呼吸道传播或接触疱疹病灶传播,也可由接触患者唾液、粪便污染物品传播。活动感染患者与无症状排毒者均具有传染性,因此及时发现疫情和隔离患者是控制病毒感染疾病的主要措施。原发性单纯疱疹、手足口病、水痘均多发生于婴幼儿,易在幼托机构暴发,托幼园所应注意检测幼儿体温、双手和口腔黏膜状态,发现病儿应隔离1~3周,同时注意定期进行日用品、食具、玩具和便器的消毒。水痘-带状疱疹还可通过接种水痘-带状疱疹减毒疫苗预防。以上几种疾病预后一般良好,7天左右愈合,但极少数播散性感染患者会出现脑膜炎、肺炎等严重并发症。

第二节　口腔念珠菌病

【概述】

口腔念珠菌病(oral candidiasis)是由念珠菌感染引起的口腔黏膜疾病。口腔念珠菌病的病原体为白念珠菌,此菌在25%～50%的健康人口腔、阴道、消化道均有寄生,为正常菌群,正常情况下不致病,只有当条件发生改变时,方可引起疾病,故称为条件致病菌。如全身性疾病引起的抵抗力低下,长期使用广谱抗生素、类固醇皮质激素和免疫抑制剂,以及口腔生态环境的改变等。

口腔白念珠菌病的病理特征是增厚的不全角化上皮,其中有白念珠菌菌丝侵入。用PAS染色可见菌丝垂直地侵入角化层,其基底处有大量炎细胞聚集,并能形成微脓肿。上述病损都在棘细胞层的上方,接近上皮表面,而棘层则常有增生。固有层有慢性炎细胞浸润。

【临床表现】

口腔念珠菌病在口腔主要表现为:念珠菌口炎,也可仅表现为念珠菌唇炎与口角炎。

（一）念珠菌性口炎

念珠菌性口炎一般分为四种类型。

1. 急性假膜型念珠菌口炎　可发生于任何年龄,但以新生婴儿最多见,发生率有4%,部位为颊、舌、软腭及唇。损害区黏膜充血,有散在的色白如雪的柔软小斑点,又称新生儿鹅口疮或雪口病。新生儿鹅口疮多在出生后2～8日内发生,如针头大小,不久即相互融合为白色或蓝白色丝绒状斑片,并可继续扩大蔓延,严重者波及扁桃体、咽部。患儿烦躁不安、啼哭、哺乳困难,有时有轻度发热,全身反应一般较轻,但少数病例,可能蔓延到食管和支气管,引起念珠菌性食管炎或肺念珠菌病。成人发生的急性假膜型念珠菌口炎多有导致免疫力低下的易感因素存在,如艾滋病患者,易复发(彩图14-4,见书末彩插)。

2. 急性红斑型念珠菌性口炎　多见于成年人,常由于长期应用广谱抗生素所致,也称抗生素口炎。且大多数患者患有消耗性疾病,如白血病、营养不良、内分泌紊乱、肿瘤化疗后等。临床特点为口腔黏膜上出现外形弥散的红斑。患者自觉口干、疼痛及烧灼感。

3. 慢性肥厚型念珠菌性口炎　又称增殖型念珠菌口炎、念珠菌性白斑。可见于颊黏膜、舌背及腭部。由于菌丝深入到黏膜或皮肤的内部,引起角化不全、棘层肥厚、上皮增生、微脓肿形成以及固有层乳头的炎细胞浸润,而表层的假膜与上皮层附着紧密,不易剥脱。组织学检查,可见轻度到中度的上皮不典型增生,念珠菌性白斑病的恶变率较高,应提高警惕。

本型的颊黏膜病损,常对称地位于口角内侧三角区,呈结节状或颗粒状增生,或为附着紧密的白色角质斑块,似黏膜白斑。与颗粒型白斑不易鉴别。

4. 慢性红斑型念珠菌性口炎　本型又称义齿性口炎,损害部位常在上颌义齿腭侧面接触之腭、龈黏膜,多见于女性患者。黏膜呈亮红色水肿,或有黄白色的条索状或斑点状假膜。念珠菌唇炎或口角炎的患者中80%有义齿性口炎。但本型病变常可单独发生,不一定都并发唇和口角的损害。

义齿上附着的真菌是主要的致病原因,下颌义齿引起的真菌性口炎甚少见,这可能是由于上颌义齿的负压吸附力大,封闭较好,易产生酸性环境,使念珠菌得以迅速繁殖。

（二）念珠菌性唇炎

分为糜烂型和颗粒型。无特征表现，通过镜检，多次发现芽生孢子和假菌丝，并经培养证明为白念珠菌时，才能确诊。

（三）念珠菌口角炎

多发生在垂直距离降低的老年人和流唾液的儿童。两侧罹患，口角皲裂、糜烂。

【诊断要点与鉴别诊断】

1. 诊断要点　白念珠菌病除了根据病史和临床特征进行诊断，实验室检查也有重要意义。包括涂片检查病原菌、分离培养、免疫学和生化检验、组织病理学检查和基因诊断等。

（1）直接涂片：取口腔黏膜区假膜、脱落上皮等标本，涂于载玻片上，滴入10%氢氧化钾溶液，微加热以溶解角质。光镜观察，可见折光性强的芽生孢子和假菌丝。

（2）革兰氏染色：用棉签或竹片刮去病损组织后趁湿润时固定，常规革兰氏染色呈阳性。

（3）PAS染色：标本干燥后用PAS染色，芽孢呈红色，假菌丝较蓝，较便于观察。涂片法只能发现真菌而不能确定菌种，其阳性率也较低。

（4）必要时，可行分离培养、活检、免疫、生化和基因检查等。

2. 鉴别诊断　口腔念珠菌病应与另一种以假膜病损为特征的球菌性口炎（膜性口炎）鉴别。后者黏膜充血水肿明显，有成片的灰黄色假膜，表面光滑致密，且易被拭去，遗留糜烂面，而且有渗血。区域淋巴结肿大，白细胞计数增高。必要时可通过涂片检查鉴别。

【治疗原则及方案】

1. 治疗原则　抗真菌治疗，提高机体抵抗力。

2. 治疗方案

（1）抗真菌治疗：①2%～4%碳酸氢钠（小苏打）溶液：哺乳前后洗涤口腔，可碱化口腔环境，阻止白念珠菌的生长和繁殖。轻症患儿不用其他药物，病变在2～3天内即可消失，但仍需继续用药数日，以预防复发。还要用本药在哺乳前后洗净乳头和喂养器具以免交叉感染或重复感染。②氯己定：氯己定有抗真菌作用，可选用0.2%溶液或1%凝胶局部涂布，冲洗或含漱，也可与制霉菌素配伍成软膏或霜剂，其中亦可加入少量曲安奈德，以治疗口角炎、义齿性口炎等（可将霜剂涂于基托组织面戴入口中）。以氯己定液与碳酸氢钠液交替漱洗，可消除白念珠菌的协同致病菌——革兰氏阴性菌。③西地碘：是一种具有高效、低毒和广谱杀菌活性的分子态碘制剂。抗炎杀菌能力强而且适合于混合感染，口感好。每日3～4次，每次1片含后吞服。禁用于碘过敏者。④制霉菌素（mycostatin）：局部用5万～10万U/mL的水混悬液涂布，每2～3小时一次，涂布后可咽下，或50万单位含服，疗程7～10日。⑤咪康唑（miconazole）：散剂可用于口腔黏膜，霜剂适用于舌炎及口角炎，疗程一般为10日。此外，克霉唑霜、酮康唑溶液及中成药西瓜霜、冰硼散等均可局部应用治疗口腔白念珠菌感染。⑥酮康唑（ketoconazole）：严重患者可采用全身抗真菌治疗。可口服酮康唑，成人剂量为每日3～5mg/kg，2～4周一疗程。并可与其他局部用的抗真菌药合用，效果更好。⑦氟康唑（fluconazole）：氟康唑口服治疗浅部真菌病疗效好。对口腔念珠菌感染疗效优于酮康唑。剂量：首次一天200mg，以后每天100mg，连续7～14天。本品无严重副作用。

（2）支持治疗：加强营养，增强机体免疫力。对于身体衰弱、有免疫缺陷或与之有关的全身性疾病，长期使用免疫抑制剂的白念珠菌感染患者，以及慢性念珠菌感染者，需辅以增强免疫力的治疗措施,如注射胸腺素、转移因子。

（3）手术治疗：对于白念珠菌白斑中的轻度、中度上皮异常增生,经以上药物治疗后(疗程可达 3～6 个月),可能逆转或消失。对于此种癌前损害,在治疗期间应严格观察白斑的变化,定期复查,若治疗效果不明显或患者不能耐受药物治疗,应考虑手术切除。

【预防】

避免产房交叉感染,分娩时应注意会阴、产道、接生人员双手及所有接生用具的消毒。

长期使用抗生素和免疫抑制剂的患者,或患慢性消耗性疾病的患者,均应警惕白念珠菌感染的发生,特别要注意容易被忽略的深部(内脏)白念珠菌并发症的发生。

知识拓展

医院真菌感染

在医院住院患者中大约有 10% 发生医院感染,学者研究表明：医院真菌感染是近年来医院患者发病和死亡的重要原因,白念珠菌病、曲菌病和毛霉菌病是最常见的医院真菌感染,且大部分为继发性感染。免疫缺陷的住院患者,是真菌感染的首发对象,其影响因素有现代药物治疗,如血液病、其他肿瘤性疾病的免疫抑制性化疗,广谱抗菌药物、侵入性操作、放疗、老年患者等,其中广谱抗菌药物的使用与真菌感染发生关系尤为值得关注。真菌的耐药性是真菌治疗困难的重要原因,不恰当治疗可能起到了筛选天然真菌抗药菌株的作用,导致真菌在各种不同水平对结构各异、相互无关联的抗真菌药物产生程度不同的耐药性。在实际工作中,应严格按抗菌药物使用规范使用抗菌药物,防止菌群失调；严格无菌操作,防止外源性感染；积极治疗原发病；及时补充营养,提高机体的抵抗力,以降低医院真菌感染的发生概率。

第三节　细菌感染性疾病

一、口腔结核

【概述】

结核病损包括：口腔黏膜结核初疮,口腔黏膜结核性溃疡,口腔寻常狼疮。病原微生物是结核杆菌,往往由于口腔黏膜破损后种植入黏膜组织而患此病。本病的病理特征为以朗格汉斯巨细胞和上皮样细胞(组织细胞)为中心,周围密集的淋巴细胞浸润形成的结核结节。

【临床表现】

1. 结核初疮(原发性损害)　无其余部位感染的个体,口腔黏膜是结核杆菌首先入侵部位。经 2～3 周潜伏期后,在入侵处可出现一小结,并可破溃成为顽固性溃疡,周围有硬结,称为初疮。一般无疼痛。

2. 结核性溃疡(继发性损害)　病变可发生在口腔任何部位,常见于舌。多有全身的结核病灶(如肺结核)。其口腔溃疡特征用四句话概括：边缘隆起呈鼠咬状；底大口小边缘潜掘状；底面有桑葚状肉芽肿；基底柔软可伴疼痛。

3. 寻常狼疮　此型少见。好发于无口腔外结核病灶且免疫功能较好的青少年或儿童。早期表现为略高于皮肤表面的结节，界清，无症状。若合并感染，结节发生坏死，可造成组织缺损，形似狼噬，故名狼疮。

【诊断要点与鉴别诊断】

1. 诊断要点

（1）病史：长期不愈的浅表溃疡，无复发史。

（2）体格检查：见典型性结核溃疡特征。

（3）特殊检查：病理检查见结核结节；结核菌素试验检查是否感染过或正在感染结核；胸透和胸片，检查有无结核病史。

2. 鉴别诊断

（1）创伤性溃疡：溃疡形态与机械损伤因子基本契合。去除创伤因子后，损害愈合较快。

（2）鳞癌：基底较硬，浸润块较溃疡面大，边缘隆起呈堤状，较硬，相应的淋巴结肿大且较硬、粘连。

（3）梅毒溃疡：无潜掘性，基底有软骨样硬度感，通过梅毒血清试验，结核菌素试验可鉴别。

（4）腺周口疮：呈弹坑状溃疡，无潜掘性，有复发史和自限性。

【治疗原则及方案】

1. 抗结核治疗　异烟肼口服，严重病例配合链霉素肌内注射，疗程 2～6 月。注意复查预防复发。

2. 局部封闭　与肌内注射相结合可以增强疗效。链霉素或异烟肼局部封闭注射，每日或隔日一次。

3. 支持对症处理　补充营养，增强抗病能力，去除局部一切刺激因子，抗生素水含漱预防继发感染。

二、球菌性口炎

【概述】

球菌性口炎又称膜性口炎，是以形成假膜为主要特征的口腔黏膜急性损害。常为金黄色葡萄球菌、草绿色链球菌、溶血性链球菌等多种球菌的混合感染。

【临床表现】

本病多见于体弱和抵抗力低下的患者。可发生于口腔黏膜的任何部位，黏膜充血、糜烂，表面覆盖灰白色或黄褐色致密假膜，揭去可见溢血糜烂面。唾液分泌增多、黏稠。口臭明显。伴区域淋巴结肿大。有患者同时伴发热等全身症状。白细胞计数增加。涂片可见大量球菌，坏死细胞。

【诊断要点】

1. 病史　体弱和抵抗力低下的患者；口腔出现急性损害。

2. 体格检查　口腔黏膜充血糜烂，上覆假膜。

3. 特殊检查　涂片或细菌培养见大量球菌。

【治疗原则及方案】

1. 治疗原则　抗感染、支持和对症治疗。

2.治疗方案

（1）控制感染：抗菌药物治疗。尽量根据药敏试验结果选择敏感抗菌药物。

（2）支持治疗：补充 B 族维生素和维生素 C；保持水电解质平衡；处理全身性疾病。

（3）局部治疗：0.2% 氯己定溶液冲洗或含漱；西地碘 1.5mg 含服，一天 4 次。

三、坏死性龈口炎

【概述】

多见于抵抗力极度低下和营养严重缺乏的患者。是梭形杆菌和螺旋体为主要病原体的急性坏死性溃疡性口腔病变。

【临床表现】

多见于青壮年，急性发病。患者口腔有腐败性口臭，自发性牙龈出血，伴有流涎、发热、淋巴结肿大等全身症状。牙龈边缘及龈乳头顶端出现"虫蚀状"坏死，龈乳头变平，有灰白色假膜，易擦去，遗留出血创面。唇、颊、舌、腭等多处口腔黏膜均可受累，形成坏死性深溃疡。

在全身抵抗力下降、合并产气荚膜杆菌感染时可发生坏疽。大量坏死组织脱落，可造成面颊穿通缺损，称为"走马牙疳"，或坏疽性口炎。溃疡产生的大量毒素可导致患者死亡。

【诊断要点】

1.抵抗力低下、严重营养缺乏患者，或严重的急性传染病患者；出现自发性出血、腐败性口臭、发热、淋巴结肿大等全身症状。

2.牙龈边缘、龈乳头、口腔黏膜上形成坏死性溃疡。

3.坏死区涂片可见梭形杆菌和螺旋体。

【治疗原则及方案】

1.治疗原则　控制感染、消除炎症、阻止病变蔓延、促进组织修复。

2.治疗方案

（1）控制感染：广谱抗生素治疗。可选用青霉素或头孢一、二代抗生素，如过敏可选用红霉素类药物。同时应用针对厌氧菌药物如甲硝唑等。

（2）支持治疗：补充 B 族维生素和维生素 C；保持水电解质平衡；加强营养，给予高维生素高蛋白饮食。

（3）局部治疗：小心去除坏死组织，用 1%～3% 过氧化氢溶液冲洗或含漱；0.2% 氯己定溶液冲洗含漱；西地碘 1.5mg 含服，一天 4 次。

小　结

　　本章内容为口腔黏膜感染性疾病。病原体类型不同，治疗方法迥异。本章学习重点在于掌握各类疾病的临床特征，鉴别诊断及诊断要点，治疗原则和方案。能够通过病史、体查及特殊检查明确疾病诊断，确定病因，以指导治疗。

（李　霞　尚书　姚华　郑沛　李晓军）

思考题

1. 简述单纯疱疹的诊断要点和鉴别诊断。
2. 简述带状疱疹的临床特点。
3. 念珠菌性口炎可分为几型,各有什么特点？其治疗的常用药物有哪些？
4. 试述手足口病的主要致病菌。
5. 简述结核性溃疡特点和鉴别诊断。
6. 试述球菌性口炎的主要致病菌。
7. 试述坏死性龈口炎主要病原体。

第十五章　口腔黏膜溃疡类疾病

学习目标

1. 掌握：复发性阿弗他溃疡、创伤性黏膜血疱及溃疡的病因、临床表现、诊断与鉴别诊断、治疗原则。
2. 熟悉：白塞病的病因、临床表现诊断与鉴别诊断。
3. 了解：白塞病的治疗原则。

第一节　复发性阿弗他溃疡

【概述】

复发性阿弗他溃疡（recurrent aphthous ulcer，RAU）是口腔黏膜病中最常见的溃疡类疾病。因具有明显的灼痛感，故冠之以希腊文 aphthous 即灼痛之意。本病具有复发性、自限性，复发且有一定的规律性，一般以青壮年多见。女性患病率高于男性。同义名有：复发性口疮、复发性口腔溃疡（recurrent oral ulcer，ROU）、复发性阿弗他口炎（recurrent aphthous stomatitis，RAS）等。根据溃疡大小、深浅及数目不同分为轻型阿弗他溃疡、疱疹样阿弗他溃疡和重型阿弗他溃疡三种。

该病病因复杂，存在明显的个体差异。研究报道的发病因素甚多，但尚无统一的确切说法，目前较为公认的与免疫、遗传、环境三大因素有关。免疫因素中细胞免疫的异常起主要作用，其主要机制是 T 细胞亚群之间存在免疫不平衡现象，如 CD4/CD8 之间的比值在溃疡前期、溃疡期和溃疡后期各不一样；遗传因素对 RAU 的单基因遗传、多基因遗传、遗传标记物和遗传物质的研究表明，RAU 的发病有遗传倾向，尤其与多基因遗传有关；环境因素包括患者口腔生态环境、心理环境、生活环境、社会环境等，在本病的发病中也起到诱发作用。其他因素如内分泌因素、微循环等对该病的发生也有一定影响。

【临床表现】

临床分型尚不统一。目前常见的分类为轻型、重型及疱疹样溃疡三种类型。

1. 轻型阿弗他溃疡　最常见类型，约占 RAU 的 80%。溃疡表浅，一般直径 2～4mm，圆或椭圆形，周界清晰，孤立散在，数目不多，每次 1～5 个不等。好发于角化程度较差的区域,如唇、颊黏膜。溃疡有"黄、红、凹、痛"的特征。即溃疡表面覆有浅黄色假膜,周边围有约 1mm 的充血红晕带,中央凹陷,基底不硬,灼痛感明显。复发有一定规律,即随着病程的推延,溃疡个数由少变多,溃疡由小变大,溃疡愈合期由短变长,间歇期由长变短,溃疡部位由前向后。其溃疡周期是:约 24 小时后出现白色或红色小点,2～3 天后上皮破损,形成溃疡,4～5 天后红晕消失,溃疡愈合。整个溃疡期一般持续 1～2 周,具有自愈性(彩图 15-1,见书末彩插)。

2. 重型阿弗他溃疡　又称复发性坏死性黏膜腺周围炎、腺周口疮。发作时溃疡大而深,"似弹坑"。直径可达 10～30mm,深及黏膜下层直至肌层,周边红肿隆起,扪之基底较硬,但边缘整齐清晰。溃疡常单个发生,或在周围有数个小溃疡。初始好发于口角,其后有向口腔后部,如咽旁、软腭、腭垂等处移行的趋势。重型的发作规律基本同轻型,但发作期可长达月余甚至数月,也有自限性。溃疡疼痛较重,愈后可留瘢痕,甚至造成舌尖、腭垂缺损和软腭穿孔(彩图 15-2,见书末彩插)。

3. 疱疹样阿弗他溃疡　又称阿弗他口炎(aphthous stomatitis)。溃疡小而多,散在分布,直径小于 2mm,可达数十个之多,似"满天星"。邻近溃疡可融合,但界限清楚。黏膜充血发红,疼痛较轻型重。唾液分泌增加,可伴头痛、低热、全身不适、局部淋巴结肿大等症状。发作规律同轻型,不留瘢痕(彩图 15-3,见书末彩插)。

【诊断要点与鉴别诊断】

1. 诊断方法

(1)问诊:疼痛的部位、性质、程度,发生的诱因、持续时间和复发情况。

(2)检查可见:溃疡的外形、部位、色泽、质地、有无对应的局部刺激物。

(3)活组织检查:对大而深且长期不愈的溃疡,应警惕癌肿,需做活检明确诊断。

2. 诊断要点

(1)复发性、周期性、自限性的病史特点。

(2)轻型阿弗他溃疡:具备黄、红、凹、痛特征。

(3)重型阿弗他溃疡:溃疡大而深,似"弹坑"。

(4)疱疹样阿弗他溃疡:溃疡小而多,散在分布,似"满天星"。

3. 鉴别诊断　重型应与癌性溃疡、结核性溃疡和创伤性溃疡相鉴别(表 15-1)。疱疹样阿弗他溃疡应与原发性疱疹性口炎鉴别。后者多发于儿童,牙龈为好发部位,溃疡数目多而细小,一般似针头大小,可相互融合,黏膜大面积充血发红,急性炎症反应明显,全身症状较重。

表 15-1　重型阿弗他溃疡与其他疾病的鉴别要点

	重型	癌性溃疡	结核性溃疡	创伤性溃疡
年龄	中青年	中老年	中青年	青少年
溃疡特征	深在	深或浅	深在	深或浅
	周围红晕	浸润块	周围轻度浸润	炎症不明显
	周边整齐	周围似堤状	边缘呈鼠噬状	边缘可隆起
	底部凹陷	边缘不整齐	底部肉芽组织	有创伤因子
	有黄色假膜	底部菜花状	外观似桑葚	表面无假膜

续表

	重型	癌性溃疡	结核性溃疡	创伤性溃疡
好发部位	口腔后部	舌腹、舌缘、口角区、硬软腭复合区	唇、前庭沟、牙槽黏膜、腭部	唇、颊、舌、颊脂垫尖
病理	慢性炎症	细胞癌变	结核结节	慢性炎症
自限性	有	无	无	无
复发性	有	无	无	无

【治疗原则及方案】

由于 RAU 的确切病因目前尚不明了,因而治疗方法虽多,但疗效均不理想。RAU 的治疗以对症治疗为主,并将减轻疼痛、促进溃疡愈合、延长复发间歇期作为治疗目的,不易根治。

(一)治疗原则

1. 积极寻找 RAU 发生的相关诱因并加以控制。

2. 优先选择局部治疗,其中局部应用糖皮质激素已成为治疗 RAU 的一线药物。对于症状较重及复发频繁的患者,采用局部和全身联合用药。

3. 加强心理疏导,缓解紧张情绪。

(二)治疗方案

1. 局部治疗 目的为消炎、止痛、促进溃疡愈合。①凡能在口腔使用的具有消炎、止痛、促进溃疡愈合的药膜、软膏、散剂、含漱液、口含片均可使用,表皮生长因子、表面麻醉药、物理疗法、微波激光等有时配合使用。②对于持久不愈或疼痛明显的重型阿弗他溃疡,可在溃疡部位做黏膜下封闭注射。常用曲安奈德 5~10mg/mL、醋酸泼尼松龙混悬液 25mg/mL 加等量 1% 普鲁卡因液,行溃疡下局部浸润,每周 1~2 次,有止痛促进愈合作用。

2. 全身治疗 以病因治疗、减少复发、促进愈合为目的。

(1)针对与该病有关的全身性疾病进行治疗。

(2)肾上腺糖皮质激素治疗:对于重型 RAU,可适当采用泼尼松,每天总量不宜超过 30mg,一般主张在上午 9 时前一次性服下,时间一般不宜超过 15 天,后逐渐减量。对于其他型,一般不主张使用该类药物。

(3)细胞毒类药物:用于顽固性 RAU 患者,使用前必须了解肝肾功能和血常规。常用环磷酰胺片,每片 50mg,每次 1/2 片,每日 2 次。甲氨蝶呤片,每片 2.5mg,每次 1/2 片,每日 2 次,口服。硫唑嘌呤片,每片 50mg,每次 1/2 片,每日 2 次,口服,连服不超过 4~6 周。

(4)免疫增强剂:①主动免疫制剂:有激发机体免疫系统,产生免疫应答的作用。常用转移因子(TIF)每周 1~2 次,每次 1 支。注射于上臂内侧或大腿内侧皮下淋巴组织较丰富部位。左旋咪唑片剂,每片 15mg 或 25mg,每日用量 100~150mg,分 3 次或 2 次口服,连服 3 天后停药 4 天,4~8 周为 1 疗程。偶有头晕恶心,白细胞减少。胸腺素注射液,每支 2mg 或 5mg,每日或隔日肌内注射 1 次,每次 2~10mg,有促进 T 淋巴细胞功效。卡介苗:每支 0.5mg,每周 2~3 次,每次 1 支,肌内注射,3 个月为 1 疗程。②被动免疫制剂:如胎盘球蛋白、丙种球蛋白等,对免疫功能低下者有效。肌内注射,每隔 1~2 周注射 1 次,每次 3~6mL。胎盘脂多糖,是人胎盘组织提取的脂多糖,有抗感染、抗过敏作用。每次 0.5~1mg,每日 1 次,肌内注射,20 天为 1 疗程。

3．中医药治疗　①辨证施治。②成药：可用昆明山海棠片，有良好的抗炎和抑制增生作用，抑制毛细血管通透性，减少炎性渗出，毒副作用较小，但长期使用应注意血常规改变。每片0.25g，每次2片，每日3次，口服。

【预防】

阿弗他溃疡是一种非常常见的口腔黏膜疾病，给人们的生活带来了极大的困扰，有效地预防这一疾病是十分必要的：

1．避免粗糙、硬化食物（膨化、油炸食品）和过烫食物对黏膜的创伤。营养均衡，饮食清淡，少食烧烤、腌制、辛辣食物，保持有规律的进餐习惯。

2．保证充足睡眠时间，提高睡眠质量。保持乐观精神，避免焦虑情绪。

3．养成每日定时排便习惯。若有便秘，可多食含纤维丰富的食物，适当活动，必要时可使用通便药物。

4．去除口腔局部刺激因素，避免口腔黏膜创伤。保持口腔环境卫生。

第二节　白　塞　病

【概述】

白塞病（Behcet's disease，BD），又称口-眼-生殖器三联症。因土耳其眼科医师 Hulusi Behcet 1937 年首先报道而得名。同时或先后发生的口腔黏膜溃疡以及眼、生殖器、皮肤病损是该病的主要临床特征。

确切病因尚不明确，但有关研究表明免疫、遗传等因素，纤溶系统、微循环系统障碍，在该病发病中起重要作用。病毒、细菌、结核、梅毒等感染和微量元素缺乏等也可能有关。

【临床表现】

本病以先后出现多系统多脏器病损，且反复发作为特征。依照病损出现的概率多少，可分为常见症状和少见症状两大类。前者包括口腔、生殖器、皮肤、眼等症状，后者包括关节、心血管、神经、消化、呼吸、泌尿等系统病变。

1．常见症状

（1）口腔：反复发作的口腔黏膜溃疡，与复发性阿弗他溃疡类似。多表现为轻型或疱疹样型，亦可出现重型。

（2）眼：病变可分为眼球前段病变和后段病变。前段病变主要是虹膜睫状体炎、前房积脓、结膜炎和角膜炎。后段病变主要为脉络膜炎、视神经乳头炎、视神经萎缩和玻璃体病变、继发性白内障、青光眼、视网膜剥离、黄斑区变性、眼球萎缩，造成视力逐渐减退，甚至导致失明。

（3）生殖器：主要为外生殖器溃疡，常反复发作，但间歇期较长。溃疡多见于大小阴唇、阴茎、龟头、阴囊，形态与口腔溃疡相似，直径较大，可达 0.5cm 左右。溃疡数目虽少，但因该处易受感染和摩擦，常愈合较慢，疼痛剧烈。溃疡有自愈倾向，可留有瘢痕。溃疡亦可发生于阴道、子宫颈、累及小动脉会引起阴道出血，还可引起男性附睾炎，有局部淋巴结肿大。生殖器溃疡发生率极高，仅次于口腔溃疡。

（4）皮肤：主要表现有反复发作的结节性红斑、面部毛囊炎、痤疮样皮疹、皮下血栓性静脉炎和皮肤针刺反应（彩图 15-4，见书末彩插）。最常见而典型的是结节性红斑，多发生在四肢,尤以下肢多见。红斑直径 1～2cm,触痛,一周后自愈,愈后有色素沉着,无瘢痕。皮肤针刺反应是指:患者接受肌内注射后,24～48 小时内,该处可出现红疹和小脓点,即为针刺反应阳性。静脉注射后可出现血栓性静脉炎。这是末梢血管对非特异性刺激呈超敏反应所致,具有诊断意义。

2. 偶见症状

(1)关节:主要累及大关节,与风湿关节炎的症状相似,有红肿热痛。一般 X 线检查无异常。

(2)心血管系统:主要特征为血管症状。以前报道和注意较少,目前临床报道增多,男性多发。

(3)消化系统、神经系统、呼吸系统、泌尿系统均有受累报道。

【诊断要点与鉴别诊断】

1. 诊断方法

(1)检查可见:可观察到复发性口腔溃疡、眼炎、生殖器溃疡以及特征性皮肤损害,另外出现大血管或神经系统损害高度提示 BD 的诊断。

(2)实验室检查:无特异性实验室异常。活动期可有血沉增快、C 反应蛋白升高;部分患者冷球蛋白阳性。血小板凝集功能增强。HLA-B51 阳性率 57%～88%,与眼、消化道病变相关。

(3)针刺反应试验:用 20 号无菌针头在前臂屈面中部垂直刺入约 0.5cm 沿纵向稍作捻转后退出,24～48 小时后局部出现直径 >2mm 的毛囊炎样小红点或脓疱疹样改变为阳性。此试验特异性较高且与疾病活动性相关。静脉穿刺或皮肤创伤后出现的类似皮损具有同等价值。

2. 诊断要点

(1)反复口腔溃疡;

(2)反复外阴溃疡;

(3)眼病变;

(4)皮肤病变;

(5)针刺试验阳性。

有反复口腔溃疡并有其他 4 项中 2 项以上者,可诊断为本病,但需除外其他疾病。

3. 鉴别诊断

(1)口腔溃疡的鉴别诊断:BD 与复发性阿弗他溃疡、疱疹性口炎均以反复发作的口腔溃疡为基本特征,其病损形态相似,但前者累及多系统、多脏器。

(2)多系统损害的鉴别:BD 与斯 - 约综合征鉴别(表 15-2)。

表 15-2　BD 多系统损害与斯 - 约综合征的鉴别要点

	BD	斯 - 约综合征
年龄	20～40 岁多见	各年龄段
性别	男性多见	男女相等
发热	偶有	低热,偶在病初有高热
口腔	反复发作的单个或多个溃疡,界清,不融合	大疱和广泛糜烂面,渗出多

续表

	BD	斯‐约综合征
生殖器	阴茎、阴囊、阴唇溃疡多见	阴茎、包皮、龟头溃疡多见
眼	虹膜睫状体炎、虹膜炎、视网膜脉络膜炎多见	虹膜炎少见，结膜炎、角膜炎多见
皮肤	下肢结节性红斑，面部痤疮样皮疹、毛囊炎、脓疱疹、针刺反应（+）	面部多形性红斑、丘疹、水疱、糜烂、虹膜样损害、针刺反应（-）
关节	轻度红肿痛	轻度肿痛
其他	偶见消化、心血管、泌尿、神经系统等症状	少见
预后	眼部病变可致失明，有神经症状者预后不良	一般好，重型者预后严重不良

【治疗原则及方案】

（一）治疗原则

控制现有症状，防止重要脏器损害，减缓疾病进展。

（二）治疗方案

1. 局部治疗

（1）口腔溃疡治疗同 RAU。

（2）外阴溃疡可用 1/5 000 高锰酸钾坐浴，每晚 1 次，再用四环素可的松眼膏涂于溃疡面，或用苦参汤、蛇床子汤熏洗。

（3）眼部轻型炎症可用 0.5% 醋酸氢化可的松液滴眼。

（4）0.1% 醋酸氟氢可的松软膏局部涂布皮肤。

2. 全身治疗

（1）免疫抑制法：参照 RAU 重型的用药，量可适当增加。

（2）免疫增强剂或免疫调节剂：参照 RAU 的用药方法。

（3）其他：异烟肼成人每日 300mg，晨间 1 次顿服，同时服用维生素 B_6 40～60mg，1～2 个月为一疗程，对伴有血沉升高，乏力、低热者有效。

（4）中医辨证施治：中医认为 BD 与肝经湿热、脾胃湿热、肝阴虚、脾肾阳虚等有关，因此根据辨证施治可施以清肝利湿法、清胃泻火法、补肾养阴法和温补脾肾法等治疗。

第三节　创伤性黏膜血疱及溃疡

创伤性黏膜血疱（traumatic mucosal hematoma）和创伤性溃疡（traumatic ulcer）是由机械性、化学性或物理性刺激引起的、病因明确的黏膜病损。

一、创伤性黏膜血疱

常因过烫食物或因仓促咀嚼大块干硬食物或吞咽过快而擦伤黏膜，引起血疱，也可因外力挫伤或误咬舌颊黏膜造成血疱，故称黏膜血疱（mucosal hematoma）。

【临床表现】

因急食擦伤引起的血疱往往较大，有时可达 2～3cm，常发生于咀嚼一侧的软腭、腭垂、舌腭弓和软硬腭交界。血疱迅速扩大，疼痛不明显，有异物感，近咽喉处的大血疱可反射性引起恶心。疱壁薄,易破裂,淤血流尽后留有鲜红色疱底创面,疼痛加重,影响吞咽。位于软腭处的血疱愈合较慢。有继发感染则形成糜烂或溃疡。

因咀嚼不慎误伤引起的血疱常位于口角区或两颊咬合线附近,血疱较小,有时可伴溃疡和糜烂,愈合较快。

【诊断要点与鉴别诊断】

1. 诊断方法

(1)问诊:急食史和咀嚼不当误伤黏膜的病史。

(2)检查:可见单侧性血疱,发生迅速,疱壁易破,留有鲜红圆形创面等。

2. 诊断要点

(1)明确的急食史和咀嚼不当误伤黏膜的病史。

(2)发生迅速的单侧性血疱。

3. 鉴别诊断　应与血小板减少性紫癜的口腔黏膜血疱鉴别(表 15-3)。

表 15-3　创伤性黏膜血疱与血小板减少性紫癜的口腔黏膜血疱的鉴别要点

	创伤性黏膜血疱	血小板减少性紫癜的口腔黏膜血疱
好发部位	软腭、腭垂、舌腭弓和软硬腭交界	牙龈、腭、颊
疱壁	薄	较厚
急食史	有	无
血常规	正常	血小板计数极低

【治疗原则及方案】

排除血液病前提下,对未破血疱可用消毒过的针筒抽取疱血,或刺破疱壁流去淤血。对已破血疱可用消毒手术剪修整残余疱壁。然后用防腐消毒止痛的散剂局部涂布。例如,复方皮质散、青黛散、珠黄散等。也可用氯己定等漱口液含漱消毒,或用甲紫涂布疱底创面。

二、创伤性溃疡

【临床表现】

不同病因引起的创伤性溃疡临床表现不同。

1. 压疮性溃疡(decubital ulcer)　由持久的非自伤性机械刺激造成。多见于老年人。残根残冠或不良修复体长期损伤黏膜,溃疡深及黏膜下层,边缘轻度隆起,色泽灰白,疼痛不明显。

2. Bednar 溃疡(Bednar ulcer)　即贝氏口疮,婴儿由吮吸拇指和过硬的橡皮奶头引起,固定发生于硬腭、双侧翼钩处表面黏膜,呈双侧对称分布,溃疡表浅;婴儿有哭闹表现。

3. Riga-Fede 溃疡(Riga-Fede's ulcer)　即李-弗氏病,专指发生于婴儿舌系带处的溃疡。过短的舌系带和过锐的新萌中切牙长期摩擦,引起舌系带处充血、肿胀、溃疡。久不治疗则转变为肉芽肿性溃疡,扪诊有坚韧感,影响舌活动。

4. 自伤性溃疡(factitial ulcer)　好发于青少年,性情好动,用铅笔尖捅刺黏膜。右利手,溃疡好发于左侧颊脂垫尖或磨牙后垫处;左利手,溃疡好发于右侧。咬唇咬颊习惯者,溃疡好发于下唇内侧或两颊、口角区,溃疡深在,长期不愈,基底略硬,或有肉芽组织,疼痛不明显,有时有痒感。喜用牙齿刮舌背者,溃疡可发生在舌背,常表浅,增生明显并伴有痒痛。

5.化学灼伤性溃疡　组织坏死,表面有易碎的白色薄膜,溃疡表浅,疼痛明显,常发于治疗中的患牙附近。

6.热灼伤性溃疡　有确切的热灼伤史,初始为疱,疱壁破溃后形成糜烂面或浅表溃疡,疼痛明显。

【诊断要点与鉴别诊断】

1.诊断要点

(1)明显的理化刺激因素或自伤、灼伤等病史。

(2)部位和形态往往与机械性刺激因子相嵌合。

(3)去除刺激因素后,溃疡很快明显好转或愈合。

2.鉴别诊断　对去除刺激因素后仍长期不愈的深溃疡应与一些特异性深溃疡鉴别。

(1)腺周口疮:溃疡深大,常伴发其他部位小溃疡,有反复发作史,无创伤史和自伤性不良习惯,口内无机械性刺激因素存在,愈合后留有瘢痕。

(2)结核性溃疡:溃疡深凹,呈潜掘性,边缘呈鼠噬状,基底面有粟粒状小结节,有红色肉芽组织。伴低热、盗汗、淋巴结肿大,OT试验阳性,无理化刺激因素存在。

(3)恶性肿瘤:常为鳞状细胞癌。溃疡深大,底部有菜花状细小颗粒凸起,边缘隆起翻卷,似堤围绕在病损周围,扪诊基底较硬有浸润块,疼痛不明显。

【治疗原则及方案】

首要措施是尽快去除刺激因素,拔除残根残冠,磨改过锐牙尖和边缘嵴,修改不良修复体等。纠正咬唇咬颊等不良习惯,改变婴儿喂食方式及吮吸奶瓶的方式。手术矫正舌系带过短。其次是局部敷涂皮质散,养阴生肌散,冰硼散等消炎防腐药物;氯己定、依沙吖啶、复方硼酸液等含漱,以防止继发感染。对有全身症状或继发感染者可用抗生素等。长期不愈的深大溃疡应作活检,排除癌变。

 小　结

　　本章节内容为口腔黏膜溃疡类疾病,是一类常见的口腔黏膜病,包括复发性阿弗他溃疡、白塞病、创伤性黏膜血疱及溃疡,重点在于疾病的病因和临床表现的掌握,其次还要注意疾病的预防和治疗,尤其是避免疾病进一步发展成为恶性肿瘤,防止重要脏器损害,减缓疾病进展。

（陈　钟　李　霞　姚　华　郑　沛　李晓军）

思考题

1.简述复发性阿弗他溃疡的病因和临床表现。

2.简述创伤性黏膜血疱及溃疡的病因和临床表现。

3.简述重型阿弗他溃疡的鉴别诊断。

4．简述 Riga-Fede's disease。

5．简述 Bednar ulcer。

6．简述白塞病的临床表现和诊断要点。

第十六章 口腔黏膜斑纹类疾病

学习目标

1. 掌握：口腔扁平苔藓、白色角化病、口腔白斑的临床表现、诊断。
2. 熟悉：口腔扁平苔藓、白色角化病、口腔白斑的病因和治疗原则；熟悉盘状红斑狼疮口腔黏膜下纤维性变的临床表现；熟悉各型斑纹类疾病的鉴别诊断。
3. 了解：各型疾病的病理表现；各型疾病的防治。

斑纹类疾病是指在口腔黏膜上以斑片、斑块、白色斑纹和条纹等损害为主的一类疾病。这类疾病有扁平苔藓、白色角化病、白斑、盘状红斑狼疮、红斑和口腔黏膜纤维性变等。

第一节 口腔扁平苔藓

【概述】

口腔扁平苔藓（oral lichen planus，OLP）是一种原因不明的自身免疫性非感染性慢性炎性疾病。病损可同时或分别发生在皮肤和黏膜。口腔扁平苔藓的患病率为 0.51%，是口腔黏膜较常见的一种疾病。女性多于男性，好发于中年人。因其长期糜烂病损有恶变现象，WHO 将其列入癌前状态（precancerous condition）。

该病病因不明，可能与下列因素有关：

1. 心理因素 许多口腔扁平苔藓患者有精神创伤史或生活压力大、恐癌等焦虑、抑郁等负面情绪。

2. 免疫因素 OLP 上皮固有层内有大量淋巴细胞呈密集带状浸润是其典型病理表现之一，因而考虑 OLP 与免疫因素有关，该病可能是一种以 T 细胞介导为特点的免疫反应性疾病。

3. 遗传因素 口腔扁平苔藓具有遗传易感性，有些患者有家族史。

4. 其他因素 内分泌因素、某些感染因素（如真菌感染、幽门螺杆菌感染）、微循环因素等对该病的反复迁延均有一定作用。

其病理变化为基底层液化变性，有时形成上皮下疱及糜烂溃疡；固有层淋巴细胞呈带状浸润；棘层、基底层或固有层上都可见胶样小体；上皮钉突延长呈锯齿状。

【临床表现】

口腔黏膜病损大多左右对称，可发生在口腔黏膜任何部位，以颊部多见，其次为舌、龈、唇、腭、口底等处。患者无自觉症状，或遇辛辣、热、酸、咸味刺激时局部敏感灼痛。有些患者感黏膜粗糙、木涩感、烧灼感，口干，偶有虫爬痒感。黏膜充血糜烂时，病情可反复波动，可同时出现多样病损，并可相互重叠和相互转变。

病损表现：白色条纹，可由白色的针头大小丘疹组成，由条纹组成各种花纹。扁平苔藓表现的白色斑纹有网状、树枝状、环状或半环状，黏膜可发生红斑、充血、糜烂、溃疡、萎缩和水疱等。临床表现虽多种多样，但仍以白色条纹为本病最主要的临床表现。

1. 口腔黏膜不同部位 OLP 病损的表现特征

（1）颊部：颊部病损以磨牙前庭沟为好发部位，其次为颊线区域，向后波及磨牙后垫翼下颌韧带，前方可延伸到口角处。多为树枝状、网状白色条纹并可有丘疹、红斑、糜烂等不同类型损害（彩图 16-1，见书末彩插）。

（2）舌部：一般认为发生率仅次于颊部，多发生在舌前 2/3 区域，舌部常见斑片和萎缩损害，舌背部出现单个或多个为圆形或椭圆形灰白斑片损害，易与白斑混淆。舌背丝状及菌状乳头萎缩，上皮变薄，光滑红亮，易形成糜烂。糜烂愈合后，遗留一平滑而缺乏乳头的表面。舌腹及颌舌沟处病损往往为网状、线条状的斑纹，可同时有充血、糜烂（彩图 16-2，见书末彩插）。

（3）唇部：下唇唇红多于上唇，病损多为网状或环状，白色条纹可延伸到口角，伴有秕糠状鳞屑，有时花纹模糊不清，用水涂擦后透明度增加，花纹较为清晰。唇红黏膜乳头层接近上皮表浅部分，所以固有层炎症水肿时，发生水疱，导致糜烂、结痂。唇部扁平苔藓与盘状红斑狼疮常难以区别。

（4）牙龈：附着龈充血，接近前庭沟处可见白色花纹，由于龈上皮萎缩，牙龈表面发生糜烂，呈剥脱性龈炎表现，四周细的白色花纹能与良性黏膜类天疱疮相区别。

（5）腭部：较为少见，病损常由移行皱襞或缺牙区黏膜蔓延而来。常靠近附近，中央萎缩发红似红斑损害，边缘色白稍显隆起。

2. 根据病损基部黏膜状况分型

（1）非糜烂型：白色线纹间及病损周围黏膜正常，无充血、糜烂。患者多无症状，或偶有刺激痛。黏膜上白色、灰白色线状花纹组成网状、环状、斑块、水疱多种病损。

（2）糜烂型：除白色病损外，线纹间及病损周围黏膜发生充血、糜烂、溃疡，患者有刺激痛，自发痛。常发生于唇、颊、颊沟、磨牙后区、舌腹等部位。

3. 皮肤病损及其他损害　微高出表面的扁平多角形丘疹，粟粒至绿豆大，边界清楚，多为紫红色，有的小丘疹可见到白色小斑点或浅的网状白色条纹，称为 Wickham 纹。可以液状石蜡涂于丘疹表面，放大镜下观察更加清晰。以四肢较躯干多见。瘙痒见抓痕。指（趾）甲发生变形。

【诊断要点与鉴别诊断】

1. 诊断要点

（1）中年女性患者多见，无症状或有刺激性疼痛。

（2）以白色条纹组成的各种形状损害为主，也可呈斑片状、糜烂或萎缩等。

（3）损害大多有对称性。

（4）慢性病程，静止与发作交替进行，有减轻和加重的表现。

（5）活检后病理检查可帮助诊断。

2．鉴别诊断

（1）盘状红斑狼疮：多发于下唇唇红黏膜，唇红与皮肤交界不清，损害的黏膜侧有栅栏状的细白条纹，呈放射排列。病损区周围有色素沉着，部分患者面部呈蝶形红斑。病理检查对两者鉴别有帮助。

（2）白斑：舌背和颊咬合线的白斑与舌背和颊部的斑块型扁平苔藓难以鉴别。可根据白色斑块的多发性、柔软度、是否高出黏膜面、有无对称性加以鉴别。舌背部 OLP 病损灰白而透蓝色，舌乳头萎缩或部分舌乳头呈灰白色小斑块状突起，局部柔软，弹性张力基本正常。而舌白斑为白色或白垩状斑块，粗糙稍硬，有时有沟纹或沟裂，病损不发生在单个或少数几个乳头。病理检查对鉴别有重要意义。

【治疗原则及方案】

（一）心理治疗

加强与患者的沟通，如心理有无压力和焦虑的事、精神状态、工作状态等。适当的心理治疗可治愈部分轻症患者。

（二）局部治疗

1．去除局部刺激因素，保持良好口腔卫生。

2．对于有糜烂患者，可局部应用肾上腺糖皮质激素药膜、含片、气雾剂；也可选用 10～25mg 泼尼松龙、5～10mg 曲安西龙、曲安奈德等加入 2% 普鲁卡因等量做病损区基底部注射，7～10 天一次。难治型患者可使用他克莫司软膏局部涂搽。

3．维 A 酸类药物　0.1% 维 A 酸软膏对于病损角化程度高的患者适用。

4．抗真菌治疗　对迁延不愈的 OLP，有白念珠菌感染可能，可使用氯己定漱口液、制霉菌素含漱液或碳酸氢钠液含漱。局部可选用制霉菌素药膜、糊剂或含片治疗。

（三）全身治疗

1．免疫抑制剂

（1）口服肾上腺糖皮质激素应慎重，对大面积严重的糜烂型扁平苔藓，可试用小剂量和短程方案，每日泼尼松 15～20mg，服 1～2 周。

（2）氯喹：每次 125mg，每日 2 次。或用羟氯喹 100mg，每日 2 次。注意血常规变化。

（3）沙利度胺：用于顽固性病损，50mg/d。副作用为致胎儿畸形，大剂量时可出现便秘、神经损害等。育龄期妇女禁用。

2．免疫调节剂　可选用胸腺肽、左旋咪唑、转移因子、聚肌胞、多抗甲素等。

3．中医中药治疗

（1）阴虚有热型：以养阴清热佐以祛风利湿治疗。

（2）脾虚夹湿型：以清热利湿佐以祛风解毒治疗。

（3）血瘀型：以理气活血祛瘀治疗。

知识拓展

口腔扁平苔藓与口腔苔藓样反应

口腔苔藓样反应又称口腔苔藓样病变，指由于服用某些药物或口腔中的金属充填物及金属修复体而引起口腔黏膜上发生类似于口腔黏膜扁平苔藓样的病损。是一种与口腔扁平苔藓非常相似的病变，有学者认为口腔苔藓样反应比口腔扁平苔藓有更高的癌变率。口腔苔藓样病变发生有关的药物有某些抗生素类、口服降血糖药、非甾体抗炎药、降血压药、一些重金属制剂等，如甲基多巴、氯磺丙脲、青霉胺、卡托普利等；某些患者在使用银汞合金充填治疗后，在相对的黏膜接触位置出现苔藓样病变，可通过"斑贴试验"确定金属与病变间的关系。目前口腔扁平苔藓和口腔苔藓样反应无论从临床表现还是组织病理学检查均难以鉴别。最可靠的诊断标准为在停止服用可疑药物或停止接触相关物质后，苔藓样变可消失；而重新接触后，类似病损可再次出现。

第二节 白色角化病

【概述】

白色角化病（leukokeratosis）又名良性过角化病、前白斑等，属良性病损。口腔内残根、残冠、不良修复体或吸烟等为常见的局部刺激因素。刺激因素去除后，病损在1～2周内变薄，最后逐渐消退。病理检查为上皮过度角化或部分不全角化，上皮层有轻度增厚、棘层增厚或不增厚，上皮钉突伸长，固有层无炎细胞浸润或轻度炎细胞浸润，包括浆细胞、淋巴细胞。

【临床表现】

为灰白色、浅白或乳白色的边界不清的斑块或斑片，不高出于或微高于黏膜表面，平滑、柔软而无自觉症状，表面光滑无结节，基底柔软。白色角化病可发生在口内与刺激因素有关的任何部位，以颊、唇和腭部多见。颊部以颊线区域为中心前后分布的白色斑片。唇部位于吸烟者衔烟卷的位置，白色斑块似棉絮状。上腭因吸烟的关系常见灰白色或浅白色病损，其间见有腭腺开口面呈小红点状，稍凹陷，呈肚脐状，又称烟碱性白色角化病（leukokeratosis nicotina palate）或烟碱性口炎（nicotinic stomatitis）。

舌部的损害往往与牙源性刺激有关，与刺激因子契合。

【诊断要点与鉴别诊断】

1. 诊断要点

（1）白色斑块或斑片，无明显自觉症状。

（2）白色损害与局部刺激因素有明显关系，去除刺激因素2～4周后，白色损害颜色变浅，范围明显缩小，甚至消失。

（3）可疑者可活检明确诊断。

2. 鉴别诊断

（1）白色水肿：白色水肿多见于双颊黏膜咬合线附近，弥散性半透明灰白色或乳白色薄膜，检查时拉展口腔黏膜，白膜可暂时消除，可见牙痕，局部扪之柔软，无压痛，患者无自觉症状。组织病理检查：上皮增厚，上皮细胞内水肿，出现空泡性变，胞核固缩或消失，基底层无明显改变。

（2）颊白线（linea alba buccalis）：位于双颊部与双侧后牙咬合线相对应的黏膜上，为连续的白色或灰白色线条，与牙列外形相吻合，呈水平状纵向延伸。多是由于咀嚼时牙齿持续不断的刺激所引起的组织角化。在成年人中常见，患者无自觉症状。组织病理主要为上皮正角化。

（3）灼伤（burns）：有明确创伤史。病损上有灰白色假膜，去除假膜后可见出血糜烂面。多是由于不慎接触腐蚀性药物造成的黏膜灼伤。组织病理为上皮层凝固坏死及表层剥脱，浅层血管充血。

【治疗原则及方案】

首先去除刺激因素，观察；角化严重者局部可用维 A 酸制剂涂擦。

第三节　口　腔　白　斑

【概述】

口腔白斑（oral leukoplakia，OLK）是口腔黏膜上的一种不能诊断为任何其他疾病的、明显的白色斑块或斑片。世界卫生组织（WHO）将其列为癌前病变（precancerous lesion）。现定义为：口腔白斑是口腔黏膜上以白色为主的损害，不具有其他任何可定义的损害特征；一些口腔白斑可转化为癌。根据检查和诊断可能的差别，可将白斑分为临时性和肯定性诊断两个阶段。一种白色的黏膜损害不能诊断为其他疾病即可下临时性白斑的诊断；如该白色病损被怀疑与某种因素有关，而这种因素经过治疗得以消除，即可下与病因相关的诊断。但如果经过 2～4 周的观察，损害仍无改变，应及时活检，活检结果如不具有其他损害特征，即可下肯定性白斑的诊断。

本病多发于男性，男女之比约为 2∶1。1978 年我国按 WHO 定义调查，其患病率为 1.27%～17.28%。1984 年栾文民等根据 1983 年 WHO 修订的白斑的定义对北京地区 60 岁以上老年人调查的资料表明，其患病率为 7%。

OLK 的发病原因仍不十分清楚，目前大致分为两类：一类是与局部刺激因素有关系；另一类是无明显刺激因素，称为特发性。

1. 局部因素　①吸烟：吸烟既可引起白色角化病，又可引起白斑，戒烟 2～4 周有明显好转者则为前者；戒烟后仍无变化的则为后者。②牙源性刺激：不良修复体、残根、残冠、磨损的尖锐边缘嵴等均可引起摩擦性白色角化病和白斑。如去除刺激因素愈合者则为前者；不能完全愈合者则为后者。③白念珠菌感染：白念珠菌感染本身就可引起慢性增生型念珠菌病，这种口腔损害与白斑鉴别较困难。如经抗真菌治疗仍无好转，即为白斑。④其他理化刺激，如咀嚼槟榔、酒、醋、辣、烫等也可能在白斑的形成中起到促进作用。

2. 全身因素　无明显局部刺激因素的白斑通常解释为"特发性"，其实与全身因素有关，包括免疫因素、微循环改变、遗传因素、微量元素和维生素缺乏等。

【病理表现】

该病病理变化主要为上皮增生，伴过度正角化或过度不全角化，粒层明显，棘层增厚，上皮钉突伸长变粗，固有层和黏膜下层中有炎细胞浸润。上皮单纯性增生为良性病变，表现为上皮过度正角化。白斑伴有异常增生时，恶变程度增高。因此，WHO 建议病理学诊断应常规注明是否伴上皮异常增生，并明确异常增生程度。上皮异常增生表现在上皮组织分层不规则，排列紊乱，上皮钉突呈滴状或藕节状。核分裂象增加，核浆比增加，核染色质增加，核深染，核仁增大。基底细胞极向改变，基底层增生，出现多层基底细胞。细胞多形性、异型性，棘层内出现单个细胞或细胞团角化，细胞间黏合性丧失。

【临床表现】

白斑多在中年后发病，40 岁以上为好发年龄，而且随年龄的增加而增加。

患者可无症状或自觉患病部位粗糙、涩感，舌白斑可有味觉减退，溃疡型白斑可有刺激痛或自发痛。

发病部位：白斑可发生于口腔黏膜的任何部位，其中以颊黏膜最常见，牙龈、腭部、唇、舌也可发生。

白斑分为均质型和非均质型，均质型有斑块状、皱纸状两种表现，非均质型有颗粒状、疣状和溃疡状三种表现。

（1）斑块状：口腔黏膜上出现白色或灰白色的较硬的斑块，质地致密，损害形态与面积不等，高出或不高出黏膜，表面光滑或稍粗糙，触诊其弹性和柔软度有改变（彩图 16-3，见书末彩插）。

（2）皱纸状：多见于口底和舌腹，其他部位较少发生，如牙龈、下唇等。损害面积不等，舌腹、口底损害有时可累及舌侧牙龈。表面高低起伏如白色皱纸，基底柔软。

（3）颗粒状：多见于颊部口角区黏膜，亦称颗粒 - 结节状白斑，损害常如三角形，底边位于口角；损害的色泽为红白间杂，红色区域为萎缩性红斑；红斑表面"点缀"着结节样或颗粒状白色斑点。本型白斑多数可以发现白念珠菌感染，舌腹、舌侧缘也常发生，多位于后磨牙相对舌侧缘及腹部区域。

（4）疣状：损害隆起，表面高低不平，伴有乳头状或毛刺状凸起，触诊微硬。除位于牙龈或上腭外，基底无明显硬节，损害区粗糙感明显。

（5）溃疡状：在以上各型损害的基础上发生溃疡时，可称为"溃疡型"。发生溃疡可能是白斑癌变的标志。

【癌变倾向问题】

白斑属癌前病变，WHO 发表的资料表明，白斑 3%～5% 发生癌变。有以下情况的白斑患者，具有癌变倾向，应定期复查。

1. 病理　伴有上皮异常增生者，程度越重者越易恶变。

2. 类型　疣状、颗粒型、溃疡或糜烂型及伴有念珠菌感染、HPV 感染者。

3. 部位　白斑位于舌缘、舌腹、口底及口角等危险区。

4. 时间　病程较长者。

5. 吸烟　吸烟时间越长、烟量越大的可能性越大。

6. 性别　女性，特别是不吸烟的年轻女性。

7. 面积　白斑病损面积大于 200mm^2 的患者。

【诊断要点与鉴别诊断】

1. 诊断要点　对临床上显著性白色斑块的诊断要遵循两步法，第一步根据临床表现和病因可下初步诊断，诊断为暂时性白斑。经去除局部刺激因素治疗后观察 2～4 周，如明显好转，即可下其他诊断；如无好转，经病理检查，不具有其他任何疾病的特征，即可下最后诊断，即肯定性白斑的诊断。因此，病理检查在白斑的诊断中至关重要。

2．鉴别诊断

（1）白色角化病：由于长期受明显的机械或化学因素刺激而引起的白色角化斑块。除去上述刺激因素后病损逐渐变薄，最后完全消退。组织病理变化为上皮过度角化。

（2）迷脂症（fordyce disease）：多位于颊部及唇红部，为异位皮脂腺，呈淡黄色颗粒，可丛集或散在，表浅光滑，无自觉症状。

（3）口腔扁平苔藓：斑片状扁平苔藓与白斑有时难以鉴别，舌背白斑和咬合线白斑与舌背和颊部的斑片状扁平苔藓鉴别上亦有困难。一般来说扁平苔藓具有多部位、常对称、变化快，可见不规则白色线状花纹，常有充血、糜烂的特点；而口腔白斑多为独立病损，变化慢，黏膜不充血。口腔扁平苔藓有时伴有皮肤病变，口腔白斑不伴有皮肤病变。

（4）梅毒黏膜斑：Ⅱ期梅毒黏膜斑可与皮肤梅毒疹同时存在，初为圆形或椭圆形红斑，随后表面糜烂，呈棉絮状乳白色，稍高出黏膜表面，中间凹陷，边缘稍隆起，表面软，下面较硬，假膜不易揭去。做血浆反应素环状快速试验（RPP）及梅毒螺旋体血凝素试验（TPHA）可确诊。

【治疗原则及方案】

1．卫生宣教是口腔白斑早期预防的重点。

2．去除刺激因素，如戒烟、禁酒，少吃烫、辣食物等。去除残根、残冠及不良修复体。更换金属修复体，避免不同金属修复体的电流刺激。

3．0.1%～0.3% 维 A 酸软膏或 1% 维 A 酸衍生物维胺酸局部涂布，1～2 次 / 日，病损减轻时应减量，但不适用于充血、糜烂的病损。也可用 50% 蜂胶玉米朊复合药膜或含维生素A、E 口腔消斑膜局部敷贴。可用鱼肝油涂擦，也可内服鱼肝油，或每天用维生素 A 5 万单位。

4．中草药绞股蓝制剂和复方绞股蓝制剂对阻止白斑癌变有一定作用，可较长时间使用。

5．对有癌变倾向的病损类型、部位，应定期严密复查，建议每 3～6 个月复查一次。在治疗过程中如有增生、硬结、溃疡等改变时，应及时手术切除活检。

对于危险区的均质型白斑以及疣状、颗粒型、溃疡糜烂的白斑，可考虑手术治疗；特别是除去可能的刺激因素及保守治疗 3～6 周后仍未见明显好转者，应做手术。对活检发现有重度不典型增生者应及时手术，轻 - 中度不典型增生者可置于严密观察下，临床有恶性倾向或位于危险区时，可手术治疗。也可采用激光、冷冻治疗。

第四节　盘状红斑狼疮

【概述】

红斑狼疮可分为系统性红斑狼疮（systemic lupus erythematosus，SLE）和盘状红斑狼疮（discoid lupus erythematosus，DLE），是一种慢性皮肤 - 黏膜结缔组织疾病。前者侵犯全身内脏多个系统以及皮肤、黏膜、关节、肌肉等，而后者的病损主要局限于皮肤、黏膜。口腔病损多属于盘状红斑狼疮。发病无种族差异，女性患者约为男性的 2 倍。

该病病因不明，多认为是一种自身免疫性疾病。可能与遗传因素、内分泌障碍、日晒、感染、寒冷刺激、妊娠、精神紧张、药物（如肼苯达嗪）等有关。其病理表现为上皮过度角化或不全角化，角化层可有剥脱，粒层明显。皮肤病损有时可见角质栓。直接免疫荧光检查，在上皮基底膜区有一连续的、粗细不均匀的翠绿色荧光带，呈颗粒状、块状，称为"狼疮带"，为免疫球蛋白（IgG、IgM）及补体 C3 沉积。狼疮带是否存在对该病的诊断、治疗效果及预后判定具有重要意义。

【临床表现】

1. 黏膜损害　下唇唇红是 DLE 在口腔黏膜中的多发部位，初起为暗红色丘疹或斑块，逐渐融合成片状红斑，糜烂，中心凹下呈盘状，周围有红晕或可见毛细血管扩张，在糜烂周围靠口内黏膜侧有白色短的条纹，呈放射状排列（彩图 16-4，见书末彩插）。病变区可向唇红缘延伸损及皮肤，此时唇红与皮肤界限消失。

唇红糜烂时由于唇红黏膜乳头层接近上皮表面，乳头层内血管丰富，故常易发生溢血而形成血痂。唇红病损经历长时间后，唇红及唇周皮肤可有色素沉着，亦可有脱色斑，状似"白癜风"。唇红病损自觉症状少，有时有微痒、刺痛和烧灼感。

2. 皮肤损害　头面部皮肤为 DLE 好发部位，皮肤上病损开始为皮疹，呈持久性圆形或不规则的红色斑块，稍隆起，边界清楚。表面有毛细血管扩张和灰褐色黏着性鳞屑覆盖，用力剥下后露出扩张的毛囊孔，鳞屑底面可见"角质栓"。其典型病损常发生在颧部、鼻背和鼻侧，呈蝶形分布，称蝶形红斑或"蝴蝶斑"。其次为头皮、耳郭、颈部、四肢与躯干，掌跖很少累及。耳郭病损酷似冻疮，手部病损似皮癣。病程发展缓慢，中心部位逐渐萎缩呈盘状，常伴有色素减退，而四周有色素沉着。一般无自觉症状，可伴瘙痒、刺痛、灼热等自觉症状。

3. 全身症状　部分患者伴有全身症状，如不规则发热、关节酸痛或关节炎、淋巴结肿大、心脏病变、胃肠道症状、肾病变、肝大等。应进一步检查血常规、尿常规、血沉、心电图、类风湿因子、抗核抗体、红斑狼疮细胞，以排除 SLE。

DLE 患者对紫外线敏感，受暴晒后易出现糜烂，导致急性发作。

DLE 有恶变的病例报告，病损要注意观察。

【诊断要点与鉴别诊断】

1. 诊断要点

（1）病损好发于下唇唇红黏膜，自觉症状少。

（2）唇红部中央凹下的糜烂面，黏膜侧有放射状白纹，唇红黏膜与皮肤交界模糊，均有助于本病诊断。如面部出现蝶形红斑是 DLE 的典型表现。

（3）实验室检查表现为血沉加快、γ 球蛋白增高、类风湿因子阳性、抗核抗体阳性。

（4）局部病损活体检查及免疫荧光检查有重要价值。

2. 鉴别诊断

（1）慢性唇炎：慢性唇炎特别是慢性糜烂型唇炎也好发于下唇，与唇红部位的盘状红斑狼疮容易混淆。唇炎无皮肤损害，有时也有白纹，但不呈放射状排列，病损不超出唇红缘。

（2）扁平苔藓：皮肤扁平苔藓呈对称性，发生于四肢侧面或躯干，为浅紫色多角形扁平丘疹，瘙痒感。DLE 皮肤病损多在头面部，耳郭，颧面部为蝴蝶斑、中央凹下、鳞屑、毛囊孔扩张，有时鳞屑底面有角质栓。

口腔扁平苔藓在唇红部的损害不越过皮肤 - 黏膜交界，糜烂周围有白色条纹。而 DLE 在唇红往往超过唇红缘，黏膜侧白色细密纹呈栅栏状，皮肤侧有黑色围线的损害。

【治疗原则及方案】

1. 尽量避免与减少日光照射，户外工作时戴遮阳帽，避免寒冷刺激。

2. 局部治疗

（1）下唇有血痂或脓痂时，首先用 0.2% 呋喃西林液湿敷，去痂皮后外用金霉素或四环素眼药膏。如单纯糜烂无明显感染时可用泼尼松龙或曲安奈德局部黏膜下注射，7～10 天 1 次。

（2）唇红或口腔黏膜内病损处可敷用含抗生素和泼尼松的各种药膜，如复方金霉素药膜、复方诺氟沙星药膜、地塞米松糊剂等。对难治型 DLE 可采用他克莫司软膏局部涂搽。

3. 全身治疗

（1）氯喹 125mg，或羟氯喹，一天 2 次。主要通过稳定溶酶体膜等起作用，从而产生抗炎作用及减轻组织和细胞损伤，不是典型的免疫抑制剂。副作用为头昏、恶心、呕吐、视野缩小、耳鸣、白细胞减少，严重的毒性反应有心律失常、心脏骤停、心源性脑缺血综合征，若不及时抢救可导致死亡。孕妇忌用。

（2）雷公藤多甙：0.5～1mg/(kg·d)，2 个月为一个疗程，有很强的抗炎作用，抑制体液免疫，对细胞免疫有双向作用。毒副作用主要为胃肠道反应，血常规中白细胞、血小板下降，心肌、肾、肝病变，男性失去生育能力，女性闭经、月经紊乱等，临床少用。

（3）昆明山海棠 2 片 / 次，3 次 / 日。

（4）肾上腺皮质激素：在服用氯喹、雷公藤效果不明显时，如无肾上腺糖皮质激素禁忌证条件下，可服用泼尼松 5～10mg/d，与氯喹合用。

（5）沙利度胺：用于难治型病损，100mg/d。注意神经损害和致畸等副作用。

（6）细胞毒药物：常规药物效果不佳可加用环磷酰胺片口服，每次 50mg，1 日 2 次。

第五节　口腔黏膜下纤维性变

【概述】

口腔黏膜下纤维性变或称口腔黏膜下纤维化（oral submucous fibrosis，OSF）是一种慢性进行性具有癌变倾向的口腔黏膜疾病，主要病理变化包括上皮组织萎缩、黏膜固有层、黏膜下层胶原纤维堆积、变性和血管闭塞、减少，临床上常表现为口干、灼痛、进食刺激性食物疼痛、进行性张口受限、吞咽困难等症状。

【病因】

病因不明，但与下列因素关系密切。

1. 咀嚼槟榔　咀嚼槟榔习惯为该病最主要致病因素。我国主要见于台湾、湖南地区，随着槟榔产品扩散，广东、广西、江西等邻近省市也时有病例报道。

2. 刺激性食物　进食辣椒、吸烟、饮酒等因素可以加重黏膜下纤维化。

3. 营养因素　维生素 A、B、C 的缺乏，低血清铁、硒与高血清锌、铜是 OSF 易感性增高的重要因素。

4. 其他因素　如免疫因素、遗传因素，部分患者存在微循环障碍及血液流变学异常等。

【临床表现】

临床常见症状为口腔黏膜灼痛、刺激痛。继而出现黏膜水疱、进行性张口受限、吞咽困难等。病损可发生于颊、软腭、舌、唇、牙龈等任何部位，发生于软腭时可有腭垂变小；发生于舌时有舌乳头萎缩。病变部位口腔黏膜呈苍白色，触及黏膜下层硬纤维条索，组织弹性降低。检查可见不同程度张口受限。部分患者可合并白斑或扁平苔藓，该病可癌变，属于癌前状态（彩图16-5，见书末彩插）。

【诊断要点及鉴别诊断】

1. 诊断要点

（1）患者一般有咀嚼槟榔史。

（2）口腔黏膜烧灼痛，进刺激性食物症状加重，可伴黏膜水疱、溃疡、味觉减退、口干、唇舌麻木等自觉症状，严重时出现张口受限，吞咽困难，舌运动障碍。

（3）口内见黏膜苍白或灰白色病损，颊部、软腭、唇部及翼下颌韧带、舌背、舌腹口底可触及瘢痕样纤维条索，有时伴牙关紧闭、张口受限、吞咽困难等症状。

（4）病理检查胶原纤维变性，上皮萎缩或增生，上皮层出现细胞空泡变性。

2. 鉴别诊断

（1）白斑：口腔黏膜白斑为白色或灰白色斑块，触之柔软，无板块或纤维条索，无症状或轻度不适，不伴有牙关紧闭、张口受限、吞咽困难等症状。病理检查有助于鉴别。

（2）扁平苔藓：斑块型扁平苔藓触之柔软，无板块状或纤维条索。黏膜白色条纹，可有充血糜烂，伴刺激性疼痛。不伴有牙关紧闭、张口受限等症状。病理检查有助于诊断。

（3）白色角化病：灰白色、浅白色斑块，平滑柔软。无板块或纤维条索，不伴有牙关紧闭、张口受限、吞咽困难等症状。局部有明显的机械或化学因素刺激，除去刺激因素后，病损可减轻甚至完全消退。

【癌变倾向】

1. OSF患者口腔癌发生概率较高，国内报道OSF癌变率为1.7%。

2. 口腔癌患者中并发OSF的百分率较高。

3. 部分OSF患者合并有口腔癌。

4. OSF患者可伴有上皮异常增生、上皮萎缩。

5. OSF患者可伴有口腔白斑、口腔扁平苔藓等多发性口腔癌前病损。多发性癌前病损由于区域癌化更易出现癌变。

【治疗】

1. 去除致病因素，戒除咀嚼槟榔习惯，戒烟、酒，避免辛辣食物刺激。

2. 采用肾上腺皮质激素或丹参注射液等口腔黏膜下注射。

3. 高压氧治疗，改善局部缺血缺氧，促进病损区新生血管形成和侧支循环建立。

4. 注射透明质酸酶，每周一次，每次1 500IU，通过降解透明质酸基质来溶解纤维团块，软化和减少纤维组织，从而减轻张口受限。

5. 对于严重张口受限者，必要时可手术切除纤维条索，创面用带蒂颊脂垫、前臂游离皮瓣或人工生物膜修复。

6. 中医治疗，活血化瘀。

7. 口服维生素A、维生素B、维生素C、维生素E、铁剂、锌剂、叶酸等。

小　结

　　本章内容介绍了 5 种口腔黏膜白色斑纹类疾病，其中口腔扁平苔藓是口腔黏膜专科最常见的疾病之一。本章学习重点在于掌握各类疾病的临床特征，鉴别诊断及诊断要点，熟悉各型疾病病因及治疗方案。口腔扁平苔藓、盘状红斑狼疮及口腔黏膜下纤维性变属于癌前状态，白斑是癌前病变。对口腔黏膜的白色病损既要引起足够的重视，积极治疗，预防并早期发现癌变；也不可过于紧张，尤其医生在与患者沟通时措辞要恰当，不可给患者增加额外心理负担。治疗上要注意防治结合，局部治疗为主，必要时给予全身药物治疗，要注意各种药物的毒副作用与使用禁忌。

（李　霞　陈　钟　姚　华　郑　沛　李晓军）

思考题

1. 试述口腔扁平苔藓的临床表现、诊断要点。
2. 简述白斑的临床分型及癌变倾向的影响因素。
3. 简述口腔黏膜白色病损的鉴别诊断。
4. 简述口腔黏膜纤维下病变主要致病因素及临床特点。
5. 简述口腔苔藓样病变。

第十七章 口腔黏膜变态反应性疾病

 学习目标

1. 掌握：口腔黏膜变态反应性疾病的分型；过敏性口炎和血管神经性水肿的病因、临床表现、诊断要点及治疗原则。
2. 熟悉：多形性红斑的分型和临床表现。
3. 了解：各型变态反应性疾病的发病机制。

第一节 概　　述

变态反应（allergy）亦称超敏反应（hypersensitivity），是指机体接触抗原并致敏后，再次接触相同或相似抗原刺激时，所产生的一种高敏感性或高反应性异常免疫反应，其结果是组织损伤或生理功能紊乱。

进入机体引起变态反应的抗原物质称为过敏原或变应原，过敏原分为两类：完全抗原和半抗原。完全抗原如微生物、寄生虫、花粉、皮毛、鱼虾、异体组织细胞、异体血清蛋白等，具有免疫原及反应原的特性，进入机体后即可直接引起变态反应。另一类为半抗原，如一般药物，为低分子化合物，只有反应原特性而缺乏免疫原特性，或免疫原特性不完善，半抗原进入机体后需与组织蛋白结合后才具有免疫原性而引起变态反应。

变态反应性疾病根据其发病机制不同，可出现各种不同的临床表现。决定此类疾病的临床与病理表现的两个关键因素是：免疫应答类型以及抗原的性质和定位。最早对变态反应的分型仅分为速发型及迟发型两类，但随着对免疫学研究的进展和认识的提高，Gell 与 Cooms（1963）提出了 4 型分型法。虽然后来 Ivan Koitt 及 Calder（1974）又提出了 6 型分型法，但其发生机制仍包括在 4 型之中。4 型中，Ⅰ、Ⅱ、Ⅲ型变态反应由抗体介导，Ⅳ型变态反应由 T 淋巴细胞介导。

一、Ⅰ型变态反应（反应原型）

Ⅰ型变态反应是最常见也是临床表现最强烈的一个类型，属于速发型变态反应。其发生机制是已致敏的过敏原再次进入人体，与肥大细胞或嗜碱性粒细胞膜表面的高亲和力

IgE 发生特异性结合，引起脱颗粒反应，释放组胺、血管活性胺、缓激肽、5- 羟色胺等作用于相应的效应细胞，引起各种症状。

Ⅰ型变态反应的发生和发展可以分为两个阶段：①速发相反应：再次接触已致敏的过敏原时即刻发生，活性介质作用于血管和平滑肌，主要造成组织水肿或痉挛；②迟发相反应：过敏原刺激 2～4 小时内发生，表现为白细胞的趋化募集和炎症，浆细胞大量合成 IgE 并建立免疫记忆。

口腔黏膜病中的药物过敏性口炎、血管神经性水肿等，其发病机制属此型。

二、Ⅱ型变态反应（细胞溶解型或细胞毒型）

引起Ⅱ型变态反应的抗体为 IgG 或 IgM，抗体与细胞或组织表面的特异性抗原结合，通过活化补体系统形成攻膜复合物，破坏靶细胞的细胞膜，从而引起靶细胞的损伤或溶解。Ⅰ型变态反应是外界抗原与已存在于肥大细胞、巨噬细胞表面的 IgE 结合，而Ⅱ型变态反应则是血液循环中的游离抗体与细胞表面抗原结合。Ⅱ型变态反应很少与外源性抗原有关，通常是人体产生了针对自身抗原成分（或是与自身抗原有交叉反应的微生物抗原）的自身抗体。临床常见的疾病有粒细胞减少症、自身免疫性血小板减少性紫癜、自身免疫性溶血性贫血、重症肌无力等属于此型变态反应性疾病，ABO 血型不相容性也是一个典型的Ⅱ型变态反应。口腔黏膜发病与此型变态反应的关系较少。

三、Ⅲ型变态反应（免疫复合物型）

参与此型反应的抗体多为 IgG，也有 IgM 和 IgA。与Ⅱ型变态反应相比（游离的抗体与表达自身抗原的细胞相结合），Ⅲ型变态反应的 IgG 主要与体内溶解游离的（不是细胞表面的）抗原结合，形成免疫复合物并沉积在局部组织中，激活补体系统而造成局部组织的损伤，损害多见于血管、肾脏、肺部、皮肤和关节部位。需要指出的是，这类溶解的抗原 - 抗体复合物有特定的大小限制，过大则容易被肝、脾、骨髓中的巨噬细胞捕获并清除；过小则存在于血液循环中，不会沉积在局部组织。Ⅲ型变态反应多引起毛细血管和肾小球基底膜的损害，口腔黏膜病中推测白塞病与此型有关。

四、Ⅳ型变态反应（迟发型）

此型反应是由抗原特异性 T 淋巴细胞介导的变态反应，发生反应较迟缓，至少需要 12 小时，是免疫系统对胞内病原体或抗原产生的免疫应答。参与引起反应的免疫物质不是抗体，而是致敏淋巴细胞。该型反应由辅助性 T 细胞启动，但直接造成组织损伤的是 CD8$^+$ 细胞毒性 T 淋巴细胞（cytotoxic T lymphocyte，CTL）。由抗原与致敏的 T 淋巴细胞直接作用，也可释放各种淋巴因子而导致组织坏死。其发生机制是致敏的淋巴细胞当再次接触同一抗原时，可释放各种细胞因子，引起以淋巴细胞为主的单核细胞浸润，最后发生血管炎症，形成结节性病变，并使组织坏死等。引起此型变态反应的抗原可为细菌、真菌、病毒、原虫等，也可为某些化学物质。此型变态反应发展缓慢，往往机体与抗原接触 24 小时以上才产生反应，故称为迟发型变态反应。

皮肤和黏膜的接触型变态反应所表现的应答格局与Ⅳ型变态反应非常相似，口腔黏膜病中的部分接触过敏性口唇炎和银汞合金引起的苔藓样变性可归于此类。

知识拓展

变态反应性疾病的好发因素

目前尚没有确切的办法可以预知患者在接受药物治疗时,是否会发生变态反应性疾病,通过对流行病学数据的分析,可以推测出部分好发因素。

1. 患者因素　包括年龄、性别、肝肾疾病、感染性疾病和遗传因素等。

2. 过敏原因素　变态反应的发生速度和强度,多与过敏原的摄入途径有关,一般而言肌内注射和静脉滴注最容易引发变态反应,而口服相对较轻。

3. 环境因素　生活环境中的紫外线,某些工业环境中的化学物质,也可以是造成人体致敏的元凶。

第二节　过敏性口炎

【概述】

过敏性口炎(allergic stomatitis)包括药物过敏性口炎和接触性口炎。

药物过敏性口炎是药物通过口服、注射或局部涂擦、含漱等不同途径进入机体内,使过敏体质者发生变态反应而引起的黏膜及皮肤的炎症反应性疾病。引起过敏的药物一般以抗原性较强的化学药物所产生的反应最多。常见的有解热镇痛药、安眠镇静药、磺胺类药,抗生素类药。有些药物本身是完全抗原如血清及生物制剂、蛋白制品等,但大多数药是半抗原。药物过敏性口炎多为Ⅰ型变态反应。

接触性口炎是过敏体质者局部接触抗原物质后,发生的一种变态反应性炎症。抗原物质除了局部使用药物外,主要为充填和修复材料引起,如银汞合金、自凝树脂等,多为Ⅳ型变态反应。

根据变态反应的机制,药物过敏发病的特点是初次用药一般需经4~20天,平均为7~8天的致敏期后,再接触相应的药物才发生过敏反应。已致敏的情况下,根据药物的使用途径,再次接触过敏原可在短至数分钟的时间内就发生严重的过敏反应。如果仅是皮肤黏膜接触少量过敏原,则发生反应的时间可能略延长;如是Ⅳ型变态反应的接触性口炎可在初次接触过敏原7~10天后,再次接触2~3天才出现明显的症状。

过敏反应的强度和累及的范围与过敏原的摄入途径有关,而与数量常无正比关系。一般而言,静脉滴注和肌内注射的反应强度和速度最为显著,局部涂擦的反应相对较轻。另外,当再次接触与过敏原有类似化学结构的抗原时,通常也可形成交叉反应。随着过敏次数的增加,过敏的症状也会渐次加重,治疗时间也依次延长,预后会有较明显的差异。

组织病理变化表现为急性炎症。上皮细胞内及细胞间水肿,或有水疱形成。结缔组织水肿,有炎症细胞浸润。早期嗜酸性粒细胞多,以后中性粒细胞增多,血管扩张明显。Ⅳ型变态反应中,可见T淋巴细胞浸润显著增加。

【临床表现】

1. 药物过敏性口炎　病变可单发于口腔黏膜,但也可伴有皮肤的病损。轻型的患者可以无全身症状,或仅在病损出现前有轻度全身不适,头痛、咽痛及低热等前驱症状。

药物性口炎可发生于口腔任何部位，口腔病损可先于皮肤损害出现。黏膜灼烧发胀，继之出现红斑充血、肿胀、水疱渗出糜烂坏死。水疱单个或多个，大小不等。单个水疱较大，舌背中部好发，水疱壁薄易破裂，口内不易看到完整水疱，疱破后可见残余疱壁，圆形或界限清楚的糜烂或溃疡，唇、舌、颊、腭等部位均可发生。发生于唇，充血水肿，渗出结痂，相互融合，动则出血，张口受限。多伴有相应淋巴结肿大压痛，陈旧性损害可遗留黑褐色色素沉着（彩图 17-1，见书末彩插）。

皮肤损害表现为大小不等的红斑、丘疹、水疱。疱为表皮内疱，损害好发于手足四肢，颜面等部位，其他如生殖器、肛门、眼等孔窍也为好发部位，全身症状不明显（彩图 17-2，见书末彩插）。如果皮肤损害明显重于口腔损害，就超过了过敏性口炎的范畴，其诊断就应相应改变。

病损有时表现为固定型药疹。即与药物过敏相关，在同一部位反复以同一形式发生的病损，局部灼热发痒，有暗红色斑，呈圆形或椭圆形，边界清楚，数目不多或为单个。经停用过敏药物及治疗处理后，病损于 10 天左右可消退，可遗留色素沉着。如再用该过敏药物常于数分钟或数小时后在原处又出现病损。复发时其他部位亦可出现新的病损。口唇及口周皮肤是固定型药疹的好发部位。

重型的药物过敏常为急性发病，全身和皮肤损害重，应根据皮肤损害的程度做出相应诊断，如多形性红斑、中毒性表皮坏死松解症等。从广义的概念上来讲，多形性红斑的口腔损害一定程度上也可认为是过敏性口炎的表现。

2. 接触性口炎　本病在接触变应原后，经 2～3 天才出现口腔局部黏膜充血水肿，或形成红斑，重者发生水疱、糜烂或溃疡，甚至组织坏死。病变除在接触部位外，也可向邻近部位扩展。口腔科临床常见为修复材料引起的接触性口炎。

另一较常见情况为银汞合金或金属冠引发的过敏反应。临床可见银汞充填或金属冠的牙齿在相应部位的黏膜和牙龈上，黏膜发红，可伴有白色条纹状病变，患者有粗糙不适感、烧灼感或刺痛感，少见糜烂或溃疡，此称为苔藓样变或苔藓样反应（彩图 17-3，见书末彩插）。

口腔黏膜局部用抗生素软膏、止痛剂、含漱剂或化妆唇膏等亦有发生过敏反应者。在药物接触部位有瘙痒不适或烧灼刺痛，亦可出现肿胀、发红、渗出，甚至糜烂、出血，与药物性口炎的临床表现相似。

【诊断要点与鉴别诊断】

1. 诊断要点

（1）患者主诉发病时间与接触过敏原的时间和潜伏期吻合。

（2）询问病史可发现患者有用药史和过敏原的接触史。

（3）接触性口炎在口腔检查时，可发现发病部位与过敏原的接触部位相一致。

（4）药物性过敏性口炎起病急，损害面积广泛，大面积糜烂和假膜。接触性口炎起病缓慢，损害位于接触物处，但大于接触物。

2. 鉴别诊断　本病应与慢性光化性唇炎、盘状红斑狼疮性唇炎相鉴别。前者与日晒有关，好发于夏季，脱屑呈秕糠状。后者下唇好发，病损区可越过唇红缘到达皮肤，中心略凹陷呈盘状，病损周围可见放射状细白条纹。

【治疗原则及方案】

治疗的原则强调首先去除过敏原，治疗上以抗过敏、止痛、消炎、防止继发感染和促进愈合为目标,本病预后一般良好。

1．首先找出可疑致敏原,并立刻停用药物,同时停用与可疑致敏药物结构相似的药物;如因充填体或修复体造成的,应立即拆除。

2．给予抗组胺药,以抑制药理活性介质的释放,降低机体对组胺的反应,减少各种过敏症状。可选用氯雷他定、氯苯那敏、氯马斯汀、赛庚啶等。

3．10% 葡萄糖酸钙加维生素 C 做静脉滴注,可增加血管的致密性以减少渗出,改善水肿,减轻炎症反应。

4．肾上腺皮质激素治疗视病情轻重,轻者可给泼尼松每日 15～30mg 分 3 次口服,控制病情后逐渐减量。重症者可给氢化可的松 100～200mg、维生素 C 1～2g 加入 5%～10% 的葡萄糖 1 000～2 000mL 中静脉点滴,每日 1 次。用药 3～5 日病情改善后停用滴注,以适量泼尼松口服代替。

5．为了预防继发感染,必要时谨慎选用一种抗生素,但必须注意所选药物与致敏药物在结构上应不相似,以免引起交叉过敏反应。

6．口腔局部以对症治疗及预防继发感染为主。复方硼砂溶液等作唇部湿敷及含漱。局部病损处涂抹消炎、防腐、止痛药膏,如抗生素及氟氢松软膏、中药养阴生肌散等。皮肤病损可用 2% 硼酸钠或生理盐水洗涤后辅以消毒粉剂或炉甘石洗剂、氟氢可的松霜等,但需注意避免过多使用而形成药痂。

第三节　血管神经性水肿

【概述】

血管神经性水肿(angioneurotic edema)为一种局部急性反应型的黏膜皮肤水肿,又称巨型荨麻疹(urticaria giant)。其特点是突然发作的局限性水肿,消退较迅速。

血管神经性水肿为一种过敏性疾病,其发病机制属 I 型变态反应,其过敏原可能为食物、药物、花粉、尘虫螨、感染因子、情绪激动、寒冷刺激、昆虫叮咬等多种因素,亦有些与家族性的遗传有关,但在临床上部分患者可能不易找到确切的过敏原。有临床证据显示,服用血管紧张素转化酶抑制剂(angiotensin converting enzyme inhibitors,ACEI)治疗高血压的中老年患者,也容易出现血管神经性水肿。

其病理变化为深层结缔组织内可见毛细血管扩张充血,有少量炎症细胞浸润。

【临床表现】

为突然急速发病。病变好发部位为头面部疏松结缔组织处,如唇、舌、颊、眼睑、咽喉等,上唇较下唇好发,下眼睑较上眼睑好发,外阴部、胃肠道黏膜也能被侵犯,有时也发生于手、足部的背和侧面。开始患处有瘙痒、灼热痛,随之即发生肿胀。唇部发病者可见唇肥厚、翘突。如肿胀发生在舌或软腭,可引起口腔功能障碍(彩图 17-4,见书末彩插)。如肿胀发生在会厌处则影响呼吸而可窒息,如不立即施行气管切开,可致死亡。肿胀区界限不明显,按之较韧而有弹性,水肿可在十几分钟完成。肿胀部位可呈淡红色或无色泽改变。发生在口底时需要注意与舌下腺或下颌下腺囊肿的区别。肿胀可在数小时或 1～2 日内消退,不留痕迹,但可复发,一般全身反应不明显。

【诊断要点与鉴别诊断】

1. 诊断要点

（1）患者主诉病变在十几分钟或数十分钟内发生，可在数小时或 1～2 日消失，而不留痕迹。

（2）询问病史常有复发史，部分患者可追寻到过敏因素，更能明确诊断。老年患者或肥胖患者注意询问高血压史和用药史。

（3）检查时注意病变多为较局限的水肿，上皮完整但界限不清，按之韧而有弹性，好发部位为皮下结缔组织疏松处，如唇及眼睑最常见。在黏膜下者有时可见液体聚集形成囊性表现。

2. 鉴别诊断

（1）颌面部蜂窝织炎病因多为牙源性细菌感染，可找出病源牙。肿胀发生缓慢，病区红肿，触痛明显，肿胀不经治疗不会自行消退，全身反应较明显，血常规往往可显示白细胞计数增加，根据上述特点可与血管神经性水肿鉴别。

（2）口底的血管神经性水肿需要注意与下颌下腺和舌下腺囊肿相鉴别，后两者发病缓慢，常有一个较为长期的慢性过程，表现为反复发生的口底肿痛不适感，进食时症状加重，可伴有炎性甚至脓性分泌物。而血管神经性水肿为快速发生的过程，一般与进食无关，且无分泌物。

【治疗原则及方案】

首先要尽量寻找过敏原，并加以隔离。对使用 ACEI 的高血压患者，如存在多次反复发生血管神经性水肿的病史，应建议患者换用其他抗高血压药物。

症状轻者，可不予药物治疗，症状严重、体征广泛者，可予皮下注射 0.1% 肾上腺素 0.25～0.5mL，但要注意对有心血管系统疾病的患者慎用。其他药物的应用可根据情况参看药物过敏性口炎的治疗。

对伴有喉头水肿，呼吸困难的病例应密切观察病情的发展，如发生窒息应立即施行气管切开术以抢救生命。

 课堂互动

病例讨论

一位患者男性，72 岁，因今晨起床时，发现下唇及左侧口底有明显肿胀感，伴舌体轻度抬高，进食时略有影响，遂来医院就诊。追问病史，否认曾食用海鲜类食物或使用局部涂擦类药物，有高血压史 10 余年。

检查可见下唇明显肿胀增厚，表面平滑无渗出物；触诊质地软，有弹性，无凹陷性表现；左侧口底舌下肉阜区域见局部隆起增厚，似囊性，可见内含清亮液体，按压时无疼痛，无液体渗出物；未触及左颌下淋巴结肿大。

请对该病例的病情加以诊断和鉴别诊断，并提出诊断依据。

请为该病例设计系统治疗方案。

第四节 多形性红斑

【概述】

多形性红斑（erythema multiforme）是黏膜皮肤的一种急性渗出性炎症性疾病。发病急，具有自限性和复发性。黏膜和皮肤可以同时发病，或单独发病，病损表现为多种类型，如红斑、丘疹、疱疹、糜烂及结节等。故而得名多形性红斑。又因损害表面往往有大量的纤维素性渗出物，故又称多形渗出性红斑。

一般均认为发病是和过敏体质有关，也可能和食用异种蛋白如海鲜、服用高抗原性药物、病毒感染、体内慢性病灶和结缔组织疾病、甚至恶性肿瘤等因素有关，但临床上有些病例并不一定能找出明确的发病诱因或过敏原。

在镜下表现皮肤的表皮和真皮，黏膜的上皮及结缔组织均有细胞间及细胞内水肿，可形成上皮下疱，且有炎症细胞浸润。血管明显扩张，内皮细胞肿胀变性，有血管炎。血管周围有炎症细胞浸润，主要为淋巴细胞，有时可见渗出的红细胞。

【临床表现】

任何年龄均可发病，但以青壮年多见。起病急骤，病程 2～4 周，有自限性。常在春、秋季节发病和复发。

临床症状表现不一，可分为轻型和重型两种情况：

1. 轻型多形性红斑一般无全身症状，或仅有轻微全身不适。病损只限于黏膜和皮肤，无身体其他器官和系统的病变。

口腔黏膜病损分布广泛，可发生于唇、颊、舌、软腭等部位。黏膜大面积充血水肿和糜烂，有时可见红斑及水疱，糜烂表面有大量渗出物形成厚的假膜。有时渗出物很多，甚至形成胶冻状团块而影响张闭口。病损易出血，在唇部常形成较厚的黑紫色血痂（彩图 17-5，见书末彩插）。疼痛明显，影响进食。下颌下淋巴结肿大，有压痛。部分患者除口腔黏膜多形性红斑外尚可有其他黏膜如眼、鼻腔、肛门或外阴黏膜病变。

皮肤病损常对称散在分布，好发于头面部（眼眶下、耳后、头顶）、手背、手掌、足背及四肢伸侧，有时躯干亦可发生。常见病损为红斑、丘疹、水疱，典型的为同心圆样虹膜状红斑，中心有粟粒大小的水疱，又称靶形红斑（彩图 17-6，见书末彩插）。此种红斑多见于腕部、踝部及手背，开始时为淡红色，1～2 日后中心部位红色转暗，并发生水疱，边缘呈鲜红色环状，亦可出现丘疹，皮损有瘙痒感，无明显疼痛。

2. 重型多形性红斑常有严重的全身症状，如高热 39～40℃，全身无力，肌肉痛、关节痛、头痛、咳嗽等，有些病例有鼻炎、咽炎等。

皮肤病损除红斑外还出现大疱、丘疹、结节等，疱破后皮损形成大片糜烂面，如撕脱状，疼痛明显。

黏膜病损除口腔表现与轻型者相同外，眼睛、鼻腔、阴道、尿道及直肠等部位黏膜均可受累，发生糜烂及炎症。特别是眼睛的病变较严重，眼结膜毛细血管广泛充血发红，亦可出现小丘疹或疱疹，严重时可引起角膜溃疡、脉络膜炎等。个别病例处理不当可致失明。此种情况因身体各腔孔均受累则称为多腔孔糜烂性外胚叶病，亦即斯 - 约综合征（Steven-Johnson syndrome）。

本病有自限性。轻型者一般 2～3 周可以痊愈，但重型者或有继发感染时，病期可延长至 4～6 周。极少数病例甚至可迁延数月不愈，若治疗处理得当，一般预后良好，但痊愈后可复发。

【诊断要点与鉴别诊断】

1. 诊断要点

（1）询问病史时注意，该病为急性炎症，发病与季节有关，春、秋季常见，可有复发史。能询问出发病前的可疑用药史或进食某些特殊食物，接触某些环境刺激因素（如化工原料、油漆等）等诱发因素。

（2）检查发现口腔黏膜广泛地充血、发红、水肿，并有大面积糜烂，表面渗出多，形成厚的假膜，易出血，有剧烈疼痛。皮肤可见多样化病损，如红斑、丘疹、疱疹、斑疱疹，特别是虹膜状红斑有诊断意义。

（3）重型多形性红斑有明显的全身症状，除皮肤和口腔病损较重外，还有多窍性损害。

（4）病程短，发病有自限性和复发性。

（5）血常规无明显异常，可有嗜酸细胞增多。

2. 鉴别诊断

（1）本病多与寻常型天疱疮鉴别，特别是某些迁延不愈的患者。寻常型天疱疮临床表现为黏膜及皮肤渐进性地发生水疱，为慢性病程。一疱刚愈另一疱又起，发疱此起彼伏。无急性炎症反应。寻常型天疱疮有特征性的边缘扩展和尼氏征阳性表现，其病理表现为上皮内疱，有棘层松解现象。实验室检查中，直接免疫荧光法可特异性地诊断寻常型天疱疮，荧光抗体结合在上皮棘细胞的细胞膜上，表现为上皮棘层出现明亮的网状荧光带。

（2）疱疹性龈口炎：该病为病毒感染性疾病，也可快速发病，一般存在前驱期，表现为畏寒、高热等表现。患者可能因发热而服用解热镇痛药物，从而在病史上造成混淆。与多形性红斑相比，疱疹性龈口炎多累及附着龈、硬腭等高度角化的黏膜部位，低角化黏膜部位的症状反可不明显。该病在口内不易见到完整水疱，而可见小水疱融合破溃后形成的较大糜烂面。在唇红皮肤侧和唇周皮肤多可见明显的成簇的小水疱，局部融合成大疱，伴有渗出和痂皮。

【治疗原则及方案】

1. 详细询问患者全身健康状况，有无慢性病灶，全身系统疾病或过敏史。如发现可疑致敏物质，应立刻去除。

2. 如口腔内有根尖周炎、牙周炎或全身其他疾病时应进行治疗，以除去可能致病的诱发因素。

3. 药物治疗　可参见药物过敏性口炎。但应考虑患者身体正处于致敏阶段，致敏性往往增高，因此用药应慎重。凡不急需之药可暂时不用，以防接触新的过敏原而加重过敏反应。

4. 支持治疗　给予高营养、高蛋白食物、大量维生素等以利于病损愈合。

5. 重型患者应转皮肤科、内科诊治。

小　结

　　本章节重点讲解了口腔黏膜病中较为常见的四种变态反应性疾病,变态反应性疾病的四种类型,学习过程中应重点掌握变态反应分为四种类型的分类和四种疾病的临床表现及鉴别诊断。临床上尤为常见的为Ⅰ型速发型和Ⅳ型迟发型。药物过敏性口炎,属于Ⅰ型变态反应;接触过敏性口炎,属于Ⅳ型变态反应;血管神经性水肿属于Ⅰ型变态反应;多形性红斑是黏膜皮肤的一种急性渗出性炎症性疾病,常与过敏体质有关。变态反应性疾病的总体治疗原则是去除抗原或刺激因素、抗过敏、防止继发感染、止痛、促进愈合。

(尚　书　李安泽　姚　华　郑　沛　李晓军)

思考题

　　1. 简述四种类型的变态反应性疾病的机制。

　　2. 如何鉴别药物过敏性口炎和疱疹性龈口炎?

　　3. 简述接触过敏性口炎的常见病因和治疗措施。

　　4. 简述多形性红斑的分型和临床表现。

　　5. 如何鉴别多形性红斑和寻常性天疱疮?

　　6. 试述斯 - 约综合征。

第十八章 口腔黏膜大疱类疾病

 学习目标

1. 掌握：天疱疮、良性黏膜类天疱疮的病因、临床表现。
2. 熟悉：天疱疮、良性黏膜类天疱疮的诊断与鉴别诊断。
3. 了解：天疱疮、良性黏膜类天疱疮的治疗原则。

第一节 天 疱 疮

【概述】

天疱疮（pemphigus）是一种严重的、慢性皮肤黏膜的自身免疫性疾病，出现不易愈合的大疱性损害，其病因不明。临床上根据皮肤损害特点可以分为寻常型、增殖型、落叶型和红斑型四种类型，其中口腔黏膜损害以寻常型天疱疮最为多见，且出现损害最早，故口腔医师的早期诊断具有重要的意义。

天疱疮的病因不明，但多认为与自身免疫有关，采用直接免疫荧光研究在患者的皮肤和黏膜的损害部位发现了抗棘细胞层间黏合物质的自身抗体；发现抗棘细胞层间黏合物质抗体沉积的部位是相应的病理变化的主要部位；某些病毒、紫外线照射、某些药物可诱发该病。

【临床表现】

1. 寻常型天疱疮

（1）口腔：口腔是早期出现病损的部位。在起疱前，常先有口干、咽干或吞咽时感到刺痛，有1～2个或广泛发生的大小不等的水疱，疱壁薄而透明，水疱易破、出现不规则的糜烂面；破后留有残留的疱壁，并向四周退缩；若将疱壁撕去或提起时，常连同邻近外观正常的黏膜一并无痛性撕去一大片，并遗留下一鲜红的创面；这种现象被称为揭皮试验阳性。若在糜烂面的边缘处探针轻轻置入黏膜下方，可见探针无痛性伸入，这是棘层松解所致，对诊断有重要意义。口腔糜烂面长期存在而不易愈合，继发感染时糜烂加重，并引起疼痛（彩图18-1，见书末彩插）。

此型几乎全部有口腔病损，其发生在牙龈往往误诊断为剥脱性龈炎或坏死性溃疡性龈炎。损害可出现在软腭、硬腭、咽旁及其他易受摩擦的任何部位，如咽、翼下颌韧带等处，疱可先于皮肤或与皮肤同时发生。

（2）皮肤：易出现于前胸、躯干以及头皮、颈、腋窝、腹股沟等易受摩擦处。患病的早期，全身症状不明显，仅在前胸或躯干处有 1～2 个水疱，常不被注意。在正常皮肤上往往突然出现大小不等的水疱，疱不融合，疱壁薄而松弛，疱液清澈或微浊（为淡黄色的透明血清）。用手压疱顶，疱液向四周扩散；疱易破，破后露出红湿的糜烂面，感染后可化脓而形成脓血痂，有臭味，以后结痂，愈合并留下较深的色素，若疱不破，则可渐变为混浊后干瘪（彩图 18-2，见书末彩插）。

用手指轻推外表正常的皮肤或黏膜，即可迅速形成水疱，或使原有的水疱在皮肤上移动。在口腔内，用舌舐及黏膜，可使外观正常的黏膜表层脱落或撕去，这些现象称尼氏（Nikolsky）征阳性。尼氏征阳性常出现于急性期的寻常型和落叶型天疱疮，是比较有诊断价值的检查方法。但需注意的是，在急性期的类天疱疮和大疱型多形性红斑，有时可出现此征。

皮肤损害的自觉症状为轻度瘙痒，糜烂时则有疼痛，病程中可出现发热、无力、食欲缺乏等全身症状；随着病情的发展，体温升高，并可不断地出现新的水疱，由于大量失水，电解质和蛋白质从疱液中消耗，患者出现恶病质，常并发感染，若反复发作，不能及时有力控制病情，可因感染而死亡。

（3）其他部位黏膜：除口腔外，鼻腔、眼、外生殖器、肛门等处黏膜均可发生与口腔黏膜相同的病损，往往不易恢复正常。

2.增殖型天疱疮　该型的口腔损害与寻常型相同，只是在唇红缘常有显著的增殖。

3.落叶型天疱疮　该型口腔黏膜完全正常或微有红肿，若有糜烂也是表浅的并不严重。皮肤上水疱破溃后形成广泛性剥脱性皮炎。

4.红斑型天疱疮　该型口腔黏膜损害极少见，主要累及皮肤，损害特点是红斑基础上的鳞屑并结痂。

【诊断要点与鉴别诊断】

1.诊断方法及要点

（1）口腔黏膜长期表现为起疱、上皮剥脱或不规则糜烂。

（2）尼氏征或揭皮试验阳性。

（3）细胞学检查见天疱疮细胞或棘层松解变性的棘细胞。

（4）组织病理见上皮内疱形成。

（5）直接免疫荧光法病理检查见棘细胞层间的 IgG 抗体网状沉积

2.鉴别诊断　天疱疮应与多形性红斑相鉴别（表 18-1）。

表 18-1　天疱疮与多形性红斑的鉴别要点

	天疱疮	多形性红斑
病因	多认为与自身免疫有关	急性炎症性疾病
病理	上皮内疱	上皮下疱
口内黏膜	1～2 个或广泛发生的大小不等的水疱，揭皮试验阳性	大小不等的红斑、糜烂，其上覆以灰黄色假膜，揭皮试验阴性
皮肤	在貌似正常的皮肤上起疱，尼氏征阳性	靶形红斑，尼氏征阴性

【治疗原则及方案】

1. 治疗原则　控制新发病损,促进愈合,防止继发病变。

2. 治疗方案

(1)肾上腺糖皮质激素为治疗该病的首选药物,根据用药的过程,可动态地分为起始、控制、减量、维持四个阶段。在起始及控制阶段强调"量大、从速";在减量与维持阶段则侧重"渐进、忌躁"。泼尼松的起始量国外学者建议为120～180mg/d;而国内学者推荐为60～100mg/d,或1～2mg/(kg·d),具体用量可视病情而调整,但切忌由低量再递加。起始量用至无新的损害出现1～2周即病情控制后可递减,每次递减5mg或减原量的10%较为稳妥,1～2周减一次,至泼尼松剂量低于30mg/d后减量更应慎重,减量时间也可适当延长,直到每日5～15mg为维持量。长期大剂量应用糖皮质激素,要注意各种不良反应。常见的有消化道溃疡、糖尿病、骨质疏松、低钾血症、各种感染和中枢神经系统的毒性等,应注意观察并做有关方面的实验室检查,并适时加以辅助治疗。

对于病情较轻者,肾上腺糖皮质激素的用量相对减少。

对于严重天疱疮患者,可以选用冲击疗法,以加快显效时间,降低副作用。为降低副作用,有利垂体和肾上腺皮质功能的恢复,还可选用间歇给药法。即大剂量给肾上腺糖皮质激素至病情稳定(约需10周),逐渐减量至泼尼松30mg/d,采用隔日给药或用药3天、停药4天的方法治疗。

(2)支持疗法:大疱和大面积的糜烂可使血清蛋白及其他营养物质大量丢失,故应给予高蛋白、高维生素饮食,进食困难者可由静脉补充,全身衰竭者须少量多次输血。要有充足的睡眠和精神情绪的愉快,预防感冒和继发感染。

(3)免疫抑制剂:环磷酰胺、硫唑嘌呤或甲氨蝶呤和泼尼松等肾上腺糖皮质激素联合治疗,以达到减少后者的用量和帮助减量从而降低副作用目的。

(4)抗生素:长期应用糖皮质激素时应注意加用抗生素以防止继发感染。在糖皮质激素与抗生素合用时要防止真菌感染。

(5)局部用药:一定疗效,尤其对减少糖皮质激素的副作用是有益的。

第二节　良性黏膜类天疱疮

【概述】

良性黏膜类天疱疮(benign mucous membrane pemphigoid)又称瘢痕性类天疱疮(cicatrical pemphigoid),是类天疱疮中较常见的一型。以水疱为主要表现,好发于口腔、眼结膜等体窍黏膜,故称黏膜类天疱疮。该病病程缓慢,平均3～5年,有的可迁延一生,严重的眼部损害可影响视力,甚至造成失明。

患病率女性是男性的2倍,中年或中年以上较多见,死亡者少见。本病一般认为是属自身免疫性疾病,用直接免疫荧光法检查患者的组织,20%～40%可见抗基底膜区抗体呈线状沉积(常为IgG、C3)。

【临床表现】

1. 口腔　任何部位均可发生,其90%出现于牙龈,30%以上出现在硬腭,25%出现颊部的损害。牙龈是最早出现体征的部位,也是最常见出现损害的部位。最典型的是剥脱性龈炎样的损害。损害的早期在龈缘及近附着龈有弥散性红斑，其上常见有直径 2~6mm 的疱，疱液清亮或为血疱，疱膜较厚，破后可见白色或灰白色疱膜，膜去除后为一光滑的红色溃疡面，尼氏征阴性，虽疱膜较厚但在口腔环境中仍然容易破裂，故水疱不常见到。

若损害发生在悬雍垂、软腭、扁桃体、舌腭弓和咽腭弓等处，常出现咽喉疼痛、吞咽困难，愈合后出现瘢痕，则容易与邻近组织黏连，以致畸形。发生在口角区则因瘢痕黏连而致张口受限或小口畸形，瘢痕性类天疱疮因而得名。

2. 眼　50%~85% 的瘢痕性类天疱疮患者出现眼部损害，单纯性的眼部损害被称为眼天疱疮（ocular pemphigus）。眼部早期损害呈持续性的单纯性结膜炎，但少见。局部痒感、剧痛，反复发作后睑、球结膜间有少许纤维附着，往往相互粘连，此称睑 - 球粘连，以致睑内翻、倒睫及角膜受损，角膜瘢痕可使视力丧失。

3. 其他黏膜　如咽、气管、尿道、阴部和肛门等处偶有受累。

【诊断要点与鉴别诊断】

1. 诊断方法及要点

（1）检查可见：多窍性黏膜损害，口腔多见，临床检查出现牙龈呈剥脱状或红斑时，尼氏征阴性，常出现瘢痕粘连，尤其是睑 - 球黏连均有助于诊断。

（2）常规组织病理学检查，表现为上皮下疱，无棘层松解。

（3）免疫学检查亦可提供参考。免疫荧光直接法（DIF）在新鲜的黏膜标本上，基底膜区有一连续的细长抗体荧光带。主要是 IgG 及 C3，偶有 IgA、IgM。

2. 鉴别诊断

（1）与寻常型天疱疮的鉴别（表 18-2）。

表 18-2　良性黏膜类天疱疮与寻常型天疱疮的鉴别要点

鉴别要点	良性黏膜类天疱疮	天疱疮
患病年龄	60~70 岁（老年人多见）	40~70 岁（青壮年、中年人多见）
性别	女性多	无明显倾向或女性较多
患病部位	皮肤少见，多见于眼、鼻、咽、外生殖器等处，口腔内多为剥脱性龈炎	皮损可见于皮肤的任何部位，但先躯干后四肢；口腔黏膜任何部位均可累及
皮肤损害	外观正常或红斑皮肤上发生的张力性大疱，尼氏征阴性	正常皮肤上发生的松弛性大疱，壁薄，尼氏征阳性
组织病理	无棘层松解，上皮下疱形成	棘层松解及上皮内疱
免疫病理	DIF 30% 可见 IgG 和 C3 沿基底细胞膜带呈线状沉积，IIF 有抗基底膜带抗体，滴度低	DIF 抗棘细胞间黏合物质抗体（IgG）在上皮细胞间沉积，IIF 血清中可查见抗棘细胞层抗体
病程预后	慢性迁延，缓解不明显，眼部形成瘢痕，可致失明	经疗程足够的有效治疗可能痊愈，否则可能致死

（2）多形性红斑：多形渗出性红斑为急性炎症性病损，有时也可起疱，疱破后糜烂，且以唇部表现最突出。皮肤多表现为虹膜状红斑，多见于四肢。

【治疗原则及方案】

1. 治疗原则　控制新发病损，防止继发病变。

2. 治疗方案

（1）局部用药：以糖皮质激素制剂的溶液滴眼以防止纤维性粘连。口腔因剧痛而妨碍进食时，应用止痛、消炎为主的含漱剂。

该病宜局部用药，或病变区用糖皮质激素注射，一般每周 1 次为宜，因为该病迁延，若反复、长期注射，易引起组织萎缩。

（2）全身用药：病情严重者，考虑全身用糖皮质激素，但效果往往不明显。有报道用红霉素可以作为辅助的药物。此外，氨苯砜与磺胺吡啶合用、四环素与烟酰胺合用治疗该病有成功的报道。

 小　结

　　本章节内容为口腔黏膜大疱类疾病，涉及天疱疮和良性黏膜类天疱疮，这两类疾病多认为与自身免疫有关。天疱疮是一种慢性皮肤 - 黏膜大疱性疾病，损害不易愈合，多发于中老年人。属于自身免疫性疾病。根据皮肤损害特点可分为寻常型、增殖型、落叶型、红斑型等四种类型。良性黏膜类天疱疮预后较好。本章重点在于对临床表现的掌握。

（陈　钟　李安泽　姚　华　郑　沛　李晓军）

思考题

1. 简述天疱疮的病因和临床表现。
2. 简述良性黏膜类天疱疮的病因和临床表现。
3. 简述天疱疮和多形性红斑的鉴别诊断。
4. 简述天疱疮的四种分型。
5. 简述天疱疮和类天疱疮的鉴别诊断。

第十九章 唇舌部疾病

学习目标

1. 掌握：各类唇炎、口角炎、舌乳头炎、游走性舌炎、正中菱形舌、沟纹舌及毛舌的临床表现、诊断要点及治疗原则；灼口综合征的临床表现及诊断。

2. 熟悉：各类唇炎、舌部疾病的鉴别诊断及局部处理；灼口综合征的病因与治疗原则。

3. 了解：各类唇炎、舌部疾病的病因及病理。

第一节 唇 炎

唇炎（cheilitis）是发生于唇部的炎症性疾病的总称，是一种以口唇干燥、皲裂、脱屑为主要临床表现的黏膜病。其临床表现多种多样，除了某些全身性疾病和其他口腔黏膜病在唇部的表现外，唇炎是特发于唇部疾病中发病率最高的疾病。目前对唇炎的分类尚不统一，根据病程分急性唇炎和慢性唇炎；根据临床症状和特征分为糜烂性唇炎、湿疹性唇炎和脱屑性唇炎；根据病因病理分为慢性非特异性唇炎、腺性唇炎、肉芽肿性唇炎、良性淋巴增生性唇炎和光化性唇炎等。

一、慢性非特异性唇炎

【概述】

慢性非特异性唇炎又称慢性唇炎（chronic cheilitis）是不能归入后述各种有特殊病理变化或病因的唇炎，病程迁延，反复发作。该病病因不明，可能与温度、化学、机械性因素有关，例如，天气干燥、烟酒和烫食刺激、唇部化妆品、不良舔唇咬唇习惯等。也可能与精神因素有关，例如长期抑郁、烦躁、愤怒及多虑等。其病理变化主要为非特异性炎症表现：黏膜上皮角化不全或过角化，上皮层内细胞水肿，固有层淋巴细胞、浆细胞等浸润，血管扩张充血。

【临床表现】

1. 干裂性唇炎 多发生在寒冷季节，上、下唇可同时患病，往往以唇中部的唇红部易患。唇部轻度肿胀，黏膜干燥、皱缩，上、下唇正中处可同时形成2～3条皲裂，有的皲裂深达黏膜下层而导致出血,结血痂,有时可有白色的薄痂,强行撕去易出血。

患者感局部干燥、紧缩感。皲裂较深时,可感觉灼痛,因干裂不适患者反复用舌舔唇,以缓解不适。

2. 脱屑性唇炎(cheilitis exfoliativa)　易发生在夏秋季节更替之时,青少年女性多见,下唇较常见,上唇也可受累,可波及整个唇部。损害表面干燥结痂,形成鳞屑,剥脱后露出红而发亮的基底面,之后又重新形成新的鳞屑,反复剥脱(彩图19-1,见书末彩插)。

病变初期患者无明显不适,只是由于经常撕去痂皮,或用牙齿咬掉,脱屑处有烧灼痛或刺激痛。

3. 糜烂性唇炎(erosive cheilitis)　这种唇炎不同于其他唇炎或其他黏膜病在唇部形成的糜烂,此种糜烂性唇炎损害范围较小。有些是因干裂性唇炎或剥脱性唇炎未得到及时治疗,患者形成了舔唇、咬唇、撕痂习惯后而继发的,也有部分病例是疱疹或局部外伤而使患者形成了舔唇、咬唇习惯所致。还有少数患者一到冬天就发生唇部糜烂。下唇多见,唇部轻度肿胀,糜烂可发生在唇红、唇吻部,周围无白色条纹,瘙痒和疼痛均不明显,有炎性渗出物形成脓性或脓血性痂皮。伴有下颌下淋巴结肿大。

4. 湿疹性唇炎　此病多发生于儿童,青壮年亦可发病,往往发生在季节更替或寒冷季节,由于患者感唇部干燥,经常舔唇,导致上、下唇红黏膜发白,略显潮红,轻度肿大,黏膜表面皱缩。唇红周围的皮肤呈暗红色,色素沉着,有细小的皲裂,好像唇周长了一圈胡须,俗称"洋胡子",皮肤侧瘙痒感明显。

【诊断要点与鉴别诊断】

1. 诊断要点

(1) 具有明显的发病季节、常有不良嗜好和病程反复等特点。

(2) 典型的临床表现:如唇红反复干燥、脱屑、痛胀痒、渗出结痂等体征。

2. 鉴别诊断

(1) 干燥综合征:也可出现唇红干燥、皲裂及不同程度的脱屑,但有口干、眼干、合并结缔组织病等典型症状。

(2) 慢性光化性唇炎:好发于日照强烈的季节,与暴晒程度有关,脱屑呈秕糠状,痒感不明显。

(3) 念珠菌感染性口炎:有时表现为唇部干燥脱屑,但常伴有念珠菌口炎和口角炎,实验室检查可发现白念珠菌。

【治疗原则及方案】

1. 避免刺激因素是首要的治疗措施,纠正不良习惯,如舔唇、咬唇、撕痂等。

2. 湿敷　对于结痂较多和糜烂者可用1/1 000雷弗奴尔或其他抗菌的药水湿敷,然后涂擦抗生素类软膏或皮质激素类软膏,复方康纳乐霜可供选用。

3. 有时用抗过敏类药物可取得一定疗效。

4. 对于糜烂和湿疹型,可每天使用10～15mg泼尼松口服,1周左右减量,逐渐停药。

二、腺性唇炎

【概述】

腺性唇炎(cheilitis glandularis)是以唇腺增生肥大、下唇肿胀为特征,上唇或上下唇同时发病的较少见。病损主要累及唇口缘及唇部内侧的小唾液腺，是唇炎中较少见的一种类型。该病病因尚不明了，先天性因素可能与常染色体显性遗传有关。后天因素可能与牙源性病灶、吸烟、化妆品、含漱品或情绪变化等有关。其病理变化表现各异，单纯性腺性唇炎镜下见腺体明显增生，导管扩张，呈低度炎症性变化；化脓性腺性唇炎镜下可见非特异性炎症，有明显的局限性炎症细胞浸润，且有部分纤维化。

【临床表现】

多发于中年，男多于女，一般分为两型。

1. 单纯型腺性唇炎　是腺性唇炎中最常见的一种类型。表现为唇部浸润肥厚，有明显的肿胀感，并可扪及大小不等的颗粒状小结节，为肿大的唇腺。唇部黏膜面有针头大深红色颗粒状突起，此为小唾液腺导管口，挤压时可溢出透明黏液，呈露水珠状。

2. 化脓型腺性唇炎　分为浅表和深在两种，浅表型是由单纯性腺性唇炎合并葡萄球菌感染所致，唇部有浅表溃疡、结痂，痂皮下聚集脓性分泌物，去痂后露出红色潮湿基底部，挤压可见腺口处排出脓性液体。在慢性缓解期，唇黏膜市区正常红润，呈白斑样变化。深在型是由单纯型或浅表型反复脓肿引起深部感染而致，深部黏液腺化脓并发生瘘管，长期不愈可发生癌变，是严重的腺性唇炎。唇红表面糜烂、结痂以致形成瘢痕，呈慢性病程，此起彼伏，逐渐成为巨唇。

【诊断要点与鉴别诊断】

1. 诊断要点

（1）唇肿大，以下唇多见，明显肿胀感。

（2）唇部黏膜面可见针头大小紫红色中央凹陷的导管开口，扪及大小不等的颗粒状小结节，扪压下唇时可见一颗颗的露珠状或脓性分泌物。

（3）化脓性腺性唇炎可见表浅溃疡及痂皮，唇部慢性肥厚增大及深部脓肿、瘘管形成及瘢痕。

2. 鉴别诊断　本病应与肉芽肿性唇炎相鉴别。肉芽肿性唇炎也可出现唇部肿胀、颗粒状结节。但该病发病多位于上唇，唇明显肿大外翻，表面有纵横沟裂，呈瓦楞状，扪压无黏液流出。

【治疗原则及方案】

1. 要注意去除局部刺激因素。如洁牙、治疗患牙等。

2. 局部注射泼尼松龙混悬液、曲安奈德注射液等皮质激素制剂。

3. 放射治疗，如用放射性核素 ^{32}P 贴敷。

4. 内服可用 10% 碘化钾溶液，每次 10mL，每日 2 次。应注意碘过敏者禁用。

5. 对化脓性损害可以给大量的抗生素治疗，如青霉素类、头孢菌素类等，同时口服激素。

三、肉芽肿性唇炎

【概述】

肉芽肿性唇炎（granulomatosa cheilitis）又称米舍尔肉芽肿性唇炎，以唇肥厚肿胀为其特征。上、下唇可同时患病，以上唇多见。病因不明。可能与牙源性病灶、变态反应有关。目前一般认为该病与链球菌、分歧杆菌、单纯疱疹病毒等细菌或病毒感染、遗传因素等有关。其病理变化以非干酪化类上皮细胞肉芽肿为特征。

【临床表现】

该病多见于 20～40 岁,男女均可发病,主要表现为上、下唇肿胀,但以上唇多见,唇部肿胀发展较快,但病程缓慢持久呈反复及进行性病程,自一侧口角至另一侧口角呈弥散肿胀,肥厚结实而有弹性,状似"褥垫"。压诊时无疼痛,亦无水肿性凹陷,厚胀感为主要自觉症状。早期的肉芽肿性唇炎呈淡红色,唇黏膜色泽正常,唇红常伴有纵行沟裂 2～6条,左右对称呈瓦楞状,且在较深的沟裂中可见渗出液并形成薄痂。治疗后容易消退,但不久复发,多次复发后便不能恢复正常,终至发展为不同程度的巨唇。对于肉芽肿性唇炎的病例,应同时观察舌有无沟裂,面神经有无瘫痪,如三者均有,便称为梅 - 罗(Melkerson-Rosenthal)综合征;若有其中两个症状者称梅 - 罗综合征不全型。

【诊断要点与鉴别诊断】

1. 诊断要点

(1)发病隐匿,进程缓慢,无唇部创伤感染史。

(2)口唇弥漫性反复肿胀,肿胀病损不能恢复,唇红常伴有纵行沟裂左右对称呈瓦楞状。

(3)扣诊唇部肥厚结实而有弹性,状似"褥垫",无疼痛。

(4)组织病理学检查以非干酪化类上皮细胞肉芽肿为特征。

2. 鉴别诊断 本病应与血管神经性水肿相鉴别。血管神经性水肿是一种急性、暂时性、局限性无痛的皮下或黏膜下水肿,也是一种特殊类型的荨麻疹,能突然起病,但也比较容易消散而痊愈。好发于唇部,唇部肿胀,无指压性凹陷,淡红色、无压痛。亦可累及胃肠道及咽喉部黏膜。

【治疗原则及方案】

以皮质激素类药物为主,辅助抗炎、抗过敏类药物,恢复唇部外形。

1. 皮质激素治疗 口服皮质激素如泼尼松,可有较好的疗效,局部注射泼尼松龙混悬液、醋酸氢化可的松或曲安奈德,效果明显,但是停药后常复发。建议局部封闭取得疗效后,要口服泼尼松 10mg 半个月左右,巩固疗效后逐渐减量。

2. 抗感染治疗 氯法齐明 100mg,每日一次口服,10 天后减量为每周 100～200mg,持续 2 个月后停药;甲硝唑 200～400mg,每日 3 次口服,连服 5～7 天。

3. 抗过敏治疗 常用药物有特非那定、氯苯那敏及氯雷他定等。

4. 手术治疗 反复发作形成巨唇者,可以手术切除,使唇部尽可能恢复正常形态。

 知识拓展

梅 - 罗综合征

梅 - 罗综合征的定义:指以复发性口面部肿胀、复发性面瘫以及裂舌为临床特征的口腔黏膜病。肉芽肿性唇炎是梅 - 罗综合征的临床表现之一。

梅 - 罗综合征(Melkersson-Rosenthal syndrome MRS)因最早由瑞士 Melkersson(1928 年)和德国 Rosenthal(1931 年)报告而命名。患者多在青年时发病,男女比例接近或男性稍多。复发性口面部肿胀为最常见的临床表现,可表现为唇、颊、牙龈、舌、鼻部、眼睑等部位的肿胀,但以唇肿为主,且上下唇均可受累。复发性周围性面瘫以突然发病为特征，面瘫通常为单侧的，也可双侧受累，可自发地消失，有间歇性，继而成永久性。裂舌只在部分患者中出现，表现为舌背面出现深沟，沿主线向周围任何方向放射性排列。舌体可肿大，可由深沟中的细菌、真菌引发的慢性感染引起，舌部可出现味觉异常或味觉减退。三联症可能同时发生或数月至数年中先后发生。该病面瘫应与贝尔面瘫鉴别，舌裂应与沟纹舌鉴别，唇部肿胀应与慢性糜烂性唇炎、腺性唇炎等其他唇部疾病相鉴别。

四、良性淋巴组织增生性唇炎

【概述】

良性淋巴组织增生性唇炎（cheilitis of benign lymphadenosis）又称为淋巴滤泡性唇炎，是多见于下唇的良性黏膜淋巴组织增生病。该病病因不明，可能为胚胎发育过程中残留的原始淋巴组织在光辐射下引起增生有关。其病理变化可分为滤泡型和弥漫型，滤泡型在结缔组织中有特征性的淋巴滤泡样结构，滤泡中央为组织细胞；弥漫型则淋巴滤泡不明显，可见大量淋巴细胞呈灶性聚集。

【临床表现】

本病多见于青壮年女性，可发生在唇、颊及腭部黏膜，多见于下唇唇红部。以淡黄色痂皮覆盖，局限性肿胀，周围无明显充血现象，局部有阵发性剧烈瘙痒感为特征。流出淡黄色液体后约 2～3 分钟，瘙痒才能暂时缓解，每天可发作 1～2 次，发作时间比较固定。反复发作可造成下唇唇红部组织增生。

【诊断要点与鉴别诊断】

1. 诊断要点

（1）好发于青壮年，以下唇常见。

（2）反复发作的剧烈瘙痒，淡黄色黏液流出，糜烂或结痂的唇部局限性损害特征。

（3）病理组织检查可见到淋巴滤泡样结构。

2. 鉴别诊断

（1）慢性糜烂性唇炎：慢性糜烂性唇炎虽发生糜烂，但表浅，微痒或不痒。

（2）唇部糜烂型扁平苔藓：糜烂型扁平苔藓周围非糜烂区有白色网纹，易出血，不痒。

（3）盘状红斑狼疮：盘状红斑狼疮糜烂的黏膜侧有栅栏状白色细纹，皮肤侧有黑色围线。

【治疗原则及方案】

1. 避免日光暴晒。

2. 本病对放疗敏感，可用放射性核素 ^{32}P 贴敷治疗。

3. 0.1% 依沙吖啶溶液湿敷。

4. 局部用肾上腺糖皮质激素封闭有一定疗效。

五、光化性唇炎

【概述】

光化性唇炎（actinic cheilitis）又称日光性唇炎（solar cheilitis），是由于反复持久的日光暴晒,尤其是夏日,引起唇部的糜烂、结痂等损害,分急性和慢性两种。该病病因为少数人对日光具有特异的敏感性,称为光敏感。光敏感的发生,可能有如下因素:①摄入含卟啉多的蔬菜(菠菜、油菜等),以及药物如磺胺、氯丙嗪、异烟肼等,中药有当归、补骨脂等可使卟啉代谢紊乱,经日光暴晒后,对光敏感而诱发损害。②对光敏感也可能与肝病有关,肝病引起卟啉代谢障碍,而卟啉对紫外线具高度敏感性。③有些患者有家族史。其病理改变为急性者表现为细胞内与细胞间水肿和水疱形成;慢性损害可见角化不全,棘层肥厚,萎缩少见,基底细胞空泡变性。突出的表现是胶原纤维嗜碱性变,在地衣红染色下,呈弹力纤维状结构,故称日光变性(solar degeneration)。

【临床表现】

该病有明显的季节性,往往春末发病,夏季加重,秋季减轻或消退。多见于农民、渔民及户外工作者。以50岁以上男性多发。临床上分急性和慢性两种。

1. 急性光化性唇炎(acute actinic cheilitis)　此型起病急,发作前常有暴晒史。以水肿、水疱、糜烂、结痂和剧烈瘙痒为主要临床特征。往往累及整个下唇,偶见上唇,严重者影响说话和进食,如继发感染可出现脓性分泌物,结成脓痂,疼痛加重,较深的病损愈后留有瘢痕。一般全身症状较轻,2～4周内可自愈,也可转成亚急性和慢性。

2. 慢性光化性唇炎(chronic actinic cheilitis)　又称脱屑性唇炎。发病者常为海员、农民、电焊工人及长期野外工作者。隐匿发病或由急性演变而来。常常是反复持久的日光照射后的结果。以黏膜增厚、干燥、秕糠样白色鳞屑为主要临床特征。

慢性光化性唇炎长期不愈者,易演变成鳞癌,因而该病被视为癌前状态。

【诊断要点与鉴别诊断】

1. 诊断要点

(1)具有明显的季节性、职业性特点。

(2)以下唇常见,急性型有日光暴晒史,唇部肿胀、水疱、糜烂、脓血、痂皮等,下唇损害较重。慢性型主要为此起彼伏的秕糠状、潮湿性、油腻性鳞屑,有反复日光照射史。

2. 鉴别诊断

(1)口唇单纯疱疹:急性型应与唇疱疹鉴别,后者常有病毒感染史,水疱成簇、易破,有自愈倾向。

(2)慢性脱屑性唇炎:慢性型应与慢性脱屑性唇炎鉴别,后者主要为痂皮,白色而菲薄,强行撕去痂皮,可出血,有灼痛或刺激痛。

【治疗原则及方案】

1. 避免日光直接照射,停用可疑的唇膏及某些致敏性药物与食物。

2. 患部涂擦防光剂,如5%奎宁霜涂擦、5%二氧化钛软膏或0.1%依沙吖啶湿敷。

3. 轻型者不必剥除痂皮及鳞屑,可外涂蜂蜜、甘油、凡士林等。也可涂擦类固醇皮质激素软膏。

4. 全身治疗　可口服硫酸羟氯喹,每日0.1～0.2g,每日2次。

5. 手术治疗　对怀疑癌变或已经癌变患者应及时手术切除。

第二节　口　角　炎

口角炎（angular cheilitis）是发生于两侧上下唇联合处口角区的炎症总称，以皲裂和糜烂为主要症状，故又称口角糜烂。根据发病原因可分为营养不良性口角炎、感染性口角炎、创伤性口角炎、接触性口角炎。

一、营养不良性口角炎

【概述】

营养不良性口角炎是由营养不良或维生素缺乏引起，或由糖尿病、贫血、免疫功能异常等全身因素引起。尤其是维生素 B_2（核黄素）缺乏，可造成体内生物氧化过程不正常或脂肪、蛋白代谢障碍而发生口角炎、口腔溃疡。长期缺乏时可发生以口角炎、眼部球结膜炎、阴囊对称性红斑为特征的综合征。

【临床表现】

可单侧或双侧同时发病，其临床上表现为上下唇联合处水平状浅表皲裂，由黏膜连至皮肤，裂口大小、深浅、长短不等，多数为单条，亦可有 2 条或 2 条以上。皲裂区可有渗出液和渗血，结有黄色痂皮或血痂。两侧口角往往同时受累。口角区皮肤因沿口角溢出的唾液浸渍而发白，有时伴糜烂。无继发感染时疼痛不明显。但张口稍大时皲裂处受到牵拉扩张而疼痛加重。核黄素缺乏引起的口角炎尚可伴发唇炎和内外眦、鼻翼、鼻唇沟等处的脂溢性皮炎等。

【诊断要点与鉴别诊断】

1. 诊断要点

（1）有营养不良、维生素缺乏等诱因。

（2）典型的临床表现：单侧或双侧口角区水平状浅表皲裂等非特异性炎症表现。

（3）实验室检查：维生素水平明显降低。

2. 鉴别诊断

本病应与真菌性口炎相鉴别。

【治疗原则及方案】

1. 局部治疗　0.1% 依沙吖啶溶液或 0.2% 的氯己定溶液湿敷，也可用维生素软膏涂擦。

2. 全身治疗　补充 B 族维生素、维生素 B_2 和叶酸等。

二、感染性口角炎

【概述】

感染性口角炎是由细菌、病毒、真菌等病原微生物引起。白念珠菌、链球菌和金黄色葡萄球菌是最常见的感染病原微生物。例如：老年无牙，因间距离过短而造成口角区皱褶加深，唾液集中并浸渍口角，白念珠菌感染；疱疹病毒感染引起口角区的疱疹伴发口角炎；其他如梅毒感染、艾滋病等性病也可有口角炎表现。

【临床表现】

可单侧或双侧同时发病。临床上分急性和慢性两种。急性型多为疱疹性口角炎，有急性发病特征，常见口角区充血、红肿、有血性或脓性分泌物渗出、层层叠起呈污秽状的血痂或脓痂，疼痛明显，有自限性，1～2周自愈。慢性型多为真菌性口角炎，多呈慢性发病，局部皮肤黏膜稍增厚，呈湿白色，伴细小横纹或放射状裂纹，疼痛不明显。

【诊断要点与鉴别诊断】

1. 诊断要点

（1）发病部位累及单侧或双侧口角。

（2）急慢性发病特征：急性型常见口角区充血、红肿、有血性或脓性分泌物渗出、层层叠起呈污秽状的血痂或脓痂，疼痛明显；慢性型常见局部皮肤黏膜稍增厚，呈湿白色，伴细小横纹或放射状裂纹，疼痛不明显。

（3）细菌培养：检测到相应的细菌和真菌。

2. 鉴别诊断　本病应与义齿性口炎、营养不良性口角炎相鉴别。

【治疗原则及方案】

按照病因不同给予不同治疗。疱疹性口角炎必须要抗病毒治疗。真菌性口角炎要抗真菌治疗。具体用药可参照前面的单纯疱疹和念珠菌口炎的治疗。

第三节　舌　部　疾　病

舌部疾病是单独发生在舌部的几种以炎症损害为主的疾病，常见舌乳头炎、地图舌、正中菱形舌炎、沟纹舌、毛舌及灼口综合征等。

一、舌乳头炎

【概述】

舌乳头炎（lingual papillitis）包括丝状乳头炎、菌状乳头炎、轮廓乳头炎、叶状乳头炎四种。除丝状乳头炎以萎缩性损害为主外，其他乳头炎均以充血、红肿、疼痛为主。

其病因以全身因素多见，包括营养不良、贫血、血液性疾病、真菌感染、滥用抗生素、内分泌失调、维生素缺乏等。局部因素有牙尖过锐、牙石、不良修复体、进食辛辣或过烫食物等创伤刺激及咽部感染（叶状乳头炎）。

【临床表现】

1. 丝状乳头炎　主要表现为萎缩性舌炎，即丝状乳头变薄或脱落，舌背呈火红色，有浅沟裂隙（彩图19-2，见书末彩插）。

2. 菌状乳头炎　菌状乳头数目较少，色红，分布于舌前部和舌尖部。炎症时乳头肿胀、充血、灼热、疼痛不适感，肿胀的乳头凸起明显。

3. 轮廓乳头炎　轮廓乳头位于舌后1/3处，一般为7～9个，呈"人"字形排列，其侧壁上皮内含味蕾。炎症时乳头肿大凸起，轮廓清晰，发红。疼痛感不明显，少数患者有味觉迟钝。也有患者无意间发现而感到恐惧。

4. 叶状乳头炎　叶状乳头位于舌缘后部，靠近咽部，为5～8条上下并列皱襞，富于淋巴样组织。炎症时乳头红肿，乳头间皱褶更显凹陷，患者常有明显的刺激痛或不适感，担心其会发展为肿瘤，是引起患者恐惧的主要原因。

【诊断要点与鉴别诊断】

1. 诊断要点　丝状乳头炎萎缩为主时可诊断为萎缩性舌炎。其他各种舌炎均以其特殊位置和乳头红肿明确诊断,常可发现与其相对应的过锐牙尖、不良修复体等刺激因素存在。患者常有患癌症的疑虑,因而频频伸舌自检。

2. 鉴别诊断 叶状乳头炎、轮廓乳头炎应与肿瘤鉴别。后者有癌前病变或长期慢性不良刺激史,常伴发溃疡,触诊局部有浸润发硬,且经久不愈,病理切片有典型的肿瘤表现。

【治疗原则及方案】

有贫血、维生素缺乏等明确病因者应给予纠正贫血、补充维生素等全身治疗。局部可用抗菌含漱液。去除不良的局部刺激因素。炎症明显时可给予抗生素内服。炎症或局部溃疡长久不愈时,应取活检排除癌症。

二、地图舌

【概述】

地图舌(geographic glossitis)是一种浅表性非感染性的舌部炎症,常昼夜改变形态和位置,形似地图。因病损形态和位置迁移不定,又称为游走性舌炎。儿童多见,尤以 6 个月~3 岁多见,也可发生于中青年,成人中女性多于男性。该病患病率有报道在 0.1%~14.1%。

该病病因不明,可能与遗传、免疫、营养缺乏、肠寄生虫病、内分泌失调、精神心理因素、乳牙萌出的局部刺激及精神因素有关,也可能是脓疱型银屑病、脂溢性皮炎、贫血等全身病的局部表现。

【临床表现】

好发于舌背、舌尖、舌缘部,有时伴有腭、颊黏膜及牙龈相似的病损,有自限性。病损中央区表现为丝状舌乳头萎缩微凹、黏膜充血发红、表面光滑的剥脱样红斑;周边区表现为丝状舌乳头增厚、呈黄白色条带状或弧线状分布,宽约数毫米,与周围正常黏膜形成明晰的分界。萎缩与修复同时发生。一般无疼痛等不良感觉,但合并感染时再食用刺激性食物、接触某些口腔科材料,则会有烧灼样疼痛或钝痛(彩图 19-3,见书末彩插)。

【诊断要点与鉴别诊断】

1. 诊断要点 儿童多见,舌背、舌尖、舌缘等病损好发部位,地图样形态和游走特征性表现。根据这些特点不难做出诊断。

2. 鉴别诊断 本病应与舌部扁平苔藓、舌部萎缩性念珠菌感染相鉴别。扁平苔藓以白色斑块或条纹损害为主。萎缩性念珠菌感染多发生在舌背中、后方,周边无明显高起的舌乳头。后两者皆无游走变位特征。

【治疗原则及方案】

该病预后良好,且无明显不适感,故一般无须治疗。心理疏导,消除患者的恐惧心理。如有疼痛或伴念珠菌感染者可用复合维生素 B 或维生素 B_2、葡萄糖酸锌,常规服用 1 个月。也可用 2%~4% 碳酸氢钠溶液或 0.1% 氯己定溶液含漱,连用 1~2 周。

三、正中菱形舌炎

【概述】

正中菱形舌炎(median rhomboid glossitis)指发生在舌背人字沟前方类似菱形的炎性病变(彩图 19-4,见书末彩插)。

其病因可能为舌背遗留的先天性发育异常,现认为可能与念珠菌感染、内分泌失调有关。也有报道大量应用抗生素或激素可引起本病的发生。

【临床表现】

正中菱形舌炎多见于中年以上男性,临床分光滑型与结节型二型。患者多无自觉症状和功能障碍。

1. 光滑型 位于舌中、后 1/3 交界处中央,即人字沟中央区,呈菱形或圆形的无舌乳头区,面积 1.5～2.0cm,表面光滑,色泽深红或鲜红,质软,无压痛,周围区域色泽及舌乳头正常。患者多无自觉症状。

2. 结节型 病损部位及大小同光滑型,但舌乳头剥脱区表面呈结节状突起,扪诊有坚硬感,但基底柔软。

【诊断要点与鉴别诊断】

1. 诊断要点 根据病损的特定部位和菱状乳头缺失的特殊表现不难做出诊断。对于结节型者应切取活检排除恶变。

2. 鉴别诊断 结节型正中菱形舌炎应与慢性增殖型念珠菌病相鉴别。后者除舌背结节状增生外,还可出现腭、颊等口腔黏膜其他部位,可有白色绒毛及红斑症状出现。

【治疗原则及方案】

对无症状者,正中菱形舌炎可不治疗,但应嘱患者勿过频伸舌自检,消除恐惧心理,保持口腔清洁。如有念珠菌感染,可给局部抗真菌药物。对质地变硬的结节型病损,应尽早活检,排除恶变可能。

四、沟纹舌

【概述】

沟纹舌(fissured tongue)又称脑回舌或皱褶舌,指舌背出现纵横或不规则沟裂,其走向、深浅和长短因人而异,可随着年龄增长而加重。常与游走性舌炎并发。病因未明,可能与先天性舌发育异常、遗传、环境、营养缺乏及系统性疾病有关。

【临床表现】

多见于成人,特征为舌背出现不同形态、不同排列、不同深浅长短、不同数目的沟纹或裂纹,沟底黏膜连续完整,无渗血。常无自觉症状,合并感染可有刺激痛、灼痛。临床上分3 型,即叶脉型、脑纹型和横纹型(彩图 19-5,见书末彩插)。

【诊断要点与鉴别诊断】

本病根据舌部的裂纹不难诊断。较深的沟纹舌应与舌开裂性创伤相鉴别。后者常有创伤史、疼痛明显,舌黏膜连续性中断,有渗血。

【治疗原则及方案】

无症状者一般不需治疗,但应向患者解释该病为良性,消除患者恐惧心理。保持口腔清洁,避免继发感染。如合并感染而出现刺痛,可对症治疗,适当补充维生素类药。对沟纹较深常有疼痛者,如患者要求,也可沿沟做 V 形切口,切除沟内上皮、缝合,以消除沟裂。

五、毛舌

【概述】

毛舌(hair tongue)指舌背丝状乳头过度伸长和延缓脱落形成的毛发状损害,可呈黑、褐、白、黄、绿等多种颜色。

该病病因常与口腔内环境改变（如口腔卫生不良、过度吸烟、局部长时间使用含肾上腺糖皮质激素与抗生素漱口液）、化学刺激、全身性疾病（如放线菌病、糖尿病）及放疗后有关。黑毛舌由过度吸烟、真菌感染、食物或药物等引起。白毛舌可能与胃肠疾病或白念珠菌感染有关。

【临床表现】

多见于 30 岁后成人，常发生于舌背人字沟前方丝状乳头密集区，丝状乳头伸长呈丛毛状，毛长数毫米不等，用探针拨之有如麦波倒状。过长的丛毛可刺激软腭或腭垂，引起恶心。通常无自觉症状，少数患者可有口臭、口干或口内苦涩感（彩图 19-6）。

【鉴别诊断与诊断要点】

本病根据舌背部毛发状病损及各种色泽不难诊断，但应与黑苔相鉴别，后者无丝状乳头增生生长，多见于食用某些食物或药物。

【治疗原则及方案】

寻找和去除诱因，修剪或采用化学或机械法去除过长丛毛，或先后涂擦 1%～5% 苯酚和酒精，2～3 次/日，连用 3 日。或用制霉菌素片 50 万单位含服，每日 3 次，每次 1 片。

六、灼口综合征

【概述】

灼口综合征（burning mouth syndrome，BMS）指发生在舌部及其他口腔黏膜，以烧灼样疼痛为主要表现的一组综合征，常无明显体征，组织学上也无实质性变化。多数患者主诉舌痛，故称舌痛症或舌灼痛。该病在更年期或绝经期前后的妇女中发病率高。因此有人倾向该病属心理疾病或更年期综合征症状之一。

该病病因较复杂，可能原因如下：

1. 局部刺激因素　不良修复体、锐利的牙尖和边缘嵴、残冠和残根、义齿中易挥发的化学成分、刺激性食物等均可成为创伤因子，导致黏膜损伤或引起局部变态反应，易继发感染（尤其是真菌感染），并致口腔黏膜出现烧灼样痛。另外，口腔内不同金属修复体间可产生微弱电流，也可引发异样感。频繁的伸舌、磨牙等不良习惯，有可能导致舌肌、咀嚼肌和相关肌筋膜紧张及疼痛。

2. 系统因素　更年期患者雌激素水平下降、节段性自律神经调节功能紊乱，导致的局部血液循环障碍，胰岛素缺乏使口腔黏膜的分解代谢增强，进而使组织耐磨性降低、B 族维生素和叶酸缺乏、血清铁和锌水平低下，均可能导致口腔黏膜上皮变薄或发育不良，血管改变，外周感觉神经敏感性增高，易出现口腔灼痛症状。

3. 精神因素　异常的精神社会背景，敏感多疑的特征性人格及恐癌、焦虑、抑郁、紧张等情绪障碍与口腔灼痛的发生有密切的关系。

【临床表现】

舌灼痛多见更年期女性，表现为口腔内烧灼痛、麻木胀痛、刺痛、瘙痒、异物感，有的患者还伴味觉异常、口干等表现，程度不一；好发舌部、颊、唇、腭及咽部黏膜；晨起较轻，午后加重。活动时注意力分散时较轻，静止时，注意力集中于病灶时加重，呈持续性疼痛，多数不影响睡眠；这些表现可持续几个月或几年。但灼痛区组织的色泽、形态和功能都正常，无器质性病变。服用止痛药无效。除口腔表现外,部分患者有神经衰弱或神经症,产生失眠、多梦、烦躁、疲乏等症状。

【诊断要点与鉴别诊断】

1. 诊断要点

(1) 好发更年期妇女。

(2) 潜在性灼痛,常发生在舌尖,灼痛区组织的色泽、形态与功能正常,无器质性病变。

(3) 注意力转移时疼痛减轻或消失。

(4) 无全身器质病(如缺铁性贫血、糖尿病),也无长期服药史。

2. 鉴别诊断　本病应与舌部溃疡、舌癌、舌淀粉样变性、三叉神经痛、舌乳头炎等相鉴别。以上病损均有明显特征,且与临床症状相符。

【治疗原则与方案】

主要应对因、对症治疗,去除局部因素,全身治疗主要是心理和药物治疗相结合,强调针对可能的病因用药,局部宜用无刺激药物,尤应解除患者的心理负担。

 小　结

　　本章主要讲解发生在唇、舌部临床上较为常见的几种疾病。在唇部疾病中,唇部炎症是最常见的症状,其临床表现多种多样,主要包括有脱屑、皲裂、结痂、渗出、糜烂、肿胀、结节、瘙痒等,因此学习过程中应与许多口腔黏膜病相鉴别。在考虑发病因素中,对全身状态以及某些综合征的了解思维十分重要。在治疗上应强调局部与全身相结合,局部治疗中应避免乱用激素和抗生素软膏。舌部疾病不是孤立的,不仅口腔黏膜病好发于舌部,而且许多全身性疾病会有特殊的征兆反映于舌黏膜,因此在诊治舌部疾病时,要关注系统因素。许多舌部疾病常伴有心理因素,因此治疗时不能仅从药物着手,还要配合心理治疗。

(李安泽　尚　书　姚　华　郑　沛　李晓军)

思考题

1. 简述慢性非特异性唇炎的临床表现与鉴别诊断。

2. 舌乳头炎的临床表现以及应与哪些疾病相鉴别?

3. 从临床表现和治疗方面简述灼口综合征发病因素与身心性疾病的相关性。

4. 简述梅 - 罗综合征。

5. 简述地图舌的临床特点。

6. 简述沟纹舌的临床表现和治疗方案。

第二十章 口腔黏膜常见色泽异常

学习目标

1. 掌握：黑色素沉着异常、血红蛋白沉着症、金属性色素沉积症、药物性色素沉着症的病因和临床表现。

2. 熟悉：黑色素沉着异常、血红蛋白沉着症、金属性色素沉积症、药物性色素沉着症的诊断。

3. 了解：黑色素沉着异常、血红蛋白沉着症、金属性色素沉积症、药物性色素沉着症的治疗原则。

口腔黏膜正常为粉红色，如出现色素沉着或缺失，则为病理表现。依色素来源的不同，临床上分内源性和外源性两类色泽异常。

第一节　内源性色泽异常

人体内上皮组织与血液能合成色素，称内源性色素，主要是黑色素与血红素，它们在黏膜上过度沉着或缺失，可导致病理性色泽改变。

一、黑色素沉着异常

黑色素沉着异常主要是合成与分泌黑色素的细胞功能异常所致。

黏膜黑斑：是指与种族性、系统性疾病、外源性物质所致的口腔黏膜色素沉着无关的黑色素沉着斑。其病因不明。

【临床表现】

患者无症状，常照镜时发现。下唇多见，也见于牙龈、颊、舌黏膜。黑斑常孤立局灶性，大小不一，界清，不高出黏膜表面；色深浅与黑色素沉积部位有关，沉积部位越浅色越黑。

【诊断要点与鉴别诊断】

根据临床表现及病理特点即可确诊。早期黑色素瘤也可为黑斑，但好发牙龈、硬腭，后渐隆起，变粗糙，易出现溃烂；晚期出现肿块，随访观察可与黑斑相鉴别。

【治疗原则及方案】

1. 部分为生理性黑色素沉着,无须治疗。病理性黑斑应手术切除,向患者解释并随访观察,如色泽及大小有变化或出现糜烂与溃疡,应尽早活检。

2. 黑色素沉着肠息肉综合征 又称普杰综合征或普杰病,是一种常染色体显性遗传病,常有明确家族史,特点是肠道息肉伴口腔及口周黑斑。

(1)临床表现:出生后即可发病,出现肠道多发性息肉,有间歇性呕吐、腹痛、腹泻、便血,重者出现肠梗阻、肠套叠,部分息肉会恶变。手指、手掌、足底等处皮肤可见散在、不规则黑斑,尤好发于口腔黏膜及口周皮肤,常呈茶褐色、不隆起、散在分布、大小不一,多为直径 0.2～0.5cm 圆形或不规则形斑。

(2)诊断要点与鉴别诊断:根据家族史、口腔表现、肠道症状及肠镜检查结果易确诊。如仅出现口腔黑斑,则应与其他黏膜黑斑相鉴别。

(3)治疗原则及方案:治疗无特效。少而局限的黑斑可手术切除或冷冻治疗。向患者解释,并随访观察。肠道息肉可于肠镜下手术切除。

二、血红蛋白沉着症

血红蛋白沉着症也叫青铜色糖尿病,因高铁饮食、大量输血或全身病使体内铁质蓄积过多,发生铁代谢障碍的疾病。

【临床表现】

好发中年男性,多见面部、上肢、手背等处,肤色银灰或暗紫,伴嗜睡、体重减轻、肝功能异常、胰腺炎、糖尿病、性功能减退等。口腔及口唇黏膜见不规则暗红色素斑。

【诊断要点与鉴别诊断】

根据皮肤、黏膜色泽异常,血清铁增高,肝功能异常,血糖升高等可确诊。

【治疗原则及方案】

尚无特效疗法。可采用保肝、降糖、低铁饮食等措施,重者用静脉放血疗法。同时,加强口腔卫生,预防口腔感染。

第二节 外源性色泽异常

体外有色物质通过体内代谢经血液循环沉积到局部组织,皮肤、黏膜直接吸收这些物质,导致色泽异常,称外源性色泽异常。

一、金属性色素沉积症

金属性色素沉积症是长期接触或使用某些金属物质,导致黏膜、皮肤色泽改变,常为职业性,如口腔铅、铋、银沉着。

【临床表现】

1. 铅沉着症 常在近牙龈缘处出现灰色铅线,有时牙面见棕黑色素沉着,伴头晕、肌肉酸痛、腹绞痛及贫血等慢性铅中毒表现。

2. 铋沉着症 常见前牙龈缘出现黑色铋线,唇、颊、舌黏膜可见不规则灰黑色斑,全身(尤其面、手)皮肤上出现蓝灰或青灰色素沉着。

3. 银沉着症 常在口腔黏膜和外露皮肤上出现蓝灰色素沉着。

【诊断要点与鉴别诊断】

根据职业接触、用药史及临床表现，不难诊断。

【治疗原则及方案】

避免接触可疑重金属，重者去专科治疗。轻铋、银沉着症可肌内注射二巯丙醇。牙龈着色可试行局部放血或手术切除，加强口腔卫生，防止发生龈炎和牙周炎。

二、药物性色素沉着症

重金属类药物、引起变态反应药物及药物本身的颜色（如长期局部使用激素类药物，或长期使用氯己定液漱口等）均可能导致色素沉着，停药后逐渐褪色，不需特殊治疗。

知识拓展

普杰综合征

Peutz 在 1921 年首先报告了一家系 3 代 20 例中有皮肤色素沉着斑及小肠多发性息肉，继之 Jeghers 等于 1949 年对本征再次进行了描述，故取名普杰综合征。本征有三大特征，即胃肠道多发性息肉、皮肤、黏膜色素斑及家族遗传史。现已明确，本征为常染色体显性遗传性疾病，按孟德尔遗传规律，父母子女兄弟中应有 50% 为同病患者，但临床实际中常常查不到有关家族史，这可能与基因"外显率"有关，有些人表型正常而实际上却为基因携带者，从而使连带遗传变为隔代遗传。

小 结

本章节内容为口腔黏膜常见色泽异常，包括内源性色泽异常和外源性色泽异常。学习中要注意掌握黑色素沉着异常、血红蛋白沉着症、金属性色素沉积症、药物性色素沉着症的病因和临床表现，熟悉其诊断，了解治疗原则。

（陈　钟　李安泽　姚　华　郑　沛　李晓军）

思考题

1. 简述黑色素沉着异常的分类和临床表现。

2. 简述血色素沉着症的病因和临床表现。

3. 常见的金属性色素沉着有哪些？

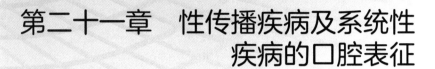

第二十一章　性传播疾病及系统性疾病的口腔表征

第一节　性传播疾病

性传播疾病的主要传播途径是性行为。包括梅毒、艾滋病、淋病、尖锐湿疣、生殖器疱疹、软下疳等十余种疾病，有些常伴口腔损害。本书仅对梅毒和艾滋病作简要描述。

一、梅毒

【概述】

梅毒（syphilis）由苍白螺旋体引起的一种慢性性传播疾病。主要经性接触传播，也可经胎盘传给胎儿。早期梅毒主要侵犯皮肤与黏膜，晚期梅毒可侵犯全身各组织与器官。临床将梅毒分先天型与后天型两类，后者分硬下疳、黏膜斑和梅毒树胶肿 3 期。

【临床表现】

1. 先天性梅毒系母体怀孕 4 周左右，经胎盘传播给胎儿。

（1）早期先天性梅毒：患儿可出现口周及肛周特异性放射性皲裂及瘢痕，患儿营养状况不佳，呈脱水、老人貌，可出现褐色皮肤斑疹、斑丘疹或扁平湿疣，患儿常有鼻炎、鞍状鼻，可伴全身骨损害。

（2）晚期先天性梅毒：多在 2 岁后发病，到 13～14 岁才有多种症状相继出现。标志性损害有哈钦森牙（Hutchinson teeth）：这种切牙的切缘比牙颈部狭窄，切缘中央有半月形缺陷，切牙之间有较大空隙。桑葚牙（mulberry molars）：第一恒磨牙的牙尖皱缩，牙尖向中央偏斜，釉质呈多个颗粒状结节和坑窝凹陷，形似桑葚。如果有哈钦森牙、神经性耳聋和间质性角膜炎，则合称哈钦森三联症（Hutchinson's triad）。

2. 后天性梅毒

（1）一期梅毒：特征性病损为硬下疳。一般于感染后 3 周左右在受侵部位发生。口腔以下唇最多见，且较他处大。硬下疳也可发生在龈、舌、腭及扁桃体，常为单个，不痛，软骨样硬度，可出现溃疡但边界清。周围堤状隆起。下方常有炎性红晕。在感染 1～2 周后，病损区周围相关淋巴结逐渐肿大、变硬，但不融合，也无红、肿、热、痛等炎症表现。如从硬下疳或受累淋巴结吸取组织涂片，暗视野显微镜下观察可见大量梅毒螺旋体。

（2）二期梅毒：系梅毒螺旋体由淋巴系统进入血液循环，大量繁殖扩散，引起的组织损害，常表现为皮肤、黏膜、骨骼及其他组织器官的多发性损害，常先有类上呼吸道感染症状，继而出现皮肤、黏膜损害。此期传染性最强，引起口腔损害最多。主要口腔表现如下：①梅毒性黏膜炎：口腔黏膜广泛充血，有糜烂与溃疡，有灼痛、口干，主要发生在口腔后部和牙龈（彩图 21-1，见书末彩插）。舌背充血、舌乳头剥脱，同时可累及咽喉与扁桃体，表现为咽炎。②梅毒黏膜斑：系二期特征性损害。可见口腔任何部位，多见舌及下唇，表现为灰白色斑块，有溃疡和白色假膜，高出黏膜，中央凹陷，周边隆起，界清，无压痛，基底稍硬。取组织涂片可见大量梅毒螺旋体（彩图 21-2，见书末彩插）。

二期梅毒也有皮肤损害，表现为斑疹、斑丘疹及脓疱疹。斑疹常为红褐色，好发于掌跖，不痒不痛，散在、对称分布。如累及毛发，常有脱发；如累及指（趾）甲，可致甲变形和甲床炎。外阴及肛周皮肤有时可见扁平湿疣。

（3）三期梅毒：即晚期梅毒，常在感染后 2 年以上发生，累及范围广，病情较严重。主要特点如下：

1）黏膜损害：①树胶肿：可侵犯口、鼻黏膜，初为小结节，继而缓慢扩大，中心软化，形成溃疡，可造成组织缺损和口、鼻相通。也好发舌背和鼻中隔，可造成舌穿孔及鞍形鼻。②梅毒性舌炎：主要表现为舌乳头消失，黏膜光滑发红，并可出现舌分叶或沟纹舌。

2）皮肤损害：表现为结节性梅毒疹和树胶肿。前者结节黄豆大小，红褐色，质硬，可坏死软化，形成溃疡；后者初为深在性结节，可与皮肤黏连，成暗红色斑，中央可软化溃破并流出黏稠树胶状脓液。

3）其他损害：主要有梅毒性骨膜炎和骨树胶肿、梅毒性主动脉炎和主动脉瘤、肝树胶肿、脊髓痨、虹膜睫状体炎、视网膜炎及间质性角膜炎等。

【诊断要点与鉴别诊断】

1. 诊断方法

（1）问诊：应仔细询问有无不安全的性接触史；注意发病时间，确定潜伏期；孕产妇梅毒感染史；输注血液史。

（2）视诊：观察口腔黏膜的色泽变化、斑块或溃疡的形态；外生殖器病变情况等。

（3）触诊：口腔黏膜的斑块、溃疡的质地；相应区域淋巴结是否肿大等。

（4）实验室检查：检查梅毒螺旋体，一期梅毒的梅毒血清试验早期阴性，后期阳性；二期梅毒的梅毒血清试验强阳性；三期梅毒的梅毒血清试验大多阳性。

2. 诊断要点

（1）有不洁性交史或梅毒螺旋体接触史。应询问时间，确定潜伏期。

（2）一期梅毒典型症状为外生殖器单个无痛性硬下疳；二期梅毒病程在 2 年以内，有多种皮疹伴全身淋巴结肿大和早期流感症状；三期梅毒在 2 年前有一期或二期梅毒感染史，有结节性梅毒疹、树胶肿、心血管系统受累、梅毒性脑膜炎、脊髓痨和麻痹性痴呆等表现。

（3）家族史及现病史如怀疑为先天性梅毒，应询问父母有无不洁性交史和梅毒史，确定现有病损（黏膜斑、皮疹）、体征和症状。

（4）实验室检查：梅毒血清学试验检查梅毒螺旋体，一期梅毒早期阴性、后期阳性；二期梅毒强阳性；三期梅毒大多阳性。

3. 鉴别诊断

（1）鳞癌：发生在唇、舌部的一期梅毒应与鳞癌相鉴别。唇、舌部鳞癌早期表现为黏膜白斑，表面粗糙，以后发展为乳头状或溃疡型，或二者混合出现，其中溃疡型鳞癌呈菜花状，边缘外翻，常向区域淋巴结转移。梅毒血清学试验阴性，活组织检查呈癌性病变。

（2）白色角化症：二期梅毒的梅毒黏膜斑应与白色角化症相鉴别，白色角化症的原因是长期受到机械或化学因素的刺激而引起的黏膜白色角化斑块。表现为灰白色或白色的边界不清的斑块或斑片，不高于或微高于黏膜表面，平滑、柔软。去除刺激因素后，病损逐渐变薄，最后可完全消退。梅毒血清学试验阴性，组织病理为上皮过度角化。

另外，二期梅毒黏膜斑还应与白斑、盘状红斑狼疮、药疹、扁平苔藓等疾病相鉴别，可从病史、皮肤和黏膜的临床表现、梅毒血清学检查、抗生素治疗效果等方面进行区分。

【治疗原则及方案】

1. 治疗原则　诊断正确，治疗及时，敏感药物，剂量足够，疗程正规，治疗后要定期追踪观察。

2. 治疗方案　首选青霉素，如一、二期梅毒可用苄星青霉素 G 240 万单位，两侧臀部肌内注射，每侧 120 万单位，每周 1 次，共用 3 次。也可用普鲁卡因青霉素 G，每日 80 万单位肌内注射，连用 10～15 日。对青霉素过敏者，可选用头孢曲松钠，每次 1.0g，静脉滴注，连用 10～14 天。也可红霉素口服，每日 0.5g，每日 4 次，连用 15 日。或用阿奇霉素，每日口服 0.5g，连用 10 日。三期梅毒可用苄星青霉素 240 万单位，臀部肌内注射，每周一次，共 3 次。或普鲁卡因青霉素 G 80 万单位肌内注射，每日 1 次，共用 20 天。先天性梅毒可用普鲁卡因青霉素 G 5 万单位 /（kg•d），肌内注射，连用 10～14 日。

二、艾滋病

【概述】

艾滋病（acquired immune deficiency syndrome，AIDS）又称获得性免疫缺陷综合征。由人类免疫缺陷病毒（HIV）感染引起的以 $CD4^+$ T 淋巴细胞减少为特征的进行性免疫功能缺陷，并继发各种机会性感染、恶性肿瘤和中枢神经系统病变。

AIDS 主要通过性接触及血液传播，具有传播速度快、波及范围广及死亡率高等特点。病毒可侵犯并破坏辅助性 T 淋巴细胞，导致机体细胞免疫功能低下，进而并发各种严重的机会性感染及恶性肿瘤。该病进展较慢，病程较长。HIV 感染者在发展为 AIDS 之前的很长一段时期内可无明显的全身症状，但大多数感染者出现各种口腔损害，所以感染者可能首先就诊于口腔科，因此，AIDS 的防治已成为口腔医生的一项重要任务，口腔医务人员必须具备这方面的知识，以便早发现、早诊断、早治疗，以利于疾病的控制，减少传播，提高患者生存质量。

AIDS 患者、HIV 携带者是本病的传染源，特别是后者因病情隐匿，具有更大的传播危险性。HIV 可存在于患者的血液、精液、子宫和阴道分泌物、唾液、泪液、乳汁、尿液、脑脊液及羊水中。但日常生活的一般接触如握手、共同进餐、在同一房间生活、办公、接触电话、便具、被蚊虫叮咬不造成传播，但在口腔黏膜有炎症、出血、破溃状态下的接吻具有危险性。其传播途径主要是性接触传播，其次是血液传播和母婴传播。

【临床表现】

从感染 HIV 到发展成 AIDS 要经历一个长期、复杂的过程，感染者可有不同的临床表现。按我国的国家标准分为三个阶段。

急性感染期：HIV 感染可能是无症状，或者仅引起短暂非特异性症状（急性反转录病毒综合征）。急性反转录病毒综合征通常在感染后 1～4 周内出现，持续 3～14 天，大多数患者临床症状轻微。临床表现以发热最为常见，可伴有咽痛、盗汗、恶心、呕吐、腹泻、皮疹、关节痛、淋巴结肿大及神经系统症状。

无症状感染期：可从急性期进入此期，或无明显的急性期症状而直接进入此期。此期持续时间一般为 6～8 年。时间长短与感染病毒的数量、型别、感染途径以及机体免疫状况的个体差异、营养条件及生活习惯等因素有关。在无症状期，由于 HIV 在感染者体内不断复制，免疫系统受损，CD4$^+$ T 细胞计数逐渐下降，同时具有传染性。

艾滋病期：此期为感染 HIV 后的最终阶段。患者 CD4$^+$ T 细胞计数明显下降，多 <200×10^6/L，血浆 HIV 病毒载量明显升高。此期主要临床表现为 HIV 相关症状、各种机会性感染及肿瘤，主要表现为持续 1 个月以上的发热、盗汗、腹泻；体重减轻常超过 10%。部分患者表现为神经精神症状，如记忆力减退、精神淡漠、性格改变、头痛、癫痫及痴呆等。另外还可出现持续性全身淋巴结肿大，其特点为：①除腹股沟以外有 2 个或者 2 个以上部位的淋巴结肿大；②淋巴结直径≥1cm，无压痛，无黏连；③持续时间 3 个月以上。

除以上临床表现外，多数 HIV 感染者都有口腔表现，与 HIV 感染密切相关或有关的口腔病变如下：

1. 白念珠菌病　口腔念珠菌病：在 HIV 感染者的口腔损害中最常见，而且常在疾病的早期就表现出来，是免疫抑制的早期征象。其特点：①发生于无任何诱因的健康年轻人或成人（指无放疗、化疗史，无长期应用激素、抗生素史以及无其他免疫功能低下疾病史）；②常表现为假膜型、红斑型口腔念珠菌病和口角炎，以假膜型最常见，病情反复或严重；③假膜型表现为黏膜上白色的膜状物，可擦去，常累及咽部、软腭、腭垂、舌、口底等部位（彩图 21-3，见书末彩插）。红斑型多发生于舌背和上腭，颊黏膜也见，表现为弥散的红斑，严重时伴有舌乳头萎缩。

2. 毛状黏膜白斑　被认为是患者全身免疫严重抑制的征象之一，主要见于 HIV 感染者，少数患者见于骨髓或器官移植后患者，其发生与 Epstein-Barr 病毒感染有关，最初多见于男性同性恋者。双侧舌缘呈白色或灰白斑块，有的可蔓延至舌背和舌腹，在舌缘呈垂直皱褶外观，如过度增生则成毛茸状，不能被擦去（彩图 21-4，见书末彩插）。

3. 卡波西肉瘤（Kaposi sarcoma）　最早在 1872 年由匈牙利皮肤病医生 Moritz Kaposi 报道。本病是一种罕见的恶性肿瘤，其发生与人类疱疹病毒 8 型（HHV-8）有关。卡波西肉瘤是 HIV 感染中最常见的口腔恶性肿瘤，是艾滋病的临床诊断指征之一，它在非洲和欧洲人群中有更高的患病率。在口腔中好发于腭部和牙龈，其发展阶段分为斑块期和结节期，呈单个或多个褐色或紫色的斑块或结节，初期病变平伏，逐渐发展高出黏膜，可有分叶、溃烂或出血。组织病理学表现为交织在一起的丛状，梭形细胞，血管增生，有淋巴细胞、浆细胞浸润。

4. HIV 相关性牙周病损

（1）线形牙龈红斑：又称 HIV 相关性龈炎，表现为游离龈界限清楚火红色的充血带，宽约 2～3mm。无牙周袋及牙周附着丧失，常规治疗疗效不佳，其发生与口腔卫生状况关系不大，可能与念珠菌感染有关。

（2）HIV 相关性牙周炎：牙周附着丧失，进展快，但牙周袋不深，主要是由于牙周硬软组织破坏所致，牙松动甚至脱落。

（3）急性坏死性溃疡性龈炎：口腔恶臭，牙龈红肿，龈缘及龈乳头有灰黄色坏死组织，极易出血。

（4）坏死性牙周炎：以牙周软组织的坏死和缺损为特点，疼痛明显，牙槽骨破坏，牙齿松动。

5. 非霍奇金淋巴瘤　常以无痛性颈、锁骨上淋巴结肿大为首要表现，病情发展迅速，易发生远处扩散。口内好发于软腭、牙龈、舌根等部位，表现为固定而有弹性的红色或紫色肿块、伴有或不伴有溃疡。

6. 与 HIV 感染有关的口腔病变　常见病变包括非特异性口腔溃疡、唾液腺病、口干症、唾液腺肿大、血小板减少性紫癜、单纯疱疹、尖锐湿疣、寻常疣、带状疱疹、上皮血管瘤病、猫抓病、药物反应、面瘫、三叉神经痛、复发性口疮等。

【诊断要点与鉴别诊断】

1. 诊断方法

（1）问诊：应仔细询问有无不安全的性接触史；孕产妇 HIV 感染史；输注血液史。发病时间、有无发热、盗汗或腹泻等症状。

（2）视诊：观察口腔黏膜的假膜、斑块或溃疡的形态；有无牙龈线形红斑、急性坏死性溃疡性龈炎、坏死性牙周炎等。

（3）触诊：口腔黏膜斑块、溃疡的质地；相应区域淋巴结是否肿大等。

（4）实验室检查：HIV 检测包括抗体、抗原、病毒核酸、病毒载量检测及病毒分离培养等。

2. 诊断要点

（1）HIV 感染：受检者血清初筛试验阳性，确证试验阳性者。

（2）艾滋病确诊患者：HIV 抗体阳性，又具有下述任何一项者：①近期内（3 至 6 个月）体重减轻 10% 以上，且持续发热达 38℃ 1 个月以上；②近期内（3 至 6 个月）体重减轻 10% 以上，且持续腹泻（每日达 3 至 5 次）1 个月以上；③卡氏肺囊虫肺炎；④卡波西肉瘤；⑤明显的真菌或其他致病菌感染。

3. 鉴别诊断

（1）慢性龈炎：慢性龈炎的龈缘充血由菌斑和牙石引起，除去菌斑和牙石后充血消退，而 HIV 感染患者的牙龈线形红斑对局部洁治常无效，HIV 抗体检测阳性。

（2）口腔白斑、斑块型扁平苔藓：口腔白斑常表现为皱纸型、疣状、结节型及颗粒型白色斑块，病理检查有不同程度的上皮异常增生。斑块型扁平苔藓表现为灰白色，不高出黏膜，常伴有舌乳头萎缩，病理检查可见固有层内淋巴细胞带状浸润、基底细胞液化变性。而毛状白斑好发于舌外侧缘，双侧发生，病理检查很少见到上皮异常增生。

（3）口腔念珠菌病：普通人群口腔念珠菌病一般多见于老年人和婴幼儿，有一定诱因。而 HIV 感染者发生的口腔念珠菌病多见于中年人，无明显诱因，病情常严重而反复，常累及附着龈、咽部、软腭、悬雍垂的假膜型和累及颊、舌的红斑型口腔念珠菌病具有高度提示性。

【治疗原则及方案】

1. 治疗原则 抗感染、抗肿瘤、杀灭或抑制 HIV 病毒、增强机体免疫功能。

2. 治疗方案 本病目前尚无特效疗法,常用治疗方法有:

(1)抗 HIV 治疗:①核苷类反转录酶抑制剂:包括齐多夫定、去羟肌苷、扎西他滨、拉米夫定等;②非核苷类反转录酶抑制剂:奈韦拉平、地拉韦定等;③蛋白酶抑制剂:沙奎那韦、茚地那韦、里托那韦等。

(2)免疫调节治疗。

(3)支持和对症治疗:输血、静脉高营养及多种维生素等对症治疗。

(4)心理治疗。

(5)HIV 感染口腔疾病的治疗:①白念珠菌病:常规治疗仍以全身及局部应用抗真菌药物为主。如氟康唑 100mg,或酮康唑 200mg 口服,每日 1 次,连用 5～10 日;制霉菌素局部涂抹或 4% 碳酸氢钠液漱口。②毛状白斑:可试用抗真菌与抗病毒治疗,如严重者可用阿昔洛韦 2～3g/ 日,疗程 2～3 周。对无症状者应随访。③卡波西肉瘤:尚无有效治疗方法,可采用化疗、放疗及生物诱导疗法,也可用激光治疗或手术切除。④非霍奇金淋巴瘤:主要采用放疗及联合化疗,也可采用造血干细胞移植及干扰素治疗。⑤ HIV 相关牙周炎:进行常规洁刮治术,术后用 0.1% 氯己定溶液冲洗或含漱。病情严重者,同时口服甲硝唑或替硝唑及阿莫西林。

知识拓展

性传播疾病的预防

性传播疾病重点在于预防,同时及早检查和正确的治疗,以防产生后遗症。预防性病的发生应从以下几方面着手。①社会预防:加强社会主义精神文明建设和法制建设,净化社会空气,铲除滋生性病、艾滋病的土壤。加强健康教育,使人们对性行为有正确的认识,提倡洁身自爱,抵制社会不良风气。②个人预防:95% 的性病是通过不洁性行为直接传染的。检点约束性行为,是防治性传播疾病的最重要措施。每个人都应自爱自重,切忌不正当的性关系。特别要防止与性传播疾病患者发生性关系。提高文化素养,洁身自好,防止不洁性行为;采取安全性行为;正确使用质量可靠的避孕套;平时注意个人卫生,不吸毒,不与他人共用注射器;有生殖器可疑症状时及时到正规医院就医,做到早发现、早治疗。

第二节 系统疾病的口腔表征

一、贫血

【概述】

贫血(anemia)是指人体外周血红细胞容量减少,低于正常范围下限的一种常见临床症状。临床上以血红蛋白（Hb）浓度来代替。我国血液病专家认为我国海平面地区，成年男性Hb<120g/L，成年女性（非妊娠）Hb<110g/L，孕妇Hb<100g/L为贫血。

（一）缺铁性贫血

缺铁性贫血（iron deficiency anemia，IDA）是指缺铁引起的小细胞低色素性贫血及相关的缺铁异常，是血红素合成异常性贫血中的一种。主要病因有以下三种：机体对铁的摄入不足和/或需要增加；各种慢性失血导致铁的丢失过多；铁的吸收和利用障碍。

【临床表现】

1. 缺铁性贫血　常见乏力、易倦、头晕、心悸、食欲缺乏等；组织缺铁常见精神行为异常，如烦躁、易怒、注意力不集中、异食癖、易感染等，皮肤和黏膜苍白，毛发干枯、脱落，指甲扁平、脆薄等；缺铁原发病的表现。

2. 口腔表现　口腔黏膜苍白，以唇、舌、牙龈尤为明显；黏膜对外界刺激的敏感性增高，常有异物感、口干、舌灼痛等；可出现舌炎，舌背丝状乳头和菌状乳头萎缩消失，导致舌背光滑绛红；还可出现口角炎或口炎，严重者口咽黏膜萎缩，造成吞咽困难。

【治疗】

1. 病因治疗　缺铁性贫血的病因诊断是治疗的前提。

2. 补铁治疗　首选口服铁剂，如硫酸亚铁片；鱼、肉、维生素C可增加铁剂吸收。铁剂治疗在血红蛋白恢复正常后至少持续4~6个月，待铁蛋白正常后方可停药。

3. 注意口腔卫生，口腔损害以局部对症治疗为主。

【预防】

对婴幼儿及时添加富含铁的食物；对青少年纠正偏食，定期查、治寄生虫感染；对孕期、哺乳期妇女可补充铁剂；对月经期妇女应防治月经过多。做好肿瘤性疾病和慢性出血性疾病人群的防治。

（二）巨幼细胞性贫血

叶酸、维生素B_{12}缺乏影响核苷酸代谢导致细胞核脱氧核糖核酸（DNA）合成障碍所致的贫血称巨幼细胞性贫血（megaloblastic anemia，MA）。

【临床表现】

1. 起病缓慢，常有面色苍白、乏力、耐力下降、头晕、心悸等一般贫血的症状，重者全血细胞减少，反复感染和出血。具有消化道症状如食欲减退、腹胀、腹泻等。神经系统表现和精神症状如：手足麻木、深感觉障碍、共济失调、行走困难等。叶酸缺乏可引起易怒、妄想等精神症状。维生素B_{12}缺乏者有抑郁、失眠、记忆力下降、幻想、妄想甚至精神错乱等。

2. 以萎缩性舌炎为最常见的口腔表现。在急性发作时，舌尖、舌缘或舌背广泛发红，伴有疼痛或烧灼感，且容易受创伤而出现小血疱、糜烂或浅溃疡。急性期后，舌背丝状乳头和菌状乳头萎缩消失，舌面光滑，舌质红，俗称牛肉舌。可伴有味觉功能迟钝或丧失、吞咽困难。唇、颊黏膜可出现红斑样改变。因内因子缺乏所致的维生素B_{12}吸收障碍而引起的萎缩性舌炎，又称为莫列-亨特舌炎。

【治疗及预防】

1. 治疗　病因治疗，补充缺乏的营养物质，口腔以局部对症治疗为主。

2. 预防　纠正偏食及不良的烹调习惯，对高危人群可给予适当的干预措施。

二、白血病

【概述】

白血病是造血系统的一种恶性肿瘤，主要表现为异常的白细胞及其幼稚细胞（即白血病细胞）在骨髓或其他造血组织中进行性的异常增生，浸润体内各种组织。临床表现以贫血、发热、出汗，肝、脾、淋巴结肿大，周围血细胞有质和量的改变为特征。本病病因复杂，可能与病毒感染、电离辐射及遗传背景有关。

【临床表现】

1. 全身表现　急性发病，病情重，有高热、贫血、出血，全身淋巴结肿大、肝脾肿大、胸骨压痛等。慢性者有低热、盗汗、明显肝脾肿大。

2. 口腔表现　主要有牙龈红肿，由于异常的白细胞在牙龈组织内大量浸润，致使牙龈明显增生肿大。病变波及边缘龈、牙间乳头和附着龈，外形不规则，呈结节状，表面光亮，呈中等硬度。牙龈出血常为自发性，且不易止血。口腔黏膜瘀斑及血肿，重者牙龈增生至接近咬合面，牙龈溃疡坏死、牙痛及牙松动。如经拔牙或刮治术，可发生出血不止或继发严重感染。如有溃疡，可能较难愈合。

【诊断要点与鉴别诊断】

1. 诊断要点

（1）患者全身的临床表现：急性发病，病情重，有高热、贫血、出血，全身淋巴结肿大、肝脾肿大。全身衰弱、消瘦、低热等症状。

（2）口腔表现：牙龈和口腔黏膜的自发性出血，且不易止住，并可伴有剧烈牙痛。检查可见牙龈明显肿大，波及牙间乳头、边缘龈和附着龈，外形不规则呈结节状，颜色暗红或苍白，为白细胞大量浸润所致。

（3）血常规检查：可见白细胞明显升高，分类以原始细胞为主，红细胞、血红蛋白、血小板减少。骨髓血常规可见大量幼稚白细胞，骨髓涂片分析有助于分型。

2. 鉴别诊断

（1）以牙龈增生为主要表现的慢性龈炎：以牙龈增生为主要表现的慢性龈炎患者无全身症状及服药史，有刷牙出血等龈炎病史，检查有口腔卫生差，大量牙石、菌斑、不良修复体、食物嵌塞、口呼吸等的存在，加牙龈的色、形、质的改变及龈沟探诊出血即可诊断。血液学检查无异常。

（2）急性坏死性溃疡性龈炎：坏死性溃疡性龈炎表现为起病急，牙龈疼痛，牙龈自发性出血，有特殊口臭，牙龈乳头及龈缘呈刀切样坏死，病变区的涂片做革兰氏染色可见大量梭形杆菌和螺旋体。血液学检查无异常。

【治疗原则及方案】

以联合化疗为主，分诱导及强化巩固治疗两阶段进行。局部保持口腔卫生，预防与控制继发感染。对牙髓病、牙周病应从简处理，待全身病情缓解再治疗。牙龈出血者用3%过氧化氢溶液冲洗牙周后，上碘甘油，必要时用牙周塞治剂、淀粉酶纱布或云南白药等压迫止血。

三、糖尿病

【概述】

糖尿病是一种以血糖升高为特征的较为常见的内分泌代谢综合征，分原发性与继发性两大类，临床上以原发性者较多见。该病病因未明。原发性者多与遗传有关，继发性者多由其他疾病或药物引起。

【临床表现】

糖尿病典型的临床表现有多饮多食、口渴尿多、身体消瘦及疲乏无力，晚期常伴发严重心、脑、血管、肾脏及神经系统等病损而危及生命。

口腔表现：口腔内唾液分泌少、黏膜干燥、舌体可肿大。丝状乳头萎缩、菌状乳头充血水肿，患者可感灼痛，口干及味觉异常，牙龈炎症明显，呈暗紫色，易出血。如已有牙周炎，往往易反复发生多发性牙周脓肿，牙槽骨吸收迅速，以致牙齿松动脱落。口内创口难愈合且易并发细菌及真菌感染，已有感染极易扩散加重。如有口腔溃疡，易发生组织坏死，甚至坏疽。有时患者可伴发腮腺无痛性肿大。如糖尿病发展至酮症酸中毒，口中可呼出烂苹果味（丙酮气味）。

【诊断要点与鉴别诊断】

根据典型表现及实验室检查可确诊。如检查发现患者血糖、尿糖升高而糖耐量下降，一般即可确诊。本病应与某些舌部疾患相鉴别。

【治疗原则及方案】

全身治疗包括调节饮食，口服促胰岛素分泌剂、双胍类、噻唑烷二酮类等药物，补充胰岛素等。应加强口腔卫生，预防与控制细菌与真菌感染。如用 2%～4% 碳酸氢钠溶液与 0.2% 氯己定溶液交替漱口，口内手术前后预防性使用广谱抗生素。牙周洁治前后，用 3% 过氧化氢溶液冲洗牙周，并上碘甘油等。

四、血小板减少性紫癜

【概述】

原发性者病因未明，可能与病毒感染及自身免疫异常有关。继发性与电离辐射、药物、感染、脾功能亢进等因素有关。

【临床表现】

多呈慢性病程，以皮肤瘀斑或血肿、鼻出血、月经过多、血尿、便血等为主要表现，可伴头痛、恶心呕吐、乏力等症状，严重者可有多处内脏出血。

口腔表现：牙龈自发性出血，如吸吮、刷牙会加重出血。口腔黏膜上易出现瘀斑、血疱或血肿，若有破溃，易继发感染，口内血腥臭或口臭。

【诊断要点与鉴别诊断】

根据临床特点、病史及血液检查可确诊。血液检查可发现血小板明显减少，出血时间延长、毛细血管脆性试验阳性均有助确诊。本病应与龈炎相鉴别。

【治疗原则及方案】

全身采用肾上腺糖皮质激素、输血、补充免疫球蛋白、行脾脏切除手术，止血可肌内注射维生素 K_1、维生素 K_3 等，口腔内出血可用压迫、上塞治剂、3% 过氧化氢溶液冲洗、0.2% 氯己定溶液漱口等，预防和控制感染。

五、维生素 B_2 缺乏症

【概述】

与摄入不足、吸收不良或需要量增加等有关。某些药物如抗生素及激素能影响维生素 B_2 在体内合成与吸收,也能导致该病发生。

【临床表现】

多部位多样化,如疲劳、创伤难愈合、血管增生性角膜炎、干痒性皮炎或脂溢性皮炎。阴囊及会阴部皮肤湿痒并伴有红斑、丘疹等。

口腔表现:

1. 口角炎 表现为对称性口角区黏膜皮肤湿白,可伴糜烂与皲裂,张口时痛且易出血,易形成脓痂或脓疱。

2. 唇炎 多为红肿伴糜烂,长期发展可转变为暗红、肥厚及干燥脱屑,可出现皲裂,易出血感染。

3. 舌炎 初期可有舌干燥、灼痛,后舌乳头逐渐萎缩呈光滑状,遇刺激疼痛加重。

【诊断要点与鉴别诊断】

根据临床特点及营养状况进行判断,必要时做血清或尿液的维生素 B_2 检测,以助诊断。本病应与慢性唇炎、舌乳头炎相鉴别。

【治疗原则及方案】

补充维生素 B_2 或加复合维生素 B,改善食物烹调方法,增食水果,局部治疗以预防与控制感染为主。如灼痛、刺激痛较重,可用 0.5% 达克罗宁液涂布,或以 0.5% 普鲁卡因液含漱。

六、维生素 C 缺乏症

【概述】

维生素 C 缺乏症又叫坏血病,目前已少见。与维生素 C 摄入不足(偏食及食物加工过度)、吸收不良有关。

【临床表现】

起病缓慢,初有全身乏力、精神抑郁、虚弱、厌食、体重减轻等症状,后有皮肤出血点、血尿、血便、贫血、伤口不易愈合。

口腔表现:早期有牙龈肿胀、松软、易出血,呈暗红色,多见于龈乳头及龈缘,可见糜烂与溃疡,如伴发感染,可出现疼痛及血腥样口臭。如口腔卫生不佳,可发展成牙周炎,牙槽骨吸收迅速,很快会有牙松动移位。口腔黏膜可见出血点或瘀斑,口腔创口常较难愈合。

【诊断要点与鉴别诊断】

根据营养状况及饮食习惯,临床特征及实验室检查可做出诊断,患者一般血清维生素 C 水平明显降低,而耐量增高,凝血酶时间延长。也可先诊断性治疗,即补充维生素 C,如疗效明显,可确诊。

【治疗原则及方案】

多食富含维生素 C 的水果与蔬菜,改善烹调方法,如病情较重,可口服维生素 C 100~500mg,每日 3 次,连用 1 个月。有口腔病损患者可用 0.2% 氯己定溶液或 4% 碳酸氢钠溶液漱口，或用 3% 过氧化氢溶液牙周冲洗后上碘甘油。有明显出血者可用牙周塞治等方法止血。需待身体状况好转，才可做牙周洁治及进一步牙周治疗。

 小　结

　　本章内容为性传播疾病及系统性疾病的口腔表征，梅毒和艾滋病除全身危害以外，早期的症状往往以口腔黏膜损害出现，且临床表现多样化，并具有典型特征，应重点掌握该两种性传播疾病的口腔损害的特征性表现，熟悉其主要传播途径，以便做到早期诊断、早期治疗。对系统性疾病的口腔表征，在了解各疾病的全身临床表现的基础上，重点掌握上述各疾病在口腔的特殊表现和常规口腔疾病的鉴别诊断，治疗上应注重局部、兼顾全身。

（李安泽　李　霞　姚　华　郑　沛　李晓军）

思考题

1. 简述艾滋病的主要传播途径及口腔表现。
2. 简述白血病的口腔表现。
3. 简述糖尿病的口腔表现。
4. 简述梅毒不同时期的临床表现及治疗方案。
5. 简述缺铁性贫血的主要病因及临床表现。
6. 与 HIV 感染密切相关或有关的口腔病变有哪些？

参 考 文 献

1. 樊明文. 牙体牙髓病学. 4版. 北京：人民卫生出版社，2012
2. 孟焕新. 牙周病学. 4版. 北京：人民卫生出版社，2012
3. 葛立宏. 儿童口腔医学. 4版. 北京：人民卫生出版社，2012
4. 陈谦明. 口腔黏膜病学. 4版. 北京：人民卫生出版社，2012
5. NEWMAN M G，TAKEI H H，KLOKKEVOLD P R，et al. Carranza's Clinical Periodontology. 11th ed.St. Louis：Elsevier Saunders，2012
6. 凌均棨. 口腔内科学高级教程. 北京：中华医学电子音像出版社，2016
7. 邹慧儒，熊均平. 口腔内科学. 北京：北京科学技术出版社，2017
8. 陈昭斌. 消毒学检验. 成都：四川大学出版社，2017

附录:实 训 教 程

实训一　口腔内科常用器械及使用方法

【目的要求】

1. 掌握:口腔内科常用器械的名称、用途及使用方法。

2. 熟悉:口腔内科常用器械的保养。

3. 了解:口腔内科其他器械。

【实训器材】

口腔检查器械(口镜、探针、镊子)、手持器械(挖匙、水门汀充填器、银汞合金雕刻器、银汞合金充填器、银汞合金磨光器)、各类钻针、其他器械(银汞合金输送器、银汞合金调拌器、乳钵与杵、调刀与调板、成形片及成形片夹、楔子、咬合纸、比色板、根管治疗常用器械(光滑髓针、倒钩髓针、根管扩大针、根管锉、根管充填器)等。

【实训内容】

1. 学习常用器械的名称、结构、用途及保养。

2. 示教与练习各类器械的使用方法。

3. 完成实训报告。

【方法步骤】

(一)认识和掌握口腔内科常用器械的名称、用途及使用方法

1. 口腔常用检查器械　口镜、探针、镊子。有可重复消毒使用和一次性使用两种。

(1)口镜:口镜由口镜柄及头组成。可重复消毒式口镜为金属材质,柄前端内有螺纹,可更换口镜头。口镜头嵌有镜面,镜面有平面与凹面两种,可直观或放大被检查部位。一次性口腔检查器械的口镜由圆镜片和镜柄注塑而成。

用途:口镜具有反射光线增加照明、反射被检查部位影像作用,凹面镜还有放大影像作用;也可用于牵拉或推压唇、颊、舌等软组织。金属口镜柄可用于牙齿叩诊检查。

(2)探针:牙科尖探针由探针柄及两个弯端组成。两弯端细而尖锐,一弯端呈镰形,另一端为双曲形。

用途:多用以探测牙面、牙颈部或近远中龋洞;探查牙体组织缺损范围、深度、硬度;探查牙体组织感觉、发现敏感点及穿髓点;也可探查充填体有无悬突、与牙体组织的密合度等。

(3)镊子:牙科镊子由柄和两弯端镊尖组成。镊尖细长、尖锐、闭合紧密。

用途：牙科镊子具夹持敷料或药物、牙齿松动度检查等用途。

2. 牙体修复治疗常用器械

（1）挖匙：由柄及两匙形工作端组成，分大、中、小三种型号。挖匙具去龋、切髓、去除暂封物及肉芽组织等用途。

（2）水门汀充填器：具双端，一端为扁平钝形，用于采取糊膏状充填材料，并可用于后牙邻面洞的充填；另一端为光滑柱状小头形，用于充填糊膏状材料。

（3）乳钵与杵：用于手工调制银汞合金。现已很少使用。

（4）银汞合金调拌器：包括银合金粉和汞两个贮器，电源开关，放粉与汞的旋转开关及银汞合金接触器。

（5）银汞合金输送器：包括推压手柄、一定角度弯曲的输送套筒和弹簧栓头。将调制好的银汞合金放到套筒口中，通过推压手柄压缩弹簧栓头，将银汞合金推至窝洞内。

（6）银汞合金充填器：工作端有大、中、小三种型号之分，呈粗细不同的圆柱状，用于充填银汞合金。

（7）银汞合金雕刻器：其工作端呈卵圆形或小圆形分叉形，用于雕刻银汞合金外形。注意应保持工作端的角度和光滑的边缘。

（8）银汞合金磨光器：其工作端呈圆球形或梨形，表面光滑，用于银汞合金充填后的表面平滑修整，使充填体与洞壁密合。

（9）成形片和成形片夹：成形片为不锈钢或其他材料制成的弹性薄片，用以形成临时洞壁，以利于充填材料的填压和恢复牙齿外形及接触关系；成形片夹的作用是固定成形片。成形片多为不锈钢材质薄片，中间突出部为紧贴龈壁且深入牙龈沟的部分，可分大、小两型，两侧各有 3 或 2 个固定小孔，分别用于成人磨牙和前磨牙，后者也用于乳磨牙。成形片夹由不锈钢的手柄螺丝和两个固定臂组成。成形片和成形片夹主要用于复面洞充填，保持充填体与洞壁的密合，且利于成形、恢复患牙与邻牙的接触关系。

连续成形片及片夹（临床常用 8 号成形片夹）适用于近中面 - 𬌗面 - 远中面（MOD）三面洞的充填。

赛璐珞成形片主要用于复合树脂或水门汀充填修复，常以手指或楔子固定。分段式成形片系统有金属环和豆瓣状成形片组成，金属环有分牙的作用，有利于更好的恢复复合树脂修复体的邻面形态和接触关系。

（10）楔子：有木制品与塑料制品两种，均呈三角锥形，与后牙邻间隙形态相适应，配合成形片使用，防止形成充填体悬突。

（11）调刀与调板：水门汀调刀多为不锈钢材质，具双头，一头平，用以取粉，调粉、液成一定稠度的糊剂；另一头稍尖，用以取液。水门汀调板为玻璃板，使用前应清洁及消毒。

树脂类调刀：用于调制树脂与玻璃离子等材料，分骨制与塑料制两种，配一次性调拌纸板，防止受外界色素污染。

（12）咬合纸：是在调𬌗工作中标记咬合接触点常用的工具，常规有蓝色、红色，不同厚度。

（13）比色板：复合树脂充填修复之前用于视觉比色常用的工具，常规以色调（色相）不同分为若干组，然后在每组中根据色彩浓淡（饱和度高低）不同分为若干级别，使患牙与邻牙色调相互匹配的重要工具。

3．牙科用手机　有高速涡轮手机和气动马达手机。

高速涡轮手机使用钻针为柱状，夹持式固定。目前，工作端有多种角度、不同大小。光纤手机工作头可以在操作时提供光源。

气动马达手机有直机头和弯机头两个工作头。

4．钻针　钻针一般由头、颈、柄三部分组成。头部为各种不同类型工作端，经由颈部与柄相连，柄部为钻针装在手机上的部分（实训表1-1，实训表1-2）。

实训表 1-1　牙钻柄部直径和长度的国际标准（ISO）

	直径（mm）	长度（mm）
气涡轮用钻针柄	1.588～1.603	16，19
直机头用钻针柄	2.35	44
弯机头用栓道式钻针柄	2.35	16，22，34

实训表 1-2　钻针的型号和工作端最大直径

工作端最大直径（mm）	0.5	0.6	0.8	0.9	1.0	1.2	1.4	1.6	1.8	2.1	2.3	2.5	3.1
锥形裂钻			168	169	170	171							
横刃锥形裂钻				699	700	701		702		703			
圆钻（球钻）	1/4	1/2	1		2	3	4	5	6	7	8	9	11
倒锥钻		33$_{1/2}$	34		35	36	37		39	40			
银汞抛光钻													
圆形					7002	7003	7004		7006	7008		7010	
针形			7901	7902	7903								
火焰性						7102	7104		7106	7108			
ISO 编号	005	006	008	009	010	012	014	016	018	021	023		

（1）依据钻针柄形态，可分为栓道式和柱式。慢速弯机头用钻针柄部为栓道式，与机头为栓式相接；气涡轮机头用高速钻针与直机头用钻针柄部为柱式，与机头为摩擦夹持相接。

（2）依据功能不同，分为切割钻与磨光钻。

（3）依据钻头形状不同，可分为裂钻、圆钻与倒锥钻。

裂钻：其工作端为平头圆柱状或尖头锥柱状，刃口呈直形或锯齿形，用于开扩洞形、修整洞壁、去龋等。

圆钻：其工作端为多刃缘的球体形，用于去龋、修整根管管壁，揭去髓顶和制备圆钝洞角等。

倒锥钻：其工作端为倒锥形，用于修整洞底、扩展洞形和制备倒凹等。

（4）依据工作端材料不同，钻针可分为钢钻针、碳钨钢钻针与金刚砂钻针。

碳钨钢钻针比刚钻针坚硬而耐高温，但质地较脆，有时会发生头颈连接处折断现象。

金刚砂钻针又称为磨砂钻针。可用于切割、牙体预备或磨光。通过在液态金属基质中，用电镀法将金刚砂颗粒固定在金属原材料上而制成。金刚砂颗粒有粗、中、细和超微颗粒之分。钻针形态可有球形、平头圆柱状、尖头锥柱状、倒锥状等多种类型。该类钻针对牙体组织的切割方式为点状切割,切削效率高,切面更平,且对牙体组织的扭力小,有利于存留的牙体组织。工作端电镀的金刚砂颗粒磨损后,钻针丧失切割能力。

5. 根管治疗常用器械

(1)基本手持器械:包括牙髓探针、牙髓镊子和牙髓挖匙。

牙髓探针:牙髓探针由两个弯曲角度不同的直的工作端组成,工作端细而尖锐,用于探查根管口。

牙髓镊子:牙髓镊子的喙较普通口腔科镊子喙长,有沟槽和锁扣,便于夹持牙胶尖、纸尖、光滑髓针等细小物品。

牙髓挖匙:与普通的挖匙相比,其工作段较长,便于进入到髓腔内。用于去除牙髓组织以及髓腔内的腐质和碎屑。应注意保持锐利,不能加热及用于去除牙胶尖等。

(2)髓腔进入和预备器械:髓腔的预备包括开髓和髓腔壁的修整。

开髓用钻针:临床上常用涡轮裂钻来穿通髓腔并形成开髓洞型,常用型号为557(ISO 010)和701(ISO 012)。慢速球钻用于揭去髓室顶及去除髓腔内容物,常用型号有2#、4#、6#。

有一种开髓钻为锥形金刚砂钻针,顶端为球形,使用一根钻针可以完成髓腔的进入和预备。

安全头钻针:其工作端刃部顶端光滑无切割作用。可用来扩大开髓孔和揭髓顶而不会破坏髓室底。安全头钻针有裂钻和金刚砂钻针两种类型。常用的有Endo-Z和Diamendo。Endo-Z为锥形长裂钻,长9mm,顶端无切削作用;Diamendo为锥形金刚砂钻,顶端为球形,无切削作用。

(3)根管预备用器械

1)光滑髓针:由软的回火碳钢制成的锥形针状物,工作端横断面为圆形或三角形,分别用于探测根管和缠绕棉捻。标准光滑髓针全长为52mm,其型号按工作端直径由细至粗分6种,即000、00、0、1、2和3。

2)倒钩髓针:又称拔髓针,其工作端表面有许多细小倒刺。可除去根管中棉捻或根髓,其长度和型号与光滑髓针相同、Weine指出过细根管,不宜插倒钩髓针。可单独使用或置于髓针柄上使用。

3)根管钻:又称根管扩大针,为不锈钢丝缠绕成疏螺旋状,横断面为三角形,旋转120°,可切割根管壁1周。工作端刃长16mm,总长可分为21mm、25mm、28mm和31mm 4种规格,D1表示器械刃尖端直径,D2表示器械刃末端直径,D2 = D1 + 0.32mm,从15号起分别以白、黄、红、蓝、绿、黑6种颜色标记为一组,装于一盒内,45~80号、90~140号则为另2组,但用得较少。根管钻用于扩大根管(顺时针转动),也可充填根管(逆时针转动),根管钻分手用与机用两种,因工作端的结构和制造方法的不同分K型、H型和鼠尾型三种。

4)根管锉:为不锈钢丝缠绕成密螺旋状,横断面为正方形,旋转90°可切割根管壁一周,主要用于锉齐根管壁并可辅助清除根管内残髓及感染物质。

(4)根管充填常用器械

根管充填加压器:包括侧向加压器和垂直加压器。

侧向加压器:工作端尖而细,锥度较大,光滑无刃槽,充填时可进入根管深处,便于侧向用力。分为长柄和短柄两种,短柄侧向加压器结构同根管锉。

垂直加压器:工作头较钝,主要用于牙胶的垂直加压。有不同型号可选择。操作前根据根管大小选用粗细适宜的器械；操作时，工作端只能沿根管方向进入，防止折断。

（5）其他器械：有用于确定根管工作长度器械和根管冲洗器械。如：根管治疗测量尺、根管长度测量仪、根管冲洗器。

6. 牙周病检查及治疗常用器械（见第三篇）

7. 根尖手术常用器械（见第二篇）

8. 器械的握持方法　无论是检查器械还是手持器械，其常用握持方法有两种：握笔法和掌拇指法。

（1）握笔法：拇指、食指和中指握紧器械柄，可用中指、无名指或中指和无名指共同做支点。这种握法运动幅度宽而准确，适用于精细工作，牙体牙髓科医生在进行治疗操作时，均用此法。

（2）掌拇指法：以手掌及四指紧握器械柄，用拇指做支点。这种握法多用在口外修整模型和义齿的操作。

（二）口腔内科常用器械的保养

1. 口镜镜面应保持平整与光亮，避免磨损。

2. 探针与牙镊均忌加热烧灼，以免针尖和镊尖变钝。

3. 挖匙边缘变钝时，可用油石打磨外缘，小石尖由匙内向外缘打磨。

4. 器械使用前应检查有无变弯曲、裂纹、螺纹拉长或生锈现象，如有者均应弃之。

【注意事项】

1. 注意辨认各类器械工作端的特点。

2. 掌握保持各类器械工作端最高效率的要点。

【评分标准】

评价口腔内科常用器械的辨认、主要功能及保养要点的掌握情况，包括：口镜、镊子、探针、挖匙、银汞合金充填器、水门汀充填器、裂钻、圆钻、倒锥钻、金刚砂钻，各 10 分。

【思考题】

为什么口腔内科医师在口腔内治疗时，应用握笔法握持器械？

（顾长明　龚连喜　吴力挽　邹慧儒　熊均平　倪成励）

实训二　口腔医师的术式、支点与钻针切割硬物练习

【目的要求】

1. 掌握口腔科医师工作的正确术式。

2. 初步掌握口腔综合实习台的使用。

3. 初步掌握手机和口镜的握法和支点的应用。

4. 初步掌握用钻针切割硬物的方法。

【实训器材】

口腔仿头模实习台、手机、各类钻针、预成硬材料块（超硬石膏块、自凝树脂块等材料，尺寸约为 4cm×2cm×1cm 的长方体，其一末端为圆柱状）、铅笔、尺子、刻度探针、橡皮。

【实训内容】

1. 教师讲解口腔仿头模实习台的使用及保养。

2．教师讲解和示教口腔科医师工作的术式。

3．练习医师的体位及术式，手机和口镜的握持和支点的应用，在预成硬材料块上按要求切割制备一定洞形。

4．完成实训报告。

【方法步骤】

1．学习口腔综合实习台各部位名称及功能

（1）介绍仿头模及𬌗架的使用方法。

（2）复习涡轮手机和电动手机的正常使用程序、日常维护及保养方法。

2．练习口腔科医师的体位调节及术式

（1）医师体位：医师坐在医师椅位上，两脚底平放地面，两腿平行分开，大腿下缘和双肩与地面平行，头、颈、胸、背、腰部呈自然直立位，前臂弯曲，双肘关节贴近腰部，其高度应与仿头模（患者）口腔高度在同一水平面上。术者的视线与患者的口腔应保持适当的距离，一般为20～30cm。医师活动的范围，以时钟的字码表示应在7～13点。

（2）患者体位：半卧位或平卧位。调节合适仿头模位置，使之与术者的肘部在同一水平，沿矢状位可左右移动。治疗上颌牙时，使上颌𬌗平面与地面成90°角。治疗下颌牙时，使下颌𬌗平面与地面尽可能平行。

3．练习手机和口镜的握法与支点的应用

（1）手机：牙体牙髓科及儿科治疗时用握笔法，修复科和正畸科用直机头修整义齿的操作用掌拇指法。上述两种握持法在进行工作时，都必须有支持点，即支点。一般用无名指做支点。但在某一狭小部位进行一些精确而用力的工作，如使用挖匙刮除腐质时，常用握住工具的中指做支点；有时为了支点更稳固，用无名指和中指共同做支点。支点应放在邻近的硬组织上。支点对正确使用器械非常重要。由于支点支持和限制了器械的走动幅度，可以施用较大的力而不易滑脱损伤邻近组织。有了支点，工作时手指才能感觉灵敏，动作才能精细准确。

（2）口镜：左手用拇、食指和中指握持口镜柄距柄端1～2cm处，中指在口镜柄的前方，用左手无名指或手掌尺侧轻支在患者的左面颊部作为支点。口镜可以在口腔内前后、左右移动和转动。医师从口镜内可以看清楚上颌牙齿的各个部位而保持头颈部的基本直立体位。

4．在预成硬材料块上按下列要求练习制备一定形状的洞形

（1）洞形的设计要求

1）预备一个长5mm、宽2mm、深2mm，且两端为弧形的沟，要求线角清楚，底平、侧壁各面相平行。

2）预备一个长5mm、宽2mm、深2mm的盒状洞形，要求点线角清楚，底平壁直。

3）预备一个与2）相似的洞，并使洞的一端达到预成材料的一个侧面上。

4）预备一个与3）相似的洞，并在侧面上预备一个深3mm、长2mm的台阶。

5）预备一个与4）相似的洞，俯视成鸠尾形，鸠尾膨大部宽3mm，峡部宽2mm，在侧面形成梯形，梯形的底边长3mm。注意鸠尾的峡部不应与台阶重叠。

6）在预成材料的弧形面上预备一个长约5mm、宽2mm、深5mm的似肾形的洞，向下方弯曲，两端为弧形，洞底面曲度与表面保持一致。

（2）操作步骤

1）画轮廓线并将各种洞形的位置摆放设计好。

2）备洞:用裂钻在轮廓线内钻洞,注意支点。

3）扩展洞形:按设计好的洞形选用裂钻扩展,钻针方向垂直于表面,深浅要均匀一致。

4）修整洞形:将洞形修整成底平壁直,点线角清楚。

【注意事项】

1. 严格按操作规程使用口腔综合实习台。

2. 不论使用哪种手机,都要求在钻针停转时进出口腔,在钻针转动时出入牙齿。要求右手握持手机,左脚踩脚闸。

3. 用手机和钻针切割硬材料时,必须有支点。

【评分标准】

课上评定预成材料上制备洞形的过程与结果（30分）,包括:术式是否正确、口腔综合实习台使用是否正确、手机的握法和支点应用是否正确。

课后评定硬材料块上制备洞形（70分）。

【思考题】

备洞时支点为什么非常重要？如何选择支点？

（邹慧儒　熊均平　倪成励）

实训三　窝洞的结构、分类及石膏牙备洞

【目的要求】

1. 掌握:窝洞的分类、结构和名称;窝洞制备的原则及步骤。

2. 在石膏牙上制备洞形,掌握 G.V.Black 各类洞形结构的特点。

【实训器材】

各类龋齿标本、X 线片、挂图、幻灯片、各类洞形的石膏牙模型、雕刻刀、铅笔、游标卡尺。

【实训内容】

1. 学习和讨论窝洞的分类、结构、名称及备洞的基本原则。

2. 学习窝洞的分类: G.V.Black 分类 I ～ V 类。

3. 示教石膏牙 I ～ V 类洞的洞形制备。

4. 在石膏牙制备 I ～ V 类洞。

5. 完成实训报告。

【方法步骤】

（一）学习窝洞的分类、结构、名称及备洞的基本原则

1. 窝洞的分类　临床上常用方法为 G.V.Black（1908）分类,它按龋损发生的部位,将窝洞分 5 类。

（1）I 类洞:指发生在所有牙面发育点隙裂沟的龋损所制备的窝洞。

（2）II 类洞:指发生在后牙邻面的龋损所制备的窝洞。

（3）III 类洞:指发生在前牙邻面未累及切角的龋损所制备的窝洞。

（4）IV 类洞:指前牙邻面累及切角的龋损所制备的窝洞。

（5）Ⅴ类洞：为所有牙的唇（颊）、舌面颈 1/3 处的龋损所制备的窝洞。

2．窝洞的结构　窝洞由洞壁、洞角、洞缘组成。

（1）洞壁：组成窝洞的内面称为洞壁。按照所在的牙面命名如颊壁、舌壁、近中壁、远中壁、龈壁、轴壁等。

（2）洞角：洞壁相交形成洞角。两壁相交构成线角，三壁相交构成点角，洞角以构成它的各壁联合命名。如颊壁与髓壁相交构成的线角叫颊髓线角，颊、轴、龈三壁相交构成的点角叫颊轴龈点角。

（3）洞缘：窝洞侧壁与牙面相交构成洞的边缘，即洞缘。由洞侧壁与牙面相交形成的线角，即洞缘角或洞面角。

3．制备洞形的基本原则

（1）生物学原则：彻底去净病变组织，保护牙髓和尽量保存健康的牙体组织。

（2）力学原则：银汞充填术采用机械固位原理，备洞时兼顾抗力形与固位形。

（二）石膏牙洞形制备

1．洞形设计要求

（1）Ⅰ类洞的设计要点：要求窝洞底平壁直，点线角清晰而圆钝的标准盒状洞形，避开牙尖和嵴，顺沟裂扩展并呈一条圆缓的曲线，洞深 1.5～2mm。

（2）Ⅱ类洞的设计要点：根据病变范围可预备成单面洞或双面洞。以邻𬌗面洞最典型。邻𬌗面洞的预备一般先备邻面部分，𬌗面部分的大小再由邻面龋损范围来决定。①邻面洞的制备要求：颊、舌壁应越过接触区，达自洁区。龈壁位置应位于接触点根方的健康牙体组织，与相邻牙面至少 0.5mm 宽的间隙，以便于清洁。颊、舌壁略向𬌗方聚合，形成龈方大于𬌗方的梯形。邻面洞深应为 1～1.5mm。②𬌗面洞的制备要求：应具有连接和固定邻面充填体的作用，除按一般𬌗面洞的设计原则外，应预备鸠尾固位形，上颌磨牙尽量勿破坏斜嵴，在斜嵴一侧制备鸠尾；下颌磨牙鸠尾做到中央窝；鸠尾峡应做在髓壁上方，其宽度约为颊舌二尖间距的 1/4～1/3，外形曲线圆缓，洞深应为 1.5～2mm。

（3）Ⅲ类洞设计要点：根据病变部位、范围和邻牙情况可预备成单面洞或邻舌复面洞。①单面洞制备：邻面病变范围小，舌壁有一定厚度，且邻牙缺失或牙间隙大者可在邻面作单面洞。一般多备成与前牙邻面相似的底向根方的三角形盒状洞。唇、龈、舌三侧壁与相应的牙面平行，龈壁的釉质壁略敞开，洞底与邻面弧度一致，洞深 1～1.5mm。②邻舌洞制备：邻面龋缺损范围大，舌侧壁较薄者，一般应备成邻舌洞。邻面预备成唇侧大于舌侧的梯形，洞深 1～1.5mm。舌面窝洞需在舌面制备鸠尾，鸠尾位于舌隆突的切方，一般不超过中线，尖牙的鸠尾尽量不累及舌轴嵴。鸠尾峡宽度为邻面洞舌方宽度的 1/3～1/2。

（4）Ⅴ类洞设计要点：为单面洞，因不直接承受咬合力，备洞时以固位形和外形为重点。多在颊面，不需扩大洞形。前磨牙和磨牙制成肾形，前牙制成半圆形。凸面向着牙颈部，凸缘距牙颈线 1mm 处；近远中壁与釉柱方向一致略向外敞开，在𬌗轴线角与龈轴线角制备倒凹，洞深 1～1.5mm；轴壁与相应牙面弧度一致。

2．操作步骤

（1）划线：根据洞形设计要求，在石膏牙上画出窝洞的外形线。

（2）计算深度：根据所用石膏牙的放大倍数，计算出各类洞各部分的宽度和深度。

（3）雕刻：石膏牙咬合面向上，平放于操作台上，握笔式持雕刻刀，在外形线内 1mm 处下刀，达到要求的深度后，形成洞壁和洞底。

（4）修整：修整窝洞，使洞缘刚好在外形线上，侧壁相互平行，使窝洞达到各类洞的要求。

【注意事项】

1．雕刻时掌握好支点，将石膏呈块状"雕"下，不要呈粉末状"刮"下。

2．窝洞内的石膏粉末只能用气枪吹去，不能用嘴吹。

3．洞缘不能超过外形线，洞深按石膏牙和离体牙比例而定，不得大于或小于规定的深度。

【评分标准】

1．评价窝洞的定义、结构、各部名称及备洞的基本原则的掌握程度，评价窝洞 G.V.Black 分类的掌握程度。通过学生自行画出上颌第一磨牙近中邻𬌗面洞及下颌尖牙唇面牙颈部窝洞，标出窝洞类别和各部分结构及名称（20分）。

2．完成石膏牙Ⅰ、Ⅱ、Ⅲ、Ⅴ类洞制备的评定，分别从窝洞外形、洞底、洞壁、洞深、点、线角圆缓等方面评分（80分）。

【思考题】

窝洞预备为什么要求底平壁直、点线角清楚圆钝？

（熊均平　石　璐　隋　红　邹慧儒　倪成励）

实训四　橡皮障隔离术

【目的要求】

1．掌握：橡皮障隔离术。

2．熟悉：橡皮障隔离术所需的器械和用品。

【实训器材】

仿头模、全口牙列模型、橡皮布、打孔器、橡皮障夹、橡皮障夹钳、橡皮障支架、尺子、剪刀、牙线、润滑剂、橡皮障固定楔线。

【实训内容】

1．讲解橡皮障隔离术原理、所需器械及优点。

2．教师示教。

3．在仿头模和全口牙列模型上练习使用橡皮障。

4．完成实训报告。

【方法步骤】

（一）教师讲解

1．橡皮障隔离术原理　利用橡皮布的弹性，打孔后套在牙颈部作为屏障，使接受治疗的牙冠与口腔隔离的一种方法。

2．橡皮障隔离术专用物品　橡皮布（大小有 12.5cm×12.5cm 和 15cm×15cm 两种尺寸；厚度 0.15～0.35mm 不等，分薄、中、厚、超厚和特厚型；颜色有黑、绿、黄、灰、蓝等多种颜色）、打孔器、橡皮障夹（分为前牙、前磨牙和磨牙用几种类型）、橡皮障夹钳、橡皮障支架、橡皮障固定楔线。

3．橡皮障隔离术的优点

（1）隔湿并隔绝感染：提供不受唾液、血液和其他组织液污染的操作空间，保持术者视野清楚；

（2）安全保护作用：保护牙龈、舌及口腔黏膜软组织，避免手术过程中受到意外损伤；防止患者吸入或吞入器械、牙碎片、药物或冲洗液；防止医源性交叉感染；

（3）提高工作效率。

（二）在仿头模和全口牙列模型上练习使用橡皮障隔离术

1. 选择橡皮布　橡皮布的大小要能完全盖住口腔，上缘不要盖住鼻孔，下缘达颏下部。

2. 打孔　根据所需隔离的牙位，确定打孔的位置。首先标出垂直中线和水平线，将橡皮障分为四个象限，列出常规上下颌牙弓位，确定患牙所在位置并做好记号，留出足够边缘。打孔要求边缘整齐，大小合适。

（1）打孔的范围：上颌牙约在橡皮布上缘以下2.5cm，由正中按牙位向下向外略成弧形。下颌牙约在橡皮布下缘以上5cm，由正中按牙位向上向外略成弧形。

（2）打孔的大小：打孔器工作端转盘上的孔直径由0.5~2mm不等，应按牙齿大小选择打孔的大小。

（3）孔间距离：取决于牙间隙的宽窄，一般间隔2~3mm为宜。

（4）打孔的数目：按牙位、治疗的牙数和龋坏的部位决定打孔的数目。如治疗咬合面洞打一个孔；治疗Ⅱ类洞或两个患牙要打2~3个孔；治疗两个以上患牙，则要比治疗牙数多打1~2个孔；前牙易滑脱，有时治疗一个牙需打3个或3个以上孔。

3. 涂润滑剂　将橡皮布对着牙齿的一面在打孔区周围涂上一层润滑剂，同时在患者的口角处也涂上润滑剂。

4. 安装橡皮障　有不同方法，包括：翼法、橡皮布优先法、弓法、橡皮障夹优先法等。

（1）翼法：将已打好孔的橡皮布，先将孔撑开套在合适的橡皮障夹上，露出橡皮障夹体部；然后用橡皮障夹钳撑开橡皮障夹，连同橡皮布一起固定在牙颈部，再用钝头器械将两翼上方的橡皮布翻下套入牙颈部；最后用橡皮障支架将橡皮布游离部分在口外撑开即可。此法口内操作时间短，最为常用。

（2）橡皮布优先法：双手撑开橡皮布，按打孔部位套入牙齿并推向牙颈部，邻面不易滑入时，可用牙线帮助橡皮布通过接触点；若有两个以上的牙和孔，应将对应孔从远中向近中一一套入。然后选择合适的橡皮障夹，并用橡皮障夹钳将橡皮障夹固定到牙颈部。注意不要伤及牙龈，应将夹的体部远离术区。最后用橡皮障支架将橡皮布游离部分在口外撑开即可。此法多适用于需要隔离多个前牙时，也可以不用橡皮障夹，用牙线或固定楔线固定。

（3）弓法：将打好孔的橡皮布撑开，套入合适的橡皮障夹的弓部，翻转橡皮布，露出橡皮障夹，用夹钳撑开橡皮障夹，直视下固定在隔离牙的颈部，然后用水门汀充填器的扁铲端将橡皮布拉下套入隔离牙的颈部，最后用支架撑开橡皮布。此法优点为直视下操作，容易掌握。

5. 拆卸橡皮障　治疗完毕后，如果是单个牙齿，则先用橡皮障夹钳取下橡皮障夹，然后将橡皮障支架和橡皮布一并取出即可。如果是多个牙齿或邻面洞，则需用剪刀剪除牙间的橡皮布，再除去橡皮障夹，将支架和橡皮布一并取出。

【注意事项】

1. 橡皮障安装前应进行定位，做好记号，并根据所需隔离的牙位，确定打孔的位置。

2. 安装橡皮障时注意暗面朝向术者，以减少炫光，减轻术者视觉疲劳。

3. 安装橡皮障时动作应轻柔有支点，避免损伤牙龈。

4. 橡皮障夹的放置，前磨牙及磨牙橡皮障夹的弓部应位于患牙远中，并朝向对颌牙。

5. 橡皮障要完全覆盖患者的口腔，同时注意鼻通气，如橡皮布上缘局部盖住患者鼻孔，可适当修剪橡皮布。

6. 防止渗漏，可用水门汀、牙周塞治剂或流动树脂进行封闭。

【评分标准】

1. 写出橡皮障隔离术的优点和所需用品（30分）。

2. 评定对橡皮障隔离术的应用情况，评定内容包括选择橡皮布、打孔位置、大小、孔间距、选择橡皮障夹、橡皮障夹钳的使用、橡皮障的安装、橡皮障的拆卸（70分）。

【思考题】

安装橡皮障有几种方法？你更倾向于使用哪种方法？为什么？

（石　璐　熊均平　隋　红　邹慧儒　倪成励）

实训五　仿头模上合成树脂标准牙窝洞制备

【目的要求】

1. 掌握：各类洞制备原则及方法，能够在仿头模合成树脂标准牙制备洞形。掌握器械握持法及口腔医师的体位、术式及支点。

2. 熟悉：备洞器械的使用。

【实训器材】

牙科临床模拟实习系统、仿头模、合成树脂标准牙、高速手机、低速手机、各类钻针、一次性器械盒、铅笔、刻度探针。

【实训内容】

1. 认识各类洞在不同牙齿上洞形设计、固位形和抗力形设计。

2. 仿头模合成树脂标准牙上制备Ⅰ～Ⅴ类洞。

3. 完成实训报告。

【方法步骤】

1. 磨牙咬合面Ⅰ类洞的洞形制备

（1）设计洞形：用铅笔在𬌗面设计外形，要求包括全部窝沟，外形线避让尖嵴，顺沟裂扩展并呈一条圆缓的曲线。

（2）调整位置：调节仿头模型使上颌牙与地面呈90°，高度平肘关节，术者坐在右后方，左手持口镜，右手握笔式持手机，选好支点，调节灯光与口镜的角度，在口镜下操作。

（3）制备洞形：用裂钻从中央窝处钻入牙体组织，达釉牙本质界内0.2～0.5mm。并保持此深度沿沟裂扩展，注意避让尖嵴，使形成深1.5～2mm，洞缘曲线圆缓的盒形洞。

（4）修整洞形：用探针检查窝洞，用倒锥钻清理修整洞壁及洞底，达到盒状洞形设计要求，在牙尖下洞底侧髓线角处做倒凹。

2. 磨牙邻𬌗面Ⅱ类洞

（1）设计洞形：用铅笔在后牙邻面和𬌗面画出Ⅱ类洞洞形，先备邻面部分，𬌗面部分的大小再由邻面龋损范围来决定。

（2）调整位置：调节仿头模型使上颌牙与地面呈90°，高度平肘关节，术者坐在右后方，左手持口镜，右手握笔式持手机，选好支点，调节灯光与口镜的角度，在口镜下操作。

（3）制备邻面洞形：用裂钻磨除近中边缘嵴中份釉质达釉牙本质界，在釉牙本质界内牙本质向龈方钻磨直到平齐龈缘，并向颊、舌侧扩展到自洁区。注意钻磨时，钻针与牙面平行并略向中线聚合，使邻面成一龈方大于殆方的倒梯形盒状洞形，龈壁宽度为1.5mm，龈壁的釉质壁略向颈部倾斜，颊壁和舌壁与釉柱方向一致略向外展开，在形成颊舌侧壁时应注意钻针的方向。

（4）制备殆面洞形：用裂钻或倒锥钻从邻面轴壁釉牙本质界下0.2～0.5mm处，近中边缘嵴中份向中央窝处扩展，形成鸠尾，鸠尾峡应做在髓壁上方，其宽度约为颊舌二尖间距的1/4～1/3，外形曲线圆缓，洞深应为1.5～2mm。

（5）修整洞形：用裂钻和小倒锥钻修整洞壁，使点线角清晰而圆钝，轴壁与邻面平行，与髓壁垂直，轴髓线角圆钝。

3．前牙邻舌面Ⅲ类洞

（1）设计洞形：用铅笔在前牙邻面和舌面画出Ⅲ类洞洞形。

（2）调整位置：调节仿头模使上颌牙与地面呈45°，高度平肘关节，术者站在右后方，左手持口镜，右手握笔式持手机，选好支点，调节口镜的角度，在口镜下操作。

（3）制备邻面洞形：用裂钻磨除上中切牙舌侧面近中边缘嵴中份牙釉质达釉牙本质界，从釉牙本质界向唇面方向钻磨，使唇壁与唇面平行，龈壁与切壁向舌方稍聚合，洞侧壁与轴壁垂直，使邻面部分呈唇壁略长于切壁的梯形，洞深1～1.5mm。

（4）制备舌面洞形：用小倒钻从邻面釉牙本质界下向舌面中线扩展，在舌面窝制备鸠尾，鸠尾峡在边缘嵴内侧，宽度为邻面舌方宽度的1/3～1/2。注意勿损伤舌隆突，不超过切1/3。

（5）修整洞形：用小倒锥钻修整洞形，使侧壁垂直于轴、髓壁，点线角清晰而圆钝，洞缘外形呈弧状。

4．Ⅴ类洞

（1）设计洞形：用铅笔在所选牙齿的颊（唇）面或舌（腭）面画出Ⅴ类洞洞形，为单面洞，因不直接承受咬合力，备洞时以固位形和外形为重点。多在颊面，不需扩大洞形。前磨牙和磨牙制成肾形，前牙制成半圆形。

（2）调整位置：调节仿头模型使上颌牙与地面呈45°，高度平肘关节，术者站在右后方，左手持口镜，右手握笔式持手机，选好支点，调节口镜的角度，在口镜下操作。

（3）制备洞形：用裂钻从牙唇面颈1/3中份钻磨达釉牙本质界下0.2～0.5mm，并沿牙颈线的曲度向近远中方向扩展，扩展时注意保持钻针深度，使龈壁呈适应颈曲线的圆弧状，龈壁的牙釉质壁向牙颈部微倾斜，以顺应釉柱方向。轴壁凸，与牙冠表面弧度一致。近远中壁的釉质壁向洞口稍敞开，牙本质壁与洞底垂直，洞深1～1.5mm。

（4）修整洞形：用小倒锥钻修整洞形，使底平、壁直，点线角清晰而圆钝，洞缘外形呈弧状。

【注意事项】

1．制备过程中，要采用正确的体位、术式和支点。

2．遵循制备洞形的原则，尽量避免切割不必要磨除的健康牙体组织。

【评分标准】

1．评价各类洞制备效果及备洞的基本原则的掌握程度，请学生自行画出左上前磨牙近中邻拾面中龋及右上中切牙远中邻舌面中龋的咬合面、舌面和邻面洞形（10分）。

2. 评价仿头模上合成树脂标准牙各类洞形制备的过程及结果，其中术中是否正确掌握体位、支点、手机、口镜的应用（10分），课后评定包括窝洞外形、洞底、洞壁、洞深、点线角、意外露髓等（80分）。

【思考题】

仿头模上合成树脂牙窝洞制备与石膏牙窝洞制备有什么区别？需要额外注意什么？

（隋　红　石　璐　熊均平　邹慧儒　倪成励）

实训六　银汞合金充填术

【目的要求】

1. 掌握：银汞合金的充填术的操作规程和注意事项。

2. 初步掌握银汞合金材料及水门汀的应用范围和使用方法。

【实训器材】

已备好洞形的树脂牙的仿头模系统、检查器械盒、敷料、银汞合金胶囊、银汞合金搅拌器、银汞合金输送器、银汞合金充填器、银汞合金雕刻器、银汞合金磨光器、橡皮布、成形片、成形片夹、楔子、磷酸锌粘固剂、氧化性丁香油粘固剂、聚羧酸锌粘固剂、75% 乙醇棉球、玻璃板、调拌刀、粘固粉充填器、咬合纸、银汞合金回收用（装有饱和盐水）广口瓶等。

【实训内容】

1. 银汞合金的调制。

2. 银汞合金充填单面洞和复面洞。

3. 垫底材料磷酸锌粘固粉、氧化锌丁香油粘固粉的调制与应用。

4. 完成实训报告。

【方法步骤】

（一）银汞合金充填术

1. 银汞合金的调制

（1）复习银汞合金的性能特点、其影响因素、汞污染与防护等有关知识。

（2）复习银汞合金充填的适应证。

（3）学习银汞合金调制胶囊的方法：取一只商品银汞合金胶囊，敲击挤破其中的粉液中隔，将胶囊放入银汞搅拌器的固位卡中，启动机器振荡 10～20 秒钟；取下并拧开胶囊，将其中调制好的银汞合金倒至橡皮布上即可使用。

2. 单面Ⅰ类洞的充填

（1）充填前准备：安装橡皮障（操作方法见实训四），用球钻去净腐质，按Ⅰ类洞洞形要求制备，尽可能保留健康牙体组织。

（2）隔湿，清洁窝洞。

（3）充填窝洞：用银汞合金输送器分次将银汞合金送入洞内，先用小号银汞合金充填器将银汞合金向洞壁点、线角和倒凹处加压，然后换用较大的充填器，将银汞合金逐层填压，直至充满窝洞，并略超出洞缘为止。充填时，应有支点，压力应较大，以使银汞合金与洞壁密合，同时挤出多余的汞，充填应在 2～3 分钟内完成。

（4）修整充填体：银汞合金充填完成后，用银汞合金雕刻器去除表面多余的合金并雕刻出应有的解剖外形。雕刻边缘时，雕刻器应由牙体组织向充填体方向进行雕刻或将雕刻器的工作端同时置于牙体组织和充填体上，以免充填体边缘凹陷露出洞缘或出现飞边。初步修整后，用干棉球擦拭充填体表面，尽快让上下颌牙轻轻咬合，充填体上出现的亮点为应去除的高点。重复检查咬合，直至患者自觉咬合完全正常为止，最后用银汞合金磨光器光滑充填体与洞缘交界处和充填体表面。银汞合金充填体的修整应在 15 分钟内完成，超过修整时间易导致充填体碎裂。

（5）充填体磨光：充填 24 小时后进行充填体的修整磨光。磨光钻先用修整钻沿充填体与牙齿组织交界外研磨，除去细小飞边，令充填体边缘和洞缘平滑移行，然后研磨充填体表面。钻针在充填体表面研磨的方向为顺时针和逆时针方向交替进行，以使充填体表面平整光滑。修整钻用毕，再用抛光钻进行抛光。

（6）剩余的银汞合金回收至广口瓶中收集，清洗器械。

3．复面Ⅱ类洞的充填

（1）充填前准备：安装橡皮障（操作方法见实训四），用球钻去净腐质，按Ⅱ类洞洞形要求制备，尽可能保留健康牙体组织。

（2）隔湿，清洁窝洞。

（3）放置成形片：根据患牙牙位选择合适的成形片，将其按牙齿的大小和窝洞的近中或远中位置安放在成形片夹上，再将成形片夹固定在牙齿上，凸的一面向龈方，且边缘应置于龈壁的边缘下方，使龈壁位于成形片内。成形片在窝洞邻面粭面放置略高于龈壁，紧贴牙颈部，以代替缺失的洞壁。用口镜检查牙颈部成形片与牙面密合情况，如有缝隙，选用合适的牙楔插入该邻间隙，直至成形片与牙面紧密贴合，探针检查无可探入缝隙为止，防止充填时材料形成悬突。

（4）再一次清洁并干燥窝洞。

（5）充填窝洞：用银汞合金输送器分次将银汞合金送入洞内，进行充填时应先充填邻面，然后再充填粭面，具体充填方法同单面洞。

（6）取出成形片：初步去除表面多余的银汞合金，取下楔子及成形片夹，再颊舌向轻轻拉动留下的成形片，使其与充填体分离松动后，从一侧邻间隙向颊粭方向或舌粭方向慢慢移动，取出成形片。取出成形片后，及时将邻面洞充填体的边缘嵴部分向邻牙轻推压，关闭取成形片时留下的小缝隙。

（7）雕刻充填体：首先用探针的大弯尖端分别从颊侧和舌侧邻间隙进入，轻轻去除充填体龈缘的悬突或飞边，再从原路滑出，注意不能触碰接触区。其次修整边缘嵴，然后修整充填全的其他部分，方法同单面洞充填体的修整。

（8）充填体磨光：磨光步骤同单面洞充填体。

（9）剩余的银汞合金回收至广口瓶中收集，清洗器械。

4．注意事项

（1）窝洞充填前，检查对颌牙的牙尖和邻牙的边缘嵴情况，选用合适的磨石钻对不协调处进行调磨。

（2）安放成形片时，应使之尽可能与牙面紧密贴合。

（3）取出成形片时,动作应轻柔,注意成型片取出的方向,防止损坏充填体的接触区和边缘嵴。

（4）检查充填体的咬合接触时,须嘱患者先轻咬,后重咬,以免咬裂未硬固的充填体;正中和非正中咬合位均需检查,以免银汞合金硬固后出现咬合高点。

（5）术后医嘱:充填后24小时内勿用该患牙咀嚼食物。

（6）实验室要保持通风,回收剩余的银汞合金,防止汞蒸汽挥发,防止汞随污水排放污染环境。

（7）银汞合金在温度达到140℃时,合金内的汞升华,污染空气,所以修整钻修整、抛光钻抛光时,注意防止产热过多。

（二）垫底材料的使用

中等深度及以上的窝洞需要衬洞或者垫底。常用的垫底材料包括:

1. 氧化锌丁香油粘固粉　粉液重量比大致为4∶1～6∶1,逐份将粉末均匀以顺时针旋转式调入液体中,直到调出一定稠度的糊剂。通常暂封用糊剂较稀,垫底(厚度约0.5mm)用糊剂较稠。用粘固粉充填器取少量调好的糊剂送入窝洞后,用另一头蘸少许粉剂,轻压使之铺于洞底。

2. 磷酸锌粘固粉　将粉、液适量置玻璃板上,粉分成数小份,平握不锈钢调刀将一份粉加入液内调拌,调拌刀应贴玻璃板上作顺时针旋转调拌,以免气泡进入,再逐份加入粉调拌,至所需要的拉丝状稠度。调制在1分钟内完成。用粘固粉充填器取少量调好的糊剂送入窝洞后,用另一头沾少许粉剂,轻压铺平至所需厚度。

3. 聚羧酸锌粘固粉　粉、液重量比大致为1.5∶1～2∶1,置玻璃板或纸板上,将粉分成两份,用塑料调拌刀在15秒内调制第一份;然后,加入第二份调制均匀。调制在30秒内完成。聚羧酸锌粘固粉的凝固时间为2～3分钟。聚羧酸锌粘固粉垫底时采用粘固粉充填器,充填厚度应>0.5mm。应在拉丝期充填。

4. 注意事项

（1）垫底时,要根据窝洞的深度,取适量的水门汀,防止垫底后花费过长时间去除多余的水门汀。

（2）水门汀垫底后的窝洞洞底要平滑,点线角要清晰圆钝,不能在窝洞的侧壁上残留水门汀,以免影响充填材料和洞壁的密合度。

【实训报告与评分】

1. 操作过程中评定垫底材料的调制(30分);垫底质量(20分)。

2. 操作结束评定银汞充填的质量,包括解剖形态、咬合关系(50分)。

【思考题】

银汞合金充填术的注意事项有哪些?

（隋　红　石　璐　熊均平　倪成励　邹慧儒）

实训七　粘接修复术

【目的要求】

1. 掌握:光固化复合树脂粘接修复Ⅲ类洞和Ⅳ类洞的基本方法。

2. 熟悉:光固化复合树脂材料的性能及应用范围;玻璃离子水门汀材料的性能及应用方法和范围。

【实训器材】

包含离体牙的石膏模型(含切角缺损和变色前牙各一颗)、橡皮障套装、检查器械盒、敷料、光固化复合树脂及其配套材料(光固化复合树脂材料、酸蚀剂、粘接剂、比色板等)、光固化机、防护镜、聚酯条、咬合纸、调磨用金刚砂钻、抛光砂碟、抛光钻、化学固化的玻璃离子水门汀粘固粉和液、调和塑料调拌刀、调和板等。

【实训内容】

1. 复习光固化复合树脂和玻璃离子水门汀的性能、粘接修复的原理和使用范围。

2. 光固化复合树脂修复前牙Ⅲ类洞和Ⅳ类洞。

3. 玻璃离子水门汀调制方法,用玻璃离子水门汀充填Ⅴ类洞。

【方法步骤】

（一）光固化复合树脂修复技术(以Ⅳ类洞为例)

1. 牙体预备　安装橡皮障。用相应大小的圆钻去净腐质及着色深的牙本质,尽可能保留健康牙体组织,包括较厚的唇侧无基釉。用杵形金刚砂钻针沿洞缘制备 1～3mm 宽的洞斜面,洞斜面与牙长轴交角为 60° 左右;其宽度按牙体缺损体积大小确定,要求牙釉质斜面的面积约为缺损面积的 2 倍。若牙釉质面积不够,可适当形成固位洞形。

2. 保护牙髓　缺损达牙本质中层,用玻璃离子水门汀垫底后充填。若牙体预备后近髓,则需用氢氧化钙制剂间接盖髓,再用玻璃离子水门汀垫底以保护牙髓。

3. 比色和选材料色泽　在自然光线及牙面湿润的条件下,用比色板参照正常牙体组织,选定所用材料的颜色。

4. 在窝洞与邻牙之间放置聚酯薄膜成形片,病选择适当型号楔子固定。

5. 粘接面处理

(1) 方法一:酸蚀、涂布牙釉质粘接剂。适用于粘接界面主要为牙釉质的洞型。①酸蚀:隔湿并干燥窝洞,将酸蚀剂均匀涂于洞壁及洞斜面上,酸蚀 15 秒,用高压喷水冲洗 15～20 秒,吹干。酸蚀过的牙釉质面呈白垩色。②涂布牙釉质粘接剂:用小毛刷将牙釉质粘接剂轻轻涂在酸蚀过的牙面上,用气枪轻吹呈均匀一薄层,光固化 20 秒。

(2) 方法二:使用自酸蚀粘接剂,适用于粘接界面累及较多牙本质的洞型。以两步法自酸蚀粘接剂为例说明其使用方法:①涂布处理剂:用小毛刷将处理剂涂布于整个粘接界面,静置 20 秒,用中等强度的气枪吹干,勿用水冲洗。②涂布粘接剂:将粘接剂轻轻涂在处理过的粘接界面上,用气枪轻吹后光固化 10 秒钟。

注意:因使用不同的粘接系统其操作方法有可能不同,应严格遵照厂家标定的说明进行。

6. 充填并固化复合树脂

(1) 先用选好的不透明材料修复缺损的舌侧部分,光固化后再用所选的透明材料修复唇侧部分。在相当于牙本质的部位选用透明度低的牙本质色树脂进行充填,逐层加压使材料与洞底和洞壁密合并避免带入气泡,切端预留出切缘空间,充分光照固化。表层再用通透性较高的牙釉质色树脂充填,恢复牙齿解剖外形,并略超出洞缘少许,充分光照固化。每充填 2mm 厚度树脂材料,用光固化灯光照 20 秒或 40 秒(按材料标明的要求)。光照时,固化灯工作端距充填材料应为 2～5mm,医师应使用护目镜保护眼睛。

（2）间接导板修复技术：间接导板修复技术常用于前牙切角缺损的修复。修复前常规口内取模，灌注石膏模型，蜡型恢复缺损部位。从带有蜡型的石膏模型上取硅橡胶印模，修整外形，保留模型的舌侧部分，制作硅橡胶舌侧导板。树脂充填时，将硅橡胶导板置于舌侧就位，作为第一层舌侧树脂充填的导板，其他步骤同上。

7. 修整和抛光　用金钢砂钻针修整充填体外形，再用咬合纸检查有无高点并调整咬合，用金钢砂钻针、橡皮杯、砂纸片等工具按由粗到细的原则抛光修复体。

8. 注意事项

（1）修复术前，应去除牙石、软垢，消除龈炎。

（2）修复前应向患者说明修复可能达到的效果，避免患者要求或期望过高。

（3）酸蚀后的牙面呈白垩状，在涂布釉质黏合剂前严禁污染，例如唾液、手指触摸、喷水中混油等污染。如发生了污染，须重新酸蚀。

（4）酸蚀剂、粘接剂和各种光固化树脂材料在使用前应仔细阅读厂家说明，遵照厂家推荐的操作方法进行。在使用后应立即加盖、干燥、低温、避光保存。

（5）树脂充填时，要逐层加压使材料与洞底和洞壁密合，每次充填的树脂厚度不能超过2mm，用光固化灯光照 20～40 秒。光固化时，光固化灯离材料 2～5mm，固化灯的位置应放置在洞壁外侧，利于材料的聚合。

（6）操作时，术者应使用护目镜保护眼睛。

（7）告知修复后的注意事项：保持口腔卫生，避免用修复部位咬过硬物。

（8）使用气枪吹干前需远离操作区喷气数次，确认没有水分随气体喷出之后才能吹干，防止残留水分污染牙面。

（9）使用抛光砂碟抛光时需要喷水冷却和润滑，切忌干磨。

（二）玻璃离子水门汀修复技术

1. 调制　按材料说明书的粉与液比例用塑料调和刀进行调制，方法与调制磷酸水门汀相似，必须分次加粉。将玻璃离子水门汀调制呈软面团状，表面有光泽。整个调制过程应在 30 秒内完成。

2. 玻璃离子水门汀充填Ⅴ类洞

（1）隔湿、清洁和干燥窝洞。

（2）用粘固粉充填器将调好的玻璃离子水门汀置入窝洞并向洞底轻压，使之与洞底和洞壁贴紧。在充填物有流动性时完成外形的初步修整。

（3）修整磨光。

3. 注意事项

（1）玻璃离子水门汀材料发展快，许多改型新产品不断上市，如光固化玻璃离子水门汀、复合体等。调制与临床应用均需严格按厂家说明书进行。

（2）化学固化玻璃离子水门汀凝固前涂敷釉质粘接剂并行光固化。

（3）玻璃离子水门汀材料的调制须用塑料调和刀，以免材料变色。

（4）充填用玻璃离子水门汀不能呈稀糊状，否则硬固后材料的强度降低，且溶解度增大。

【实训报告与评分】

1. 评定学生操作过程（40 分）。

2. 评定学生的操作结果，包括咬合关系、邻接关系和解剖形态等（60 分）。

【思考题】

粘接修复术的适应证有哪些?

(隋 红 石 璐 熊均平 倪成励 邹慧儒)

实训八 仿头模上后牙瓷嵌体的预备及粘接

【实训目的和要求】

1.掌握后牙近中邻𬌗嵌体牙体预备的方法和步骤,掌握窝洞的特征。

2.熟悉嵌体设计的基本原理。

3.熟悉嵌体粘接的操作流程及临床操作规范。

【实训器材】

口腔检查盘、牙列模型、高速手机、TF-11、TF-13、TF-22 金刚砂车针、牙胶、酸蚀剂、粘接剂、粘接剂调拌器械等。

【实训内容】

1.在仿头模的牙列模型上进行 26 树脂牙的近中邻𬌗嵌体牙体预备。

2.通过见习方式学习嵌体粘接的操作流程及临床操作规范。

3.完成实训报告。

【方法步骤】

1.设计 在仿头模的牙列模型的 26 上,设计近中邻𬌗嵌体的部位和范围。

2.牙体预备

(1)邻面窝洞预备:TF-11 金刚砂车针在近中邻面接触点处,由𬌗面向龈方进行片切,片切面和牙体长轴平行,或向牙长轴内聚 2°~5°,平齐龈缘或位于龈下 0.5mm,再向颊舌侧扩展至自洁区,形成小箱装洞形。

要求:

1)颊舌轴壁与牙长轴平行或略外展 2°~5°。

2)髓轴壁应与髓腔外形一致,与牙长轴平行或略外展 2°~5°。

3)龈壁应底平且和髓壁垂直,龈壁宽度 1mm。

4)向颊舌侧扩展,达自洁区。

(2)𬌗面窝洞预备:用 TF-13 金刚砂车针于邻面箱状洞形轴壁的𬌗缘向远中磨除,边缘距远中边缘嵴内 2.0mm,深度达牙本质内 1~2mm,去除腐质和无基釉,做预防性扩展,避开牙尖。𬌗面窝洞预备成鸠尾形。要求:

1)鸠尾形的峡部的宽度一般不超过𬌗面颊舌径的 1/3。

2)鸠尾最宽处为𬌗面颊舌径的 1/2。

3)各轴壁和牙长轴平行或略外展 2°~5°。

4)洞深一般 2~3mm,底平壁直,与轴壁相交成 90°。

5)窝洞外缘应呈圆缓曲线,点、线角应清晰。

(3)洞斜面的预备及修整:用小柱状砂石 TF-22 金刚砂车针精修窝洞,去除洞缘无基釉,形成与洞壁呈 45° 角的洞缘斜面,去除倒凹。轴髓线角也预备成 45° 的斜面(实训图 8-1,实训图 8-2)。

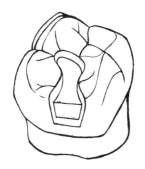

实训图 8-1　邻𬌗嵌体的洞形

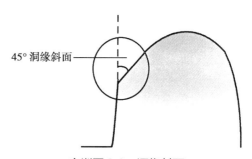

45° 洞缘斜面

实训图 8-2　洞缘斜面

（4）牙体预备后,清洗窝洞,隔湿,消毒,吹干。

（5）注意事项

1）支点要稳,用力适当,保护好颊、舌、牙龈等组织不受到意外的损伤。

2）注意保护邻牙,片切邻面时车针可做颊舌向移动,但不能做近远中向移动。

3）采用间歇磨切手法,避免产热而损伤牙髓。

4）还可采用针形、沟形等辅助固位形,用以帮助某些固位力不足的洞型增加固位力。

3. 制取硅橡胶印模,用牙胶暂封。在计算机上制作瓷嵌体。

4. 瓷嵌体试戴粘接

（1）试戴:取出窝洞内的暂封物,清洁窝洞。嵌体清洁后,在口内试戴,检查嵌体的就位、邻接、密合度和咬合等情况。嵌体就位顺利且无明显松动感;嵌体与牙体之间光滑过过渡,无台阶感;边缘密合良好,无明显缝隙;邻𬌗嵌体与邻牙接触密合。适合后,消毒,氢氟酸制剂酸蚀粘接面,冲洗干燥备用。

（2）粘接:牙面 30%～50% 磷酸酸蚀,冲洗干燥后涂布粘接剂。选用适当的粘接剂,调拌后均匀涂布于洞内和嵌体粘接面,嵌体正确就位于洞内,初步去除多余的粘接剂,光照固化,仔细去除多余粘接剂,抛光轮抛光洞缘。检查咬合及邻面接触点。需要调磨处应做磨光、抛光处理。

【实训报告与评分】

评定学生操作过程与结果。

【思考题】

邻𬌗嵌体和充填Ⅱ类洞的牙体预备要求有哪些不同（列表比较）?

（顾长明　邹慧儒　倪成励）

实训九　开　髓　术

【目的要求】

1. 掌握:牙髓腔各部分的名称与牙髓腔的解剖特点;各组牙齿的开髓方法。

2. 掌握:器械的使用方法、口腔科医师的体位、开髓术的术式和支点的应用。

【实训器材】

各组牙齿的牙髓腔标本、透明牙标本及开髓步骤标本,离体牙石膏模型（上、下颌前牙,前磨牙和第一或第二磨牙各一颗)和带开髓用树脂牙的仿头模及相关 X 线片、仿头模、高速手机、低速手机、裂钻、球钻、安全头钻针、口腔检查器械盒、牙髓 DG16 探针。录像片:开髓术。

【实训内容】

1. 观察牙髓腔标本、模型,熟悉牙髓腔的解剖,了解髓腔的增龄性变化。

2. 在开髓用树脂牙的仿头模和离体牙石膏模型上进行各组牙的开髓术。

3. 在开髓过程中,反复练习开髓术的术式、支点和口镜的使用方法。

4. 完成实训报告。

【方法步骤】

1. 结合各组牙齿剖面标本,复习髓腔解剖形态

(1)复习各组牙齿髓腔解剖形态及各部分形态。

(2)复习髓腔的增龄性变化。

2. 掌握开髓术窝洞制备的原则

(1)开髓术窝洞制备的形状、大小与方向应与牙髓腔解剖形态相同。

(2)揭净髓室顶,保留髓室壁、髓室底和各根管口的自然形态。

(3)形成用根管治疗器械经开髓洞形进入根管的直线通路。

(4)尽量保留健康牙体组织。

3. 学习开髓术的基本步骤

(1)研读 X 线片:根据牙齿 X 线片,结合其髓腔解剖特点,分析牙齿的髓腔形态、大小、方向、髓室顶距切缘(牙尖)和近远中边缘的距离、牙齿及牙根的长度、估计根管数目。

(2)去除所有龋坏组织和影响开髓路径的修复体。

(3)形成开髓洞形:选择大小合适的裂钻安放在涡轮手机上,进行洞形制备。注意涡轮手机钻针的切削方向,有支点、不加力,在开髓洞形内移动,逐层深入。首次离体牙开髓时可在牙面用铅笔画出开髓窝洞外形图。

(4)穿通髓腔,揭净髓室顶:在最高的髓角处穿透髓室顶进入髓腔。注意控制钻针进入的深度,用好支点,体会钻针进入髓腔瞬间的"落空感"。穿通髓腔后,换用球钻提拉式钻磨,揭净髓顶。

(5)修整开髓洞形:用探针双弯小钩检查髓角部位的髓室顶是否去净,修整开髓洞形。

(6)检查根管口的分布:牙髓探针探及根管口时有"嵌入感"。

(7)探查根管:用根管锉或牙髓 DG16 探针探查根管,检查是否可直线进入各根管深部。

4. 实习各组牙的开髓法

(1)上颌前牙

1)根管系统解剖特点:一般为单根管,大约 75% 的上中切牙为直根管;上颌侧切牙约 53% 根管的根尖 1/3 向远中弯曲;上颌尖牙髓室在近远中髓角之间还有一突出的髓角,根管较长较粗,约 32% 根管的根尖 1/3 略向远中弯曲。

2)开髓洞形:开髓窝洞外形为圆三角形,位于舌面窝的中央,近远中边缘嵴之间。三角形的顶在舌隆突处,两腰分别与近远中边缘嵴平行,底边与切缘平行。上尖牙的开髓窝洞外形则近似于椭圆形。

3)开髓步骤:钻针从舌面窝的中央进钻,钻针方向与舌面垂直。钻至釉质牙本质界时,

改变钻针方向,使其尽可能与牙长轴平行,向深层钻入。此时,注意用好支点,体会"落空感"。根据髓腔的大小揭净髓室顶,在舌面形成一个顶向根方的圆三角形窝洞,充分暴露近远中髓角及根管口(实训图9-1)。

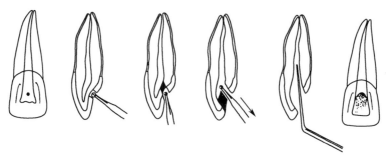

实训图 9-1　上颌前牙的开髓步骤

4)注意事项:①钻到釉质牙本质界后应立即改变钻针方向,否则会形成唇侧台阶或出现颈部侧穿;②开髓口的洞形不宜过大或过小,开髓口过大易出现台阶甚至邻面侧穿及破坏舌隆突,开髓口过小,易致近远中髓角暴露不充分,而遗留残髓。

(2)下颌前牙

1)根管系统解剖特点:为单根牙,多为单根管,唇舌向两根管的发生率分别为下颌中切牙约为30%,下颌侧切牙约为44%,下颌尖牙仅为6%。约60%的下颌前牙为直根管,约20%左右下颌前牙根管的根尖1/3向远中弯曲。

2)开髓洞形:开髓窝洞外形为椭圆形,位于舌面窝正中。

3)开髓步骤:从舌面窝与牙面垂直进钻,达到牙本质层后,改变手机方向,沿牙体长轴方向进钻,直至穿通髓腔,去净髓室顶,充分暴露髓角(实训图9-2)。

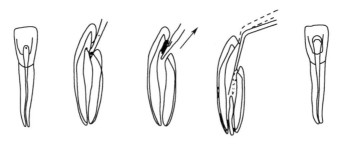

实训图 9-2　下颌前牙的开髓步骤

4)注意事项:①用较小型号钻针,钻针方向始终保持与牙长轴一致,否则极易造成牙颈部侧穿;②避免开髓口过大形成台阶,或开髓口过小遗留舌侧髓室顶,遗漏另一舌侧根管。

(3)上颌前磨牙

1)根管系统解剖特点:上颌第一前磨牙多为两根管(高于80%),有时为一个扁根管。上颌第二前磨牙多为单根,约85%为一个扁根管,约15%为双根管;只有9%为直形根管,约27%根管的根尖1/3略向远中弯曲,其余的弯曲方向无明显规律。

2)开髓洞形:开髓口的外形与颈部横断面处的髓室外形相似,为一长椭圆形。其颊舌径为颊舌三角嵴中点之间的距离,宽度约为咬合面近远中径的1/3(实训图9-3)。

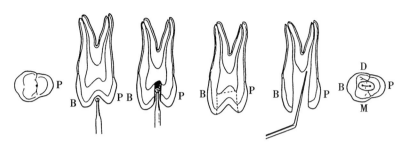

实训图9-3　上颌前磨牙的开髓步骤

B. 腭侧　P. 颊侧　D. 远中　M. 近中

3）开髓步骤：在咬合面中央进钻，至牙本质深层后向颊舌侧扩展至颊舌三角嵴的中点处。穿通颊侧或舌侧髓角后，揭净髓室顶。

4）注意事项：①用较小型号钻针，且钻针方向始终与牙长轴保持一致避免形成台阶；②去净髓室顶，勿将暴露的两个髓角当作根管口；③开髓洞口的近远中宽度不能超过髓室的近远中径，否则易形成台阶或牙颈部侧穿。

（4）下颌前磨牙

1）根管系统解剖特点：常为单根管，有时可为双根管。根管粗大较直，根管在牙颈部的横断面为卵圆形。

2）开髓洞形：开髓洞形为椭圆形或卵圆形，位于咬合面颊尖三角嵴中下部。

3）开髓步骤：在咬合面中央近颊尖处进钻，钻针方向与牙长轴方向一致，一直穿透髓腔。然后根据根管粗细，去净髓室顶，形成洞形（实训图9-4）。

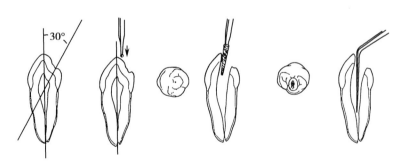

实训图9-4　下颌前磨牙的开髓步骤

4）注意事项：①在咬合面的颊尖三角嵴进钻，钻针方向与牙长轴一致，防止向舌侧穿孔或形成台阶；②开髓过程中，钻针周围需要有一定的移动空间，以防止钻针折断；③检查并去净颊舌侧髓室顶，避免遗漏根管。

（5）下颌磨牙

1）根管系统解剖特点：下颌第一磨牙一般有两个根，近中为一扁根，多数内有颊、舌两个根管；远中根管较粗大，横断面近似圆形。有时有三根，即远中根分为颊、舌两根，两根内各含一根管，此时牙齿可有4个根管。下颌第二磨牙近远中各一根，根分叉较下颌第一磨牙收拢，两根内各含1～2个根管。有时两根在颊侧融合，根管也在颊侧融合，根管的横断面呈C形。远中根和根管常为直形，近中根管多向远中弯曲，近中颊侧根管弯曲尤为显著。

2）开髓洞形：开髓窝洞外形为钝圆角的长方形，位于咬合面近远中径的中 1/3 偏颊侧部分。开髓洞形近中边稍长，远中边稍短；颊侧洞缘在颊尖的舌斜面上，舌侧洞缘在中央沟处。

3）开髓步骤：在颌面中央窝进钻，钻至牙本质深层时，向近远中及颊侧方向扩展，形成比髓室顶略小的长方形窝洞。然后穿通远中或近中髓角，再沿洞口外形开扩，揭去髓室顶（实训图 9-5）。

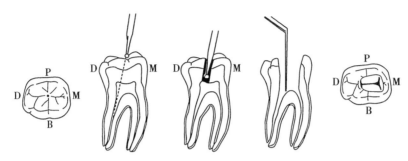

实训图 9-5　下颌磨牙的开髓步骤

4）注意事项：①开髓洞形的位置在中线的颊侧才能暴露髓腔，还可避免造成舌侧颈部或髓底的台阶或穿孔；②钻针方向应始终与牙长轴方向一致，否则易形成台阶或侧穿；③中老年患者牙齿髓室顶底距离较近，开髓时应注意区别顶底的不同形态，防止破坏髓室底形态或造成底穿。注意体会在髓角处的落空感，用探针小弯钩检查髓室顶是否揭净；④要注意髓腔变异，如 C 形根管，远中有两根或有双根管等情况。

（6）上颌磨牙

1）根管系统解剖特点：上颌第一磨牙有三个牙根，其中腭根最粗大，根管口最易找到；颊侧有近远中两根，远中颊根内有一个根管，多为直行；近中颊根较扁，多有两个根管；近中颊根管的根尖 1/3 多向远中侧弯曲。上颌第三磨牙牙根和根管数变异大，可为 1～3 个根管不等。

2）开髓洞形：开髓的窝洞外形应与颈部横断面处的根管口排列相似，为一钝圆的三角形。三角形的顶在腭侧，底边在颊侧，其中一腰在斜嵴平行。

3）开髓步骤：用裂钻在中央窝进钻，钻至牙本质深层时，向颊舌向扩展，形成一偏近中的颊舌径较长的钝圆三角形的深洞。然后在近中舌尖处穿通髓角，沿洞口形态揭髓室顶。用探针的双弯侧检查颊侧髓室顶是否去净，并确定开髓窝洞颊侧底边的长度，用球钻提拉去净髓室顶，形成窝洞壁向髓腔壁的平滑移行部（实训图 9-6）。

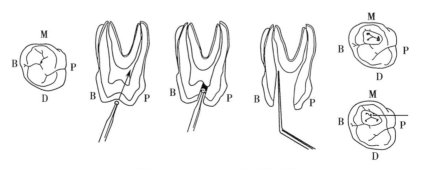

实训图 9-6　上颌磨牙的开髓步骤

4) 注意事项:①进钻时,钻针方向略偏向远中,避免磨损髓室的近中壁,甚至造成颈部缩窄处侧穿;②开髓洞形略偏近中,尽量避开咬合面强大的近中舌嵴;③颊侧底边的长度在揭髓室顶时确定,以尽量保留不必磨去的牙体组织;④髓室顶底间距离随年龄增加而变小,揭髓室顶时要防止破坏髓室底形态,防止髓室底穿刺。

【注意事项】

1. 涡轮手机转速高,可提高工作效率,但使用时必须有稳固的支点,并且要仔细观察,以防磨除过多组织。在使用时一定要伴有喷水冷却,并且要在一定的活动范围内层层扩展,以使冷却水能达到钻针尖端,而且可以防止穿髓时钻针嵌顿、折断。

2. 开髓术操作时,自始至终采用正确体位、术式和支点,用口镜反光和反射上颌牙齿的情况。

3. 开髓口的洞形不宜过大或过小。过大,破坏健康牙体组织;过小,容易导致髓角暴露不充分,从而遗留牙髓或遗漏根管。

【实训报告与评分】

1. 总结各组牙齿开髓术的操作要点,包括器械的选择、握持方式、是否有支点等(30分)。

2. 评价学生开髓窝洞制备的结果,包括开髓洞口外形、髓室顶是否揭干净、髓室底是否破坏、根管扩大针是否能无阻挡的进入根管、是否有侧穿等(70分)。

【思考题】

开髓术窝洞制备原则有哪些?

(金雪青　隋　红　石　璐　倪成励)

实训十　盖髓术与活髓切断术

【目的要求】

1. 掌握:盖髓术和活髓切断术的原理和适应证。

2. 掌握:盖髓术的操作技术。

3. 熟悉:活髓切断术的操作技术。

【实训器材】

仿头模、已备Ⅰ类洞的离体牙石膏模型、相关X线片;有关挂图及录像片;涡轮机手机、慢速电机、钻针、口镜、探针、镊子、检查盘、敷料盒、挖匙、冲洗器、水门汀充填器、调和刀、玻璃板。药物和材料:75%乙醇、生理盐水、氢氧化钙制剂、氧化锌丁香油糊剂、樟脑酚溶液。

【实训内容】

1. 复习盖髓术和活髓切断术的原理和适应证。

2. 在离体牙上行盖髓术。

3. 在离体牙上行活髓切断术。

【方法步骤】

1. 直接或间接盖髓术的步骤

(1)制备近髓窝洞,辨清近髓或穿髓区。

(2)隔湿并清洁、干燥窝洞。

(3)调制氢氧化钙糊剂。

（4）用探针蘸适量氢氧化钙糊剂涂敷于近髓或穿髓区，糊剂覆盖范围超出近髓或穿髓区，厚约 0.5mm，避免糊剂沾在洞壁的其他处。

（5）用水门汀充填器取适量氧化锌丁香油糊剂暂封窝洞。

2．活髓切断术的步骤

（1）消毒窝洞：去净腐质，冲洗、干燥窝洞，隔湿（临床要求橡皮障隔湿），75% 乙醇小棉球消毒窝洞。

（2）去髓室顶：从穿髓孔处，用裂钻磨去髓室顶，髓角处用小圆钻提拉式修整。

（3）切断冠髓：用消毒的锐利挖匙，自根管口略下方切断冠髓。

（4）冲洗止血：冲洗器内装入生理盐水，冲洗髓腔内的残剩碎屑，干棉球止血（临床上出血多时，用小棉球蘸 0.1% 肾上腺素压迫止血），干燥窝洞。

（5）放置盖髓剂：用水门汀充填器取适量已调制好的氢氧化钙糊剂放在根管口处厚约1mm，注意不要压入。

（6）暂封窝洞：用水门汀充填器取适量已调好的氧化锌丁香油糊剂暂封窝洞，中等大小压力压贴暂封剂，使其与洞壁贴合。

3．注意事项

（1）练习操作时，始终注意正确的术式、支点和口镜的应用。

（2）直接盖髓术和活髓切断术要求严格的无菌操作，所用器材均应消毒用品，因为控制感染是治疗成功的关键。

（3）活髓切断术切断冠髓时，必须用锐利的挖匙或大圆钻，以避免撕拉根髓。在临床上盖髓术和活髓切断术均需术后 2 周复诊，无症状去部分暂封剂，水门汀垫底，永久充填。

【实训报告与评分】

1．评定盖髓术的操作情况。

2．评定活髓切断术的操作情况。

【思考题】

1．盖髓术和活髓切断术的适应证有哪些？

2．常用的盖髓剂有哪些？

（隋 红 金雪青 熊均平 倪成励）

实训十一 根管治疗术

【目的要求】

1．掌握：根管治疗术需用器械及其用法。

2．熟悉：根管治疗术的步骤和技术要点；不同操作方法的适用范围和优劣比较。

3．了解：根管治疗术中难点的解决方法。

【实训器材】

仿头模、已开髓的离体牙石膏模型（每组牙位有 1 个牙）、相关 X 线片、有关操作步骤的挂图及录像片；根管机用器械驱动马达、热垂直加压设备、根尖片摄片设备及相应防护设施；一次性口腔器械盒、棉球、手套；水门汀充填器、高速及低速钻针数枚、光滑髓针、拔髓针、DG16 探针、G 钻、K 锉和 H 锉（10#～40#）、冲洗器、尺子、酒精灯、调和刀、玻璃板；ProTaper

或其他品牌机用根管预备锉针;氧化锌粉、丁香油酚、根管冲洗剂(包括 0.5%～5% 次氯酸钠溶液、17%EDTA 溶液、3% 双氧水溶液等,建议可用生理盐水代替)、氢氧化钙粉液、纸尖和牙胶尖(20#～40#)。

【实训内容】

1．复习根管治疗术的原理和适应证。

2．认识根管治疗器械,学习其使用方法。

3．学习或复习根管治疗的程序和各步骤的目的、完成时机与标准。

4．学习和练习逐步后退法、镍钛器械预备等根管预备技术。

5．学习和练习冷侧方加压技术、热垂直加压技术等根管充填技术。

6．分别在 1 个前牙、1 个前磨牙和 1 个磨牙上完成根管治疗术,术后摄 X 线片,评定根充质量。

7．完成实训报告。

【方法步骤】

(一)进入髓腔

见实训九"开髓术"。

(二)髓腔的冠部预备

1．目的　髓腔冠部预备的目的是形成根管治疗的器械从开髓口到达根管口并进入根管的直线通路,为根管预备和根管充填创造条件。

2．原则　在形成器械进入根管的直线通路的同时,应尽量保留健康牙齿组织。

3．步骤和方法

(1)修整髓室壁,建立器械进入根管的直线通路。

1)部位:髓室内牙颈部的牙本质凸起,又称牙本质领(实训图 11-1)常常会遮挡住根管口的位置,或妨碍根管器械进入根管。因此,髓室壁的修整主要是去除后牙髓室侧壁和前牙舌隆突处的牙本质突起,以便消除冠部牙齿结构对进入根管的器械的阻挡或卡压。

2)方法:可用安全钻针、长柄球钻、G 型扩孔钻向外提拉磨除牙本质领(实训图 11-2)。

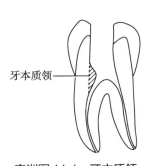

实训图 11-1　牙本质领

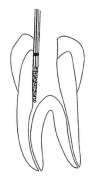

实训图 11-2　用安全钻针去除牙本质领

(2)定位根管口,建立根管通路:用 DG16 探针查找根管口,根管口呈漏斗形,可卡住探针,循髓室底灰黑的暗线也可有助于寻找根管口。选用小号 K 锉(08#,10#,15#),预弯尖端 2～3mm,自根管口以 90°～180° 轻微往返旋转进入根管内,以探明根管的分布、走向和根管的情况。器械进入根管时可使用 EDTA,不要向根尖方向施压,还要以大量冲洗液冲洗。

（三）根管预备

1．目的　根管预备的目的包括根管清理和根管成形。

2．生物学原则

（1）根管预备的操作必须局限在根尖狭窄部之内,避免对根尖周组织的刺激。

（2）保持根管和根尖孔的自然形态和位置,避免发生根管和根尖孔偏移。

（3）根管的冠 1/2～2/3 部分应充分扩大,一方面容纳足够的冲洗液,保证冲洗效果；另一方面提供足够的空间完成牙胶的加压充填。

3．步骤和方法

（1）拔髓和根管清理

1）拔除成形牙髓：根据根管的粗细,选取不同型号的拔髓针,从根管口一侧插入根管,直达根尖部,顺时针旋转180°可拔出成条的牙髓。注意：拔髓针进入根管时,遇阻力必须后退,换用小号拔髓针或根管锉；拔髓针旋转的角度也不能过大,否则拔髓针被根管壁卡住,稍一旋转就使拔髓针折断而难以取出。

2）清理分解牙髓和根管内的感染物质：先在髓腔内用冲洗器滴入根管冲洗剂,选择小号 K 锉,边探查根管,边提拉冲洗。反复提拉荡洗,直至出来的冲洗剂清澈无污物为止。注意：禁止根管锉第一次就插至根尖孔部位,避免将感染物推出根尖孔。

（2）根管成形：根管成形的技术有多种,比较主要的有逐步后退技术、逐步深入技术、根向技术以及机用器械预备法。

逐步后退技术适用于轻中度的弯曲根管,也可用于直根管的预备,是要求学生掌握的基本方法。具体步骤如下：

1）确定工作长度：复习根尖部的解剖：根尖狭窄区是根管治疗时根管预备和根管充填的终止点,根管预备应在此形成根充挡（实训图 11-3）,以利于根充材料在根管内压紧并限制超填。

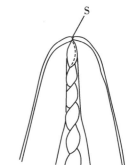

实训图 11-3　根尖狭窄部处根充挡形成（s：根充挡）

确定工作长度（working length,WL）的方法：①电测法：根据各校有的电测仪说明书指导学生进行实训；②X 线片法；③指感法。

2）选择初尖锉：初尖锉是指能自然地从根管口直达工作长度,在根管狭窄部有轻微阻力感而不能穿出根尖孔的锉。常为 10 号或 15 号锉,常用初尖锉测量根管的工作长度。

3）根尖部预备：从初尖锉开始依次将根尖部预备到比初尖锉大 3 号,每支锉均达工作长度,每更换一次器械型号,用大约 2mL 的冲洗剂冲洗一次根管。例如：初尖锉是 ISO 10 号锉,该根管根尖部预备方式为 10 号 WL→15 号 WL→10 号回锉→20 号 WL→15 号回锉→25 号 WL→20 号回锉（实训图 11-4A）。此时,25 号锉称为主尖锉。主尖锉预备完成后的根管应满足两个条件：①主尖锉能宽松而无阻力地插入根管至全工作长度；②加压向根尖方向继续推进主尖锉时,主尖锉在根尖狭窄部遇到坚实的抵抗而不能继续向根尖方向移动,证明根充挡已形成。

4）根中部预备：预备到主尖锉后,每增大一号器械,器械进入根管的长度较原工作长度减少 1mm,共退 3 ~4 步。如主尖锉为 25 号,则预备过程为 30 号（WL-1mm）→25 号（WL）→35 号（WL-2mm）→25 号（WL）→40 号（WL-3mm）→25 号（WL）。每步退一次,均需用主尖锉回锉根管至工作长度,以保持根管通畅,消除逐步后退扩展中根管壁上形成的台阶,使根管壁平滑(实训图11-4B)。

5)根管冠部预备:可用G钻预备根管的中上部,使之敞开,顺序使用1~3号G钻。每换用大一号G钻时,操作长度减少2mm左右,并用主尖锉回锉和冲洗,以保持根管通畅,管壁平滑。用G钻时只能轻轻向下加压,以免过度切削造成根管内台阶和穿孔的形成(实训图11-4C)。

6)根管壁修整:将主尖锉插入根管工作长度,使用锉法按顺时针方向切削整个根管壁,消除根管壁上可能存在的细小阶梯,并冲洗洁净根管。最后使根管壁光滑、根管成为连续的锥形(实训图11-4D、E)。

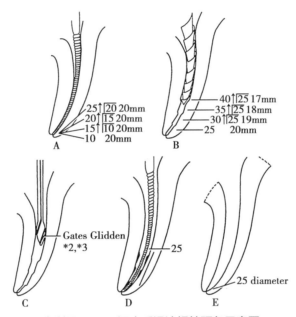

实训图 11-4　逐步后退法根管预备示意图

7)注意事项:①使用器械前要检查有无折痕、锈蚀或螺纹松解。使用时旋转角度不要超过正反90°的范围。②器械要按号顺序使用,不要跳号,否则易形成台阶。在小号未达工作长度时,不要换用大号器械,否则也易形成台阶。③器械向前推进时,用力不可过猛,尤其当接近根尖时要轻轻推进,否则易将感染物推出根尖孔外,或刺伤根尖周围组织,引起急性根尖周炎。④根管锉应严格记次使用,及时更换,以免造成器械折断。⑤初学者临床上使用器械须栓上安全线,以防止误吞。

机用器械预备法:指采用机用镍钛器械进行预备的方法。市场上已出现多种不同类型的大锥度连续旋转或往复运动镍钛锉,如 ProFile、ProTaper、Mtwo 和 Reciproc 等等。此处以 ProTaper 为例介绍其用法。

1)根管入口疏通:根据 X 线片粗估工作长度,10 号、15 号 K 锉疏通根管至距粗估工作长度3~4mm处。

2)根管入口预备:S1、SX 敞开根管中上段,距粗估工作长度3~4mm,SX 进入深度应小于S1。

3)确定工作长度:10 号、15 号 K 锉疏通至根尖狭窄处,确定工作长度。

4)根尖初步预备:S1、S2 依次达到工作长度。

5)预备完成:F1、F2(F3)依次到达工作长度,完成根管预备。

6)注意事项:①机用镍钛锉相应减速马达的正确使用;②镍钛锉使用应注意正确手法,严格计次;③大量冲洗液体辅助。

(3)根管冲洗:根管预备中及预备完成后均需用大量的消毒液冲洗根管,将根管内的碎屑及感染物冲出根管。注意冲洗时避免加压,最后流出的液体应为清亮的。冲洗液可选用 1%～2% 的次氯酸钠、17% 的 EDTA、3% 过氧化氢溶液或 2% 氯己定溶液。

(四)根管消毒(封药法)

1.复习根管消毒的目的,消毒用药的类型和适应证。

2.操作步骤 隔离口水,用消毒纸尖将根管内的液体吸干,调制氢氧化钙糊剂,用光滑髓针或锉针等器械将糊剂送入根管内,充分搅动,用氧化锌丁香油水门汀、玻璃离子等封闭开髓窝洞。常用根管消毒药物封入根管的时间是 1～2 周。

(五)根管充填

1.复习根管充填目的与时机。

2.方法和步骤 根管充填的方法主要有冷压法和热压法两大类。其中主要的技术包括冷侧方加压法和热垂直加压法。

(1)冷侧方加压技术:是要求掌握的最基本、最普遍的充填技术,其操作步骤如下:

1)隔湿、用吸潮纸尖或消毒棉捻干燥根管。

2)试主牙胶尖:根据根管操作长度和主尖锉的大小选合适的主牙胶尖。主牙胶尖应与主尖锉大小一致,在根管内能到达操作长度或稍短 0.5mm。用镊子标记出工作长度,然后置入根管内,检查其是否能顺利按工作长度达到根尖狭窄部。注意:合适的主牙胶尖在根尖 1/3 与根管壁紧密贴合,在根中上 1/3 与根管壁之间有一定的间隙,以进行侧压(实训图 11-5)。取出时根尖部有回拉阻力,表明主牙胶尖刚好卡在根尖狭窄部。

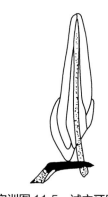

实训图 11-5　试主牙胶尖

侧压法应拍 X 线片检查试主牙胶尖情况,如果主牙胶尖超出工作长度,穿出了根尖狭窄部,则所选牙胶尖太细,应换大一型号的牙胶尖,或用剪刀剪去牙胶尖尖部超过工作长度的部分,重复以上测试步骤。如果主牙胶尖短于工作长度,表明所选主牙胶尖的型号过大,换小一型号的牙胶尖再测试,直至选出合格的主牙胶尖。如果主牙胶尖锥度不合适,即在根尖 1/3 与根管壁有间隙,或在根中上 1/3 与根管壁之间无间隙,则可能牙胶尖型号不合适或根管预备不理想,未形成合适的锥度,应重选牙胶尖或重预备根管。

主尖选择和修整完成后,用 75% 乙醇或 2.5%～5% 次氯酸钠消毒、干燥备用。

3)选择侧压器:侧压器应较宽松地到达工作长度,侧压器插入主尖和根管壁之间的理想深度比工作长度少 0～1mm,用橡皮片在侧方加压器上标记该长度。如遇弯曲根管,可预弯不锈钢侧方加压器或选用镍钛合金侧方加压器。

4)充填根管封闭剂:取适量的丁香油和氧化锌粉放在已消毒玻璃板上,用已消毒的调和刀将粉和油调成糊剂。调刀需用一定的压力方能调成均匀和细致的糊剂。

用光滑髓针卷棉捻,将根管充填封闭剂擦于根管壁,然后取下棉捻,用标记好工作长度的光滑髓针蘸封闭剂,旋转推进导入根管,贴管壁直线方向将光滑髓针抽出,以免根管内充气而影响充填效果。

5)侧方加压充填牙胶尖

a. 插入主牙胶尖:将已消毒及标记好的主牙胶尖尖端蘸上根管封闭剂,缓慢插入至标记的长度,以向侧方和冠方排出气泡,避免将封闭剂挤出根尖孔。

b. 侧方加压:沿主牙胶尖的一侧插入侧压器至标记长度(WL-1mm),并将主牙胶尖压向一侧,停留15秒,以防牙胶的回弹。将相应副牙胶尖尖端蘸少许封闭剂,插入至侧压器进入的长度。反复进行侧方加压,加入相应的副牙胶尖,直到侧压器只能进入根管口2~3mm。注意:侧压器可旋转180°并施以侧向力进入根管,但在弯曲根管则应小于90°(实训图11-6)。

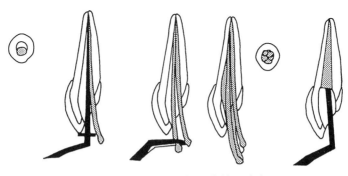

实训图11-6　侧方加压充填牙胶尖

6)冠部封闭:用烧热的水门汀充填器齐根管口烧断牙胶尖,在根管口向根尖方向做垂直加压,以使根管冠方的牙胶与根管壁更贴合。用酒精棉球擦净髓腔,充填封闭窝洞。

7)拍X线片检查根管充填情况。

(2)热垂直加压技术:牙胶加热后可变软有流动性,可更好地适应根管系统的解剖形态,特别是对弯曲根管和侧支根管的充填具有优势。连续波热加压技术的操作步骤如下:

1)隔湿、用吸潮纸尖干燥根管。

2)试主牙胶尖:根据根管的形态和长度选择锥度较大的非标准牙胶尖为主牙胶尖,做好长度标记后插入根管拍X线片检查。如果主牙胶尖距操作长度0.5mm,回拉有阻力,主牙胶尖锥度与根管基本一致,主牙胶尖在根尖区与根管壁相接触,主尖选择、修改完成后,用75%乙醇或2.5%~5%次氯酸钠消毒、干燥备用(实训图11-7)。

3)选择垂直加压器:垂直加压技术使用的加压器是垂直加压器,目前市场上有多种型号垂直加压器。在一个特定根管的根充中至少需要3种直径的加压器一般选择2~3个垂直加压器,一个与根尖部2~3mm适合,另两个分别与根中1/3,根上1/3相适合。要求垂直加压器既能在根管内无妨碍自由上、下运动,又不会接触根管壁。

4)加热装置:在选择垂直加压器的同时也选好携热器用来取出或放置牙胶。

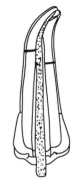

实训图11-7　试主牙胶尖

5）涂根管封闭剂及放置主牙胶尖：可用锉针、螺旋输送器、主牙胶尖或超声器械将根管封闭剂送入根管内。垂直加压热牙胶时可在根管壁上留下一薄层根管封闭剂，多余的根管糊剂主要向冠方移动。放置主牙胶尖，将消毒后的主牙胶尖蘸一薄层封闭剂，缓慢插入根管内至工作长度，以防止根尖区堆积过多封闭剂。

6）垂直加压主牙胶尖：该步骤包括两个阶段，首先充填主根管的尖 1/3 和侧支根管，然后充填主根管的冠 2/3（实训图 11-8A）。

用加热的电携热器去除根管口外的多余牙胶，用大号的垂直加压器向根尖方向均匀加压。随后热器械插入根管直至距工作长度 4～5mm（连续加热时间不超过 4 秒），停止加热保持压力 10s，加热 1s 后隔断牙胶，连通上段牙胶一同取出携热器。

7）加入软化的牙胶：根尖向冠方的充填（实训图 11-8B、C）。

牙胶用热牙胶注射仪加热软化后，器械尖端放入根管内，与根管内已有的牙胶相粘，注入牙胶，分阶段加压使牙胶均匀致密成为一体，无间隙和气泡。重复此步骤至根管充满牙胶。

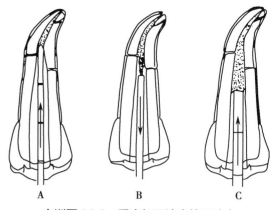

A B C

实训图 11-8　垂直加压法充填牙胶尖

8）充填封闭窝洞，拍片检查根充结果。

【实训报告与评分】

1. 评定髓腔冠部预备的情况和结果（40 分）。

2. 通过 X 线片，评定根管预备和根管充填的结果（30 分）。

3. 评定对根管治疗器械使用掌握情况（30 分）。

【思考题】

1. 试述根管充填的时机。

2. 试述根管充填的评价标准。

（隋　红　金雪青　熊均平　郑　沛　倪成励）

实训十二　显微根管治疗及根尖手术

【目的要求】

1. 熟悉显微根管治疗的操作术式；根管显微镜适用范围；显微根尖手术适应证和根尖周病损区愈合原理。

2. 熟练辨认显微根管治疗所需器械及其使用方法；调节根管显微镜常用开关与旋钮；辨认显微根尖手术需用器械及其使用方法。

3. 了解显微根管治疗及根尖手术的操作步骤和技术要点。

【实训器材】

显微根管治疗：仿真头模系统、已开髓的离体牙石膏模型、根管显微镜、一次性口腔器械包检查盘、DG16 探针、显微探针、面反射口镜、K 锉、涡轮手机、车针、超声器械（包括根管操作工作尖）。

显微根尖手术：仿真头模系统、根尖包裹红蜡块的离体牙灌制石膏模型、根管显微镜、一次性口腔器械包检查盘、大小挖匙、5mL 注射器、涡轮手机、裂钻、超声器械（包括倒预备工作尖）、充填器、根管倒充填器、调和刀、玻璃板、亚甲基蓝染料、水泥。

【实训内容】

1. 学习显微根管治疗及根尖手术适应证和需用器械。

2. 学习根管显微镜调节和操作方法。

3. 教师进行显微根管治疗和根尖手术的示教。

4. 学生完成显微根管治疗下操作及根尖手术的操作，并予记录。

【方法步骤】

（一）显微根管治疗

1. 复习根管显微镜的基础理论知识和适用范围。

2. 显微根管操作所需特殊器械

（1）面反射口镜：普通底反射口镜有多层反光界面，在肉眼下并不明显，但由于在显微镜下图像被大幅放大，底反射口镜中的图像就会多层重叠而模糊不清，必须使用单一反光界面的面反射口镜。

（2）DG16 探针及显微探针。

（3）超声工作尖：显微根管操作的优势在于牙医可以直视放大的髓腔和根管图像进行操作，如果牙医手持器械，或者使用普通机用器械进行根管操作，手或是器械头将完全遮挡画面，而丧失了显微操作的优势。因此，显微操作必须使用超声设备，细长的根管超声工作尖不会遮挡画面。

3. 显微根管操作前术式及设备调节（实训图 12-1）

（1）医师体位：坐在医师椅（或显微操作专用椅）上，两脚平方地面，两腿自然平行分开，大腿下缘和双肩与地面平行，头、颈、腰背部自然直立。双肘关节贴近腰部，与头模口腔位于同一高度水平。医师双眼平视，显微镜目镜在双眼前方。医师位于患者 12 点位。

（2）调节根管显微镜：调节双目镜瞳距，至双眼图像合一。调节物镜位置与地面垂直。放大倍数先调整至低倍数，练习后可逐渐增加放大倍数。调整显微镜光线强弱至合适。

（3）患者体位：平躺位。头部高度与医师肘部同一高度水平。根据所操作牙位调节平躺角度，尽量使要观察面与地面垂直。

4. 练习镜下操作显微根管治疗皆为镜下反射操作，其熟练度需要一定的练习。

（1）学生在显微镜下，利用口镜和探针，观察已开髓离体牙的髓腔形态与结构。

（2）使用涡轮手机及超声设备，在镜下完善髓腔预备，揭尽髓顶，修整洞形，去除根管口牙本质领。

（3）由低倍向高倍逐渐调整，观察更细微结构。

（二）显微根尖手术

1. 复习根尖手术适应证及基本理论。

2. 2 位同学 1 组，其中 1 位主刀，1 位配合。轮换操作。手术操作要点见实训图 12-2。

3. 术式医师工作区为 7 点至 1 点位，助手位于 1 点至 4 点位。显微操作体位基本同前，头模操作面尽量与地面平行。显微根尖手术在镜下直视操作，不通过镜面反射。

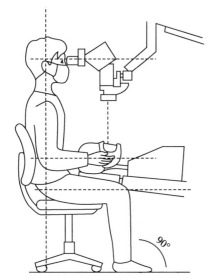

实训图 12-1　显微根管治疗操作术式示意图

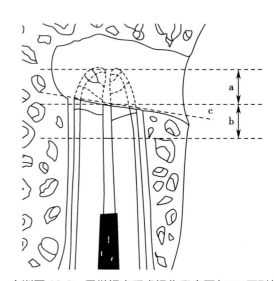

实训图 12-2　显微根尖手术操作示意图(三三原则)
a. 根尖切除 3mm; b. 根管逆行预备、逆行充填 3mm;
c. 切除角度 0°～10°

4. 切口与翻瓣本实验设计在石膏头模中模拟进行,手术步骤不涉及切口与瓣膜,教师可结合图片与视频,向学生介绍切口与瓣膜设计。

根尖手术一般在唇颊侧翻瓣,常用的水平切口包括龈沟内切口、膜龈切口、混合切口和PBI 切口,根据术区暴露情况,可增加垂直(松弛)切口。瓣膜一般为全厚瓣,大小足够使手术区充分暴露,血供充足,常规使用三角瓣和矩形瓣。

5. 去骨离体牙在灌制到石膏模型前,根尖部位被小红蜡球包裹,此球即模拟根尖周炎症范围。定位患牙根尖,根据此范围,使用涡轮机去除根尖区石膏,完成去骨开窗。开窗直径常规为 3mm。

6. 根尖周刮治挖匙刮净根尖周红蜡,完成刮治。

7. 根尖切除使用涡轮机车针切除根尖,长度为 3mm,切除角度为与牙体长轴呈 0°～10°。使用亚甲基蓝染色,观察牙根情况,探查根管治疗失败原因。

8. 根管逆行预备使用超声器械完成根管倒预备,沿根管方向,长度为 3mm。

9. 根管逆行充填使用水泥代替 MTA 进行实验。调拌水泥(以水泥模拟 MTA),使用倒充填器械,送入预备根管内,完成倒充填。

【实训报告与评分】
1. 评定学生显微根管操作记录。
2. 评定学生根尖手术的手术记录。

【思考题】
1. 试述显微根管操作的人体工程学设计体现在哪些方面?
2. 试述显微根尖手术的"三三"原则。

(郑　沛　倪成励)

实训十三　口腔内科检查与病历书写

一、牙体牙髓病专科检查及病历书写

【目的要求】

1. 掌握:口腔牙体牙髓病专科一般检查方法和特殊检查方法;口腔常见牙体牙髓病专科病史采集和病历书写的要求。

2. 熟悉:牙髓活力测试,认知 X 线检查在口腔牙体牙髓病诊疗中的意义。

【实训器材】

口腔检查常规器械(口腔检查盘、口镜、牙科探针、牙科镊子、三用枪、口杯、牙髓活力检测器、牙胶条)、牙科椅、综合治疗台。

【实训内容】

1. 教师示教口腔牙体牙髓专科的检查方法。

2. 学生两人一组相互进行口腔牙体牙髓专科检查并书写病历。

【方法步骤】

(一)检查前准备

1. 检查学生工作服、工作帽、口罩的穿戴和洗手方法。

2. 指导学生准备检查器械。

3. 调节椅位和光源。

(二)口腔牙体牙髓专科检查

1. 问诊　了解疾病的发生时间,发生、发展情况,治疗经过和治疗反应。

(1)主诉:病人就医的主要原因,发病部位,疼痛性质及发病时间。

(2)现病史:发病到就诊的全部过程,包括疾病的发生情况,病情演变,就医情况及效果。

(3)既往史:与主诉有关的全身健康情况,一般情况,以往患过的重要疾病及治疗效果。

(4)家庭史:与主诉有关的家庭、遗传情况。

2. 视诊

(1)观察患者的一般全身情况。

(2)观察患者主诉的局部情况。

1)口外:颌面部是否对称,有无肿胀、畸形,局部面容、皮肤颜色有无改变,有无瘢痕、窦口等。

2)口内

牙齿:数目、排列、形态、牙齿颜色和透明度,有无龋坏或非龋性疾病;口腔卫生情况。

牙龈:色、形、质,牙龈附着情况,有无窦口。

3. 探诊　利用探针进行检查的协助诊断方法。

(1)龋坏和牙髓探诊:检查龋损及牙体硬组织缺损范围、深度,髓腔有无穿孔,牙髓反应及髓腔侧壁和髓底有无穿孔。检查邻面颈部龋要用探针的三弯端仔细探查,以防遗漏;龋洞已充填者,应探查充填物边缘密合度、有无悬突和继发龋;探查牙本质敏感部位。

(2)窦道探诊:检查窦道的方向、深度,判断其来源及有无脓液。

4. 叩诊 用口镜柄或镊子柄叩击牙齿，根据牙齿的叩击反应进行检查。检查根尖和根侧牙周膜的反应。分垂直叩和侧方叩两种。根尖和根周牙周膜的健康状况由叩诊后患牙是否有痛感和叩诊牙齿时发生声音的清或浊来辨别。方法：用金属平头器械的末端（如口镜柄）。先叩正常对照牙，后叩患牙；叩诊力量宜先轻后重，一般以叩诊不引起疼痛的力量为适。

5. 触诊 又名扪诊，用手指或镊子夹持棉球按压患部，根据患者反应的检查者的触觉来进行诊断。

根尖周病触诊：扪压相当于患牙根尖部的软组织，有无压痛或波动感。

6. 嗅诊 牙髓坏疽、根尖周脓肿、口炎、牙周病、大面积龋坏等。

7. 扪诊 由医师用手指在病变部位进行触摸或按压，根据患者反应和检查者的感觉进行诊断。根尖部扪诊，用手指扪压可疑根尖部位牙槽骨板软组织，检查有无压痛、脓肿等，双指可用于触扪脓肿的波动感。

8. 松动度 用镊子夹住前牙切端或镊子闭合抵住后牙咬合面的窝沟，做唇（颊）舌（腭）向、近远中向和上下推摇。

9. 牙髓活力检测 根据牙齿对温度反应的差异来检查牙髓状态，分冷诊、热诊和电诊。

（三）病历书写要求简明扼要，重点突出

1. 常规资料 姓名、性别、年龄、民族、婚姻、职业、籍贯、住址、电话及药物过敏史。

2. 主诉

3. 现病史

4. 既往史

5. 口腔检查记录

6. 诊断 根据病史及检查结果，通过综合分析，做出现有疾病的诊断，包括主要疾病和次要疾病。

7. 治疗计划 经过全面检查后，根据病史及检查情况，按轻重缓急，设计较全面的治疗计划。

8. 签名

二、牙周专科检查及病历书写

【目的要求】

1. 掌握：牙周检查的基本方法。

2. 掌握：牙周专科病例书写规范。

【实训器材】

口腔一次性器械盒、牙周探针、牙周检查记录表。

【方法步骤】

1. 三人一组，由一人作患者，另一人作医生，第三人作助理医师，进行牙周记录。

2. 采集病史。

3. 一般检查

（1）牙周检查内容

1）口腔卫生情况菌斑（Ⅰ、Ⅱ、Ⅲ度）、软垢（0、1、2、3）、牙石（0、1、2、3）的量及分布。

2）牙龈组织情况：牙龈的色（暗红、鲜红、粉红）、形（肿胀、退缩）、质（松软、坚韧）、出血指数，以及有无溢脓、牙龈退缩及附着龈过窄等。

3）不同牙位的探诊深度、有无附着丧失及附着丧失的量以及牙周袋的位置、范围等。牙周探诊采用六点探查法。

4）磨牙有无根分叉病变。

5）牙有无松动和移位。

6）有无其他不良刺激物、不良修复体、食物嵌塞等。

（2）其他：口、颌面部情况以及口腔黏膜、牙体疾病、咬合关系、错𬌗畸形、修复体情况等，必要时做血液化验检查或活检。

按牙周记录表所含项目逐一进行检查记录。

4. 检查完毕后，三人轮换，直至三人全部检查完毕。

【病历书写规范】

1. 记录患者姓名，年龄，性别等基本信息。

2. 初诊病例格式

主诉：

现病史：

口腔治疗史：

既往史：

过敏史：

家族史：

社会史和个人史：

检查：

（1）口腔卫生状况，牙龈状况

（2）牙周袋深度，附着丧失，牙齿松动度，根分叉病变

（3）咬合关系

（4）牙列缺失、牙体缺损等

（5）口腔黏膜、颌面部、修复体等情况

（6）辅助检查（含 X 线片）结果

诊断：

治疗计划：

处理：

×××（检查医师签字位于右下角，上级医师需核查下级医师书写的病历）

3. 复诊记录日期、复诊项目等。

牙周检查记录表见：第八章表 8-1。

三、口腔黏膜检查及病历书写

【目的要求】

1. 熟悉：口腔黏膜检查的基本方法；病历书写方法。

2. 了解：口腔黏膜疾病的常见表现。

【实训器材】

口腔一次性器械盒、纱布、手套、病历记录本。

【实训内容】

1. 学生2人一组，1位作医师，1位作病人，按照要求对患者进行问诊、口腔黏膜检查，完成病历书写。

2. 组织学生观看各类口腔黏膜病的幻灯片、视频，观后组织学生讨论常见口腔黏膜病的临床特征。

【方法要求】

（一）口腔黏膜检查

1. 唇红检查唇对称性、张力和形态，上下唇封闭关系，唇红的色泽，有无皲裂、脱屑及痂壳，有无皮脂腺颗粒和黏液腺增生，口角区有无糜烂或渗出。

2. 唇、颊黏膜检查唇系带位置及前庭部位黏膜形态，颊白线有无水肿，检查腮腺乳头及磨牙后垫区。检查黏膜有无白色、红色等斑纹分布。

3. 口底及舌腹黏膜检查舌系带位置，舌下腺及下颌下腺导管开口，可扪诊压出唾液。观察舌腹静脉。

4. 舌伸舌检查，检查对称性，有无歪斜或震颤。舌背乳头有无增生或萎缩，舌苔的形态及颜色。用纱布包绕舌前部，用手握持并向前拉出，可检查舌背及舌侧基部，观察轮廓乳头有无炎症或水肿。

5. 腭观察腭皱襞，硬软腭交界处，腭隆突，软腭活动性。

6. 咽检查有无充血，扁桃体有无肿大。

7. 牙龈的形态与色泽，有无起疱或上皮剥脱，有无白色斑纹分布。

（二）病历书写

1. 患者基本信息　包括姓名、性别、年龄、职业、籍贯、工作单位或住址。

2. 主诉与现病史　注意其特征、程度、性质、发作时间规律、加重或减缓因素、部位等情况，比如疼痛是阵发性剧痛、持续性烧灼痛还是痒痛。在治疗史中要尤其关注药物过敏及其治疗效果，有无使用免疫抑制剂等特殊药物。

3. 既往史　关注系统性疾病史，过敏史等，注意妊娠与疾病的关系。

4. 家族史　记录疾病在家族中的分布情况。

5. 个人史　烟酒嗜好、冶游史、职业特点等不能忽略。

6. 体格检查　根据主诉，按照检查顺序，详细记录检查情况，应注意可用于鉴别诊断的阴性体征。检查与黏膜有关的皮肤及全身情况。重要的实验室检查结果（包括血液检查、图片检查及活体组织病理检查等）也应记录在此。

7. 诊断　按规范给予诊断或初步印象。

8. 根据诊断给予治疗意见或计划。

9. 医生于右下角签全名。

【实训报告与评分】

1. 学生于实训报告本书写三份病历。

2. 教帅根据病历书写情况给予评分。

（杜　宁　郑　沛　倪成励）

实训十四　龈上洁治术

【目的要求】

1. 掌握:龈上洁治术的方法和手术要点。

2. 了解:龈上洁治术的常用器械。

【实训器材】

镰形器、锄形器、磨光器(橡皮磨杯和杯状刷)、口腔检查盘、口镜、牙科镊、探针、口杯、棉球、碘甘油、3% 过氧化氢溶液、0.12% 氯己定溶液、超声波洁治机、低速涡轮机、抛光杯、抛光膏。

【实训内容】

1. 观看龈上洁治术录像片。

2. 复习龈上洁治术概念及龈上洁治术适应证。

3. 复习龈上洁治术各步骤的操作要点及相关器械。

【方法步骤】

1. 介绍龈上洁治器械和使用方法。

(1) 镰形器:分前牙和后牙各 2 件。前牙包括一件小弯形,一件 7 字形;后牙两件均呈大弯形,颊舌成对、镰形器横断面呈等腰三角形,主用于刮除前、后牙邻面牙间隙中的龈上菌斑和龈上牙石。

(2) 锄形器:左右成对,工作头呈斜方形,刀刃一端为锐角,另一端为钝角;主用于刮除唇(颊)、舌(腭)面上的龈上菌斑和龈上牙石。

(3) 磨光器:龈上牙石刮除后,将杯形刷安置在弯车头上,低速转动打磨牙面,使牙面光滑,去除牙面残留的色素和菌斑。也可用橡皮磨杯细磨,使牙面更光滑。

2. 两名同学一组,一名作医师,一名作患者,洁治完毕再轮换。

先洁治前牙区,后洁治后牙区。也可分区洁治,即上颌 3—3、下颌 3—3、左右上颌 7—4,左右下颌 4—7。

3. 洁治步骤和要点

(1) 术前应了解患者全身情况,询问有无出血性疾病、心血管疾病、内分泌疾病、肝、肾、传染病病史等,如遇全身性疾病(尤其是肝、肾病,血液病)后身体抵抗力差,心血管疾病和内分泌疾病高危状态,女患者月经、妊娠等情况,应缓做或不做。

(2) 术前器械检查和患者口内消毒。每次使用前让超声波洁牙机流水冲洗 2 分钟以上。术前患者 3% 过氧化氢溶液或 0.12% 氯己定溶液含漱 1 分钟,减少口内细菌数量。

(3) 术者位于患者右,有时也在右后方、正后方或左后方。尽量直视下操作,口镜用于牵拉和聚集、反射光线;患者工作部位应于操作者肘部平齐,口腔上颌面与地面呈 45°～90°角,下颌面与地面平行;根据操作区域适当调整体位。

(4) 改良握笔式握持器械,通常以无名指作支点,邻近洁治牙的支点最为常用,支点要稳固,避免支点润湿,以免伤及软组织。

(5) 器械刃面与牙面呈 70°～80° 角;刃放牙石底;多用拉力勿用推力;主要为指、腕、前臂联合用力。

（6）全口洁治应分区按顺序进行。一般可将全口牙齿分6个区段，即上颌3—3，下颌3—3，右侧上颌7—4，左侧上颌4—7，左侧下颌7—4，右侧下颌4—7。一般先下颌后上颌；先镰刮、后锄刮；松动牙应手指固定协助洁治。

（7）洁治时保持手术区域视野清晰，及时拭去牙石、血液和唾液。

（8）完成操作后，用3%过氧化氢溶液冲洗，清除牙石，然后漱口，检查是否有牙石残留，牙龈损伤和渗血，如有应做相应处理。

（9）洁治完成进行牙面抛光。

4. 示教超声洁治术。

【实训报告评分】

1. 体位　操作者和被操作者体位根据操作区域进行调整（10分）。

2. 器械选择和握持（25分）。

3. 器械操作方式和支点的建立（35分）。

4. 术后检查及其相应处理（20分）。

5. 术后效果（10分）。

【思考题】

龈上洁治术操作时应注意哪些问题？

（龚连喜　顾长明　戚刚刚　倪成励）

实训十五　龈下刮治术与根面平整术

【目的要求】

1. 掌握：龈下刮治术的方法和手术要点。

2. 了解：龈下刮治术的器械；根面平整术的方法。

【实训器械】

匙形器、锄形器、锉形器、Gracey刮治器、3%过氧化氢溶液、0.9%盐水、口腔检查盘、口镜、牙科镊、探针、牙周刻度探针等。

【方法步骤】

1. 介绍龈下刮治器械和使用方法

（1）匙形器：通用型前牙和后牙各一对。前牙工作端和柄的角度较小；后牙角度较大。匙形器工作端横断面呈半月形，工作面与颈部呈90°角。使用时，器械近工作端的颈部与牙长轴一致，工作端刃面向牙面，插入牙周袋达牙石根方的边缘，后转动刀刃使工作端的平面与牙面呈70°~80°角；刀刃活动幅度2~4mm。与根面紧密接触，一般刮除薄的龈下菌斑和龈下牙石。

（2）锄形器：共四件，根据牙颈部的不同弯曲度分别用于牙齿颊、舌、近中和远中面。牙周袋壁松弛时使用锄形器，可去除软、厚的龈下牙石，适用于窄而深牙周袋的刮治。

（3）锉形器：共四件，分别用于颊、舌、近中、远中面。工作端一面光滑，一面有锉、使用时置于牙周袋内，锉面向牙根面，顺牙长轴方向，做上下运动，锉光根面。

（4）Gracey刮治器：临床常用4支器械：Gracey5/6，7/8，11/12，13/14。工作端只有一个刃是工作刃，即靠外侧、远离柄的刃，适用于特定区域和牙面。

2. Gracey 刮治器龈下刮治术和根面平整术操作要点

（1）探查刮治前探查牙周袋深度和牙石分布、数量。

（2）改良握笔式握持器械,支点稳固,邻牙支点最为常用。

（3）工作角度器械工作面和根面平行进入袋内至牙石基底部,旋转器械使工作面与牙面呈 45°～90°,70°～80° 角最佳。

（4）工作方式使用腕-前臂力量,向根面施加压力,转到器械产生爆发力去除牙石;器械运动幅度不要过大,不要超出龈缘,由袋低向冠方移动刮治;冠向用力为主,可斜向和水平向用力。

（5）按照一定次序"叠瓦式"连续不间断操作,避免遗漏。

（6）根面平整刮除腐败软化牙骨质表层,将根面平整,直至根面光滑坚硬,切忌过度刮治牙本质。

（7）操作完成后探针检查是否牙石去除干净,根面是否光滑。术后 3% 过氧化氢溶液冲洗。

【实训报告与评分标准】

1. 体位　操作者和被操作者体位根据操作区域进行相应调整（10 分）。

2. 器械选择和握持（25 分）。

3. 器械操作方式和支点的建立（35 分）。

4. 术后检查及其相应处理（20 分）。

5. 术后效果（10 分）。

【思考题】

1. 通用型龈下刮治器与 Gracey 刮治器操作要点,操作时有何区别?

2. Gracey 刮治器操作技巧有哪些?

附:牙周器械的保养和琢磨法

各型琢磨石和石尖:①油石（天然磨石）:表面光滑、平整、坚硬、细致。使用加润滑油。可用热消毒法或高压消毒法进行消毒,用以琢磨较精细的锐利器械。②水石（人工磨石）:表面较粗糙,使用加水润滑,可用煮沸或化学溶液浸泡消毒。③各型石尖:常用柱形石尖,置于直手机上,石尖紧贴器械,慢速旋转琢磨。

琢磨要点:确定琢磨方向,不断润滑。忌干磨,产热,使器械变形。左手握持磨石,右手握持器械,将器械紧贴在磨石面上,以推拉法琢磨,但忌来回推拉,以免造成刃口边卷曲或工作端变形,可用小型石尖,先行修改后琢磨。器械刀口呈凹形者,可用柱形石尖琢磨。左手执器械、右手执手机、器械凹面向上,慢速旋转石尖,琢磨器械的凹面,避免打滑,损伤器械尖端。在自然光下观察,刃口如一细线,不反光,则表示已锋利。

器械保养:器械使用后,用肥皂水刷净污物、血迹,清水洗涤,拭干,上油。小心放置器械（勿重叠）,放入特制布套内,器械分别刃口向上插入。油石使用后,干棉球擦净,消毒备用。水石使用后,肥皂水刷净,消毒备用。

（顾长明　龚连喜　戚刚刚　倪成励）

实训十六　牙龈切除术与翻瓣术

【目的要求】

掌握：牙龈切除术和翻瓣术的适应证和方法。

【实训器材】

牙周探针、牙周袋印记镊、斧形切龈刀、牙间乳头刀、刀柄、11# 和 15# 刀片、组织剪、肉芽组织刮匙、锄形洁治器、匙形刮治器、眼科弯头尖剪刀、小蜡片、小骨锉、调拌板、5mL 注射器、5# 牙科针头、骨膜分离器、持针器、缝针、小圆锥形砂石针、牙周塞治剂、丁香油、甲紫药水、新鲜猪头颌骨。

【录像片】

牙周手术。

【方法步骤】

1. 牙龈切除术　在猪头颌骨上检查牙龈增生情况后，消除龈上、下颌牙石，清洁口腔。常规消毒，铺巾，麻醉（实验免）后，用牙周探针或牙周袋印记镊探测并定位牙周袋深度（可蘸紫药水标记）。在手术区的一侧，用斧形刀（或 11# 刀片）在标记线的根方 1～2mm 处，与牙体长轴 45° 做切口切向冠方，直达牙周袋底。连续切除牙周袋。在牙间乳头处用牙间乳头刀横断整个牙间乳头，将要切除的牙龈组织整条切下。修整牙龈面，使之恢复生理形态。刮除龈下牙石，锉平根面。冲洗后压迫止血。用牙周塞治剂敷于创面上，塞治要均匀，不过多过厚，表面光滑（临床上可牵拉唇、颊做功能性修整）。

2. 牙龈翻瓣术

（1）水平切口：延龈缘做近远中方向的切口，分三步切口。

内斜切口：用手术刀在术区距龈缘 0.5～1mm 处切开，刀与牙长轴呈 10°～15° 角，切至牙槽嵴顶或牙槽嵴顶外侧，根据牙外形改变角度并提插式移动刀片，使切口呈连续弧形，尽可能保留龈乳头，将袋内壁上皮及炎症肉芽组织切除。两端切口长度应超过手术区至少一颗健康牙位。

沟内切口：手术刀沿牙龈沟从袋低进入切至牙槽嵴顶。

牙间切口：于牙间处用柳叶刀或尖刀做越过牙槽嵴顶的水平方向切口，离断上皮领圈，临床上也可不做第二第三切口，直接用刮治器刮除上皮领圈。

（2）垂直切口：用手术刀在病变区一端或两端正常龈组织上作两个纵行松弛切口，切口应位于牙齿的轴角区，直达骨面，切口从龈缘至膜龈联合处，避免切在病变范围内。

（3）翻瓣：用骨膜分离器翻起黏骨膜瓣，直至膜龈联合处充分暴露病变区。

（4）病变区检查：牙石、牙槽骨缺损与肉芽组织。

（5）清创：用刮匙去除肉芽组织，再用刮治器刮除根面牙石和病变牙骨质，平整根面。

（6）牙槽骨修整：不降低牙槽嵴高度，用骨锉（或高速球钻）修整牙槽骨，去除尖锐骨嵴。

（7）检查黏骨膜瓣：用组织剪剪去牙周袋袋壁肉芽组织及病变上皮，修整龈缘及牙龈乳头。

（8）清理术区：彻底清理术区的组织残屑、骨碎屑和不良凝血块并用生理盐水冲洗。

（9）复瓣缝合：采用间断缝合（垂直切口）或悬吊缝合（水平切口），贴敷牙周塞治剂（压力勿过大，勿塞入创口内）。

【思考题】

牙龈切除术和翻瓣术的适应证有哪些？

（龚连喜　顾长明　戚刚刚）

实训十七　松牙固定术

【目的要求】

1．掌握：松动牙外固定术的方法和手术要点。

2．了解：松动牙外固定术在牙周病治疗中的作用；松动牙固定术的方法步骤。

【实训器材】

钢丝剪、手术剪、钢丝镊、推压器、0.25mm 不锈钢丝、丝线、酸蚀剂、粘接剂、流动树脂、树脂充填器，光固化灯、骨制调刀、小杯、口腔检查盘、口镜、牙科镊、探针、仿头模或石膏牙列模型、涡轮机（公用）、台式电机、弯车头、各型牙钻、抛光膏、磨光器（橡皮杯）。

【录像片】

松动牙固定术。

【方法步骤】

1．不锈钢丝栓结固定术　在仿头模或石膏牙列模式上，做上颌 3—3 或下颌 3—3 松牙外固定术。可在牙间乳头冠方先钻一个唇舌向通道孔，依次钻完上颌 3—3。采用 0.25mm 不锈钢丝，从上颌4、3 唇侧牙间隙穿过至舌侧，再从上颌 3、2 唇间牙间隙穿出唇侧，再从上颌 2、1 牙间隙出至舌侧，依次直至上颌 2、3 唇间牙间隙穿出至舌侧。一直至上颌 3、2 唇侧穿出后，在上颌 4、3 牙间隙唇侧交叉拧紧钢丝后剪断，将断端插入牙龈间隙中。也可用主副钢丝结扎法（实训图 17-1）。

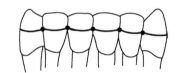

实训图 17-1　不锈钢丝 8 字结扎法

2．树脂粘接固定牙面彻底清洁，在需固定牙的邻面用酸蚀剂进行酸蚀（10～15 秒）处理，清水冲洗（每个酸蚀面至少 10 秒），吹干涂布一层粘接剂，光照 10 秒，然后流动树脂覆盖充填邻面，光照 20 秒后修整外形并抛光，外形美观光亮。注意勿刺激牙间乳头，近牙根部适当保留牙间隙，以利于菌斑控制；一般做临时性固定，不需要牙体预备，固定数周后即可拆除，损坏时可修补。

【注意事项】

1．不锈钢丝固定的部位均在牙颈 1/3 区，邻面位牙间接触点根方，但不可接触牙龈缘，有时可在唇、舌颈 1/3 区用牙钻拉一条线沟，以固定不锈钢丝。松牙固定，一般经 3～6 个月后，拆除不锈钢丝。复合树脂覆盖后应做表面抛光，以减少菌斑附着，并嘱患者采用 V 形牙刷刷牙，加强口腔卫生。

2．松牙固定术分外固定与内固定术。

【思考题】

松牙固定术有哪些方式？

（顾长明　戚刚刚　倪成励）

实训十八　乳磨牙金属预成冠修复制作技术

【目的要求】

1. 掌握：乳磨牙金属预成冠修复的适应证和牙体预备要点。

2. 熟悉：乳磨牙金属预成冠修复的优缺点。

【实训器材】

乳牙列模型（可用乳磨牙冠髓切断术后或充填后的模型）、橡皮障套装、乳磨牙金属预成冠、高速手机、低速手机、直机头、配套钻针（SO-20、TR-13、WR-13、盘状 ISO 068/042 等）、橡皮轮、收边钳（缩颈钳）、75% 酒精、隔湿棉卷、黏固用水门汀。

【实训内容】

1. 乳磨牙金属预成冠修复的牙体预备。

2. 乳磨牙金属预成冠修复的选冠要点。

3. 乳磨牙金属预成冠修复的修整、试戴与黏固。

【方法步骤】

（一）复习乳磨牙金属预成冠修复的适应证

（二）复习乳磨牙金属预成冠修复的优缺点

（三）牙体预备要点和临床操作要点

1. 牙体预备

（1）邻面的预备：选用车针（SO-20 等）并将车针放到基牙近中，磨开，注意保护邻牙和牙间乳头；将车针放到基牙远中，磨开，注意保护邻牙和牙尖乳头 / 牙龈；邻面为刃状边缘，制备到龈下，宽度约为 0.5～1.0mm，探诊可顺利通过没有台阶；颊舌面一般不需制备，除颊面近颈 1/3 特别隆起，制备时避免与预成冠的间隙过大。

（2）𬌗面的预备：选用车针（盘状 ISO 068/042、WR-13 等），备指示沟 1.0～1.5mm，均匀磨除𬌗面 1.0～1.5mm。

（3）修整边缘：修整锐边、轴角、颊𬌗面角，边缘圆钝，磨除颊面尖和舌面尖。

2. 按照牙位、牙冠的近远中径选择合适型号的金属预成冠。

3. 试戴　上颌由颊侧向舌侧戴入基牙，下颌由舌侧向颊侧戴入基牙，确认就位，检查边缘、密合度、固位情况。

4. 修剪边缘　使预成冠的边缘在龈下 0.5～1.0mm，龈缘颜色正常，无压迫。

5. 调整咬合　将预成冠在基牙上就位，如有咬合高点，适当磨除基牙的𬌗面或调整预成冠边缘，直到无高点。

6. 收边　用收边钳（缩颈钳）为预成冠收边。

7. 抛光　橡皮轮抛光预成冠边缘。

8. 消毒　75% 酒精消毒预成冠，吹干。

9. 隔湿　棉卷隔湿，吹干牙面。

10. 粘固　调拌水门汀，将适量水门汀放入预成冠内，预成冠放到基牙上，就位，咬合，确认，待水门汀硬固后，撤出隔湿棉卷，去除多余的水门汀。

11. 检查　检查边缘及咬合。

【实训报告与评分】

1. 评定学生对乳牙金属预成冠基牙预备的结果。

2. 评定学生对乳牙金属预成冠选择和修整的结果。

【思考题】

乳牙金属预成冠修复治疗后的注意事项?

（杜　宁　倪成励）

实训十九　带环丝圈式间隙保持器的制作

【目的要求】

1. 掌握：带环丝圈式间隙保持器的适应证和制作要点。

2. 熟悉：乳牙早失的定义及危害。

3. 了解：各种间隙保持器的适应证。

【实训器材】

下颌第一乳磨牙缺失的乳牙列模型、尖嘴钳、半月钳、带环、0.8mm 钢丝、记号笔、教师示教模型、缩边钳、低速手机、抛光钻、带环推、玻璃离子水门汀,焊枪,焊片,焊膏。

【实训内容】

1. 讲解儿童间隙管理和间隙保持器的相关内容。

2. 丝圈式间隙保持器弓丝的弯制。

【方法步骤】

1. 复习间隙管理的重要性;间隙保持器的分类及适应证。

2. 教师示教丝圈式间隙保持器弓丝弯制的过程。

3. 下颌第一乳磨牙早失后丝圈式间隙保持器弓丝的弯制

（1）修整模型,去除多余石膏部分,预留出邻牙间隙,修整颈缘。

（2）试戴带环,以选择能戴入基牙的最小号,调改带环边缘去除咬合干扰,避免压迫颈缘。

（3）弯制钢丝。

1）取 0.8mm 钢丝一段,在基牙的近中将钢丝弯制成一个 135° 角。当近中到达要抵住的近中基牙时,在钢丝上标出缺隙的距离。

2）将钢丝向上弯制成一个 40° 角。用尖嘴钳夹住角的一端,将钢丝弯向缺隙的另一侧,其宽度比近中基牙的颊舌径略宽。将钢丝再弯向远中。

3）将半月钳放在钢丝的近中,与之成 90°,向前弯制成弧形,并标出间隙的距离。将钢丝向上弯 135°,再向远中完成水平。

4）调整钢丝的形态与模型相贴合,距离组织面 0.7mm,注意焊接点避开咬合接触点。

（4）焊接:清洁带环、钢丝,于模型上就位。钢丝近中部分用蜡固定于牙面,喷枪加热焊点处,放置焊膏、焊片,加热焊接。冷却后进行抛光。

（5）试戴保持器:清洁牙面,隔湿、干燥,玻璃离子水门汀涂抹于带环内带入就位,去除多余粘接材料,待其凝固。

【实训报告与评分】

评定学生弯制的弓丝结果。

【思考题】

1. 间隙保持器的适应证有哪些?

2. 简述各类间隙保持器的优缺点。

（杜　宁　倪成励）

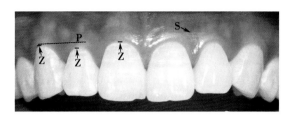

彩图 6-4　牙龈平面 P、牙龈顶点 Z 及牙龈点彩 S

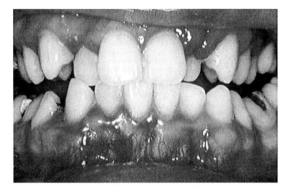

彩图 9-1　慢性龈炎

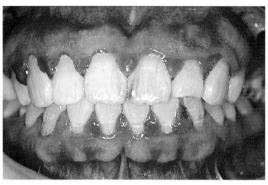

彩图 9-2　妊娠期龈炎

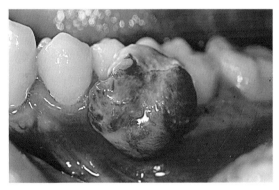

彩图 9-3　妊娠期龈瘤

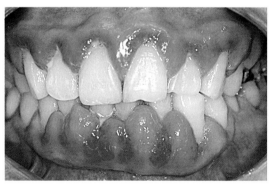

彩图 9-4　苯妥英钠引起的牙龈肥大

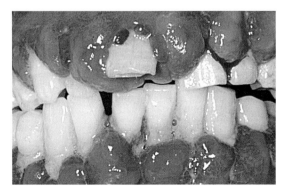

彩图 9-5　硝苯地平引起的牙龈肥大

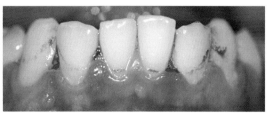

彩图 9-6　急性坏死性溃疡性龈炎

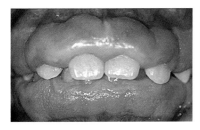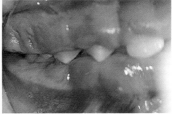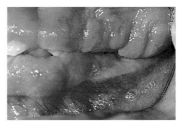

彩图 9-7 牙龈纤维瘤病

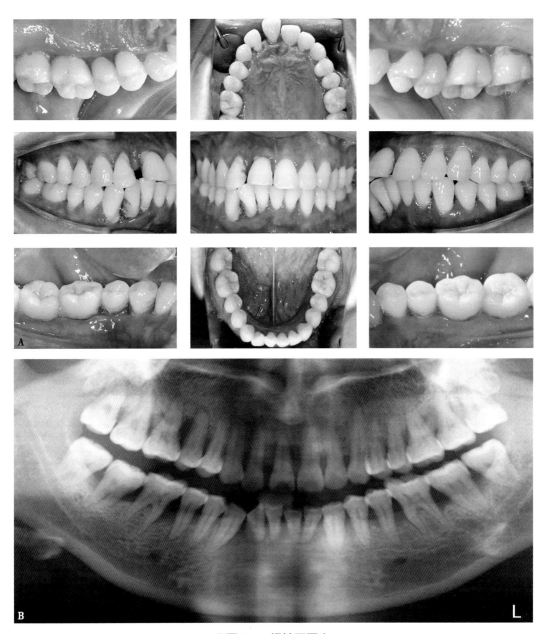

彩图 9-8 慢性牙周炎

A. 慢性牙周炎口内照 B. 慢性牙周炎曲面体层片

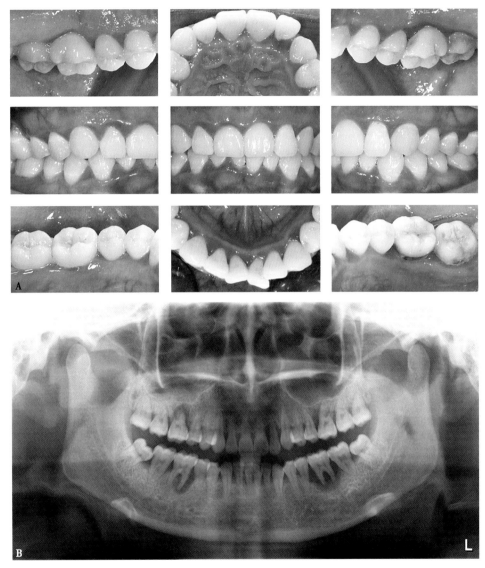

彩图 9-9　局限型侵袭性牙周炎（邓辉供图）

A. 局限型侵袭性牙周炎口内照　B. 局限型侵袭性牙周炎全景片

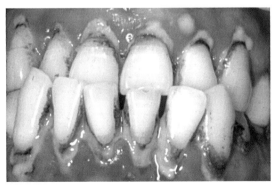

彩图 9-10　伴糖尿病的牙周炎

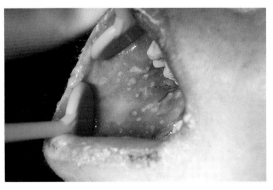

彩图 14-1　原发性单纯疱疹（姚华供图）

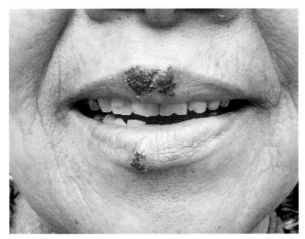

彩图 14-2　复发性唇疱疹

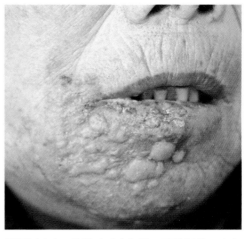

彩图 14-3　带状疱疹（右侧三叉神经第三支）
（姚华供图）

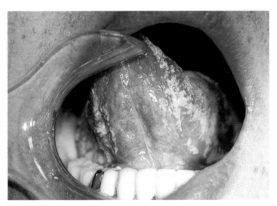

彩图 14-4　急性假膜型念珠菌口炎（姚华供图）

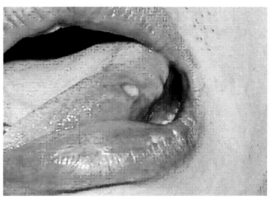

彩图 15-1　轻型 RAU

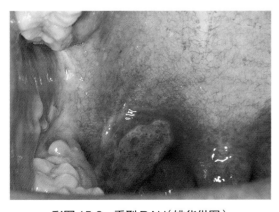

彩图 15-2　重型 RAU（姚华供图）

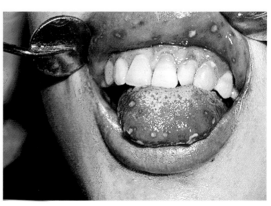

彩图 15-3　疱疹样 RAU

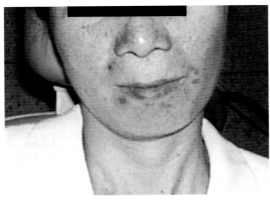

彩图 15-4　白塞病

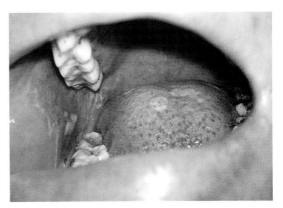

彩图 16-1　颊扁平苔藓

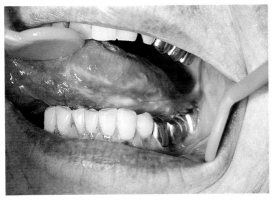

彩图 16-2　舌扁平苔藓（姚华供图）

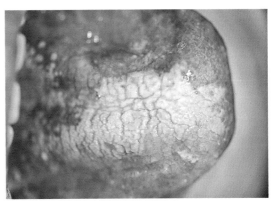

彩图 16-3　斑块状白斑（姚华供图）

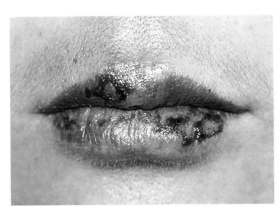

彩图 16-4　盘状红斑狼疮（姚华供图）

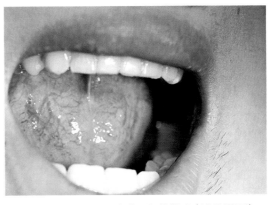

彩图 16-5　口腔黏膜下纤维性变（姚华供图）

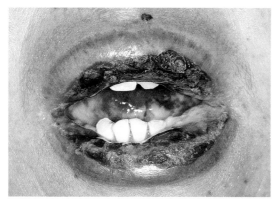

彩图 17-1　药物过敏性口炎的口腔损害

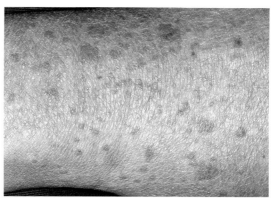

彩图 17-2　药物过敏性口炎的皮肤损害（手背部）

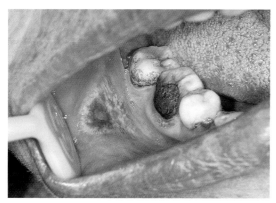

彩图 17-3　银汞合金致苔藓样变性

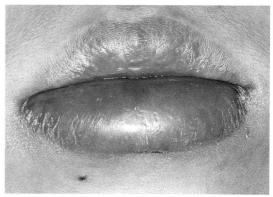

彩图 17-4　唇部的血管神经性水肿

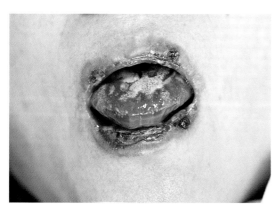

彩图 17-5　多形性红斑口腔表现（姚华供图）

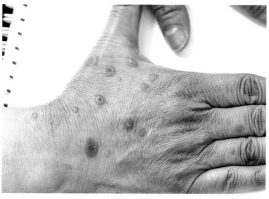

彩图 17-6　皮肤上的虹膜状红斑损害（姚华供图）

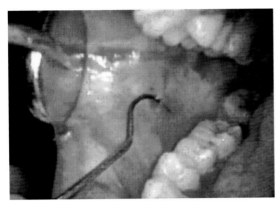

彩图 18-1　天疱疮的口腔表现

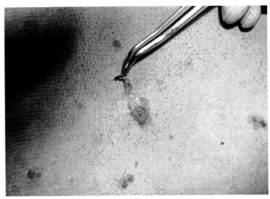

彩图 18-2　天疱疮皮肤表现

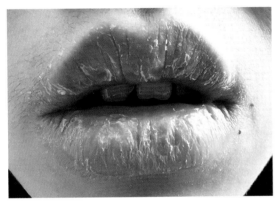

彩图 19-1　慢性非特异性唇炎（姚华供图）

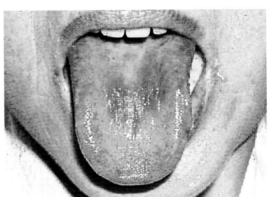

彩图 19-2　萎缩性舌炎

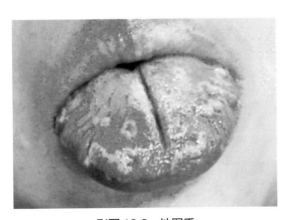

彩图 19-3　地图舌

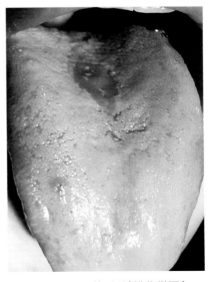

彩图 19-4　菱形舌（姚华供图）

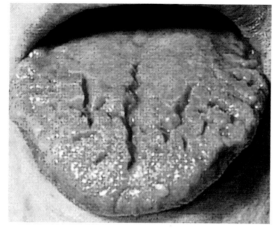

彩图 19-5　沟纹舌

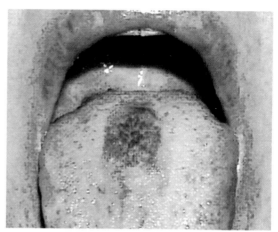

彩图 19-6　毛舌

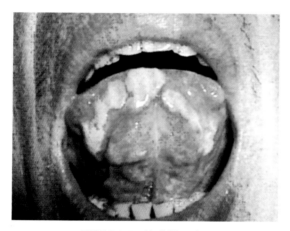

彩图 21-1　梅毒性口炎

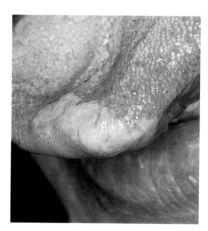

彩图 21-2　梅毒黏膜斑（姚华供图）

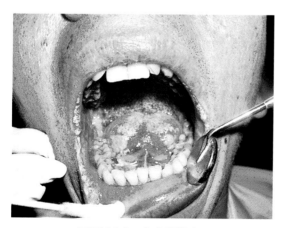

彩图 21-3　白念珠菌病

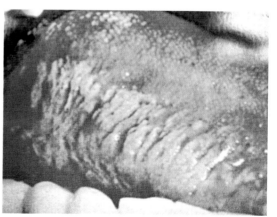

彩图 21-4　毛状黏膜白斑